U0189038

Frontal Sinus Surgery

额窦外科学

A Systematic Approach

系统诊疗程序

原著　［美］Devyani Lal

　　　［美］Peter H. Hwang

主译　韩德民　周　兵

中国科学技术出版社

·北 京·

图书在版编目（CIP）数据

额窦外科学：系统诊疗程序 / (美) 德维亚尼·拉尔 (Devyani Lal), (美) 彼得·H. 黄 (Peter H. Hwang) 原著；韩德民，周兵主译 . -- 北京：中国科学技术出版社，2025.1. -- ISBN 978-7-5236-1050-3

Ⅰ. R322.3

中国国家版本馆 CIP 数据核字第 20249ZH899 号

著作权合同登记号：01-2024-1776

策划编辑	王久红　孙　超
责任编辑	王久红
文字编辑	魏旭辉
装帧设计	佳木水轩
责任印制	徐　飞

出　　版	中国科学技术出版社
发　　行	中国科学技术出版社有限公司
地　　址	北京市海淀区中关村南大街 16 号
邮　　编	100081
发行电话	010-62173865
传　　真	010-62179148
网　　址	http://www.cspbooks.com.cn

开　　本	889mm×1194mm　1/16
字　　数	521 千字
印　　张	19
版　　次	2025 年 1 月第 1 版
印　　次	2025 年 1 月第 1 次印刷
印　　刷	北京博海升彩色印刷有限公司
书　　号	ISBN 978-7-5236-1050-3/R·3344
定　　价	298.00 元

译校者名单

主　　译　韩德民　周　兵

译 校 者　（以姓氏笔画为序）

丁一鸣　　马晶影　　王成硕　　王明婕

王泊淳　　王奎吉　　王慧君　　刘怡陶

刘承耀　　齐欣萌　　李祖飞　　何　帅

张子杉白　张晓晴　　郑　铭　　胡　蓉

郜　飞　　施云翰　　贾雅婕　　徐孟宇

高　翔　　董　怿　　羡　慕　　魏洪政

学术秘书　张晓晴

内容提要

本书引进自 Springer 出版社，是一部系统介绍额窦手术的实用指南。全书共 30 章，从疾病治疗的角度，阐述了基于解剖学、生理学、病理学的多种手术方法、并发症及相关主题的研究，循序渐进地探索出了极具指导性的分步演示视频。本书语言简洁，图文并茂，内容全面且富有洞察力，相信是所有鼻外科医生在其职业生涯的任何阶段都不可或缺的。

补充说明：本书配有视频，为方便读者查阅，已将本书视频更新至网络，读者可扫描右侧二维码，关注出版社医学官方微信"焦点医学"，后台回复"9787523610503"，即可获取视频网址在线观看。

原书序

　　鼻内镜下鼻窦手术问世以来，学术界普遍认为，额窦手术是耳鼻咽喉科医生面临的巨大挑战。鼻内镜手术还未出现的时候，毗邻眼眶和颅脑的额窦，因其复杂的解剖结构及引流通道的特殊性，往往是各种急、慢性并发症的根源，需要采取根治性的解决方案。

　　随着额窦外科技术和手术器械的不断发展，用药方案也不断更新，反复验证了黏膜纤毛清除系统的巨大潜能及保护它的重要性。为此，本书提出了系统且实用的方法，并进行了全面阐述。

　　本书著者 Lal 博士和 Hwang 博士，在本专业积累了丰富的临床经验，从疾病治疗的角度，阐述了基于解剖学、生理学、病理学的多种手术方法、并发症及相关主题的研究，循序渐进地探索出极具指导性的分步演示视频。

　　本书内容全面且富有洞察力，相信是所有耳鼻咽喉科医生在其职业生涯的任何阶段都不可或缺的。

　　重要的是，本书由专业的外科医生编写，囊括了他们自身积累的独一无二的专业知识。

Valerie J. Lund, CBE, MB, BS, FRCS, FRCSEd
Professor of Rhinology, University College London
Honorary Consultant ENT Surgeon
Royal National Throat Nose and Ear Hospital (Royal Free Trust)
Moorfields Eye Hospital
University College Hospital and Imperial College
London, UK

译者前言

在慢性鼻窦炎等疾病的鼻内镜外科治疗领域，额窦解剖结构的复杂性及病变发生的隐匿性、差异性，决定了临床医生在临床实践中会遇到数不尽的难题，也面临着巨大挑战。

为满足广大临床鼻外科医生的实际需求，美国的 Devyani Lal 教授和 Peter H. Hwang 教授根据自身丰富的临床研究经验，出版了这部 *Frontal Sinus Surgery: A Systematic Approach*。这是一部被公认极具权威性的著作。著者在深入研究额窦解剖学的基础上，介绍了额窦相关疾病的诊疗方法，列举了一系列额窦手术方式并进行了详尽讨论，包括鼻内镜鼻腔手术、鼻内镜鼻窦手术与开颅手术等。

本书内容丰富、图文并茂，表述深入浅出，既有学术思想的碰撞，也有"润物细无声"的细节详述，娓娓道来，层次清晰。作为本书译者，我们深深地被著者的敬业精神所打动，领悟其中，收获颇丰。能够将这部极具实用价值的专著翻译出版，呈现给国内鼻外科医生及广大读者，我们备感荣幸。

相信通过学习本书，读者将能更加深入准确地理解额窦解剖学，在对额窦与相关疾病的认知领域有意想不到的收获，也将在临床实践中不断得到验证，不仅可以丰富实践经验，还可以为减轻患者痛苦提供坚实的技术保障，从而更好地应对临床需求的挑战。

在此，我要向所有参与本书翻译和审校的工作人员表达诚挚的感谢，若没有你们的辛勤付出，本书绝无法以如此高的质量呈现在读者面前。

最后，感谢本书著者，他们的研究和精湛技艺对我国额窦外科领域的发展将产生巨大的推动力，融通广大鼻外科医生的经验和智慧，为我国额窦外科技术进步贡献力量。

由于在额窦解剖与临床实践的认知与理解方面存在中外差异，中译本中可能遗有疏漏之处，希望广大读者斧正并提出宝贵意见，共同谋福于我们执着追求的鼻科学事业。

首都医科大学附属北京同仁医院

原书前言

额窦手术是耳鼻咽喉科医生面临的极具挑战性的手术之一。因手术区域毗邻眼眶和颅脑，这就要求术者能够在复杂的解剖结构中进行精细操作并精确控制手部动作。经验丰富的外科医生会敬畏额窦手术，初学者则可能在战战兢兢中进行探索。

本书通过对关键主题的简化讨论，系统提出了额窦手术的方法，在深思熟虑的同时个性化选择手术入路，以优化患者预后。基于此，本书将深入讨论额窦解剖、病理学和手术入路等多方面的内容。

我们感谢所有参与编写本书的作者，他们是各自专业领域内的顶级专家，分别为各章提供了精美插图及配套手术视频，他们的成果极具临床指导性，为读者提供了有价值的借鉴。

希望本书提供的额窦外科手术知识，能切实帮助到渴求相关内容的外科医生们。

Devyani Lal
Phoenix, AZ, USA

Peter H. Hwang
Stanford, CA, USA

献 词

谨以本书献给我的父母 Krishna Murari 和 Sarita Rani Lal，他们对我无私的爱使我对生活、学习和分享充满热情。

感谢我的丈夫 Niresh Pande 及我的手足 Ritu 和 Abhiroop 的大力支持，使得本书得以顺利完成。

Devyani Lal

谨以本书献给我技术精湛的老师们，他们培养了我追求卓越的教学理念；此后我也传授给了我的学生和曾接受过我培训的医生，他们每天都保持着对我教学的热爱，这激励我在技术上不断精进。

Peter H. Hwang

目　录

第1章 额窦外科技术的发展与挑战
Evolution and Challenges in Frontal Sinus Surgery

Carol H. Yan   David W. Kennedy   著

王明婕 译   马晶影 周 兵 校

一、背景

长期以来，额窦及其周围复杂的解剖结构对鼻科医生来说都是一种挑战，并引发了很多关于手术方式的争论。相对狭窄的额窦引流通道、邻近的重要结构和术后远期疗效失败率高，再加上相对困难的角度镜引导下的鼻内手术入路，激发学者们创造出了多种多样的手术路径，但学者们的态度已由最初的热情高涨逐渐转变为放弃。近代的额窦手术起源于 18 世纪初，最初报道的病例往往伴随着复发与死亡。随后，额窦手术技术逐渐发展，包括额窦外入路手术，如骨成形瓣术、闭塞术、开颅术、环钻术和外入路额筛切除术。近年来，内镜可视化技术为鼻内镜技术的发展提供了新的发展动力，鼻内外联合入路和单纯内镜下鼻内入路均得到了推广和普及。额窦手术的发展趋势已由封闭额窦口的窦腔消融性手术转向扩大额窦引流通路的修复性手术[1]。本章中，我们简要地回顾了推动额窦手术发展的手术操作技术和材料的进步。额窦手术的核心目的包括疾病的治疗、症状的缓解和额窦引流通道的重建。

二、额窦手术的历史

从 18 世纪初至 20 世纪末，早期的额窦手术主要是经鼻外入路，并且主要集中在疾病的治疗上。其中一些手术技术至今仍可适用，将在后面的章里进一步讨论。

（一）额窦环钻术

根据 Donald 的记载，1750 年，Runge 最早用环钻完成了额窦闭塞术[2]。Seolberg Wells 首次报道了采用额窦环钻术加置管引流术治疗额窦黏液囊肿[3]。1884 年，Alexander Ogston 报道了一种通过额窦环钻术刮除额窦黏膜，并将额窦与筛窦沟通来治疗鼻旁窦感染的方法。Luc 描述了一种与该手术非常相似的手术操作。1896 年，Ogston-Luc 的额窦手术技术得到了进一步发展[1, 4]。然而，由于额窦环钻术后鼻额部引流通道狭窄的发生率很高，额窦黏膜剥脱的环钻术没有得到普及[5]。

（二）根治性额窦消融术

额窦闭塞术最初是 Ogston-Luc 术的一种替代手术。1898 年，Riedel 描述了额窦闭塞术，该术式完全切除了额窦前壁和额窦底，刮除了所有额窦黏膜，并重建了额部皮肤[4]。这一手术操作，现在被称为额窦塌陷术或 Riedel 术，与 Ogston-Luc 术相比，该术式可造成明显的外观畸形，但有利于疾病的控制。当时的额窦切开术是使用凿子完成手术的。Killian 改进了这项技术，通过保留眶上嵴的黏膜和骨质的边缘以减少外观的畸形（图 1-1）。这种手术操作最终因术后复发率高、感染率高和手术失败率高而被淘汰[6]。然而，额窦塌陷术仍然是目前治疗额窦骨髓炎的一个可行的选择。在前后（A-P）径狭窄的小额窦中，仔细地磨薄额窦边缘的骨质，可尽量减少畸形。在某些情况下，还可以进行额窦二期重建。

（三）鼻外额筛窦切除术

放弃了额窦闭塞术后，外科协会的学者们探索了通过鼻外入路进入额窦并扩大鼻额引流通道的手术方式。1908 年，Knapp 经眶内壁行额筛切除进入额窦，同时切除额窦内所有黏膜，并扩大额窦引流通道。1914 年，Lothrop 将扩大额窦引流通道作为手术的首要任务，通过鼻外联合鼻内入路切除筛窦气房、双侧额窦底、鼻中隔上端和额窦间隔来实现额窦引流通道的扩大[7]。切除额窦底和眶内壁可导致眶内软组织塌陷进入筛窦区，可继发额窦引流通道狭

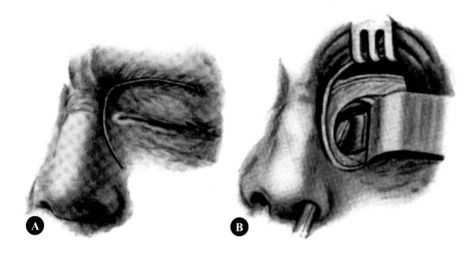

▶ 图 1-1　**Killian 根治性额窦闭塞术的手术方法**

A. 如 Ross Hall Skillern 于 1913 年所著的 *The Catarrhal and Suppurative Diseases of the Accessory Sinuses of the Nose* 一书所述 [6]，切除额窦前壁骨质（眶上缘 1cm 除外，以减少畸形），并将鼻黏膜瓣向外侧旋转以覆盖额隐窝；B. 这项技术因额窦再狭窄率高、眶上缘坏死和额窦黏液囊肿形成而变得很复杂

窄 [8]。在没有充足手术视野的条件下，切除骨质将使手术危险性增大且技术难度也增大。随着多种技术的进步，Draf 将这种式式改良为一种鼻内镜下的手术方式，使得这一技术得到普及和发展 [9]。

　　1921 年，美国的 Lynch 和 Howarth 描述了另外一种修正性鼻外入路额筛窦切除术，可改善术后外观。该术式通过眶周内眦切口操作，切除筛窦气房和部分额窦底，同时放置支架以确保术后充分引流。这种额筛窦切除术被称为 Lynch 手术，该术式的改进术式为增加一个中隔瓣（Sewall-Boyden）和使用硅胶支架（Neel-Lake）[10, 11]。这些术式使额窦引流通道的早期通畅率提高到 85%，但因长期效果不佳而最终被放弃 [10]。

　　（四）成骨瓣术

　　1894 年 Schonborn 和 1895 年 Brieger 分别对成骨瓣术进行了描述 [12]。1908 年 Beck 利用 X 线检测辅助的方法设计了成骨瓣切口（图 1-2A）。然而，技术上的挑战和对骨髓炎的担忧阻碍了成骨瓣术式的普及，直到 1934 年，Bergara 介绍了眉弓切口（图 1-2B），随后 Macbeth 采用双冠状切口进行大面积的成骨瓣术（图 1-2C）[13]。1958 年，Goodale 和 Montgomery 报道了一系列行成骨瓣术和采用脂肪进行额窦闭塞术的病例，并报道了较满意的手术成功率。至 1960 年，联合或不联合额窦闭塞术的成骨瓣术成为标准的治疗额窦疾病的术式。20 世纪 60 年代，Becher 提出一种概念，即以患者的 X 线片为模板勾勒出额窦轮廓，这样可以更安全地进入额窦。成骨瓣术通过更换骨板和新的闭塞技术可避免明显的面部畸形。然而，长期随访显示，随着时间的推移该术式失败率越来越高，即使采用现代的 MRI 技术，评估疾病的复发

仍然是一个难题。

三、早期应用的内镜手术

　　额窦引流通道的闭锁、手术瘢痕和不佳的面部外观、术后的反复感染和相关疾病限制了鼻外入路额窦消融术的广泛应用。即使使用流行的 Lynch 手术，仍有超过 30% 的患者需要接受修正性手术。因为存在手术并发症，外科协会对这些手术的适应证控制得更加严格。20 世纪初引入了鼻内镜手术，但由于当时鼻内镜手术可视化程度较低，其术后复发率和死亡率都很高。

　　早期的内镜技术是由 Messerklinger、Wigand 和 Draf 等学者推广和发展的。Messerklinger 最初的工作是将内镜应用于鼻窦黏膜黏液纤毛系统的诊断与分析。额隐窝区域黏膜的炎症被认为是额窦炎的先兆 [14]。Wigand 描述了识别额窦口的重要解剖标志，包括筛前动脉、中鼻甲和眶壁。

　　1985 年，Kennedy 对 Messerklinger 技术进行了改进，并创造了"功能性内镜鼻窦手术"（functional endoscopic sinus surgery，FESS）一词 [15]。Zinreich 介绍了内镜下鼻窦手术类似 CT 成像的效果，并可减少薄层 CT 检查带来的高剂量辐射 [16]。早期功能性内镜手术还包括治疗黏液囊肿而实施的造袋术，但这种手术方式遭到严肃的批评 [17]。与 Lynch 手术不同，内镜手术的重点是尽可能多地保留额隐窝区域骨性框架的黏膜。Kennedy 及其同事还描述了内镜可观察到额窦内壁，以及术后随访中内镜观察到保留黏膜对维持额窦引流通道通畅的价值。

　　Stammberger 进一步推广了 Messerklinger 的方法，扩展了内镜治疗疾病的适应证，并对推广该项

002

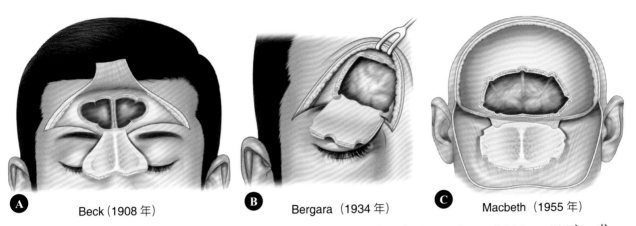

A Beck（1908 年）　　**B** Bergara（1934 年）　　**C** Macbeth（1955 年）

▲ 图 1-2　**J. Dawes 在** *Management of Frontal Sinusitis and Its Complications*（J. Laryngology and Otology，1961）一书中所述的成骨瓣术[13]

A. 1908 年，Beck 描述了在 X 线引导下沿眉弓上缘切口的成骨瓣术；B. 1934 年，Bergara 描述了通过眉弓切口进行该术式；C. Macbeth 采用了双冠状切口以获得更大的成骨瓣

技术和促进鼻窦解剖学的发展做出了重要贡献[18]。Schaefer 和 Close 描述了早期慢性鼻窦炎内镜下额窦手术，他采用了 Messerklinger 和 Wigand 技术，并在额窦口成形术后<6mm 时放置硅胶管[19]。笔者提出额窦口<4mm 或额窦肥厚黏膜造成阻塞的患者不适合做内镜手术。

额窦解剖学的发展，进一步促进了内镜鼻窦手术的快速普及。Van Alyea 早期研究的重要贡献是将眶上筛房、鼻丘气房、窦间隔气房和额隐窝气房描述为额窦引流通道的潜在障碍[20]。Kuhn 及其同事进一步详细阐述了清除阻塞额窦引流通道的鼻丘气房的解剖和手术技术[21]。

四、现代内镜下额窦手术的进展

20 世纪 90 年代，Wolfgang Draf 将不同类型的鼻内镜额窦手术描述为Ⅰ型、Ⅱa 型、Ⅱb 型及Ⅲ型[9, 22]。Ⅰ型包括额隐窝前筛气房切除术，但对额窦口不进行操作；Ⅱa 型和Ⅱb 型包括通过单侧额窦底切除术，扩大额隐窝引流通道；Ⅲ型包括额窦正中引流和双侧额窦底切除术，同时切除额窦间隔。1994年，Draf Ⅲ型额窦开放术被详细介绍，该技术也被称为内镜下改良 Lothrop 手术，以纪念 1899 年 Lothrop 首先描述的额窦 Drill-out 手术[23]。Close 及其同事强调，环形剥离额隐窝黏膜会导致额隐窝狭窄，还强调了影像检查对手术操作的重要辅助作用[23]。有趣的是，Lothrop 和 Draf 都将该手术操作描述为非常具有挑战性的手术，并警告该手术操作不应该实施于初次手术的患者。高速弯钻和影像导航技术的应

用使 Draf Ⅲ型手术得到广泛普及（图 1-3）。长期随访数据扩大了这一手术的适应证，该术式最常用于慢性额窦炎，还可用于额窦黏液囊肿和肿瘤[24]。一项 Meta 分析报道了额窦部分或完全通畅率为 95.9%，总失败率（定义为需要再次手术）为 13.9%[25]。随后，通过引入黏膜移植物或采用局部黏膜瓣覆盖额窦前壁和侧方引流通道裸露的骨质，额窦再狭窄率进一步降低。

额窦外科的一个重要转折点是黏膜保留技术的出现。Hilding 以前曾在动物模型上证明，切除上颌窦黏膜可导致分泌物不规则积聚，并增加感染的概率[26]。1943 年，Walsh 发表的 *Triologic* 论文指出，切除病变额窦黏膜，但保留额窦引流通道可改善预后[27]。多项动物模型试验结果表明，完整保留额窦引流通道的黏膜对保持额窦正常功能非常重要[28, 47]。此外，如果患者无症状，额隐窝的病变并不需要进行修正性手术[26, 29]。440 例接受鼻内镜手术的患者中，大多数患者存在持续性黏膜炎症但没有症状[30]。

五、内镜下额窦手术的改进与手术器械的选择

光学辅助设备、手术器械和鼻窦病理生理知识的发展是促进内镜下鼻窦手术成为治疗额窦疾病标准治疗方式的关键因素[31]。

（一）额窦支架

在额窦手术史上，额窦支架的使用有好有坏。如硬质橡胶管，可用于 Lynch 的鼻外入路额筛切除术，在额窦引流通道放置硬质橡胶管以保持通畅。

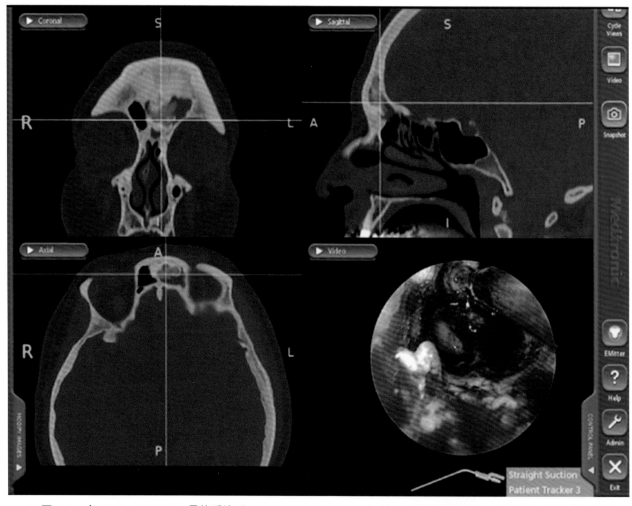

▲ 图 1-3　在 Medtronic fusion 导航系统（Minneapolis，MN，USA）的 CT 导航的辅助下，对左侧额骨瘤进行由外向内的 Draf Ⅲ 型手术

然而，术后狭窄率仍高达 30%。1976 年，Neel 及其同事报道了改良 Lynch（Neel Lake）手术。该手术使用硅胶板（硅胶）来支撑鼻额通道，具有较好的长期效果[11, 32]。在动物模型的试验研究中，由硅胶片制成的支架可促进黏膜再生，减少感染[32]。Schaefer 和 Close 使用硅胶管来支撑内镜下额窦开放术后＜6mm 的窦口[19]。最近，在一些临床试验中，类固醇洗脱可吸收生物植入支架在额窦骨成形术中被证明是有效的。Murr 及其同事对筛窦莫米松洗脱植入支架（Propel，Intersect-ENT，Menlo Park，CA，USA）（图 1-4C）进行了安全性和有效性研究。在一项前瞻性双盲随机研究中，他们证明了放置植入支架后鼻窦损伤、粘连和息肉的形成显著减少[33]。最近一项研究显示，更小的植入物放置于额窦可降低术后额窦口清创的必要性，也可减少额窦口狭窄的发生率。一种可用于门诊的皮质类固醇洗脱植入物（糠酸莫米松渗入植入物，SINUVA，Intersect-ENT，Menlo Park，CA，USA）最近被批准用于治疗有筛窦切除手术史的成人复发鼻息肉患者。

（二）额窦球囊导管扩张术

鼻窦球囊导管扩张术的灵感来自于心脏和血管球囊扩张手术的成功。2006 年，Brown 和 Bolger 对 10 例患者进行了首次鼻窦球囊扩张术，并描述了在保护黏膜的同时插入球囊导管的便捷[34]。早期，插入球囊导管是在透视引导下进行的，然后再进行球囊扩张。虽然研究表明，经透视引导的球囊扩张术后患者的症状有所改善，但对患者和医生存在辐射暴露的风险[35]。随后，出现了光导球囊导管，术中可利用透照光线来确认导管放置的位置。最近，影像导航技术增加了导管置入术的精确度。有经验的外科医生可以在门诊诊室内安全地使用球囊导管扩张术治疗额窦口狭窄导致的孤立性额窦炎[36]。

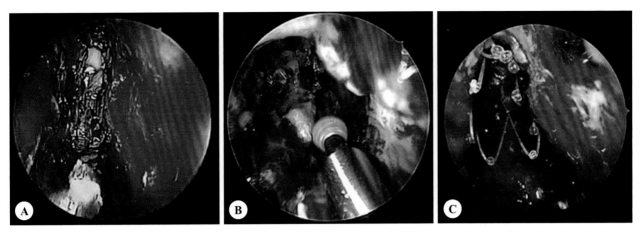

▲ 图 1-4　**A.** 额窦黏液囊肿；**B.** 在 Draf Ⅲ 型手术打开额窦的过程中使用 **60 000** 转 / 分高速钻头，使用设备：**Medtronic Mini-Midas**（**Minneapolis, MN, USA**）；**C.** 在完成 Draf Ⅲ 型手术后放置莫米松洗脱支架（**Propel, Intersect-ENT, Menlo Park, CA, USA**）

目前有 3 家额窦球囊装置制造商已经通过美国食品药品管理局的批准，即 Acclarent 公司（Irvine, CA, USA）、Entellus 公司（Plymouth, MN, USA）和 Medtronic 公司（Minneapolis, MN, USA）[37]。Entellus 公司生产的 XprESS 设备，其尖端具有可伸缩性（图 1-5）和路径辅助功能，可作为额窦探查器。该公司还与 Fiagon 公司（Berlin, Germany）合作，引进了一种计算机辅助图像引导线，可以精确跟踪导管的尖端。Acclarent 公司的 SpinPlus 广受好评，它可让外科医生通过旋转和改变额窦导丝轨迹来导航多个额窦口。NuVent 由 Medtronic 公司制造，使用 Medtronic 公司 Fusion 手术导航系统提供手术导航。

（三）动力系统设备

动力系统设备包括微型切割器和骨钻，尤其是在扩大额窦切除术中可极大限度地提高保留黏膜的能力。1995 年，Gross 及其同事展示了使用鼻内软组织微型切削钻在鼻窦实施改良 Lothrop 手术而无并发症出现[8]。弯曲的切削钻和骨钻有利于改善视野并便于到达额窦口。微切割器有不同尺寸和角度的旋转头，而各种钻头均可连接到微切割器的手柄上。高速钻（60 000 转 / 分及更高转速）可快速去除额隐窝骨质，但其只能作为直钻使用（图 1-4B）。运行速度为 12 000 转 / 分（Diego Elite, Olympus, America）和 15 000 转 / 分（Medtronic Straightshot, Medtronic, Minneapolis, MN, USA）的角度骨钻系统应用范围更广泛。最近开发的 Medtronic Straightshot M5 微型清创器以每分钟 30 000 转 / 分的速度工作，可以快速切除骨质，

各种角度的金刚砂磨钻和切削钻可更好地保护黏膜。

六、鼻外入路额窦手术的适应证

虽然内镜下鼻窦手术已成为常规的手术方式，但仍有一些病例需要经鼻外入路实施额窦手术。一项包括 683 例慢性鼻窦炎患者的回顾性研究显示，5.3% 的患者接受了鼻外入路手术，大多数患者采用成骨瓣术或辅助环钻术治疗额隐窝新骨生成[38]。环钻和内镜技术的结合，被称为"上、下"入路，对于治疗难以触及的炎症和非炎症性病变都非常有效[39, 40]。微型环钻也可以引导我们找到复杂的Ⅲ型或Ⅳ型额气房[41]。额窦钻孔的理想位置是距离鸡冠投影的中线 10mm 处[42]。

当今时代，几乎没有任何病例需要进行鼻外入路额筛窦切除术。这种手术有导致额窦口纤维化和窦口闭锁的风险，也会造成额窦炎症复发和黏液囊肿的发生率升高。Neel-Lake 对最初的 Lynch 手术进行了改造，保留了黏膜保护和额窦支架植入的技术[11, 32]。

相比之下，成骨瓣术仍有其适用范围，如适用于肿瘤患者，慢性鼻窦炎内镜手术的复发病例，内镜下无法进入额窦的病例，以及某些额窦外伤患者。今天，成骨瓣术更多与 Draf Ⅲ 型手术联合实施，而不进行额窦闭塞。尽管这种手术方式延长了手术时间，但是该操作既扩大了内镜下视野，也增强了术后的影像学观察。额窦闭塞与长期疗效欠佳有关。Hardy 和 Montgomery 报道了 18% 的并发症发生率和高复发率。最近的长期随访研究表明，随着时间的推移，手术失败率呈持续性增加[43, 47]。

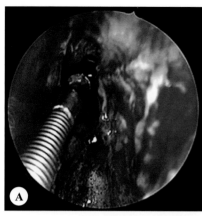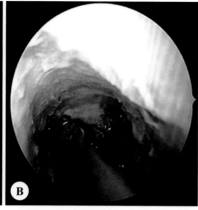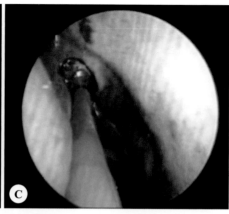

▲ 图 1-5　由于额窦手术器械的进步，包括额窦角度咬骨钳（Hosemann）（额窦环咬钳）（A）和前向咬骨钳（Cobra）（B）的使用，使更容易扩大额窦口同时保留黏膜，额窦球囊导管扩张术（C）提供了另一种在额窦口置管同时保留黏膜的方法，如图所示。由 FDA-approved devices XprESS from Entellus（Plymouth, MN, USA）批准使用

七、额窦外科的新技术与新思路

额窦手术的巨大挑战是额窦口缩小和术后再狭窄，成骨瓣术虽然是一种可供选择的解决方案，但这一术式的远期失败率和复发率高，进而促进了内镜下额窦扩大开放术的发展。Woodworth 引入了游离黏膜瓣覆盖 Draf Ⅲ 型手术后额鼻嵴裸露的骨表面，这一操作已成为我们临床中的标准手术方法[44]。游离中隔黏膜瓣可从中隔前上分离或下甲后 1/3 处切取[45]。在 Woodworth 及其同事的研究中，97% 的患者在术后 3 年内可保持术中窦口直径至少 50%。如果鼻中隔黏膜呈息肉样变，也可以从鼻底取黏膜瓣，术后没有或仅有很轻微的并发症。游离黏膜瓣可用莫米松洗脱支架或硅胶支架固定，来源于鼻腔外侧壁的黏膜瓣也可旋转用以覆盖手术中裸露的骨质，并可显著减少术后结痂。

一项对 Draf Ⅲ 型手术的长期研究表明，变应性因素可能与术后再狭窄率增加有关，故有些学者建议对于这些患者，尤其是患有阿司匹林加重呼吸系统疾病（AERD）的患者初次手术就进行 Draf Ⅲ 型手术[24]。另外，Hwang 及其同事建议慢性额窦炎不伴鼻息肉的患者只行 Draf Ⅰ 型手术或全筛窦切除术，以尽量减少医源性因素造成额隐窝的损伤[46]。

结论

在过去的 1 个世纪里，额窦疾病的外科治疗已经发生了巨大的转变，从鼻外入路手术转向了鼻内镜手术，目的是保护黏膜、扩大额窦口和恢复额窦引流通道的生理功能。历史告诫我们，不要采取"一刀切"的做法。长期随访是对新技术疗效最好的评估方法。Draf Ⅲ 型手术确实可被认为是治疗复发性额窦炎症性疾病的一种非常有效的方法。额窦外科技术领域仍然在持续快速发展中。额窦有足够宽大的前 - 后径被认为是进行 Drill-out 手术操作和保持额窦长期通畅的关键因素。然而，新的解决方案，如"由外到内"的磨削技术，可以克服额窦前 - 后径狭窄所带来的问题，这些问题用传统的"由内向外"的磨削技术不能解决。鼻外入路，特别是成骨瓣术和额窦环钻术，仍可适用于严格筛选的病例。然而，鼻外入路手术目前更多的与功能性内镜手术相结合，从而避免广泛的黏膜剥离和脂肪闭塞。对鼻窦手术疗效进行长期和细致的随访将指导我们改进和发展手术适应证、手术技巧，从而促进额窦外科技术的发展。

参 考 文 献

[1] Ramadan HH. History of frontal sinus surgery. Arch Otolaryngol Head Neck Surg. 2000;126(1):98–9.

[2] Donald P. Surgical management of frontal sinus infections. In: The Sinuses. New York: Raven Press; 1995. p. 201–32.

[3] Wells S. Abscess of the frontal sinus. Lancet. 1870;1:694–5.

[4] McLaughlin RB. History of surgical approaches to the frontal sinus.

Otolaryngol Clin N Am. 2001;34(1):49–58.

[5] Coakley C. Frontal sinusitis: diagnosis, treatment, and results. Trans Am Laryngol Rhinol Otol Soc. 1905;11:101.

[6] Skillern RH. The catarrhal and suppurative diseases of the accessory sinuses of the nose, vol. 1. Philadelphia and London: J. B. Lippincott Co.; 1913. p. 389.

[7] Lothrop HA. XIV. Frontal sinus suppuration: the establishment of permanent nasal drainage; the closure of external fistulae; epidermization of sinus. Ann Surg. 1914;59(6):937–57.

[8] Gross WE, Gross CW, Becker D, Moore D, Phillips D. Modified transnasal endoscopic Lothrop procedure as an alternative to frontal sinus obliteration. Otolaryngol Head Neck Surg. 1995;113(4):427–34.

[9] Draf W. Endonasal micro-endoscopic frontal sinus surgery: the fulda concept. Oper Tech Otolaryngol Head Neck Surg. 1991;2(4):234–40.

[10] Murr AH, Dedo HH. Frontoethmoidectomy with Sewall-Boyden reconstruction: indications, technique, and philosophy. Otolaryngol Clin N Am. 2001;34(1):153–65.

[11] Neel HB, McDonald TJ, Facer GW. Modified Lynch procedure for chronic frontal sinus diseases: rationale, technique, and long-term results. Laryngoscope. 1987;97(11):1274–9.

[12] Friedman WH. External approaches to the frontal sinuses. In: Diseases of the sinuses: diagnosis and management. 1st ed. PMPH–USA. p. 391–403.

[13] Dawes JD. The management of frontal sinusitis and its complications. J Laryngol Otol. 1961;75:297–344.

[14] Messerklinger W. On the drainage of the normal frontal sinus of man. Acta Otolaryngol. 1967;63(2):176–81.

[15] Kennedy DW, Zinreich SJ, Rosenbaum AE, Johns ME. Functional endoscopic sinus surgery. Theory and diagnostic evaluation. Arch Otolaryngol. 1985;111(9):576–82.

[16] Zinreich SJ, Kennedy DW, Rosenbaum AE, Gayler BW, Kumar AJ, Stammberger H. Paranasal sinuses: CT imaging requirements for endoscopic surgery. Radiology. 1987;163(3):769–75.

[17] Kennedy DW, Josephson JS, Zinreich SJ, Mattox DE, Goldsmith MM. Endoscopic sinus surgery for mucoceles: a viable alternative. Laryngoscope. 1989;99(9):885–95.

[18] Stammberger H. Nasal and paranasal sinus endoscopy. A diagnostic and surgical approach to recurrent sinusitis. Endoscopy. 1986;18(6):213–8.

[19] Schaefer SD, Close LG. Endoscopic management of frontal sinus disease. Laryngoscope. 1990;100(2 Pt 1):155–60.

[20] Alyea OEV. Frontal cells: an anatomic study of these cells with consideration of their clinical significance. Arch Otolaryngol. 1941;34(1):11–23.

[21] Kuhn FA, Bolger WE, Tisdal RG. The agger nasi cell in frontal recess obstruction: an anatomic, radiologic and clinical correlation. Oper Tech Otolaryngol Head Neck Surg. 1991;2(4):226–31.

[22] Draf W. Endonasal frontal sinus drainage type I–III according to Draf. In: Kountakis SE, Senior BA, Draf W, editors. The frontal sinus [Internet]. Berlin, Heidelberg: Springer; 2016. p. 337–55. https://doi.org/10.1007/978–3–662–48523–1_25.

[23] Close LG, Lee NK, Leach JL, Manning SC. Endoscopic resection of the intranasal frontal sinus floor. Ann Otol Rhinol Laryngol. 1994;103(12):952–8.

[24] Georgalas C, Hansen F, Videler WJM, Fokkens WJ. Long terms results of Draf type III (modified endoscopic Lothrop) frontal sinus drainage procedure in 122 patients: a single centre experience. Rhinology. 2011;49(2):195–201.

[25] Anderson P, Sindwani R. Safety and efficacy of the endoscopic modified Lothrop procedure: a systematic review and meta-analysis. Laryngoscope. 2009;119(9):1828–33.

[26] Jacobs JB. 100 years of frontal sinus surgery. Laryngoscope. 1997;107(11 Pt 2):1–36.

[27] Walsh TE. Experimental surgery of the frontal sinus The role of the ostium and nasofrontal duct in postoperative healing. Laryngoscope. 1943;53(2):75–92.

[28] Schenck NL. Frontal sinus disease: III. Experimental and clinical factors in failure of the frontal osteoplastic operation. Laryngoscope. 1975;85(1):76–92.

[29] Friedman WH, Katsantonis GP. Intranasal and transantral ethmoidectomy: a 20–year experience. Laryngoscope. 1990;100(4):343–8.

[30] Wigand ME, Hosemann WG. Endoscopic surgery for frontal sinusitis and its complications. Am J Rhinol. 1991;5(3):85–9.

[31] Weber R, Draf W, Kratzsch B, Hosemann W, Schaefer SD. Modern concepts of frontal sinus surgery. Laryngoscope. 2001;111(1):137–46.

[32] Neel HB, Whicker JH, Lake CF. Thin rubber sheeting in frontal sinus surgery: animal and clinical studies. Laryngoscope. 1976;86(4):524–36.

[33] Murr AH, Smith TL, Hwang PH, Bhattacharyya N, Lanier BJ, Stambaugh JW, et al. Safety and efficacy of a novel bioabsorbable, steroid-eluting sinus stent. Int Forum Allergy Rhinol. 2011;1(1):23–32.

[34] Brown CL, Bolger WE. Safety and feasibility of balloon catheter dilation of paranasal sinus ostia: a preliminary investigation. Ann Otol Rhinol Laryngol. 2006;115(4):293–9. discussion 300–301.

[35] Bolger WE, Brown CL, Church CA, Goldberg AN, Karanfilov B, Kuhn FA, et al. Safety and outcomes of balloon catheter sinusotomy: a multicenter 24–week analysis in 115 patients. Otolaryngol Head Neck Surg. 2007;137(1):10–20.

[36] Luong A, Batra PS, Fakhri S, Citardi MJ. Balloon catheter dilatation for frontal sinus ostium stenosis in the office setting. Am J Rhinol. 2008;22(6):621–4.

[37] Sillers MJ, Lay KF. Balloon catheter dilation of the frontal sinus ostium. Otolaryngol Clin N Am. 2016;49(4):965–74.

[38] Hahn S, Palmer JN, Purkey MT, Kennedy DW, Chiu AG. Indications for external frontal sinus procedures for inflammatory sinus disease. Am J Rhinol Allergy. 2009;23(3):342–7.

[39] Batra PS, Citardi MJ, Lanza DC. Combined endoscopic trephination and endoscopic frontal sinusotomy for management of complex frontal sinus pathology. Am J Rhinol. 2005;19(5):435–41.

[40] Patel AB, Cain RB, Lal D. Contemporary applications of frontal sinus trephination: A systematic review of the literature. Laryngoscope. 2015;125(9):2046–53.

[41] Seiberling K, Jardeleza C, Wormald P-J. Minitrephination of the frontal sinus: indications and uses in today's era of sinus surgery. Am J Rhinol Allergy. 2009;23(2):229–31.

[42] Piltcher OB, Antunes M, Monteiro F, Schweiger C, Schatkin B. Is there a reason for performing frontal sinus trephination at 1 cm from midline? A tomographic study. Braz J Otorhinolaryngol. 2006;72(4):505–7.

[43] Hardy JM, Montgomery WW. Osteoplastic frontal sinusotomy: an analysis of 250 operations. Ann Otol Rhinol Laryngol. 1976;85(4 Pt 1):523–32.

[44] Illing EA, Cho DY, Riley KO, Woodworth BA. Draf III mucosal graft technique: long-term results. Int Forum Allergy Rhinol. 2016;6(5):514–7.

[45] Conger BT, Riley K, Woodworth BA. The Draf III mucosal grafting technique: a prospective study. Otolaryngol Head Neck Surg. 2012;146(4):664–8.

[46] Abuzeid WM, Mace JC, Costa ML, Rudmik L, Soler ZM, Kim GS, et al. Outcomes of chronic frontal sinusitis treated with ethmoidectomy: a prospective study. Int Forum Allergy Rhinol. 2016;6(6): 597–604.

[47] Hilding A. Experimental surgery of the nose and sinuses: II. Gross results following the removal of the intersinus septum and of strips of mucous membrane from the frontal sinus of the dog. Arch Otolaryngol. 1933;17(3):321–27.

第 2 章　额窦和额隐窝解剖
Anatomy of the Frontal Sinus and Recess

Alberto Schreiber　Marco Ferrari　Luigi Fabrizio Rodella　Piero Nicolai　著

高　翔 译　羡　慕　韩德民 校

一、背景

额窦和额隐窝的解剖结构因其复杂性和个体差异而备受关注，由于当今大多数针对额窦的手术都是通过内镜进行的，因此应该以内镜为导向来分析额隐窝及周围结构的手术解剖结构。另外，如若没有感知深度和周围结构的能力，我们很难在狭窄空间的二维内镜视图中理解其解剖结构。本章为读者提供额隐窝解剖的多角度视图，即从内镜视角（从前后角度）转换到鼻腔外侧壁和额窦的总体外部解剖结构，以便准确解释钩突与周围结构之间的复杂关系。在多解剖视角下进行逐步解剖会阐明手术技术概念，后者会在后续章中谈到。此外，我们将利用带有高清 CT 图像的详细多平面分析方法来描绘额隐窝的整个三维结构。

二、额骨

额骨参与构成面部和颅前窝底的骨性框架。它由 3 部分组成，即鳞部、眼眶部和鼻部。鳞部为最大的部分，参与构成前额的骨架。从外部看，它有 2 个凸起，称为额隆突，与额窦相对应。眼眶部形成眶顶，并与筛骨和蝶骨一起构成颅前窝底，鼻部连接鼻和上颌骨。

额窦是额骨鳞部内覆盖有黏骨膜的空腔。额窦的气化程度存在很大变异，范围从气化不全 / 气化缺失至延伸至鼻部、眼眶部或相邻骨骼的巨大鼻窦不等。平均而言，额窦高度为 24.3mm，宽为 29.0mm（从中线到外侧界），深度 16.8mm[1]。额窦穿过前组筛窦和中鼻道的引流通道与鼻腔相连。

三、中鼻道

中鼻道为额窦、前组筛窦和上颌窦提供通气和引流通道。中鼻道以中鼻甲为内侧界，外侧界为钩突（图 2-1）。筛泡位于钩突垂直部后方和水平部上方（图 2-2）。

钩突的游离缘和筛泡之间的裂缝为矢状面的二维区域，称为半月裂，半月裂是筛漏斗的入口（图 2-2）。

筛漏斗是一个三维空间，位于钩突的深部和外侧、筛泡的前下，以及眼眶和上颌窦的内侧（图 2-3A）。

上颌窦的自然口位于钩突水平部的外侧。筛窦由多个气房构成，通常通过几个开口或隐窝引流。最下层的筛房通常向内侧引流到中鼻甲内，称为筛泡（图 2-4A 和 B）。位于最下层气房上方的气房称为"泡上气房"，它通常向前汇入额窦引流通道。

四、钩突

属于筛骨的一部分，因其附着至周围骨结构形式变化多样，从而影响了额隐窝的框架。钩突的水平部连接到上颌骨内侧壁，而垂直部则向前连接到上颌骨额突和泪骨。钩突的垂直部具有外、上、内附着点，这些附着点变异很大，可能成树状[2]。尽管既往已经报道了 6 种钩突附着点类型[3]，实际上我们可以观察到更多可能的组合。如果想了解钩突和额窦引流通道之间的关系，掌握钩突附着的特定解剖结构是极为重要的[4, 5]。钩突上部的后游离缘向后翻转，与筛泡前壁相连，形成所谓的漏斗上板（suprainfundibular plate）（图 2-5）[6]。这个骨片决定了额窦的引流通道是在钩突的内侧还是外侧（图 2-4）。

钩突垂直部在轴面和矢状面上的附着点分别构成额窦引流通道前筛房（即终末隐窝、泪气房、鼻丘气房、鼻丘上气房）的水平壁和垂直壁（图 2-6A 和 E）。

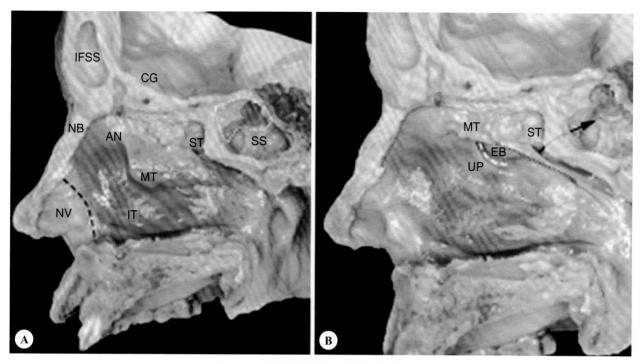

▲ 图 2-1　尸头矢状旁正中切面（右侧）

A. 鼻腔外侧壁从前方的鼻前庭（NV）和鼻骨（NB）开始向后延伸至鼻咽和蝶窦（SS）。鼻底和嗅裂分别是尾端和头端的边界。鼻外侧壁由下鼻甲（IT）、中鼻甲（MT）、上鼻甲（ST）组成，鼻内孔缘（黑虚线）与鼻丘气房（AN）之间的区域称为鼻腔。B. 切除部分中鼻甲，保留中、上鼻甲共有层，以显示中鼻道。钩突（UP）和筛泡（EB）位于中鼻道内，并被半月裂（白虚线）分开。中鼻道和上鼻道被中鼻甲基板分开（黑点线）。黑箭表示蝶窦的引流通道；白色点线表示 Onodi 气房（蝶上筛房）；CG. 鸡冠；IFSS. 额窦间隔

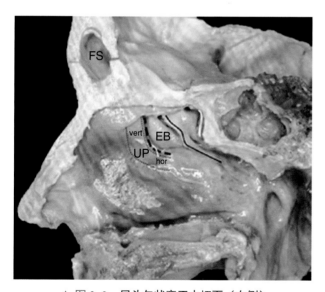

▲ 图 2-2　尸头矢状旁正中切面（右侧）

钩突（UP）和筛泡（EB）是中鼻道的关键结构。钩突分为水平部（hor）和垂直部（vert）；黑色点线表示它的前下附着点和后上游离缘。半月裂（黑虚线）是筛漏斗（白箭）的入口，筛漏斗被钩突覆盖。黑色实线表示中鼻甲基板；白线表示上鼻甲基板；FS. 额窦

五、额隐窝、额窦口和额漏斗

从矢状面看，额隐窝和额漏斗是两个汇聚在额窦口的漏斗（图 2-7A）。

额隐窝向前达上颌骨额突，向后达筛泡复合体的前壁，外侧为眶内侧壁，内侧为中鼻甲[7]。额隐窝前上进入额窦和后下到达筛漏斗（图 2-7A 至 C）。额隐窝后上边界为筛顶，前下界是钩突垂直部的最低轴向附着处。形成额隐窝外侧界的眶内侧壁前下方由泪骨构成；上方由额骨眶部构成（图 2-8）。眶纸板位于筛泡复合体的后外侧[2]。

上颌骨额突的颅骨端形成额漏斗的底部和额窦口的前内侧界，被定义为额嵴（图 2-7A 和图 2-9）。如前所述，钩突的附着关系及其腔隙形成了额隐窝（图 2-6B 至 E 和图 2-7）。额隐窝及其周围结构的气化程度不同，从而导致不同复杂程度的额窦引流通道。

额漏斗是构成额窦尾部的漏斗状的含气腔（图 2-7A 和图 2-9）。额漏斗由于外侧的眼眶，后方的颅底和前内侧的额嵴的挤压变窄。同样的结构可

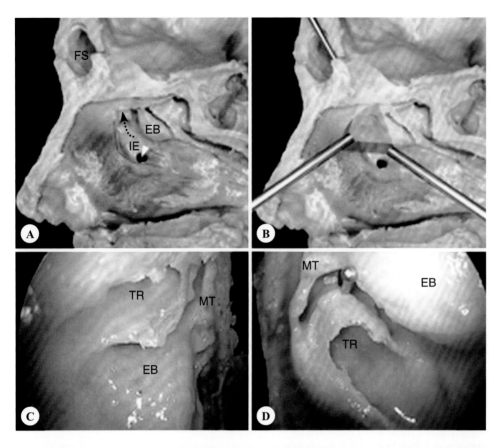

◀ 图 2–3　尸头（右侧）矢状旁正中切面（A 和 B）和鼻内镜视图（C 和 D）

A. 去除钩突的水平部（黑箭）以显露筛漏斗（IE）。这个空间由钩突的前下附着点和筛泡（EB）后上附着点所限定。上颌窦自然口（白箭头）位于筛漏斗的后下方。B. 黄色区域和红色区域的内镜视图下所显示的区域。C. 经右鼻孔的内镜视图。筛漏斗的前上部与终末隐窝（TR）相对应，如图 A 中的黑箭所示。D. 筛漏斗的后侧面内镜视图。钩突垂直部的外侧附着点形成终末隐窝的顶板。漏斗上板（SIP）是钩突的上附着点之一。在本标本中，额窦引流到漏斗上板的外侧。FS. 额窦；MT. 中鼻甲

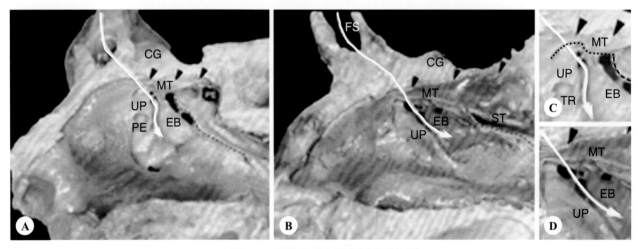

▲ 图 2–4　尸头矢状旁正中切面（右侧）

A. 额窦外侧引流通道（白箭），内侧为漏斗上板（黑箭头），外侧为眶内侧壁。B. 额窦内侧引流通道（白箭），内侧为中鼻甲（MT），外侧为漏斗上板。C 和 D. 图片 A 和 B 的局部放大。黑箭头表示嗅裂；黑虚线表示中鼻甲基板；黑点线表示中、上鼻甲共有层；CG. 鸡冠；EB. 筛泡；FS. 额窦；PE. 后组筛窦；ST. 上鼻甲；TR. 终末隐窝；UP. 钩突

以使额隐窝呈"倒漏斗状"变窄。传统上，额窦口被定义为额隐窝和额漏斗之间的最窄区域（图 2-7A）。额漏斗形成额窦底，后者被额窦口分为内侧部分（额嵴）和外侧部分（前内眶顶）（图 2-9A）。

根据 Terracol 和 Ardouin 的出生后发育模型[8, 9]，

依据其与额窦引流通道的关系，前筛气房可以分为前部（鼻和眼眶）和后部（筛泡）。前部气房位于筛泡的前面，上颌骨额突的后面，并且可分为钩突的内侧和外侧。所构成的前内、前外和后部前筛气房分别称为鼻、眶和筛泡气房。

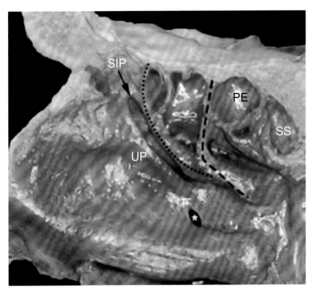

▲ 图 2-5 尸头矢状旁正中切面（右侧）

漏斗上板（SIP）是钩突（UP）头端的附着点之一。它连接钩突与筛泡前壁（黑点线），是将额窦引流通道划分为钩突内侧或外侧的界限。黑虚线表示中鼻甲基板；白色星号表示上颌窦副口；PE. 后组筛窦；SS. 蝶窦

六、筛房和额筛气房的定义

（一）鼻丘气房、泪气房和终末隐窝

钩突、上颌骨额突和眶内壁之间的气房（Terracol 和 Ardouin 所称的眶气房），可以根据其不同的前后和头尾位置关系予以定义。当位于泪窝内侧时，该区域最尾端的气房称为泪气房；如果它向前延伸到鼻丘区域，则称之为鼻丘气房。鼻丘是上颌骨额突的骨嵴，与中鼻甲相连（图 2-10）。终末隐窝位于筛漏斗的前上部（图 2-3B 至 D）。终末隐窝可位于泪气房/鼻丘气房下面，或气化至该区域。

（二）额筛气房

前组筛房可向上气化至额窦，跨越额骨、上颌骨和筛骨之间的界限。来自前外侧的额筛气房（Terracol 和 Ardouin 所称的眶气房）穿过额嵴，并将额窦口推向后内侧。源自前内侧的气房（Terracol 和 Ardouin 所称的鼻气房）沿着额窦间隔气化，将额窦口推向外侧。来自筛泡复合体（Terracol 和 Ardouin 所称的筛泡气房）的额筛气房气化至颅底，将额窦口推向前。当这些额筛气房沿着额窦后的眶顶延伸时，它们气化至额骨的后下部，称为眶上气房。

（三）改良的 Bent 和 Kuhn 分类与国际额窦解剖学分类

Bent 和 Kuhn 于 1996 年第一次提出额筛气房区域的手术解剖学分类，2005 年 Wormald 对其进行了修订[10, 11]。定义了以下解剖结构。

- 鼻丘气房：在中鼻甲附着点前面，在冠状位上最前方的气房，没有术语定义"泪气房"和"终末气房"。

- Kuhn 气房：一组靠近或位于上颌骨额突内或鼻丘气房上方的气房。它们进一步分类如下。
  - 1 型：未侵入额窦的单个气房。
  - 2 型：未侵入额窦的不止一个气房。
  - 3 型：至少一个气房侵入额窦，但高度不超过其上下径的一半。
  - 4 型：至少一个气房侵入额窦，高度超过其上下径的一半。

- 筛泡上气房：筛泡上的气化，但未进入额窦或眶顶的气房。

- 眶上筛房：气化进入眶顶的筛泡上气房。

- 额泡气房：气化进入额窦的筛泡上气房。

- 额窦间隔气房：额窦间隔气化而来的气房。

- 泡状中鼻甲：中鼻甲气化成的气房或隐窝。

最近，鼻内镜专家委员会对 Bent 和 Kuhn 分类进行了一些改良，制订了国际额窦解剖学分类[12]。1 型和 2 型 Kuhn 气房已被归类为"鼻丘上气房"（图 2-6），而 3 型和 4 型被归为"鼻丘上额气房"。额泡气房和额窦间隔气房分别更名为"筛泡上额气房"和"额中隔气房"（见第 4 章）。

Terracol 和 Ardouin 的发育模型中，鼻丘上额气房、额中隔气房和筛泡上额气房分别来自于眶、鼻和筛泡气房向额窦的气化。

（四）Agger-Bullar 分型（鼻丘 - 筛泡分型）

Agger-Bullar 分型（ABC）的开发旨在汇总额窦手术所需的关键解剖学信息。其以简短缩写概括了复杂的解剖结构，且容易记住[5]。

要应用 ABC，可以遵循以下 4 个步骤（图 2-11）。

步骤 1：将前筛气房分为两组。前组位于上颌骨额突与额窦引流通道之间；后组位于额窦引流通道与中甲基板之间。前组气房被称为"鼻丘复合体"（缩写为 A 复合体），后组气房被称为"筛泡复合体"（缩写为 B 复合体）。

步骤 2：计算每个复合体的气房数量。气房定义为骨组织包围的一部分空腔，而不管其形状如何。因此，气房、隐窝和不规则的含气空腔均定义为"气房区域"。这样，可以创建一个易于记忆的缩写，例

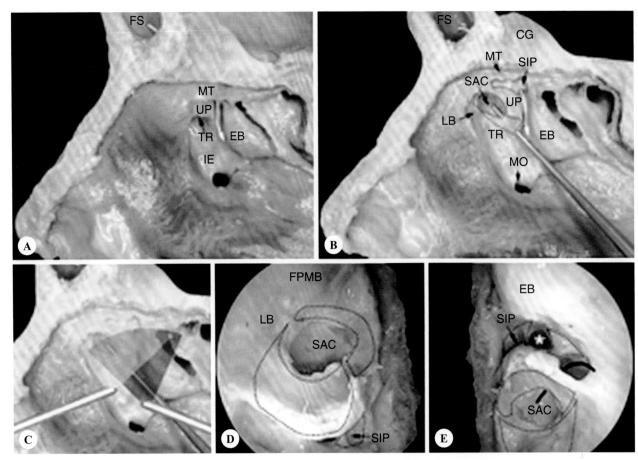

▲ 图 2-6 尸头（右侧）矢状旁正中切面（A 至 C）和鼻内镜视图（D 至 E）

A 和 B. 中鼻甲（MT）的部分切除后显示了钩突（UP）垂直部与周围结构的附着关系。最低附着点是终末隐窝（TR）的顶壁和鼻丘上气房（SAC）的底壁，即探针的位置。鼻丘上气房的内侧壁对应钩突在泪骨（LB）和上颌骨额突（FPMB）上的附着点。C.黄色区域和红色区域的内镜视图下所显示区域。D. 45° 鼻内镜下所见钩突垂直部的前面。E.钩突垂直部的后面。额窦引流（白色五角星）至漏斗上板（SIP）的外侧、筛泡（EB）的前面。黑线所示为图 B 中探针的位置。漏斗上板与中鼻甲之间的间隙以囊状盲端结束。CG. 鸡冠；FS. 额窦；IE. 筛漏斗

如 A_xB_y，其中 x 和 y 分别是组成 A 和 B 复合体的气房数。最后，如果 B 复合体由 4 个或更多的气房组成，则将其归类为"大"并用"L"表示（即 A_xBL）。

步骤 3：检查是否存在相关气房，如下所示。

• f 型气房：进入额窦，且高度不超过额窦一半的气房；它可以是 A 或 B 复合体的一部分。

• F 型气房：进入额窦，且高度超过额窦一半的气房；它可以是 A 或 B 复合体的一部分。对于 f 和 F 两种气房，都是通过额嵴的上缘界定其是否突入额窦。

• R 型气房：从额窦延伸至中鼻甲基板的隐窝，没有中间的骨片。

如果存在一个或多个上述气房，则将相关字母（f、F 或 R）添加在相关复合体的首字母缩写后（即 A_xfB_y）。R 型气房只能添加到 B 复合体后（即 A_xB_yR）。

步骤 4：使用多平面重建来判断额窦引流通道与钩突的上附着点（即漏斗上板）之间的关系。该空间关系被分类为内侧或外侧，并且将"m"或"l"分别添加在首字母缩写之前（即 mA_xB_y 或 lA_xB_y）。

按照上述简单步骤，术者通过 2 个简短的缩写词（每侧 1 个），总结了完成额窦手术所需的关键信息：额隐窝中额窦引流路径的位置、需要轮廓化的前后气房的数量、与额窦气化程度相关的变异。ABC 是规划额窦手术的实用系统。

七、额窦引流通道

在所有额窦内镜手术操作中，识别额窦引流通道是手术安全准确的前提。因此，术前要获取的基本信息是额窦引流通道的三维重建[5]。

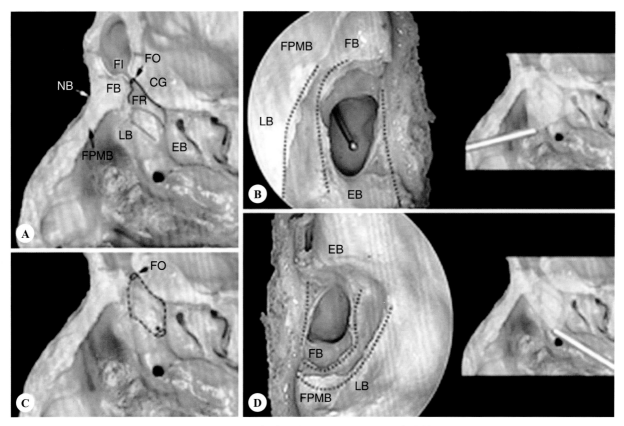

▲ 图 2-7　尸头（右侧）矢状旁正中切面（A 和 C）和鼻内镜视图（B 和 D）

A. 额隐窝（FR）和额漏斗（FI）的矢状视图，看起来像 2 个漏斗（分别是黑线和白线）汇聚在额窦口（FO）中。因额隐窝已经从钩突附着处完全清除，因此可以确定其边界：向前为上颌骨额突（FPMB）；向后为筛泡（EB）前壁，外侧是眶内侧壁，内侧是中鼻甲（已完全去除）。B. 45° 鼻内镜下从前面观察额隐窝。探针已经额漏斗置入额隐窝。额窦口前界为额嵴（FB），后界为颅底。C. 额隐窝（黑虚线）前上方经额窦口进入额窦，后下经钩突垂直部最低处与筛泡之间的狭窄区域进入筛漏斗。D. 45° 鼻内镜下从后方观察额隐窝。CG. 鸡冠；LB. 泪骨；NB. 鼻骨

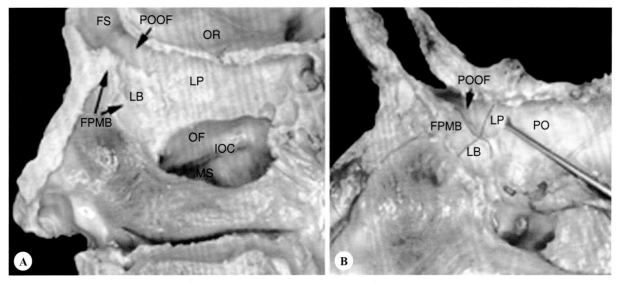

▲ 图 2-8　在去除纸板之前（A）和之后（B）的尸头矢状旁正中切面（右侧）

眶内侧壁的前部向下由泪骨（LB），向前由上颌骨额突（FPMB），向上由额眶部，向后由眶纸板构成。FS. 额窦；IOC. 眶下管；MS. 上颌窦；OF. 眶底壁；OR. 眶顶壁；PO. 眶周；POOF. 额骨眶部；LP. 眶纸板

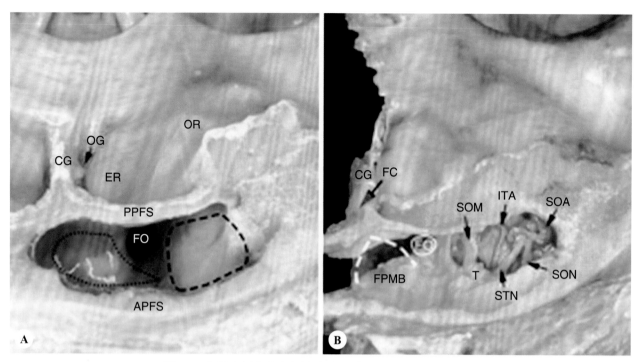

▲ 图 2-9　切除左侧额窦底之前（A）和之后（B）的尸头轴位切面

额窦底内侧（黑点线）由额嵴（白虚线）和上颌骨额突（FPMB）构成；外侧由眶顶壁前内侧（黑虚线）构成。
APFS. 额窦前壁；CG. 鸡冠；ER. 筛顶；FC. 盲孔；ITA. 滑车上动脉；OG. 嗅沟；OR. 眶顶；PPFS. 额窦后壁；
SOA. 眶上动脉；SOM. 上斜肌；SON. 眶上神经；STN. 滑车上神经

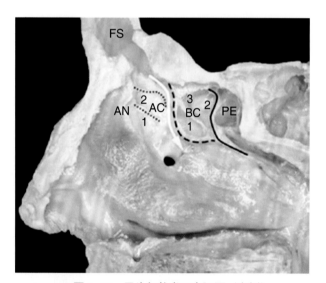

▲ 图 2-10　尸头矢状旁正中切面（右侧）

在尸头标本上显示 Agger-Bullar 分型。鼻丘复合体（AC）包括额窦引流通道（白箭）前面的所有气房区域，位于鼻丘气房（AN）的后外侧。在这个标本中，鼻丘复合体由 2 个气房组成，其分界为钩突垂直部的附着点（黑点线）。筛泡复合体（BC）位于筛泡前壁（黑虚线）和中鼻甲基板（黑实线）之间。在这个标本中，筛泡复合体由 3 个气房组成。
FS. 额窦；PE. 后组筛房

尽管最初被称为"鼻额管"，但额窦引流通道并不是一条被骨鞘包围的线形或圆柱形"导管"。相反，随额隐窝气房的形状和气化，额窦引流通道随之扩大和缩小，呈现纤曲的走行。这种复杂性迫使人们通过了解其与周围空间关系来推断额窦的引流通道。因此，额窦引流通道是鼻、眶和筛泡气房之间竞争的结果（Terracol 和 Ardouin 的观点），无论它们是否延伸到额窦中（分别为鼻丘上额气房、额中隔气房和筛泡上额气房）。一般规则是，前内侧（鼻），前外侧（眼眶）和后侧（筛泡）气房的气化将额窦引流通道推向相反的方向（分别为后外侧、后内侧和前侧）。

八、内镜下解剖额隐窝

内镜解剖额隐窝的经典步骤将以多视角再现，以阐明额隐窝的解剖结构。开放额窦的第一步是去除钩突垂直部。通常先将反张咬钳放置在筛漏斗中逆向去除钩突的中段（图 2-12A 和 B）；注意不要将器械盲目地放入筛漏斗中，以免损伤眼眶和鼻泪管（图 2-12C）。

此后，在有角度的内镜监视下利用弯曲的器械探测额窦引流通道，并轻轻地折断钩突及其附着点，

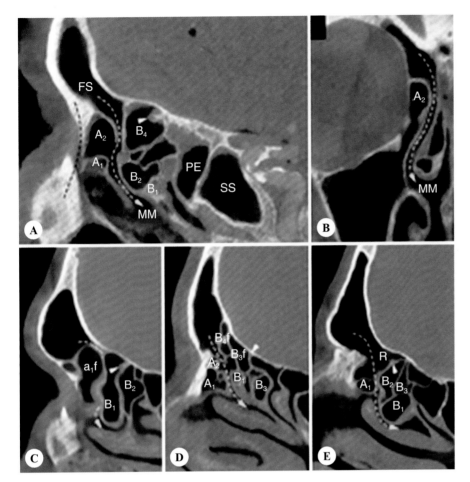

◀ 图 2-11　尸头（A 和 B）和患者（C 至 E）的矢状位（A, C 至 E）和冠状位（B）的 CT 影像。总结了 Agger-Bullar 分型的主要概念

A. 鼻丘复合体和筛泡复合体已被标识：鼻丘复合体位于上颌骨额突（黑虚线）和额窦引流通道（黄虚线箭）之间，筛泡复合体位于额窦引流通道与中鼻甲基板之间。前者由两个气房组成，后者由四个气房组成。B. 图 A 所示病例的冠状位重建。额窦引流至钩突内侧（绿点线）。本例中 ABC 的首字母缩写是 mA_2B_4。C. 一矢状位重建病例，其鼻丘复合体的气房延伸进入额窦（a_1f），根据国际额窦解剖分类称为"鼻丘上额气房"。本例中 ABC 的首字母缩写 mA_1fB_2。D. 一矢状位重建病例，筛泡复合体有 2 个气房进入额窦（B_3f、B_4f），根据国际额窦解剖分类称为"筛泡上额气房"。本例中 ABC 的首字母缩写是 mA_2B_4f。E. 一矢状位重建病例示筛泡上隐窝（R），本病例的 ABC 首字母缩写为 lA_1B_3R

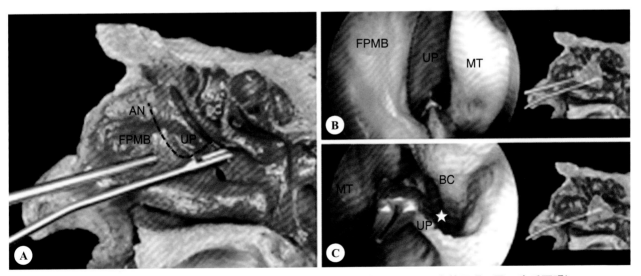

▲ 图 2-12　尸头（右侧）的矢状旁正中切面（A）和鼻内镜视图（图 B 为前面观，图 C 为后面观）
用反张咬钳切除水平部和垂直部之间的钩突（UP）。注意不要使器械的尖端（白色五角星）损伤鼻泪管和眶周。黑点线表示钩突垂直部；AN. 鼻丘气房；BC. 筛泡复合体；FPMB. 上颌骨额突；MT. 中鼻甲

移除最上端（图 2-13）。额窦的引流通道始终沿着筛泡的前壁延伸，并跨过筛泡前和中鼻甲外侧的所有骨片，这些骨片都是来自于钩突的分叉。一旦钩突完全去除，在大多数情况下额窦口就可以被识别出来，并可以通过去除部分额嵴进一步扩大[13]。鼻丘上额气房或额中隔气房有时被误认为是额窦，尤其当其气化程度很大时。此外，当存在筛泡上额气房时，即使完全切除了钩突，额窦口也可能开放不完

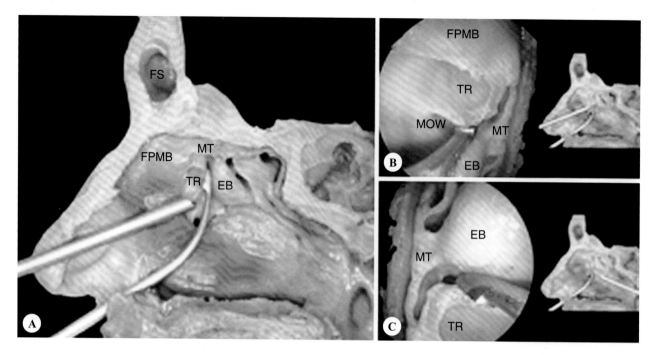

▲ 图 2-13　尸头（右侧）的矢状旁正中切面（A）和鼻内镜视图（图 B 为前面观，图 C 为后面观）

使用弯曲的器械在终末隐窝（TR）和筛泡（EB）之间探查额窦（FS）的引流通道。FPMB. 上颌骨额突；MOW. 眶内侧壁；MT. 中鼻甲

全。在这种情况下，必须沿着颅底从后向前解剖筛泡暴露额窦口。当额隐窝有难以解释的解剖结构时，应考虑用术前影像或导航系统进行重估。

当解剖筛泡时，有 2 个关键区域需要识别：外侧的眶内壁和内侧的筛板，分别可能在不经意间损伤眼眶和颅底。当由于额隐窝的复杂性而无法执行完整的筛泡手术时，在解剖过程中还应识别并保护筛前动脉。

九、额窦周围的结构及其引流通道

（一）颅底

额窦的后壁为颅前窝底的最前部，并向后下移行为内侧的筛顶和外侧的眶顶（图 2-9A），当筛泡复合体被完全切除时，经鼻可以看见筛顶。由于其厚度超过筛泡复合体的骨片，因此易于识别。颅前窝底从前向后略微倾斜，其方向与硬腭平行。从上面可以看到筛顶有若干凹陷，被称为"小凹"，对应筛泡复合体气房的顶壁。筛前动脉位于最前面的小凹的后方，走行在一个从外到内，从后到前的骨管中（图 2-14）[14]。筛前动脉管可以呈裂隙状（6%～60%）[15, 16] 或者位于筛顶（65%～86%）[15, 16] 或尾端（14%～35%）[15, 16]（甚至借助骨隔连接到颅底）。筛前动脉总是在筛泡复合体前壁与中鼻甲基板之间走行[15, 16]。

筛板由 2 个薄骨板组成，即水平板和垂直板。嗅纤维穿过水平板，筛前动脉末端分支穿过垂直板。水平板构成嗅裂的顶部和嗅窝的底部。垂直骨片构成嗅窝的外侧壁，是额隐窝和筛泡复合体内侧最高的部分。筛板的垂直板是鼻甲与颅底的延续，是颅前窝底最薄弱的部分，可以很容易地穿透（局部阻力最小）（图 2-14C）[17]。

垂直板的长度和倾斜度有很大变异，加之其两侧经常不对称，给内镜额窦手术带来了风险。

（二）眼眶

眼眶内侧壁的前部由下方的泪骨（LB）、前方的上颌骨额突（FPMB）、和上方的额骨眶部（POOF）构成，后部是眶纸板（LP）（图 2-8B）。泪骨是细小的、精致的骨，其将额隐窝与泪窝后部分开。泪窝的前部由上颌骨的额突组成。

额骨眶板是眶顶向内下矢状位的延伸，由于钩突头端附着点的高度变异性，所以鼻丘复合体的气房与泪窝间可呈现多种空间关系。眶纸板由具有潜在裂隙的薄皮质骨构成，并且与眶周一起将筛房与眶内的关键神经血管和肌肉结构分隔开（图 2-15）。

额窦底的外侧部分是眶顶的前内侧，其将窦的内容物与眶周和眶内结构分开（图 2-9B）。

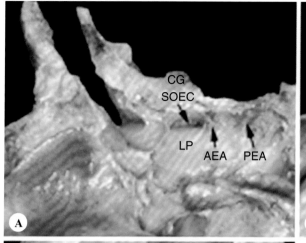

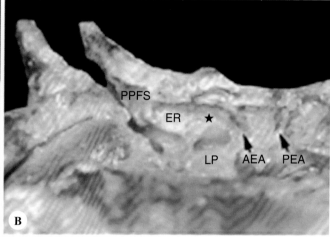

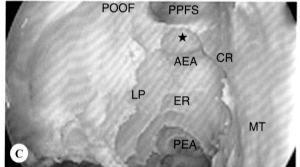

▲ 图 2-14　尸头（右侧）的矢状旁正中切面（A 和 B）和鼻内镜下视图（C）

筛前动脉（AEA）和筛后动脉（PEA）沿筛顶（ER）走行，从纸板（LP）走行至筛板的垂直部（CR）。筛前动脉通常位于筛泡前窝（黑色五角星）的后方。筛顶继续向前延续为额窦的后壁（PPFS）。CG. 鸡冠；MT. 中鼻甲；POOF. 额眶部；SOEC. 眶上气房

结论

额窦引流通道非常复杂。最终通道是筛房间竞争性气化及其延伸至额窦的结果。前内侧（鼻）、前外侧（眼眶）和后侧（筛泡）气房的气化将额窦引流通道向相反方向（分别是后外侧、后内侧和前侧）推挤[18]。通过结合鼻内镜下所见及鼻腔外侧壁和额窦的大体解剖，本章为读者提供了不同视角下的额隐窝解剖。

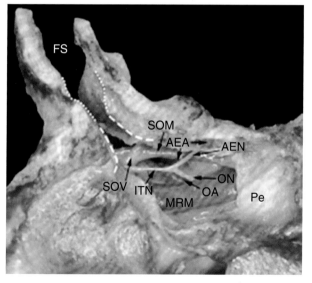

▲ 图 2-15　尸头矢状位旁正中切面（右侧）

切除眶内侧壁前部和眶周（Pe）后，从内向外观察眶内容物。白虚线表示额隐窝；白点线表示额漏斗；AEA. 筛前动脉；AEN. 筛前神经；FS. 额窦；ITN. 滑车下神经；MRM. 内直肌；ON. 眼神经；SOM. 上斜肌；SOV. 眼上静脉

参 考 文 献

[1] Lang J. Clinical anatomy of the nose, nasal cavity and paranasal sinuses. New York: Thieme Medical Publisher; 1989. p. 62–71.

[2] Marquez S, Tessema B, Clement PA, et al. Development of the ethmoid sinus and extramural migration: the anatomical basis of this paranasal sinus. Anat Rec. 2008;291:1535–53.

[3] Landsberg R, Friedman M. A computer-assisted anatomical study of the nasofrontal region. Laryngoscope. 2001;111:2125–30.

[4] Turgut S, Ercan I, Sayin I, et al. The relationship between frontal sinusitis and localization of the frontal sinus outflow tract: a computer-assisted anatomical and clinical study. Arch Otolaryngol Head Neck Surg. 2005;131:518–22.

[5] Pianta L, Ferrari M, Schreiber A, et al. Agger-bullar classification (ABC) of the frontal sinus drainage pathway: validation in a preclinical setting. Int Forum Allergy Rhinol. 2016;6:981–9.

[6] Kim KS, Kim HU, Chung IH, et al. Surgical anatomy of the nasofrontal duct: anatomical and computed tomographic analysis. Laryngoscope. 2001;111:603–8.

[7] Lund VJ, Stammberger H, Fokkens WJ, et al. European position paper on the anatomical terminology of the internal nose and paranasal sinuses. Rhinology Suppl. 2014;24:1–34.

[8] Terrier F, Weber W, Ruefenacht D, et al. Anatomy of the ethmoid: CT, endoscopic, and macroscopic. AJR. 1985;144:493–500.

[9] Terracol J, Ardouin P. Anatomie des fosses nasales et des cavités annexes. Paris: Maloine; 1965.

[10] Kuhn F. Chronic frontal sinusitis: the endoscopic frontal recess approach. Oper Tech Otolaryngol Head Neck Surg. 1996;7:222–9.

[11] Wormald PJ. Surgery of the frontal recess and frontal sinus. Rhinology. 2005;43:82–5.

[12] Wormald PJ, Hoseman W, Callejas C. The international frontal sinus anatomy classification (IFAC) and classification of the extent of endoscopic frontal sinus surgery (EFSS). Int Forum Allergy Rhinol. 2016;6:677–96.

[13] Wormald PJ. Endoscopic sinus surgery: anatomy, three-dimensional reconstruction, and surgical technique. 3rd ed. New York: Thieme Medical Publisher; 2012. p. 28–102.

[14] Stammberger H, Posawetz W. Functional endoscopic sinus surgery. Concept, indications and results of the Messerklinger technique. Eur Arch Otorhinolaryngol. 1990;247:63–76.

[15] Moon HJ, Kim HU, Lee JG, Chung IH, Yoon JH. Surgical anatomy of the anterior ethmoidal canal in ethmoid roof. Laryngoscope. 2001;111:900–4.

[16] Simmen D, Raghavan U, Briner HR, Manestar M, Schuknecht B, Groscurth PJNS. The surgeon's view of the anterior ethmoid artery. Clin Otolaryngol. 2006;31:187–91.

[17] Kainz J, Stammberger H. The roof of the anterior ethmoid: a locus minoris resistentiae in the skull base. Laryngol Rhinol Otol (Stuttg). 1988;67:142–9. (in German).

[18] Ferrari M, Schreiber A, Mattavelli D, Rampinelli V, Buffoli B, Ravanelli M, Bettinsoli M, Rodella LF, Nicolai P. The Terracol and Ardouin developmental model of frontal sinus drainage pathway and surrounding spaces: a radiologic validation. Int Forum Allergy Rhinol. 2018;8(5):624–30.

第 3 章　额窦手术影像学回顾
Radiologic Review for Frontal Sinus Surgery

Joseph M. Hoxworth　　Devyani Lal　著

何　帅　译　　刘承耀　韩德民　校

一、背景

当额窦存在可疑病变时，即使详尽的临床评估及全面的鼻内镜检查亦不能充分评估额窦。因此，影像学对于评估额窦病变极为重要。对于包括额窦在内的所有鼻窦而言，计算机断层扫描（computed tomography，CT）可用来判断额窦是否存在病变，并且评估病变程度和诱发因素。通常我们默认使用标准轴位、冠状位和矢状位图像来进行常规诊断，但是现代化螺旋扫描 CT 利用亚毫米等向性体素产生的容积图像数据集，可在任何平面进行重建。由于 CT 对于骨组织精准的成像，围绕额窦引流通道的解剖特征也因此得以精准确定，并给外科医生的术前准备、手术切除和术中导航提供了路线图。

非增强 CT 虽不能够准确判断鼻窦内软组织病变性质，但能够优先识别区别于一般鼻窦炎症的病变。特别是骨组织重塑、破坏、侵袭和超越额窦界限的软组织增生都是非一般炎症的危险信号。当怀疑额窦肿瘤或者额窦炎症引发眶和（或）颅内并发症时，核磁共振成像（MRI）能够比 CT 更好地对软组增强显像，提高了对于病变判断的灵敏度和特异度。尽管 CT 对于软组织病变鉴别不如 MRI，但当存在 MRI 禁忌证时或者出于便利性考虑，可选择静脉内增强 CT 代替 MRI。

对额窦进行影像学评估的作用如下。
- 确定额窦解剖特征，包括相关解剖变异。
- 了解鼻窦炎症疾病和相关并发症的特征。
- 评估手术后病变的额窦。
- 评估膨胀性肿块样病变和额窦肿瘤。

本章将从影像学角度来强调分析这些重要内容。

二、额窦解剖特性和相关解剖变异

受额窦本身气化程度和大量位于额窦内或毗邻额窦之气房的影响，正常额窦解剖存在不同变异。虽然本书其他章节有关于额窦解剖和生理引流的详细回顾，但是讨论额窦影像学也需要对解剖有所涉及，因为解剖变异可能是发病因素并需要通过鼻内镜手术修正。

额窦引流是通过连续的"气道"最终进入鼻腔，受周围筛窦气房的影响，"气道"的空间变化多端。"气道"名为额隐窝，其内侧为中鼻甲的垂直板和筛板外侧，其外侧为泪骨和纸样板（图 3–1）。从最佳矢状面观察[1]，额隐窝前界为额鼻嵴和鼻丘气房（和与其相关的额筛气房），后界为与筛泡相关的气房。额窦流出道起始于额窦底后内下部，随后呈漏斗样变窄，而后变宽并开口于鼻腔，因此整体呈现为沙漏形状。额隐窝并没有管状结构，因此旧称"鼻额管"是错误的，应废弃之。不同于上颌窦和蝶窦，额窦并没有真正意义上的窦口。然而，沙漏状额隐窝腰部最窄的区域通常被认为是额窦口。从冠状面来看，额隐窝内侧为中鼻甲垂直部分，外侧为纸样板。在这些界限内，钩突的附着方式决定额隐窝引流方式（图 3–2）。当钩突附着于纸样板时，额窦引流直接向内侧至中鼻道，这也是最常见的引流方式。当钩突附着于颅底或者中鼻甲，额窦先引流至筛漏斗，然后经半月裂至中鼻道。对于初学者来说，清楚的区分筛漏斗（内侧钩突和外侧眶之间）和钩突内侧的中鼻道（中鼻甲和钩突之间）是很重要的。

额隐窝的形状和总体引流口径受周围气房数量和大小的影响。Kuhn 详尽描述了这些气房并首次定义了额气房命名系统[2]，而后 Wormald 对命名系统作了进一步改进[3]。最近，额窦解剖国际分类将这一

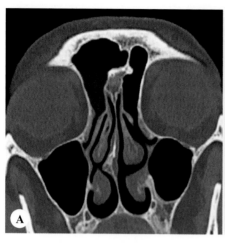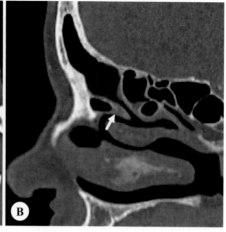

◀ 图 3-1 额隐窝

斜冠状面（A）和矢状面（B）沿漏斗形额隐窝轴线（蓝色阴影）CT 显示其与周围结构关系，包括颅前窝底和纸样板。注意钩突（白箭）向前插入至鼻丘气房

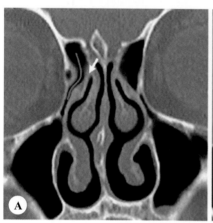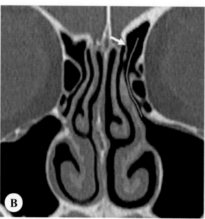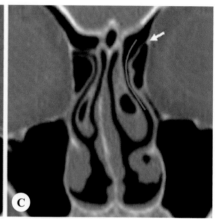

▲ 图 3-2 钩突附着的变异

冠状位 CT 显示钩突（白箭）可附着于中鼻甲（A）、颅底（B）或纸样板（C），不同附着方式影响额隐窝引流的方向（蓝线）。钩突附着在颅底和中鼻甲时，引流向外侧进入筛漏斗，而钩突附着在纸样板上时，引流向内侧进入中鼻道

命名系统进一步简化为前部、中部和后部气房[4]。

最前面筛窦气房称为鼻丘气房，其位于中鼻甲与鼻腔外侧壁附着处的前上方（图 3-3）。其他位于鼻丘之上的气房过去被称为额气房[5]。鼻丘气房之上出现 1 个气房称为 1 型额气房，出现 2 个及以上气房称为 2 型额气房。这两型额气房没有延伸至额窦内。现在这些气房统称为鼻丘上气房。由鼻丘上延伸至额窦内较大的气房称为 3 型额气房；4 型额气房是额窦内孤立的气房，其部分和额窦内板和（或）额窦底共壁。3 型和 4 型额气房皆气化到额窦内，现在都统称为鼻丘上额气房。这些气房大小不一，可通过连续扫描辨认；较大气房的开放或切除可能需要扩大开放额窦或鼻外入路联合鼻内镜手术。

气房向上附着于颅前窝底时通常见于筛泡上方（图 3-4）。这个气房前壁若延伸至额窦内称为筛泡上额气房，反之称为筛泡上气房。过去名为额泡气

房和筛泡上气房。由于筛泡上额气房延伸至额窦后面，所以其后壁就是颅底。当筛前动脉附近的前组筛气房气化至额骨眶板并沿着眶顶延伸时，这个气房称为眶上筛房。其位于额窦后侧和外侧，并经额窦真正引流通道的外侧和后侧引流至额隐窝外侧面。由于眶上筛房常常构成额窦部分后壁，所以在 CT 上表现为一个有分隔的额窦（图 3-4）。临床上位置较高的额筛气房或者眶上筛房的病变可能会被误认为是额窦内病变。正确定位病变位置是必要的，比如仅进行额窦开放往往不能解决位于眶上筛房的病变，因为后者位于真正额窦的外侧和后侧。

当评估筛泡上区域时需要识别筛前动脉，确定筛前动脉是紧贴前颅底或由于额窦气化向后使筛前动脉向下离开颅前窝底（图 3-5）。有些患者的筛前动脉穿行于筛泡上气房内，呈蒂状走行于黏膜系膜内。每一个行额窦手术的患者都需确定筛前动脉的

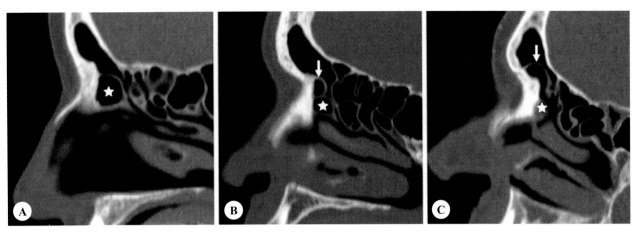

▲ 图 3-3　矢状位 CT 显示前组气房

A. 注意鼻丘气房在上颌骨额突后方（五角星）的位置。B. 识别鼻丘上气房（箭）是通过其位于鼻丘气房（五角星）上方和额鼻嵴后方，但未延伸至额窦内。C. 识别鼻丘上额气房（箭）是通过其位于鼻丘气房（五角星）上方及其向上方的延伸超过额鼻嵴并进入额窦

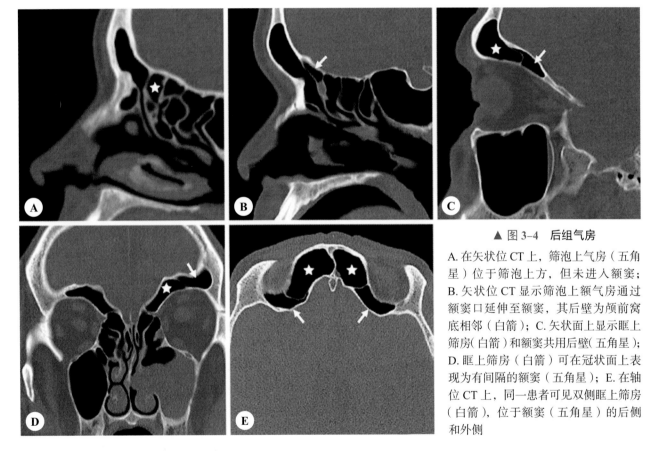

▲ 图 3-4　后组气房

A. 在矢状位 CT 上，筛泡上气房（五角星）位于筛泡上方，但未进入额窦；B. 矢状位 CT 显示筛泡上额气房通过额窦口延伸至额窦，其后壁为颅前窝底相邻（白箭）；C. 矢状面上显示眶上筛房（白箭）和额窦共用后壁（五角星）；D. 眶上筛房（白箭）可在冠状面上表现为有间隔的额窦（五角星）；E. 在轴位 CT 上，同一患者可见双侧眶上筛房（白箭），位于额窦（五角星）的后侧和外侧

位置。筛前动脉是眼动脉的一条分支，沿筛颅底前部、筛泡上区域进入鼻腔。此动脉损伤会造成严重鼻出血和迅速进展的眶内血肿。内镜下可见筛前动脉位于筛泡基板，或筛泡上区域——此区域位于额窦口区和筛前动脉之间。当存在多个筛泡上气房或者眶上筛房时，筛前动脉通常在第一个和第二个筛泡上气房或者眶上筛房之间。开放此区域时需十分小心，因为过度气化的额窦可能会形成系膜型筛前动脉。

额窦下部或者前筛复合体前部这些间隔气房可引起额窦引流通道向外侧和后侧偏移（图 3-6）。由于这些气房与额窦间隔相关，所以被称为额窦间隔气房，且与鸡冠气化相关。

额窦气化程度及毗邻筛窦气房往往高度变异，且对手术处理有很大影响（图 3-7）。单侧或者双侧额窦可能出现不发育或者发育不全。发育不全的小额窦伴严重炎症或者硬化时，术后更容易出现狭窄。是否要对于发育不全伴轻微病变的额窦进行手术需要根据症状严重程度和手术医生技术经验谨慎决策。另外，如果既往有反复内镜手术失败的情况，提示这些窦腔由于体积小和骨质改变更容易出现阻塞。相反，气化较好的额窦常常伴随位置较高的额筛气房，开放这样气房需要术者有更熟练的手术技巧、花费更多时间、更好的手术器械和影像导航系统。罕见病例中，额窦扩张性气化会出现因后壁重塑而导致颅内肿块效应，此类患者手术时会存在气颅风险。

鼻窦 CT 还可用于手术中影像导航。虽然这种影像导航对于手术并非必须，但美国耳鼻咽喉头颈外科学会认为额窦手术可以考虑使用术中导航[6]。使用影像导航系统最大的好处就是可以从三维视角学习额隐窝和额窦解剖。但是也不要过分夸大这种学习角度的好处。如果没有导航，市场上其他的影像读取产品也可用来学习额窦解剖。

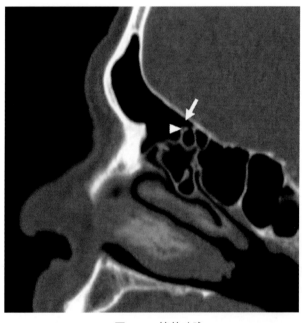

▲ 图 3-5　筛前动脉

矢状位 CT 显示向后气化的额窦（白箭）如何使筛前动脉向下离开颅前窝底（白箭头），呈蒂状走行于系膜内，筛前动脉在筛骨上，通常在筛泡区或筛泡上区

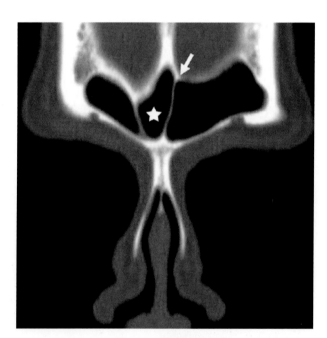

▲ 图 3-6　额窦间隔气房

如冠状位 CT 所示，额窦间隔气房（五角星）的内侧壁是额间隔（白箭）

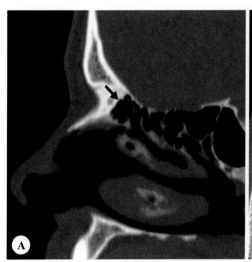

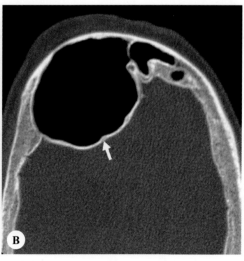

◀ 图 3-7　额窦气化的变异

A. 矢状位鼻窦平扫 CT 显示 1 例额窦明显发育不良（黑箭）；B. 鼻窦 CT 轴位平扫显示窦腔膨胀并伴有右额窦过度气化，导致内壁异常凸起（白箭）

三、鼻窦炎症疾病和相关并发症的特征

当鼻窦黏膜增厚或者有鼻窦内有液体时常常提示鼻窦炎，尽管这种提示在没有之前检查作为对照的情况下可能并不准确。根据美国耳鼻咽喉头颈外科的定义，鼻窦症状的持续时间决定疾病是急性还是慢性[7]。出现液平面往往提示急性额窦炎或者慢性额窦炎急性发作。根据影像学检查时患者处于坐位或者仰卧位，积液可能在额窦后壁或者额窦底。患者有鼻窦气压伤时额窦也可出现孤立性积液。额窦壁出现硬化时提示过去或者现在存在慢性鼻窦炎症，但是如果还存在黏膜增厚，则炎症可能是急性、亚急性或者慢性。如果之前手术刮除黏膜也可导致额隐窝硬化。在有鼻窦炎的情况下，判断额窦引流通道是否阻塞很重要。当额窦内明显浑浊时表明流出道阻塞（图 3-8）。

有时些许的黏膜增厚也可能会导致额隐窝阻塞，特别是较大的额隐窝周围气房导致的狭窄更容易出现。确定解剖学变异和仔细检查 CT 上前筛区域很重要，比如前筛存在圆形软组密度影提示存在阻塞性息肉或者黏液囊肿。另外，需要注意阻塞是否只局限于额窦，或者前筛或上颌窦是否存在病变，后者往往提示窦口鼻道为中心的鼻窦炎症（图 3-9）。

额窦与眶和颅前窝毗邻，所以额窦炎症可能会引起眶和颅内并发症[8, 9]。眶周组织向前进入眼睑并成为眶隔板，其为天然屏障可抵御感染。但感染播散分为直接传播和间接传播，后者包括血栓性静脉炎，其通过眶和面部无瓣膜静脉网双向播散。这样的播散方式不仅可以造成眶部感染，还可导致海绵窦血栓和颅内感染。正如 Chandler 及其同事最初描

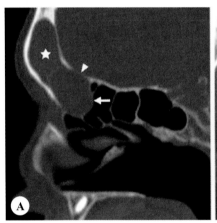
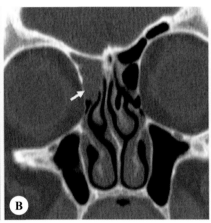
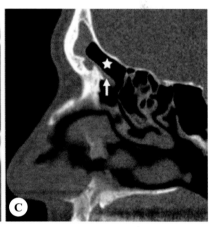

▲ 图 3-8　阻塞性额窦炎

A. 矢状位平扫 CT 显示膨胀性前筛窦黏液囊肿（白箭）并继发额窦阻塞（五角星）。颅前窝底（白箭头）变薄，但未完全裂开。B. 在冠状位平扫 CT 上，右额隐窝的圆形结构导致的额窦炎，手术时最终确认为息肉（白箭）。C. 矢状位平扫 CT 显示大的眶上筛房（五角星）使额隐窝明显变窄（白箭），导致阻塞性额窦炎

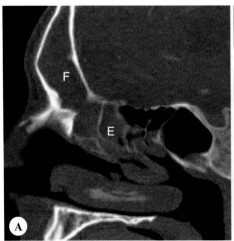
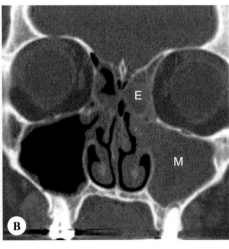

◀ 图 3-9　鼻窦炎的窦口鼻道模式

矢状位（A）和冠状位（B）鼻窦 CT 显示阻塞性鼻窦炎的窦口鼻道模式，左侧额窦（F）、前筛气房（E）和上颌窦（M）完全混浊

述鼻窦炎并发症包括眶隔前蜂窝织炎、眶蜂窝织炎、眶骨膜下脓肿和海绵窦血栓[10]。这些类型感染通常与筛窦相关，但是额窦炎也向眶部播散造成眶上部的骨膜下脓肿（图 3-10）。

鼻窦炎颅内并发症最常见于额窦。由于额窦 6 岁时开始气化，所以这些并发症在额窦还未完全形成的较小儿童中不常见。额骨骨髓炎伴帽状腱膜下或者骨膜下脓肿被命名为波特氏肿物，横断面影像显示额骨外壁呈轮缘样增强为诊断依据（图 3-11）。另外，骨髓炎在 CT 上反映为区域骨质破坏，MRI 反映为骨髓水肿和信号增强。感染可由额窦沿着无瓣膜静脉穿过胼胝体或者通过先天和后天骨裂隙播散，并造成脑膜炎、硬膜外脓肿、硬膜下脓肿、脑炎和脑脓肿（图 3-11 至图 3-13）。

CT 检查便利性和快速出片的特点，使其能够高效的筛查颅内并发症，而 MRI 优势在于发现皮层外微小病灶和脑膜强化。另外，当非增强 CT 显示脑水肿时，MRI 能够区别是脑炎还是脑脓肿，后者在

MRI 上表现为周围强化病变伴中央区局限性弥散（图 3-13）。这种局限性弥散也可帮助确定硬膜下或硬膜外的积液是脓性而非囊肿（图 3-12）。

侵袭性和非侵袭性真菌性鼻窦炎具有独特的影像学特点[11]。侵袭性真菌性鼻窦炎发生在处于免疫抑制状态的患者，比如血液系统恶性疾病、糖尿病、实体器官恶性肿瘤、器官移植或骨髓移植术后免疫抑制状态。在高风险患者中，CT 可见鼻腔鼻窦不同程度浑浊伴面部软组织或颅内结构炎性改变。在疾病早期，这些影像学特点出现时骨质是完整的，因为真菌是沿血管播散的。研究提出了基于 CT 影像学特点的疾病诊断模型，影像学特点包括骨质中断、鼻中隔缺损、眶部受侵、窦周脂肪间隙、翼腭窝、鼻泪管或泪囊受侵[12]。当出现其中一个影像学特点时，诊断为侵袭性真菌性鼻窦炎阳性预测值为 87%，当出现两个影像学特点时，阳性预测值升高为 100%。另外，真菌组织在 MRI 上表现为短 T_2，但这样特点并不是真菌性鼻窦炎特异性表现，有时比较

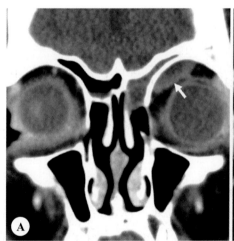
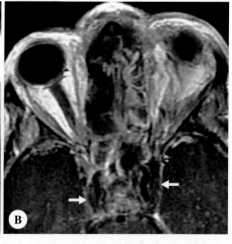

◀ 图 3-10　鼻窦炎眶并发症

A. 冠状面增强 CT 显示左额窦不混浊，在上眶有一个边缘强化的低密度肿块（白箭），符合眶周骨膜下脓肿。B. 在另一个病例中，增强 MRI 的 T_1 加权像相显示海绵窦轻度扩张，无强化区域，左侧大于右侧，符合鼻窦炎和左侧眼眶蜂窝织炎情况下的海绵窦血栓（白箭）。海绵窦的侧壁通常是直面或凹面，而非如本病例向外突出

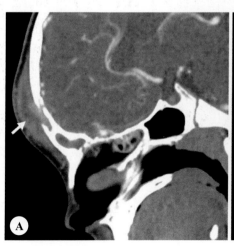
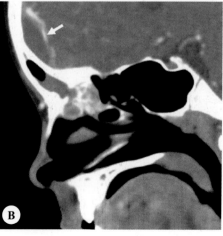

◀ 图 3-11　波特氏肿物和硬膜外脓肿

A. 矢状位增强 CT 显示额窦混浊伴骨破坏，累及外板大于内板。帽状建模下的轮缘强化伴周围潴留炎性脂肪符合波特膨胀瘤（白箭）。B. 在另一例患者中，矢状位增强 CT 显示沿感染的额窦内板的边缘增强，形状如透镜状，符合硬膜外脓肿（白箭）

浓稠分泌物也可出现这样的影像学改变。MRI 可表现出坏死组织不增强（"黑色鼻甲"征）[13] 和脑或脑膜受侵、海绵窦血栓或者继发于颅内动静脉受侵的脑梗死（图 3-14）。侵袭性真菌性鼻窦炎仅仅涉及额窦并不常见，因此必须更广泛地寻找影像学特征。

非侵袭性真菌性鼻窦炎包括真菌球和变应性真菌性鼻窦炎[11]。免疫功能正常的患者鼻窦内真菌定殖，形成真菌球。真菌球 CT 上呈密度增高的圆形非侵蚀性结构，MRI 呈短 T_2 信号（图 3-15）。

真菌球通常是单窦病变，最多出现在上颌窦和蝶窦。额窦内通常不会出现真菌球，但是中鼻道真菌球可继发额窦炎症。变应性真菌性鼻窦炎常常涉及包括额窦在内的更广泛的鼻腔鼻窦。CT 上单侧和双侧额窦与单侧或双侧病变有关联。该疾病除了常见鼻息肉和变应性鼻炎，CT 上最大特点就是鼻窦内中心区密度升高。在 MRI T_1 加权像上表现为混杂和中等信号，T_2 加权像表现出中心区短信号，有时类似于气体的黑色信号影（图 3-16）。

这样信号特点是由于菌丝成团密度大，黏稠度高和（或）铁和锰的铁磁效应，因此要仔细检查 MRI 所有序列，避免将典型的 T_2 短信号误认为是正常的鼻窦气化。

四、评估手术后的额窦

当鼻内镜手术后鼻窦炎症状无缓解或再次出现，或者怀疑出现手术并发症时，则需要进行术后 CT 检查。任何颅前窝的骨质缺损伴随其附近窦内软组织密度影需要进一步 MRI 检查以排除外伤后或手术后脑膨出（图 3-17）。同样必须仔细检查纸样板完整性和疝入额隐窝或筛窦的眶脂肪（图 3-18）。

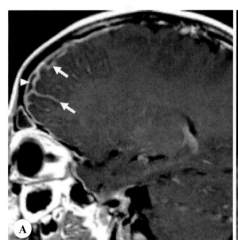
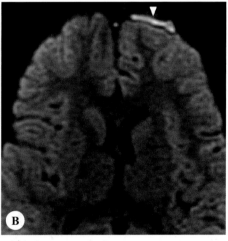

◀ 图 3-12　硬膜下脓肿和脑膜炎

A. 在额窦炎的情况下，矢状位 MRI T_1 增强像显示沿着额叶的异常软脑膜强化（白箭）。还发现较薄的硬膜下边缘强化（白箭头）。B. 在轴位弥散加权 MRI 上，薄的皮层外聚集限制了扩散（白箭头），经证实为小的硬膜下脓肿

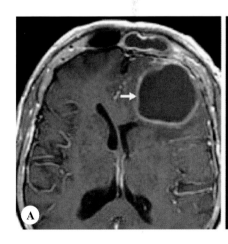
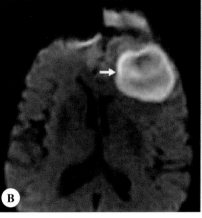
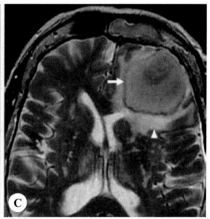

▲ 图 3-13　脑脓肿

A. 在左侧额窦炎的情况下，轴位 MRI T_1 增强发现左额叶有一个圆形的边缘强化（白箭）。B. 在轴向弥散加权 MRI 序列上出现局限弥散（白箭），符合脓肿。C. 在 T_2 加权 MRI 上，脓肿（白箭）信号不均一，考虑其富含蛋白质成分，所以不像脑脊液那样高亮。左侧额叶白质周为 T_2 高亮（白箭头）继发于血管源性水肿

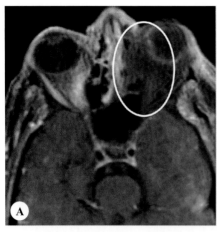
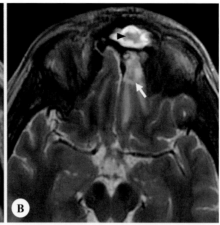

◀ 图 3-14 累及额窦的血管侵袭性真菌性鼻窦炎

A. 轴位 T₁ 增强后脂肪抑制 MRI 显示左前筛区和眼眶内侧有一个缺乏正常增强的区域（椭圆形）。在临床条件下，非常怀疑是血管侵袭性真菌性鼻窦炎引起的坏死组织。B. 在轴位 MRI T₂ 加权像上，左侧额窦呈中心暗色信号的（白箭）混浊影，符合真菌的非特异性表现。左额叶下部已出现水肿，符合颅内受侵袭（黑箭头）

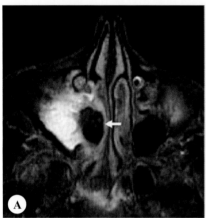
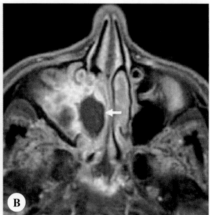
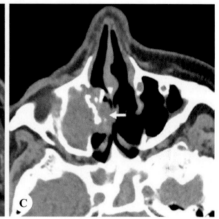

▲ 图 3-15 真菌球

A. 右中鼻道圆形结构在 MRI T₂ 加权上短信号。B. 轴位 MRI 在 T₁ 增强后脂肪抑制上无强化，手术时发现为真菌球（白箭）。C. 轴位鼻窦平扫 CT 显示真菌球（白箭）呈现出部分钙化。虽然真菌球最常发生在上颌窦和蝶窦，但像这样的累及中鼻道可导致额窦阻塞

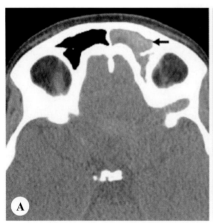
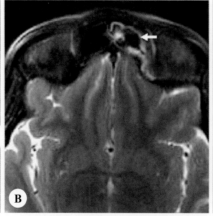
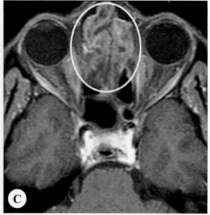

▲ 图 3-16 变应性真菌性鼻窦炎

A. 轴位平扫 CT 显示左侧额窦呈高密度分泌物混浊影（黑箭）。B. 与 CT 同期的轴位 MRI T₂ 加权像脂肪抑制序列显示，变应性真菌性鼻窦炎的分泌物可能是短 T₂ 信号（白箭），这种表现不应被误认为是空气。C. 轴位 T₁ 增强序列显示前组筛窦组织（椭圆形）呈鼻息肉样的显著强化，常与变应性真菌性鼻窦炎有关

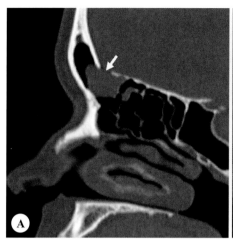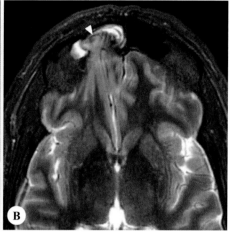

◀ 图 3-17 创伤后脑膨出

A. 在矢状位平扫 CT 上，额窦内板（白箭）骨缺损附近可见息肉样组织。B. 轴位 MRI T₂ 加权证实脑和脑膜均通过骨缺损处疝出，符合脑膜脑膨出（白箭头）。在这个病例中，患者有远期的颅面外伤病史

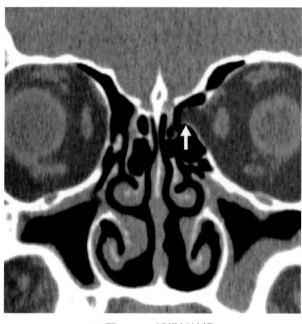

▲ 图 3-18 纸样板缺损

二次修正性手术的术前评估必须包括对纸样板的评估，确定其是否有与先前手术或创伤相关的缺损。此病例中，眼眶远端内侧爆裂性骨折使少量脂肪通过纸样板的小缺损处突出（白箭），内镜下这样脂肪突出可能类似于一个小息肉

在先前接受过眶减压的手术的患者中，医源性额窦炎可能由于眶减压引起的额窦流出道阻塞。

规范化的额窦手术后评估方法应可以解决以下问题。

• 手术的性质和范围是什么？特别对于额窦是否在手术中得到了充分处理？

• 手术中去除了哪些结构？是部分还是全部切除？

• 经手术改良后的额窦引流通道是否通畅？如果通道闭塞，是否由骨或软组织阻塞造成？沿额隐窝或额窦内是否有残余的结构如气房或残留的钩突导致狭窄？

• 额窦是否有病变？如果有，额窦浑浊影占据部分额窦还是全部额窦？如果有浑浊影，是否有某些特征提示存在潜在的黏液囊肿？

• 颅底、眶顶壁和内侧壁是否有缺损？

在确认鼻内镜手术方式方面，第一步需确定手术是直接处理了额隐窝或者额窦，还是通过筛窦开放、钩突切除、中鼻道上颌窦开窗等方式处理前部的窦口鼻道复合体，间接改善额窦引流通道。如果有证据表明之前进行额窦引流通道手术，那么可以提供有关切除的结构和手术进入额窦程度的信息。

广为认可的额窦手术的 Draf 分型描述了逐渐扩大的额窦开放术方式[14, 15]。Draf Ⅰ 型侧重于消除沿额隐窝下部至额窦口所有梗阻性因素。虽然由于不同病例的解剖差异，手术过程中存在一些不同，但通常包括完整切除钩突，必要时切除筛泡前壁和鼻丘气房内侧壁。Draf Ⅱ 型手术除了包括 Ⅰ 型手术所切除的结构，进一步向上扩大额窦口。Draf Ⅱ A 型通常需要去除沿着额隐窝前界的全部额筛气房和进入到额窦内的气房，而 Draf Ⅱ B 型进一步由纸样板至鼻中隔清除额窦底壁包括中鼻甲前部。Draf Ⅱ 型手术在矢状面可见由额鼻嵴至颅前窝底的扩大口，在冠状面可见由纸样板至中鼻甲（若中鼻甲前部被切除则至鼻中隔）的扩大口。对于大多数严重的顽固的额窦病变，则可能需要改良 Lothrop（Draf Ⅲ 型）手术。辨认这样手术方式则更加简单，因为术后在冠状面上不仅可见扩大的双侧引流通道还建立了双侧额窦贯通向鼻腔引流的通道这样非常有特点的解剖外形。其除双侧 Draf Ⅱ B 型引流通道外，还去除了

鼻中隔上部和鼻窦间隔下部。内镜额窦手术范围的国际分类最近将原额窦手术分型和范围改进为更循序渐进的方式[4]。

- 0级：鼻窦球囊扩张（无组织切除）。
- 1级：清除额隐窝气房，无额窦口内手术。
- 2级：清除直接阻塞额窦口的气房。
- 3级：清除经额窦口气化到额窦内的气房，不扩大额窦口。
- 4级：清除经额窦口气化到额窦内的气房，并扩大额窦口。
- 5级：由眶纸板至鼻中隔扩大额窦口。
- 6级：切除全部额窦底，将左右窦口融合为共同窦口。

正如发表时所描述的，这种分类方式并没有被所有的合著者一致同意，部分争议是关于额窦缺乏一个真正的开口，而是一种三维引流通道。然而，这种分类为术后额窦的评估提供了一种直观和系统的方法，可以连续地观察从最小到最大的手术范围。6级（改良 Lothrop、Draf Ⅲ）在 CT 上独特外观使其容易辨认，但是手术范围更小的手术对于初学者较难辨认。由于接受修正手术的患者可能没有之前的影像，所以可能很难确切知道哪些类型的气房已经被清除，因此有时很难区分2级和3级手术（例如，是一个被切除了的气化进额窦的气房，还是该气房一开始就是发育在额窦内）。在影像学描述方面，"额窦切开术"一词最初与 Draf Ⅱ型手术联系最为密切，但一直被不加区分地使用，在没有通过连续观察得到相应详细描述的情况下应避免使用（图 3-19）。

至少需要记录额隐窝内气房、额窦口周边气房以及额窦内气房是否已被切除。如矢状面所示，还应评估额鼻嵴是否已被磨除以扩大额窦口。最后，冠状面可以很好地观察是否进行了彻底切除，因为从鼻中隔到纸样板的开口变宽很明显。内镜额窦手术的类型和他们的细微差别在本书的其他章详细描述。

对于手术后解剖有所了解之后，则应该确定对于额窦病变的治疗是否充足。通过 CT 可以了解是否需要修正性额窦鼻内镜手术。常见病因包括黏膜病变、中鼻甲外移、瘢痕形成、新骨形成、筛气房、鼻丘气房和额气房残留（图 3-20）。

且患者可能同时存在几种病变[16-18]。手术后的

额窦尤其容易出现狭窄和复发的黏膜病变，而额隐窝的空间狭窄，这可能导致功能上的流出道梗阻。沿额隐窝区域的粘连、复发性鼻息肉以及未充分开放的额隐窝区黏膜增厚，都是阻塞性鼻窦炎的潜在病因。这些病变在 CT 上表现无特异性，因此 CT 不能用于鉴别这些病因。导致黏膜病变的炎症环境也同样容易导致新骨形成，这也是一个问题，因为去除新生骨往往进一步促使炎症进展。前次手术的黏膜剥离也可能导致新骨形成。额隐窝区或额窦内的残余气房可能与额窦引流不畅有关，尤其是在发生病变或因黏液囊肿形成而扩张时。理想情况下，详细的术前额窦和额隐窝解剖评估结合导航的手术能减少由此导致的修正性手术。然而，额窦解剖是复杂的，额筛气房在先前手术可能没有被完全清除。中鼻甲的外移也可以阻碍额窦引流，尤其是在冠状层面。这是由于中鼻甲支撑减弱和（或）过度切除导致鼻外侧壁和中鼻甲粘连，从而阻塞额隐窝。

自从鼻内镜手术出现，需行骨成形瓣完全或不完全额窦填充的情况大幅下降。然而，由于持续的症状或疾病，过去进行这些手术的患者可能需要持续的护理。在罕见情况下，创伤后畸形、肿瘤切除、黏液囊肿修复和严重的难治性鼻窦炎或无法行内镜入路时，现在仍可能需要额窦填充术[19-21]。采用经成骨瓣径路治疗的患者可能出现额骨前壁固定或骨吸收的征象。既往行填充患者的术后影像学检查通常侧重于鉴别并发症，如感染（复发性鼻窦炎、移植物感染、蜂窝织炎、骨髓炎）和黏液囊肿的形成，后者最为常见[22-24]。由于许多既往行填塞的患者在术后数年至数十年仍有黏液囊肿，因此需要长期的影像学随访。由于该手术涉及剥离黏膜并插入某种形式的移植物材料，如果该区域有感染或残余黏膜继续产生黏液，缺乏正常的生理引流就会造成问题。多发性、分腔黏液囊肿可导致患者先前引流道的再闭塞。这种情况也可以在修复后的复杂颅面外伤患者中看到。影像学上的表现（图 3-21）很大程度上取决于手术后的时间和使用的移植物材料的类型（即骨、脂肪、甲基丙烯酸甲酯、羟基磷灰石水泥）。

然而，与使用移植物材料无关，封闭的额窦腔应该是无空气的。连续检查时，CT 不应显示骨不规则、骨溶解或进行性膨胀的征象。额窦填充术采用甲基丙烯酸甲酯或羟基磷灰石水泥，由于其极高的吸收率，具有非常典型的外观。当使用脂肪填充时，

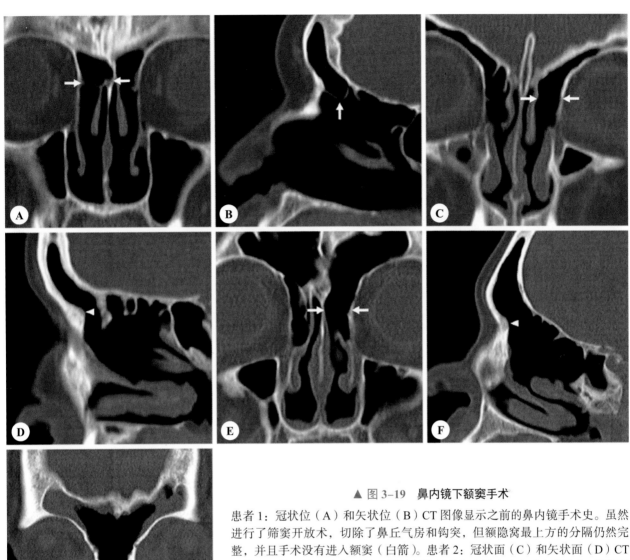

▲ 图 3-19 鼻内镜下额窦手术

患者 1：冠状位（A）和矢状位（B）CT 图像显示之前的鼻内镜手术史。虽然进行了筛窦开放术，切除了鼻丘气房和钩突，但额隐窝最上方的分隔仍然完整，并且手术没有进入额窦（白箭）。患者 2：冠状面（C）和矢状面（D）CT 图像显示前组筛窦完全开放，尽管额鼻嵴看起来没有改变（白箭头），但额窦底从中鼻甲到纸样板（白箭）增宽。患者 3：冠状位（E）和矢状位（F）CT 图像显示沿额隐窝和额窦内的所有气房均被开放。通过向下钻取额鼻嵴（白箭头），额窦口在前后方向加宽，并从鼻中隔到纸样板（白箭）打开额窦底。患者 4：对于难治性病变，冠状 CT 显示通过完全切除所有前筛气房、中鼻甲前部、额窦底以及额窦间隔和鼻中隔，额窦被最大限度地扩大（G）

必须通过脂肪抑制来获得 T_2 加权和 T_1 加权增强后 MRI 来消除脂肪信号，因为脂肪在 T_1 和 T_2 快速自旋回波脉冲序列上都表现出高亮影。脂肪填充物在 CT 和 MRI 上呈现出一种演化模式，即从密度和信号特征上与皮下脂肪相似，过渡到形状不规则的与瘢痕和纤维化相关的软组织区域。由于移植填充物内的软组织在 T_2 像呈高亮信号和增强信号，移植物的正常时间演变很难与炎症区分，因为这些影像学特征在有症状和无症状的患者中都同样存在[25]。然而，MRI 发现任何新的炎性病变扩展到颅骨周围、眼眶、

头皮或颅顶时，必须怀疑感染。如果在 CT 上看到任何区域出现骨质扩张和重塑，MRI 可以评估潜在的黏液囊肿（图 3-22），本章后面将详细讨论这些情况。

五、评估膨胀性肿块样病变和额窦肿瘤

对所有鼻窦肿瘤的影像学特征的详细讨论超出了本章的范围，特别是考虑到原发于额窦的肿瘤并不常见。相反，我们的目标是提出一种影像学方法来评估涉及额窦的肿块样病变，并了解 CT 和 MRI 的作用和局限性。

CT 在表现骨质优于 MRI，这在几个方面都有其作用。首先，重要的是确定是否有骨溶解的区域，如果有，确定其程度。当出现这种情况时，应确定其特征是惰性的骨重塑模式还是侵袭性的骨破坏。这些不应被认为是良性或恶性过程的同义词，因为生长缓慢的肿瘤，如淋巴瘤和黑色素瘤可以平滑

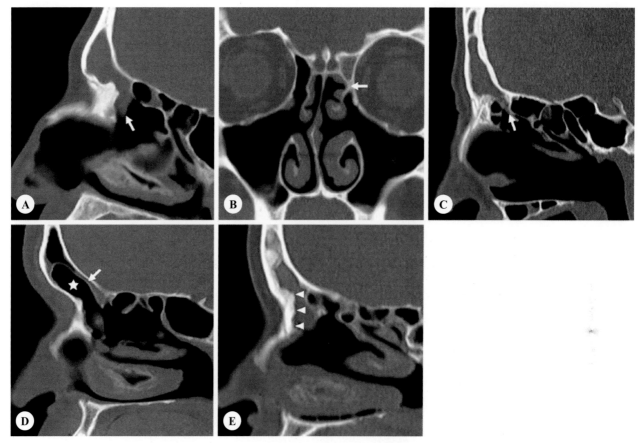

▲ 图 3-20　鼻内镜额窦修正性翻修特点

A. 矢状位 CT 显示手术增宽的额隐窝内有分叶状混浊（白箭），导致额窦阻塞。修正性手术时发现的炎性息肉。B. 冠状 CT 证实术后左额窦阻塞是由于中鼻甲外偏（白箭）。C. 如矢状位 CT 所示，筛泡上气房位于后方，鼻丘气房和鼻丘上气房（1 型额气房）位于前方。这些残余气房的组合导致额隐窝变窄（白箭），并导致额窦混浊。D. 尽管已经进行了前组筛窦开放，但鼻丘上额气房（3 型额气房）仍然存在（五角星），在矢状位 CT 上可见额口和隐窝变窄并延长（白箭）。E. 矢状位 CT 显示术后沿额窦口和额隐窝的新骨生成（白箭头），连同黏膜增厚和瘢痕形成，导致额窦流出道阻塞

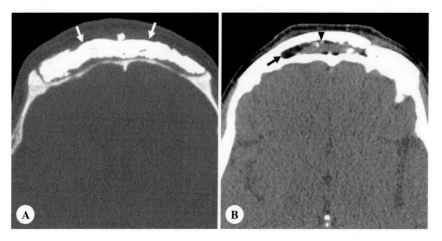

◀ 图 3-21　额窦填塞的正常外观

A. 轴位平扫 CT 显示，用羟基磷灰石水泥（白箭）进行额窦填塞时，呈现极度高密度影。B. 在轴位平扫 CT 上，另一位患者用于额窦填塞的脂肪移植物不能保持均匀的脂肪密度。类似于骨骼肌（黑箭头）的中等密度区域可继发于瘢痕形成和纤维化。注意移植物右侧为预期的脂肪密度（黑箭）

地重塑骨骼，而一些良性病变可以有更侵袭性的外观[26]。其次，CT 可以更准确地定义骨的完整性，这有助于术前预案关于在额窦内外壁、颅前窝底、眼眶壁等区域区分骨质稀薄与骨质完全开裂。最后，CT 可以有效地显示肿瘤内部钙化特征的存在，这有助于鉴别软骨和骨样基质等。

在评估涉及额窦的膨胀性或肿块样病变时，首先需要确定肿瘤是否真实存在。鼻窦浑浊可能继发于炎症性黏膜增厚和蓄积的分泌物，而 MRI 增强扫描在确定鼻窦肿瘤存在与否及其边缘更具优势[27, 28]。典型的膨胀性非肿瘤性病变是黏液囊肿，其中 90%

以上发生在额窦和筛窦。CT 显示阻塞的鼻窦周边骨质向头皮方向呈平滑的膨胀性改变，累及颅前窝和（或）眼眶并导致畸形（图 3-23）。

在 MRI 上的表现是多变的，因为蓄积分泌物含水的程度决定了 MRI 信号特征[29]。含蛋白分泌液的黏液囊肿为短 T_1 信号、短 T_2 信号，而含水量高的黏液囊肿 T_1 和 T_2 信号时间延长。本质上短 T_1 信号黏液囊肿的病例中，必须将 T_1 加权 MRI 增强造影前后的序列相互检查，以避免将黏液囊肿错误诊断为肿瘤的增强（图 3-24）。

当发现有骨溶解和不明显强化的肿瘤时，必

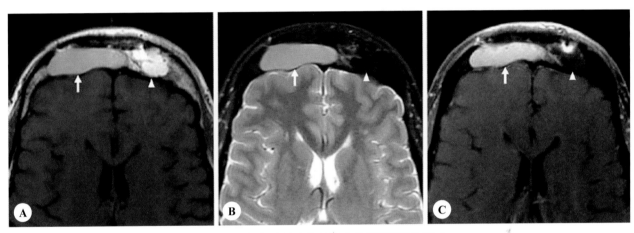

▲ 图 3-22　额窦填充的并发症是黏液囊肿的形成

对一名额窦填充后发生加重性头痛的患者扫描 MRI 轴位 T_1（A），轴向 T_2 脂肪抑制（B），轴向 T_1 增加后脂肪抑制序列（C）。注意脂肪抑制技术的重要性，因为黏液囊肿（白箭）和残余脂肪移植物（白箭头）在图 A 中都表现出 T_1 高亮信号，但在脂肪抑制序列的图 B 和图 C 中脂肪组织变暗。此外，通过比较增强前（A）和增强后（C）的 T_1 加权序列很重要，认识到黏液囊肿自身高蛋白质含量性质使其 T_1 序列表现出高亮信号，而不是异常强化信号

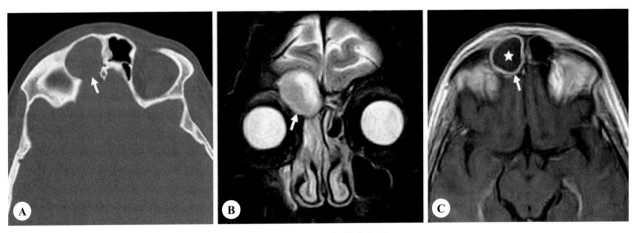

▲ 图 3-23　额窦黏液囊肿

A. 轴位平扫 CT 显示右额窦扩张，内板伴有平滑的骨重塑和裂开（白箭）。B. 冠状位脂肪抑制 T_2 加权序列显示黏液囊肿（白箭）呈不均质性，部分较亮，与脑脊液相似，其他部分较暗，与大脑灰质相似。注意眼眶内上部分畸形和颅前窝底重塑。C. 在轴位 MRI T_1 增强序列上，黏液囊肿的中央部分为低暗信号且无强化（五角星），而黏膜周围有强化（白箭）。临床上需要排除脓性囊肿

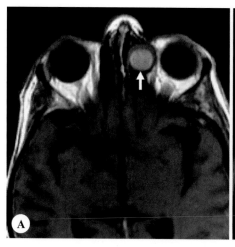
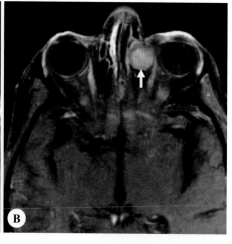

◀ 图 3-24　黏液囊肿成像的陷阱

轴位 MRI T_1 加权（A）和增强后序列（B）显示左前组筛窦黏液囊肿（白箭）。由于浓缩的蛋白分泌物在 T_1 序列表现高亮信号，如果不仔细比较增强前后的图像，可能会被误认为是肿瘤强化

须意识到这是以有别于骨破坏的肿瘤形成过程为特点的软组织侵犯。对于额窦，最主要的考虑是确认硬脑膜和眼眶受累情况。对于硬脑膜的侵袭，选择 MRI 更佳，因其对软组织可更好地对比增强显示。仅硬脑膜薄层强化对于判断硬脑膜受侵缺乏足够特异性，但是，当结合软膜强化、局灶硬膜结节状和（或）硬膜厚度大于 5mm 时，准确性显著提高（图 3-25）[30]。

额叶下部间质水肿或增强，可认为是明显的脑组织受侵。可能由于 MRI 更难的区分骨与眶周组织，因此有报道称 MRI 比 CT 更常低估眼眶受侵；CT 和 MRI 在术前预测眼眶受累方面具有互补作用（图 3-26）[31]。

相较于敏感性，眼外肌的信号异常或增强或肌肉增大具有更好的特异性。同样，影像学上的眶外脂肪受累具有特异性和较好阳性预测值，但缺乏敏感性。相比之下，骨裂、眶周毗邻和眶周组织移位则更为敏感。由于 CT 或 MRI 的影像学特征均不能准确预测眼眶受侵犯，准确率均不超过 79%，因此对于可疑病例，术中评估仍有一定作用[31]。

由于许多鼻窦肿瘤在外观、CT 和 MRI 上表现不具有特异性，因此影像评估应聚力于在指导组织活检、确定可切除范围和肿瘤分期上。然而，在某些情况下，影像学特征有助于将肿瘤和额窦肿瘤样病变的诊断区分的更加准确。

内翻性乳头状瘤是一种不常见的源自外胚层的鼻窦肿瘤，最常发生于鼻腔外侧壁，但不常发生于额窦内[32-35]。虽然许多额窦内翻性乳头状瘤可以在内镜下切除，但对于双侧或继发病例，我们建议更激进的手术方式[34]。除了局部侵袭性生长和复发的

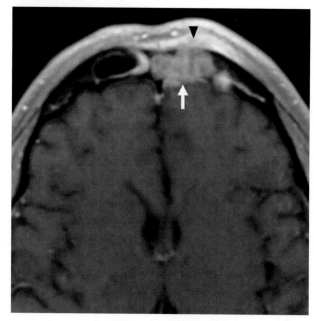

▲ 图 3-25　硬脑膜的侵袭

轴位 MRI T_1 增强后脂肪抑制序列显示左侧额窦有一小鳞状细胞癌。局灶性硬脑膜增厚和结节（白箭）提示硬脑膜浸润，后经手术证实。肿瘤还会突破外板延伸至帽状腱膜（黑箭头）

趋势外，内翻性乳头状瘤发展为鳞状细胞癌的风险为 10%～15%，其中 60%～70% 是伴随乳头瘤同步发生的[36, 37]。其在 T_2 加权和 T_1 增强像上特有的条纹样外观名为"脑回征"（图 3-27），而任何坏死区域（未强化）都应引起对潜在癌的警惕[38-40]。

虽然内翻性乳头状瘤瘤体的 CT 表现无特异性，但 CT 不仅可以确定骨破坏的位置和严重程度，还有助于确定肿瘤根基部——通过发现肿瘤附着处的局灶性骨炎，CT 已被证实可确定肿瘤的起源位置[41-44]。先前提出的内翻性乳头状瘤的分期系统都将累及额

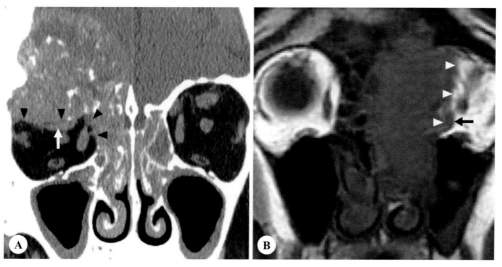

▲ 图 3-26　眼眶的侵袭

A. 冠状增强 CT 显示右侧额窦和筛窦较大范围的鳞状细胞癌，造成广泛的骨质破坏。相比眶周内侧，肿块明显挤压眶周上部，并伴有邻近外周脂肪不规则浸润（黑箭头）。上直肌（白箭）向下移位，但看起来与肿瘤之间有一层薄薄的脂肪平面隔开，未显得增大。B. 冠状面 MRI T$_1$ 像显示前组筛窦鳞状细胞癌侵犯眼眶和左侧额窦。眶周移位，眶外内侧脂肪不规则浸润（白箭头），下移的内直肌部分边缘模糊（黑箭）。眶脂肪在 T$_1$ 序列高亮信号可作为很好的自身对比

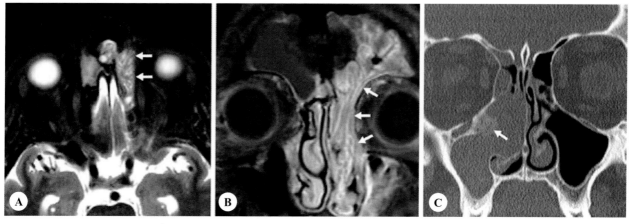

▲ 图 3-27　内翻性乳头状瘤

MRI（A）轴位 T$_2$ 和（B）冠状位 T$_1$ 增强后脂肪抑制序列显示前筛窦内翻性乳头状瘤（白箭）通过额隐窝向左侧额窦生长。这两幅图像都显示出条纹外观（亮带和暗带交替出现），称为脑回征。在另一个病例中（C），冠状平扫 CT 显示沿眶底的局限性骨炎，对应内翻性乳头状瘤根基附着部位（白箭）

窦和鼻窦以外的部位视为更高分期，因此应特别注意这些特征[45-47]。

骨瘤是常见的鼻窦良性骨形成肿瘤，超过 3% 的鼻窦 CT 检查中可见[48-51]。骨瘤可以发生年龄范围很广，但 40—60 岁最常见，男性稍为主。虽然骨瘤可以发生在任何鼻窦，多数研究报道发生在额窦最常见，也有报告称筛窦最常见[48-51]。骨瘤通常是孤立和散发的，而多发性骨瘤提示 Gardner 综合征的可能性[52]。大多数骨瘤的大小在几毫米至几厘米，生长缓慢[48]。小骨瘤通常无症状且偶然发现，而额窦较大及与额窦引流通路密切相关的骨瘤更容易引起鼻窦阻塞（黏液囊肿、感染等）、面容畸形、头痛、眼球突出或视觉症状。影像学特点取决于骨瘤成分，其可以是致密皮质骨（"象牙"）、松质骨（"成熟"）或混合骨（图 3-28）。

由于硬质骨骨瘤由致密的板层骨和少量的纤维基质组成，在 CT 上非常高亮（致密），在 MRI 上由于其灰暗信号而隐蔽，骨瘤的组织病理学表现为成

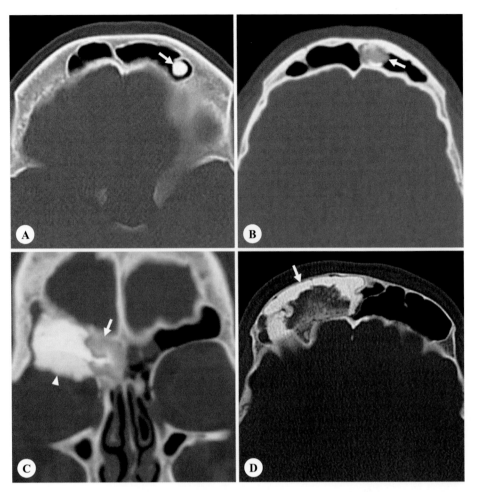

◀ 图 3-28 骨瘤的不同 CT 表现

A. 左侧额窦的微小象牙骨瘤（白箭）表现为典型的均匀密度（即明亮）的外观。B. 左额窦内侧小的成熟骨瘤（白箭）表现为与松质骨相容的中等密度，有微小的骨母细胞边缘。C. 一个大的混合性骨瘤几乎完全填满了右额窦，并扩展到眶上部。侧方的皮质骨密度较高（白箭头），而内侧的松质骨密度较低（白箭）。D. 经病理证实的右额窦骨化纤维瘤（白箭）突出了诊断纤维骨性病变是有挑战性的，因为在轴位鼻窦 CT 上它看起来与混合性骨瘤非常相似

骨细胞瘤样特征，这种特征增加向邻近鼻窦 / 解剖分隔扩展的可能性，并与累及眼眶有关[51]。值得注意的是，影像学上很难与纤维骨性病变相准确区别[53]。骨化纤维瘤与骨瘤的外观非常相似，含不同量的皮质骨和松质骨，但骨化性纤维瘤更常见于下颌骨[54]。

骨纤维异常增殖是一种骨骼疾病，无序的纤维骨性组织取代了有髓骨组织，可以是单发的或多发的。在多发硬化性颅面骨纤维异常增殖和 McCune-Albright 综合征中，鼻窦常受累[55]。颅面骨纤维异常增殖以骨质增厚和板障间隙扩张为特征，累及额骨时可侵犯额窦和眼眶。虽然其可在无症状情况下偶然发现，但进展性骨膨胀可导致面容畸形、视力受损和额窦黏液囊肿的形成[56-58]。熟悉骨纤维异常增殖的影像学特征有助于防止不必要的组织活检[59-63]。未成熟编织骨以梭形细胞束和骨小梁为主时，纤维异常增生在 T_1 和 T_2 加权 MRI 上表现为灰暗信号和增强信号（图 3-29）。

典型的 CT 表现为"磨玻璃样影"，皮质骨虽完整但变薄、膨胀。此外，膨胀的骨容易与邻近的正常骨融合。因此，MRI 发现的以面颅骨为中心的膨胀性病变应进一步用 CT 进行评估，因为其特有的磨玻璃样外观可以潜在地排除组织取材的需要。如果没有手术的临床指征，这种病例可以在身体生长期间不断进行影像学检查追踪，来监测进行性骨膨胀。然而，有些骨纤维异常增殖的病例，因为细胞成分较少、骨小梁较少、囊变和出血较多、胶原纤维较少，就会出现不同的、多变的影像特点，以致于无法明确诊断[64]。这导致 MRI 更长 T_2 信号，不均匀强化，CT 上低密度区域磨玻璃影较少。

最后，尽管不常见，但成人破坏性额窦肿块的鉴别诊断应始终包括转移癌和多发性骨髓瘤（图 3-30）[65]。

例如，肾细胞癌的孤立转移病灶可能与原发病灶同时发生或在原发病灶治疗后发生，也可能是该病的首发表现。这些病变内血管丰富，在门诊组织活检必须谨慎评估。因此，必须仔细询问任何肿瘤病史，查找颅面影像上的其他病变，并检查最近的全身影像学检查（正电子发射断层扫描、骨扫描等）。

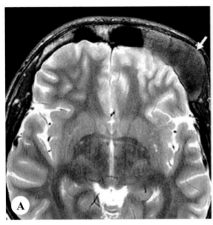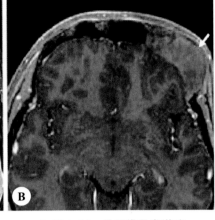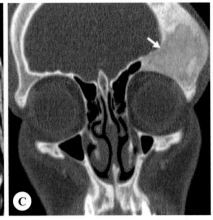

▲ 图 3–29 骨纤维异常增殖

额骨纤维异常增殖区（白箭）位于左侧额窦的外侧。它在 MRI 上表现为轴位 T_2WI 低暗信号（A），轴位 T_1WI 增强后脂肪抑制（B），以及冠状位 CT 上特征性的"磨玻璃"征象（C）

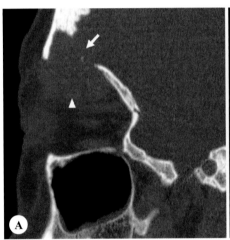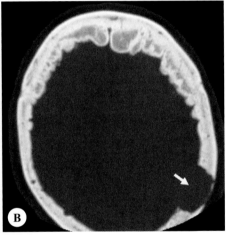

◀ 图 3–30 表现为额窦肿块的全身性疾病

A. 矢状位平扫 CT 显示额窦内有破坏性肿块侵蚀内壁（白箭），同时侵犯眶上部（白箭头）。B. 轴位平扫 CT 显示第 2 个左侧顶骨溶解性病变（白箭）。患者最终被诊断为多发性骨髓瘤

结论

CT 因为它广泛的可用性，高分辨率的骨成像和多平面的解剖图像，是主要的额窦成像方式。它可以有效筛查鼻部炎症性鼻窦疾病，为手术计划提供路线图，并帮助确定术后患者是否适合再次进行修正性手术。MRI 优势在于呈现软组织特征，在怀疑鼻窦炎颅内并发症以及确定肿瘤的特征和局部分期时应用。

参考文献

[1] Kanowitz SJ, Shatzkes DR, Pramanik BK, Babb JS, Jacobs JB, Lebowitz RA. Utility of sagittal reformatted computerized tomographic images in the evaluation of the frontal sinus outflow tract. Am J Rhinol. 2005;19(2):159–65.

[2] Kuhn FA. Chronic frontal sinusitis: the endoscopic frontal recess approach. Oper Tech Otolaryngol Head Neck Surg. 1996;7(3):222–9.

[3] Wormald PJ. Surgery of the frontal recess and frontal sinus. Rhinology [Review]. 2005;43(2):82–5.

[4] Wormald PJ, Hoseman W, Callejas C, Weber RK, Kennedy DW, Citardi MJ, et al. The international frontal sinus anatomy classification (IFAC) and classification of the extent of endoscopic frontal sinus surgery (EFSS). Int Forum Allergy Rhinol. 2016;6(7):677–96.

[5] Bent JP, Cuiltysiller C, Kuhn FA. The frontal cell as a cause of frontal-sinus obstruction. Am J Rhinol. 1994;8(4):185–91.

[6] Surgery AAoO-HaN. Position statement: intra-operative use of computer aided surgery. [11/18/2017]; Available from: http://www.entnet.org/?q=node/929.

[7] Rosenfeld RM, Piccirillo JF, Chandrasekhar SS, Brook I, Ashok Kumar K, Kramper M, et al. Clinical practice guideline (update): adult sinusitis. Otolaryngol Head Neck Surg [Practice GuidelineResearch Support, Non-U.S. Gov't]. 2015;152(2 Suppl):S1–S39.

[8] Hoxworth JM, Glastonbury CM. Orbital and intracranial complications of acute sinusitis. Neuroimaging Clin N Am [Review]. 2010;20(4):511–26.

[9] Velayudhan V, Chaudhry ZA, Smoker WRK, Shinder R, Reede DL. Imaging of intracranial and orbital complications of sinusitis and atypical sinus infection: what the radiologist needs to know. Curr Probl

Diagn Radiol [Review]. 2017;46(6):441–51.

[10] Chandler JR, Langenbrunner DJ, Stevens ER. The pathogenesis of orbital complications in acute sinusitis. Laryngoscope. 1970;80(9):1414–28.

[11] Ni Mhurchu E, Ospina J, Janjua AS, Shewchuk JR, Vertinsky AT. Fungal Rhinosinusitis: a radiological review with intraoperative correlation. Can Assoc Radiol J [Review]. 2017;68(2):178–86.

[12] Middlebrooks EH, Frost CJ, De Jesus RO, Massini TC, Schmalfuss IM, Mancuso AA. Acute invasive fungal Rhinosinusitis: a comprehensive update of CT findings and design of an effective diagnostic imaging model. AJNR Am J Neuroradiol. 2015;36(8):1529–35.

[13] Safder S, Carpenter JS, Roberts TD, Bailey N. The "black turbinate" sign: an early MR imaging finding of nasal mucormycosis. AJNR Am J Neuroradiol [Case Reports]. 2010;31(4):771–4.

[14] Weber R, Draf W, Kratzsch B, Hosemann W, Schaefer SD. Modern concepts of frontal sinus surgery. Laryngoscope [Multicenter StudyValidation Studies]. 2001;111(1):137–46.

[15] Weber RK, Hosemann W. Comprehensive review on endonasal endoscopic sinus surgery. GMS Curr Top Otorhinolaryngol Head Neck Surg [Review]. 2015;14:Doc08.

[16] Huang BY, Lloyd KM, DelGaudio JM, Jablonowski E, Hudgins PA. Failed endoscopic sinus surgery: spectrum of CT findings in the frontal recess. Radiographics. 2009;29(1):177–95.

[17] Otto KJ, DelGaudio JM. Operative findings in the frontal recess at time of revision surgery. Am J Otolaryngol. 2010;31(3):175–80.

[18] Valdes CJ, Bogado M, Samaha M. Causes of failure in endoscopic frontal sinus surgery in chronic rhinosinusitis patients. Int Forum Allergy Rhinol. 2014;4(6):502–6.

[19] Hahn S, Palmer JN, Purkey MT, Kennedy DW, Chiu AG. Indications for external frontal sinus procedures for inflammatory sinus disease. Am J Rhinol Allergy. 2009;23(3):342–7.

[20] Konstantinidis I, Constantinidis J. Indications for open procedures in the endoscopic era. Curr Opin Otolaryngol Head Neck Surg [Review]. 2016;24(1):50–6.

[21] Ochsner MC, DelGaudio JM. The place of the osteoplastic flap in the endoscopic era: indications and pitfalls. Laryngoscope [Evaluation Studies]. 2015;125(4):801–6.

[22] Chandra RK, Kennedy DW, Palmer JN. Endoscopic management of failed frontal sinus obliteration. Am J Rhinol. 2004;18(5):279–84.

[23] Kanowitz SJ, Batra PS. Citardi MJ. Comprehensive management of failed frontal sinus obliteration. Am J Rhinol [Comparative Study]. 2008;22(3):263–70.

[24] Langton-Hewer CD, Wormald PJ. Endoscopic sinus surgery rescue of failed osteoplastic flap with fat obliteration. Curr Opin Otolaryngol Head Neck Surg [Review]. 2005;13(1):45–9.

[25] Loevner LA, Yousem DM, Lanza DC, Kennedy DW, Goldberg AN. MR evaluation of frontal sinus osteo- plastic flaps with autogenous fat grafts. AJNR Am J Neuroradiol. 1995;16(8):1721–6.

[26] Som PM, Lawson W, Lidov MW. Simulated aggressive skull base erosion in response to benign sinonasal disease. Radiology. 1991;180(3):755–9.

[27] Som PM, Shapiro MD, Biller HF, Sasaki C, Lawson W. Sinonasal tumors and inflammatory tissues: differentiation with MR imaging. Radiology. 1988;167(3):803–8.

[28] Lanzieri CF, Shah M, Krauss D, Lavertu P. Use of gadolinium-enhanced MR imaging for differentiating mucoceles from neoplasms in the paranasal sinuses. Radiology. 1991;178(2):425–8.

[29] Van Tassel P, Lee YY, Jing BS, De Pena CA. Mucoceles of the paranasal sinuses: MR imaging with CT correlation. AJR Am J Roentgenol. 1989;153(2):407–12.

[30] Eisen MD, Yousem DM, Montone KT, Kotapka MJ, Bigelow DC, Bilker WB, et al. Use of preoperative MR to predict dural, perineural, and venous sinus invasion of skull base tumors. AJNR Am J Neuroradiol. 1996;17(10):1937–45.

[31] Eisen MD, Yousem DM, Loevner LA, Thaler ER, Bilker WB,

Goldberg AN. Preoperative imaging to predict orbital invasion by tumor. Head Neck [Comparative Study]. 2000;22(5):456–62.

[32] Anari S, Carrie S. Sinonasal inverted papilloma: narrative review. J Laryngol Otol [Review]. 2010;124(7):705–15.

[33] Sauter A, Matharu R, Hormann K, Naim R. Current advances in the basic research and clinical management of sinonasal inverted papilloma (review). Oncol Rep [Review]. 2007;17(3):495–504.

[34] Walgama E, Ahn C, Batra PS. Surgical management of frontal sinus inverted papilloma: a systematic review. Laryngoscope [Review]. 2012;122(6):1205–9.

[35] Schneyer MS, Milam BM, Payne SC. Sites of attachment of Schneiderian papilloma: a retrospective analysis. Int Forum Allergy Rhinol. 2011;1(4):324–8.

[36] Barnes L. Diseases of the nasal cavity, paranasal sinuses, and nasopharynx. In: Barnes L, editor. Surgical pathology of the head and neck. 3rd ed. New York: Informa Healthcare USA, Inc.; 2009. p. 361–71.

[37] Mirza S, Bradley PJ, Acharya A, Stacey M, Jones NS. Sinonasal inverted papillomas: recurrence, and synchronous and metachronous malignancy. J Laryngol Otol [Review]. 2007;121(9):857–64.

[38] Ojiri H, Ujita M, Tada S, Fukuda K. Potentially distinctive features of sinonasal inverted papilloma on MR imaging. AJR Am J Roentgenol. 2000;175(2):465–8.

[39] Maroldi R, Farina D, Palvarini L, Lombardi D, Tomenzoli D, Nicolai P. Magnetic resonance imaging findings of inverted papilloma: differential diagnosis with malignant sinonasal tumors. Am J Rhinol. 2004;18(5):305–10.

[40] Jeon TY, Kim HJ, Chung SK, Dhong HJ, Kim HY, Yim YJ, et al. Sinonasal inverted papilloma: value of convoluted cerebriform pattern on MR imaging. AJNR Am J Neuroradiol [Validation Studies]. 2008;29(8):1556–60.

[41] Yousuf K, Wright ED. Site of attachment of inverted papilloma predicted by CT findings of osteitis. Am J Rhinol. 2007;21(1):32–6.

[42] Sham CL, King AD, van Hasselt A, Tong MC. The roles and limitations of computed tomography in the preoperative assessment of sinonasal inverted papillomas. Am J Rhinol [Comparative Study]. 2008;22(2):144–50.

[43] Bhalla RK, Wright ED. Predicting the site of attachment of sinonasal inverted papilloma. Rhinology. 2009;47(4):345–8.

[44] Kennedy DW. Radiological localization of Schneiderian papilloma. Int Forum Allergy Rhinol [Comment Editorial]. 2011;1(6):492.

[45] Cannady SB, Batra PS, Sautter NB, Roh HJ, Citardi MJ. New staging system for sinonasal inverted papilloma in the endoscopic era. Laryngoscope [Review]. 2007;117(7):1283–7.

[46] Han JK, Smith TL, Loehrl T, Toohill RJ, Smith MM. An evolution in the management of sinonasal inverting papilloma. Laryngoscope. 2001;111(8):1395–400.

[47] Krouse JH. Development of a staging system for inverted papilloma. Laryngoscope. 2000;110(6):965–8.

[48] Buyuklu F, Akdogan MV, Ozer C, Cakmak O. Growth characteristics and clinical manifestations of the paranasal sinus osteomas. Otolaryngol Head Neck Surg [Comparative StudyResearch Support, Non-- U.S. Gov't]. 2011;145(2):319–23.

[49] Earwaker J. Paranasal sinus osteomas: a review of 46 cases. Skeletal Radiol [Review]. 1993;22(6):417–23.

[50] Erdogan N, Demir U, Songu M, Ozenler NK, Uluc E, Dirim B. A prospective study of paranasal sinus osteomas in 1,889 cases: changing patterns of localization. Laryngoscope [Comparative Study]. 2009;119(12):2355–9.

[51] McHugh JB, Mukherji SK, Lucas DR. Sino-orbital osteoma: a clinicopathologic study of 45 surgically treated cases with emphasis on tumors with osteoblastoma-like features. Arch Pathol Lab Med. 2009;133(10):1587–93.

[52] Alexander AA, Patel AA, Odland R. Paranasal sinus osteomas and Gardner's syndrome. Ann Otol Rhinol Laryngol [Case Reports]. 2007;116(9):658–62.

[53] Som PM, Lidov M. The benign fibroosseous lesion: its association with paranasal sinus mucoceles and its MR appearance. J Comput Assist Tomogr. 1992;16(6):871–6.

[54] MacDonald-Jankowski DS. Ossifying fibroma: a systematic review. Dentomaxillofac Radiol [Comparative Study Review]. 2009;38(8):495–513.

[55] DeKlotz TR, Kim HJ, Kelly M, Collins MT. Sinonasal disease in polyostotic fibrous dysplasia and McCune-Albright syndrome. Laryngoscope [Research Support, N.I.H., Intramural]. 2013;123(4):823–8.

[56] Atasoy C, Ustuner E, Erden I, Akyar S. Frontal sinus mucocele: a rare complication of craniofacial fibrous dysplasia. Clin Imaging [Case Reports]. 2001;25(6):388–91.

[57] Derham C, Bucur S, Russell J, Liddington M, Chumas P. Frontal sinus mucocele in association with fibrous dysplasia: review and report of two cases. Childs Nerv Syst [Case ReportsReview]. 2011;27(2):327–31.

[58] Ricalde P, Horswell BB. Craniofacial fibrous dysplasia of the fronto-orbital region: a case series and literature review. J Oral Maxillofac Surg [Review]. 2001;59(2):157–67; discussion 67–8.

[59] Atalar MH, Salk I, Savas R, Uysal IO, Egilmez H. CT and MR imaging in a large series of patients with craniofacial fibrous dysplasia. Pol J Radiol. 2015;80:232–40.

[60] Camilleri AE. Craniofacial fibrous dysplasia. J Laryngol Otol [Case Reports]. 1991;105(8):662–6.

[61] Casselman JW, De Jonge I, Neyt L, De Clercq C, D'Hont G. MRI in craniofacial fibrous dysplasia. Neuroradiology. 1993;35(3):234–7.

[62] Hanifi B, Samil KS, Yasar C, Cengiz C, Ercan A, Ramazan D. Craniofacial fibrous dysplasia. Clin Imaging. 2013;37(6):1109–15.

[63] Lisle DA, Monsour PA, Maskiell CD. Imaging of craniofacial fibrous dysplasia. J Med Imaging Radiat Oncol [Review]. 2008;52(4):325–32.

[64] Jee WH, Choi KH, Choe BY, Park JM, Shinn KS. Fibrous dysplasia: MR imaging characteristics with radiopathologic correlation. AJR Am J Roentgenol. 1996;167(6):1523–7.

[65] Abi-Fadel F, Smith PR, Ayaz A, Sundaram K. Paranasal sinus involvement in metastatic carcinoma. J Neurol Surg Rep. 2012;73(1):57–9.

第 4 章　额隐窝分类及手术范围
Classification of Frontal Recess Cells and Extent of Surgery

Alkis James Psaltis　Peter-John Wormald　著

刘怡陶　译　　王明婕　韩德民　校

一、背景

内镜下额隐窝手术被公认为内镜鼻窦手术中最具挑战性的技术。导致该区域手术难度大的因素包括额隐窝区复杂的解剖、狭窄的骨性结构以及额隐窝与颅底和眼眶距离较近。这一区域的手术操作不当会造成额窦术后效果不佳，额隐窝形成瘢痕可导致医源性额窦炎，还可出现严重的并发症，如脑脊液鼻漏和眼眶的损伤等。因此，为了保证额窦手术安全有效，对该区域的解剖有清晰的认识是至关重要的。本章将回顾额隐窝的解剖，并介绍一种新发表的更直观的额窦解剖分类和手术范围分级系统。新建分级系统的目的主要是协助各级鼻窦外科医生计划和实施额窦手术，并促进外科医生之间良好的沟通。

二、近期分类系统

自 1941 年，Van Alyea 首次描述"额气房"以来，已发表多种分类系统来描述该区域内气房的解剖[1-8]。迄今为止，2 个最常用的分类系统分别是 Kuhn 提出的分类方法[1]，及最近在《欧洲鼻腔鼻窦解剖学术语意见书》（*European Position Paper on the Anatomical Terminology of the Internal Nose and Paranasal Sinuses*）中描述的分类系统[7]。改良的 Kuhn 额窦分类系统[9]，是目前临床中最常用的分类方法，主要根据前筛气房与鼻丘气房的关系以及与额窦引流通道的关系进行分类（表 4-1）。相对于额隐窝 / 额窦前壁，欧洲分类系统建议将额窦分为前部或后部以及内侧或外侧。这一分类系统虽然对额隐窝区域内筛窦气房的分类很有用，但在描述额窦引流通路中气房关系的精确度和细节方面还需要进一步改进。

为了弥补当前分类系统的不足，由国际顶级鼻科学专家组成的联盟提出了一个更加精确的分类体系，即"国际额窦解剖分类"（International Frontal Sinus Anatomy Classification，IFAC）[10]。IFAC 的目的是在已定义的解剖标志基础上给额隐窝气房提供更精确的命名系统，从而简化和促进对额隐窝气房和额窦引流通路的了解。希望这种分类方法易于使用，能够改进手术步骤的讲解说明，便于外科医生之间的沟通，并便于手术结果的标准化描述和统计分析。IFAC 的最终目的是改进额窦手术的解剖和疗效。

三、国际额窦解剖分类（IFAC）

IFAC 系统沿用以往的解剖标志名称，如鼻丘气房、筛泡、额窦和额窦口，作为识别和命名更多变异筛窦气房的参考。通过使用上述解剖参考标志，根据额隐窝中气化的筛窦气房与额窦引流通道之间的关系，将额隐窝的筛窦气房按解剖位置进一步细分为前、后和内侧气房。前部气房可在内侧、外侧、后部或后内侧，使额窦引流通道向内侧移位。后部气房可以使额窦引流通路向前移位，并取决于是否同时存在前部气房及其位置，额窦引流通道可位于前内侧或前外侧。后部气房更有可能将额窦引流通道推至前内侧。与额窦间隔相关的气房可使额窦引流通道向外侧移位。同样，额窦引流通道可能会因其他气房的相互作用而受到影响。表 4-2 总结了 IFAC。

四、IFAC 中使用的解剖定义

（一）额隐窝

额隐窝定义为连接前筛复合体和额窦筛区的最前上部分，尽管额隐窝的解剖可能因筛窦的不同气

表 4-1　改良 Kuhn 额筛气房分类	
类 型	描 述
鼻丘气房	*位于中鼻甲起始处前方或直接位于中鼻甲最前部气化入鼻腔外侧壁的气房*
额筛气房	位于（接触）上颌骨额突的前筛气房
类型 Ⅰ	鼻丘气房上方的单个额筛气房
类型 Ⅱ	鼻丘气房上方的多个额筛气房
类型 Ⅲ	额筛气房可通过额窦口向前方气化进入额窦，但在 CT 检查上不会超过额窦垂直高度的 50%（通常位于额窦口的外侧区域）
类型 Ⅳ	*在 CT 检查中，单个气化入额窦的额筛气房并超过额窦垂直高度的 50%。最初称为"额窦中的孤立气房"；然而根据我们的经验，额窦中的孤立气房在临床中非常罕见*
筛泡上气房	*这些是筛窦上方的气房（筛泡上的气房），不会进入额窦*
额泡气房	该气房起源于筛泡上气房但沿着颅底从额窦后壁气化进入额窦
额窦中隔气房（在 Kuhn 分类中也称额窦间隔气房）	该气房与额窦中隔相关，并通过占据额窦口的一部分而影响额窦引流。*该气房通常位于内侧，并开放于额隐窝*

斜体部分表示对原版 Kuhn 分类的修改

表 4-2　国际额窦解剖分类系统		
气房位置	气房名称	定 义
前部气房	鼻丘气房（ANC）	最前方气化的筛窦气房，位于中鼻甲起点前方或中鼻甲最前面并插入鼻腔外侧壁的正上方（图 4-1）
	鼻丘上气房（SAC）	位于鼻丘气房上方的单个或多个筛窦气房，不进入额窦
	鼻丘上额气房（SAFC）	筛前外侧气房，位于鼻丘气房上方并进入额窦
后部气房	筛泡上气房（SBC）	位于筛泡上的气房，不进入额窦
	筛泡上额气房（SBFC）	位于筛泡上的气房，沿颅底进入额窦
	眶上气房（SOEC）	位于眶上围绕筛前动脉气化的前筛气房
内侧气房	额窦间隔气房	源自内侧，位于或附着于额窦间隔的气房

化方式而有不同，但其绝对边界是一致的，额隐窝的内界为中鼻甲垂直板插入筛板的部位，外侧界由上颌骨额突、泪骨和邻近的纸样板组成。额隐窝的前界为上颌骨和额鼻嵴（额骨和上颌骨额突交界处的骨质增厚）。后界是中鼻甲基板（冠状面）形成的前筛和后筛气房之间的分界。筛泡对额隐窝的解剖和额窦的引流有显著的影响。IFAC 包括筛泡和筛泡上气房，因为这些结构在额隐窝的解剖中影响骨性分隔的形成。如果筛泡前壁附着颅底，则称为筛泡板。如果筛泡板不存在，额隐窝将直接与筛泡上隐窝和侧窦相通。

（二）额窦口

额窦口是额窦与下方额隐窝之间最窄的过渡区。它的前缘是骨质厚重的额鼻嵴，后缘是颅底，内侧

为中鼻甲附着颅底部分，外侧是纸样板。在计算机断层扫描（CT）成像中，可在旁矢状位平面可清楚地观察到额窦过渡到额隐窝和筛窦所形成的沙漏样"窄颈"结构。

（三）鼻丘气房

鼻丘气房（ANC）是位于最前方的筛窦气房。该气房是上颌骨额突的鼻腔上升部分气化，位于中鼻甲腋，即中鼻甲前与额突交界处（图 4-1）。大多数情况下，鼻丘气房位于中鼻甲附着鼻腔外侧壁的上方，并在中鼻甲附着处的前方形成一个易于识别的隆起。鼻丘气房普遍存在，影像学研究显示 98%的受试者都存在鼻丘气房[1, 2]。因此，在术前和术中，鼻丘气房都是一个有意义的标志。

（四）筛泡

筛泡不像以前认为的是一个独立的气房。相反，它可能是中鼻甲基底层气化形成的气房。筛泡普遍存在且位置一致，因而成为鼻内镜手术的重要标志。筛泡前壁可向上气化至颅底，这时额窦引流通道将始终位于筛泡前壁的前方。在某些情况下，筛

泡上部未到达颅底，筛泡上方出现的空隙称为筛泡上隐窝。位于筛泡上方并与颅底接触的气房则称为筛泡上气房。额窦引流通道后方且位于额隐窝顶部的筛房称为眶上筛房。这些类型的气房位于额窦引流通道的后方，可使额窦引流通道变窄，也可使其前移。

五、前组气房

前组气房可位于额窦内侧、外侧、正后方，或在某些情况下，位于后内侧或后外侧。额窦引流通道中，鼻丘气房（ANC）位于上颌骨额突后、中鼻甲腋或上方固定的位置（图 4-1）。它与额窦的关系可在旁矢状位上进行观察，而冠状位可显示其与中鼻甲的密切关系。如前所述，鼻丘气房可作为可靠的解剖标志，以其为参照物可便于进入额窦。额窦引流通道通常位于 ANC 的后部或内侧。

鼻丘上气房（SAC）是位于 ANC 上方和额鼻嵴后方的一个或几个气房（图 4-2）。SAC 通常是横向的，如轴位 CT 图像所示。这些气房多位于引流通道的内侧或后内侧。位于内侧的 SAC 使额窦引流通道向外侧移位。SAC 不会气化进入额窦。判断一个气房是否进入额窦的最佳方法是观察冠状 CT 图像。在

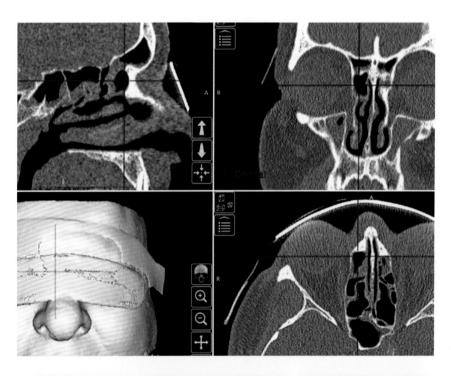

◀ 图 4-1 在不同平面上展示一个鼻丘气房（ANC）（红色十字线）

ANC 的外侧边界是由眼眶形成的，而内侧壁通常是钩突向上延伸形成。额窦典型的引流通道位于 ANC 后（经 Wormald et al 许可转载[10]）

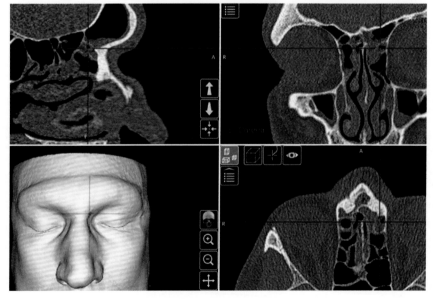

◀ 图 4-2 鼻丘上气房（SAC）表现在不同的平面上（红色十字线）

位于鼻丘气房（ANC）之上，SAC 可以作为单个气房或数个气房。这些气房不会进入额窦，最适于在矢状位 CT 观察（经 Wormald et al 许可转载[10]）

冠状位 CT 检查中，额鼻嵴标志着额窦口的位置，可视为连接双侧额窦底部的连续骨板。位于这个骨板下方的气房是 SAC。在这个骨板上气化并延伸到额窦口的气房称为鼻丘上额气房。

鼻丘上额气房（SAFC）是位于 ANC 上方的前方或外侧的筛窦气房，可气化进入额窦，即额鼻嵴上方（图 4-3）。SAFC 的气化程度是可变的。气化小的 SAFC 只延伸到额窦底，而气化大的 SAFC 可明显伸入额窦。评估 SAFC 的大小很重要，因为这可能会影响切除 SAFC 的方式。小的 SAFC 通过鼻内镜治疗通常很容易。而完全切除较大的 SAFC 可能需要更广泛的入路（即单侧或双侧额窦钻取）或使用环钻技术的联合鼻外 / 内镜入路。

六、后组气房

后组气房位于内侧、前部，可在某些情况下从前内侧改变额窦引流通道。筛泡是一个可靠且稳定的解剖标志，几乎存在于所有患者。在胚胎学上，这个气房发育自中胚层，因此位于钩突和 ANC 的后面。筛泡的上部气化如前所述是多变的，在大多数患者中，筛泡上方还有其他气房。图 4-4 显示筛泡位于钩突水平部分的上方。

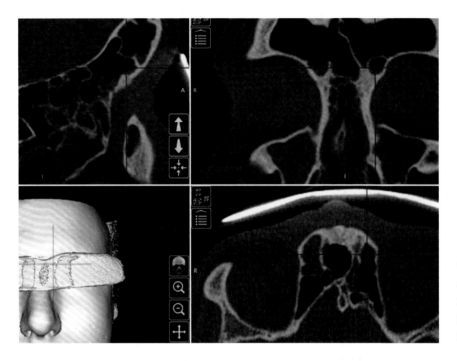

◀ 图 4-3 显示不同平面上的额气房（红色十字线）

在冠状面和矢状位图像上都可以看到，这些气房由额鼻嵴外气化进入额窦（经 Wormald et al 许可转载[10]）

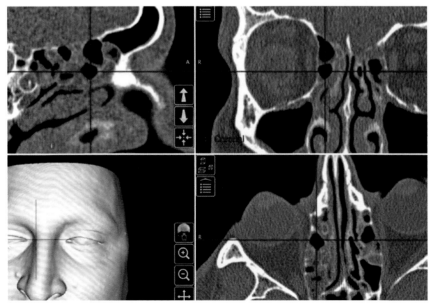

◀ 图 4-4 筛泡（红色十字线）是 ANC 后的一个重要解剖标志，这个气房位于钩突水平部分的上方。其气化方式多变

经 Wormald et al 许可转载[10]

筛泡上气房（SBC）是位于筛泡正上方的气房。这个气房的后壁为颅底。在冠状位和轴位CT影像上均可看到该气房（图4-5）。SBC未气化进入额窦。若SBC从额窦口气化进入额窦，则称之为筛泡上额气房（图4-6）。这些气房使额隐窝明显缩小，并使额窦引流通道向前或前内方移位。

眶上筛房（SOEC）是一种从侧面进入眶顶并可能进入额窦后部的筛房（图4-7）。在轴位影像上，这些气房可能会与SBFC混淆，因为两者的后壁都是颅底。筛前动脉位于SOEC附近。术前CT检查对筛前动脉进行定位是减少术中动脉损伤的必要条件。

七、额窦间隔气房（FSC）

额窦间隔气房，在以前的分类中称为额窦中隔气房，起源于分隔左右额窦的额窦中隔（图4-8）。如果体积大，这些气房可以占据引流通道的重要部分，并使其向侧方移位导致引流通道明显变窄。在患者中，这些构成气房侧壁、分隔额窦引流通路的骨性分隔常会增厚，并很难用传统手术器械去除。

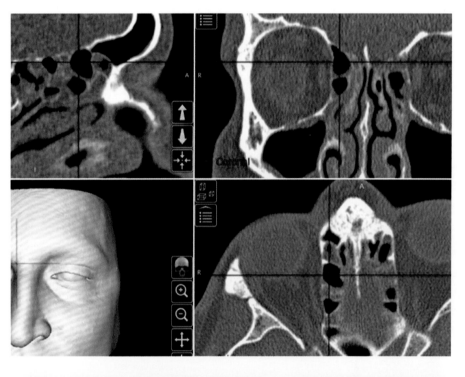

◀ 图4-5 这个筛泡上气房（SBC）（红色十字线）可以看到筛泡上方的气化。注意，在这个患者中，筛泡上气房的前壁和筛泡的前壁几乎是直接连续的。**SBC**起源于颅底是一个重要特征

经 Wormald et al 许可转载[10]

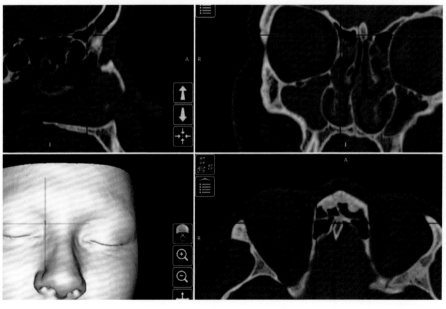

◀ 图4-6 筛泡上额气房（SBFC）（红色十字线）可被认为是筛泡上的气房气化进入额窦，和筛泡上气房（SBC）一样，它们起源于颅底，但其与SBC的区别在于它们向前延伸到额窦。在这张CT检查中，可以看到SBFC位于正前方改变了额窦引流通路

经 Wormald et al 许可转载[10]

八、额窦手术范围分类

目前额窦的鼻内手术已得到广泛发展。这些主要基于 Wolfgang Draf[3] 提出的额窦开放分类（表

4-3）。虽然 Draf 分型是描述内镜额窦手术最常用的术语，但文献中对 Draf 技术的描述各不相同。

对细节理解不足以及外科医生用于记录鼻窦开

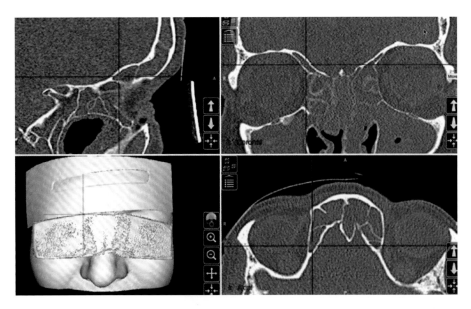

◀ 图 4-7　图片所示一个框上筛房（SOEC）（红色十字线）。横断面扫描时，SOEC 和筛泡上额气房（SBFC）可能会混淆。冠状位和矢状位扫描所见的眶上 SOEC 向侧方气化，这点有助于区分 SOEC 和 SBFC。这些气房总是将额窦引流通路移向内侧或前内侧。注意，筛前动脉周围的 SOEC 气化

经 Wormald et al 许可转载[10]

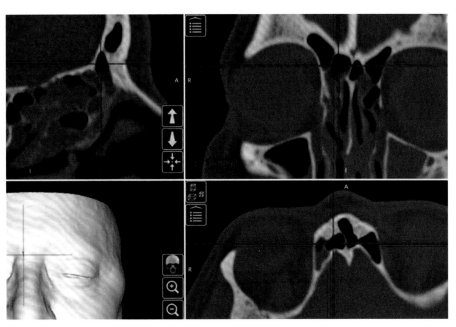

◀ 图 4-8　右侧可见额窦间隔气房（红色十字线）。这个气房总是将额窦的引流通路向外侧或后外侧方向移位

经 Wormald et al 许可转载[10]

表 4-3　鼻内额窦引流手术 Draf 分型[3]	
类　型	手术范围
Ⅰ 型	前筛窦切除伴额隐窝开放术
Ⅱ A 型	切除突入额窦的筛窦气房，切开中鼻甲和纸样板之间的额窦底壁
Ⅱ B 型	切除鼻中隔和纸样板之间的额窦底壁
Ⅲ 型	行双侧Ⅱ型引流术，并切除鼻中隔上部和额窦间隔下部

放术的术语不同，可能会导致额窦手术出现错误。这些差异还会引起对于额窦手术缺乏标准化的报道，并影响基于不同人群的手术效果的评估。最近由一个国际第三级鼻科医师协会提出了一个新的分类系统来定义额窦手术的范围[10]。该系统的目的是为了便于准确记录额窦手术。额窦手术技术根据手术范围采用分级法分类。希望这样的系统能逐步加强对外科医生的培训，便于与患者讨论手术难度，并使额窦手术结果的报告更加标准化。鼻内镜额窦手术（EFSS）分类系统的范围围绕额窦口的定义（如本章先前所定义）。0级手术不切除气房或组织，仅限于

扩张额窦引流通路的球囊导管扩张术（0级；球囊额窦口成形术）。Ⅰ~Ⅲ级包括额窦开口以下气房的手术（Ⅰ级）（图4-9）、额窦口内（Ⅱ级）（图4-10）和额窦口以上的气房进行手术，而不切除任何额骨（Ⅲ级）（图4-11）。在Ⅰ~Ⅲ级中，不切除额窦口周围的骨质，只切除筛窦气房。Ⅳ~Ⅵ级包括切除额窦口周围的额骨。第Ⅳ级（图4-12）是额窦口扩大术，最常见的是切除额鼻嵴。第Ⅴ级（图4-13）为单侧正面钻孔（类似于Draf ⅡB型），第Ⅵ级（图4-14）为双侧正面钻孔（类似于Draf Ⅲ型或改良Lothrop手术）。表4-4列出了EFSS系统中定义的每个等级。

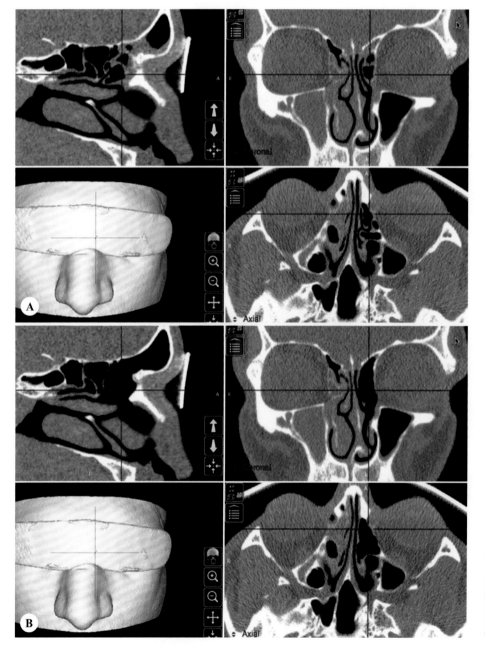

◀ 图4-9 CT检查下的Ⅰ级手术范围

A.需要解剖的气房未气化至额窦口；B.手术清理额隐窝而不处理额窦口（经Wormald et al许可转载[10]）

九、复杂额窦手术的分类

最近由三级鼻科专家组成的国际联合会提出依据额隐窝和额窦手术的影像学复杂性（ICC）而制订的国际分类系统（表 4-5）。该系统的开发是为了提高分类速度和实用性，提供了更高的评级可靠性。通过使用明确的影像学标准，ICC 的推广者相信额窦手术的复杂性可以得到更好地记录，促进医生的培训，便于相应的手术费用的报销。该系统的核心是在矢状位 CT 成像上确定额骨口的前后（A-P）径，以及识别和记录额窦引流通道中出现的气化的筛窦气房。本质上，前后径较宽且筛窦气房向额窦内局限性延伸的额窦，切除时比相反情况下更简单（额窦狭窄且筛窦气房沿颅底延伸至额窦）（表 4-5）。

结论

额隐窝解剖学一直以来都很难理解，部分原因是描述相关解剖结构时使用不同的命名分类系统。使用统一的解剖标志，如钩突、筛泡和额窦口，可能有助于简化与理解额窦引流通路有关的概念。IFAC 和 EFSS 系统的作者希望这些新的建议能帮助外科医生更好地了解解剖变异、设计手术计划、指导学生、书写手术记录以及便于外科医生间的交流、沟通。

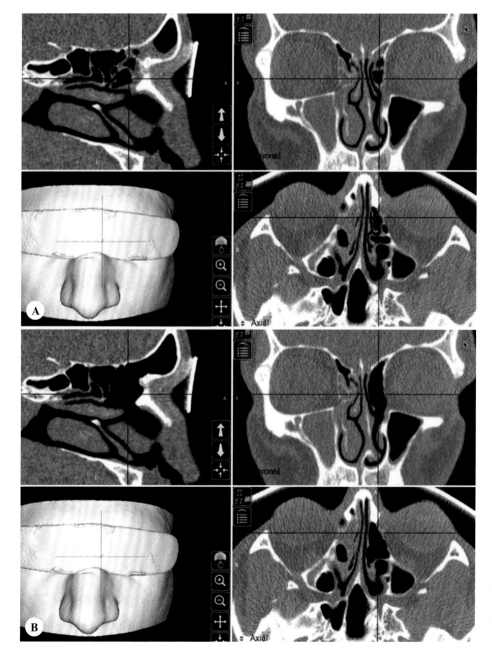

◀ 图 4-10　CT 检查下的 Ⅱ 级手术范围

A. 鼻丘上气房（SAC）气化至额窦口而未进入额窦口；
B. 清除气房开放引流通道（经 Wormald et al 许可转载[10]）

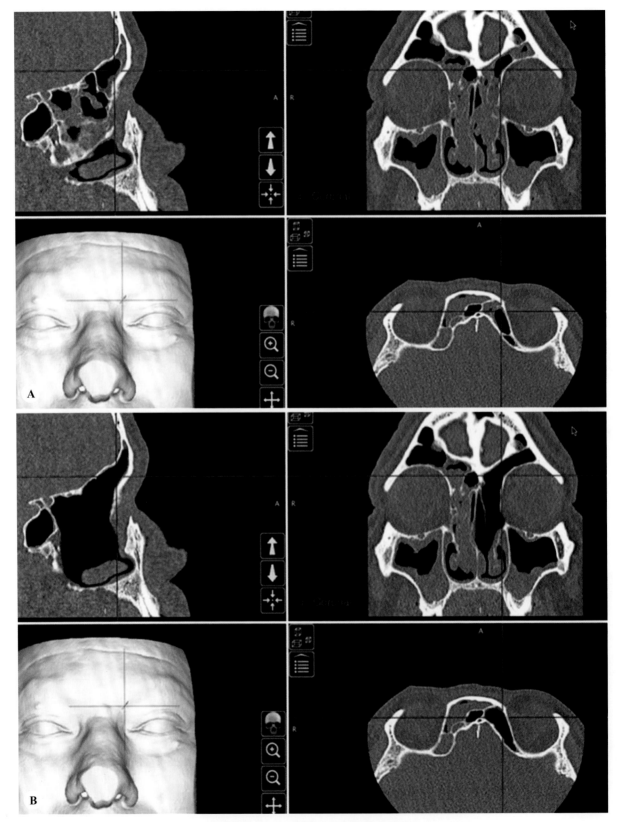

▲ 图 4-11　CT 检查下的Ⅲ级手术范围

A. 鼻丘上额气房（SAFC）通过额窦口进入额窦。B. 手术包括切除筛窦气房而不扩大骨性额窦开口（经 Wormald et al 许可转载[10]）

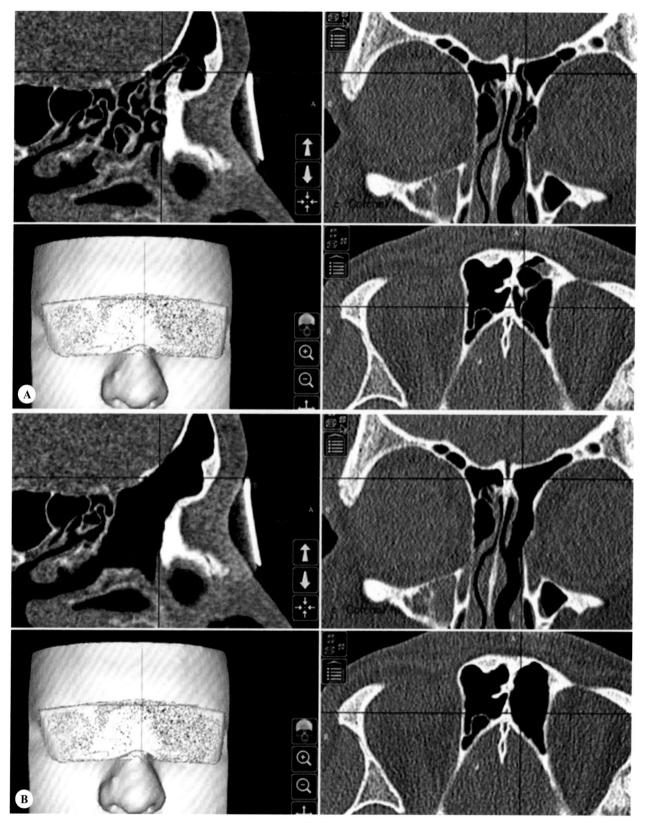

▲ 图 4–12　**CT 检查下的Ⅳ级手术范围**

A. 鼻丘上额气房（SAFC）和筛泡上额气房（SBFC）影响了额窦的引流，且额鼻嵴也影响了引流。B. 切除了额窦口前方骨质后，额窦口扩大了（经 Wormald et al 许可转载[10]）

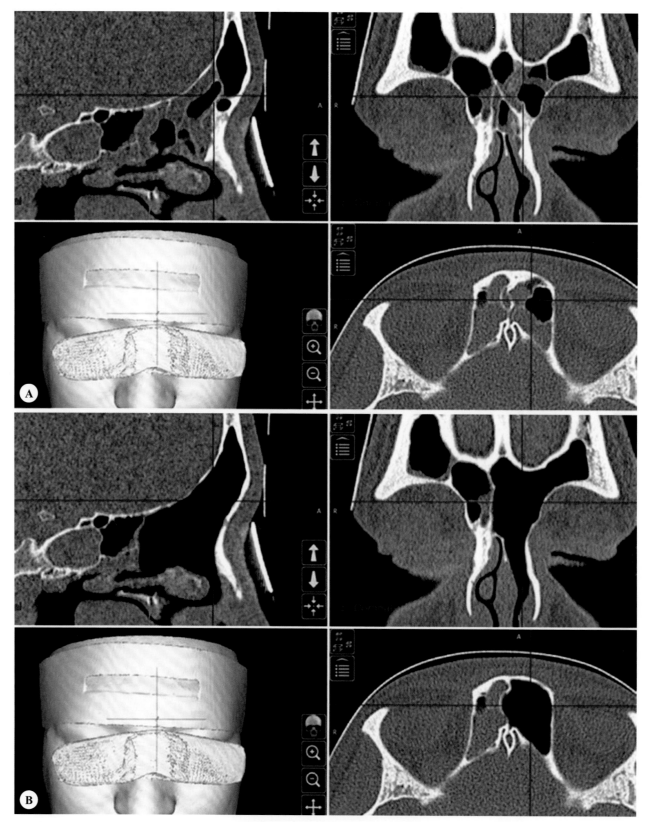

▲ 图 4-13　CT 检查下的 V 级手术范围

A. 鼻丘上额气房（SAFC）、筛泡上额气房（SBFC）和额窦间隔气房（FSC）都使额窦引流通道变窄。B. 切除纸样板和额窦间隔之间额鼻嵴和额窦底，使额窦口扩大（经 Wormald et al 许可转载[10]）

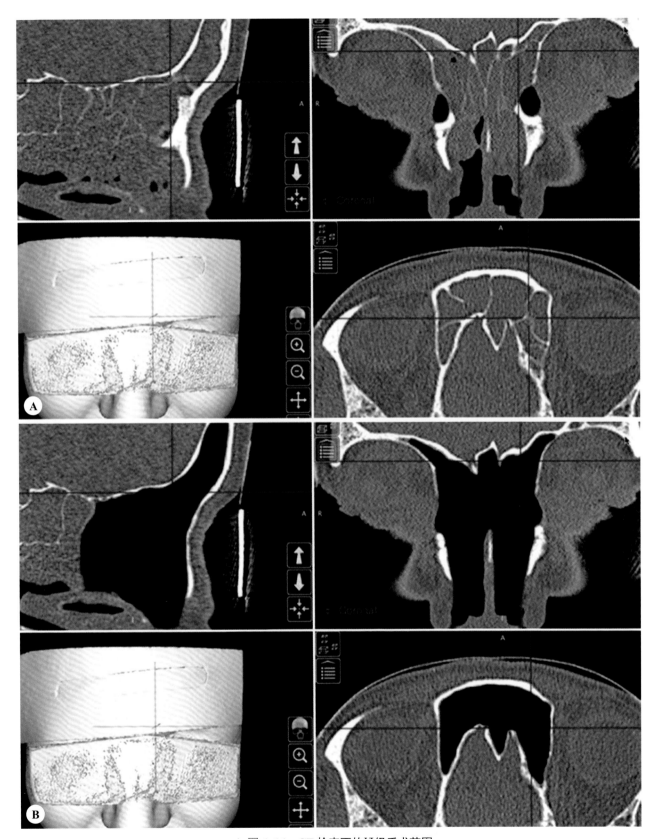

▲ 图 4-14 CT 检查下的 Ⅵ级手术范围

A. 严重病变导致手术后额窦口狭窄。B. 手术包括鼻中隔前上部分切除术，以及切除整个额鼻嵴、额窦底部及额窦间隔。这样就可以形成最大的额窦口，并同时合并双侧额窦（类似于 Draf Ⅲ型，额窦钻孔或改良 Lothrop 术）（经 Wormald et al 许可转载 [10]）

表 4-4　鼻内镜额窦手术范围的分类（EFSS）[10]

等级	技术	涵盖的典型气房
0	球囊扩张额窦引流通道（无组织切除）	
I	清除非直接阻塞额窦口的额隐窝的气房	小 SAC 或 SBC 气房
II	清除直接阻塞额窦口的额隐窝的气房	影响或阻塞额窦引流的小 SAC 或 SBC 气房
III	清除气化进入额窦的气房，不扩大额窦口	小 SAFC、SBFC、FSC 气房
IV	清除气化进入额窦的气房并扩大额窦口	大 SAFC、SBFC、FSC 气房伴额窦口狭窄
V	额窦口扩大术，切除范围从纸样板到鼻中隔，并切除同侧额窦底（Draf II B 或单侧额窦 Drill-out 术）	大 SAFC、SBFC、FSC 气房，伴额窦口狭窄
VI	额窦口扩大术，切除范围从一侧纸样板到另一侧纸样板，并同时切除前上部鼻中隔和整个额窦底（Draf III 或内镜下改良 Lothrop 术式或额窦 Drill-out 术）	大 SAFC、SBFC、FSC 气房，伴额窦口狭窄

SAC. 鼻丘上气房；SBC. 筛泡上气房；SAFC. 鼻丘上额气房；SBFC. 筛泡上额气房；FSC. 额窦间隔气房

表 4-5　额窦手术复杂性的国际分类系统

	宽 A-P 直径 ≥ 10mm	窄 A-P 直径 6～9mm	非常狭窄 A-P 直径 ≤ 5mm
额窦口以下气房（ANC、SAC、SBC）	低复杂程度（1 级）	中等复杂程度（2 级）	高复杂程度（3 级）
侵入额窦口的气房（SAFC、SBFC、SOEC、FSC）	中等复杂程度（2 级）	高复杂程度（3 级）	最高复杂程度（4 级）
明显进入额窦的气房（SAFC、SBFC、SOEC、FSC）	高复杂程度（3 级）	最高复杂程度（4 级）	最高复杂程度（4 级）

A-P 是指在正中矢状位 CT 检查中从额鼻嵴到颅底最窄距离处的额窦口前后径。气房的分类基于最近的国际额窦分类法（IFAC）[10]

ANC. 鼻丘气房；SAC. 鼻丘上气房；SBC. 筛泡上气房；SAFC. 鼻丘上额气房；SBFC. 筛泡上额气房；SDEC. 眶上气房；FSC. 额窦间隔气房

参考文献

[1] Bent JPC-SC, Kuhn FA. The frontal cell as a cause of frontal sinus obstruction. Am J Rhinol. 1994;8:185–91.

[2] Bolger WE, Butzin CA, Parsons DS. Paranasal sinus bony anatomic variations and mucosal abnormalities: CT analysis for endoscopic sinus surgery. Laryngoscope. 1991;101(1 Pt 1):56–64.

[3] Draf W, Weber R, Keerl R, Constantinidis J. Current aspects of frontal sinus surgery. I: Endonasal frontal sinus drainage in inflammatory diseases of the paranasal sinuses. HNO. 1995;43(6):352–7.

[4] Kuhn FA. Chronic frontal sinusitis: the endoscopic frontal recess approach. Oper Tech Otolaryngol Head Neck Surg. 1996;7(3):222–9.

[5] Kuhn FA. An integrated approach to frontal sinus surgery. Otolaryngol Clin N Am. 2006;39(3):437–61. viii

[6] Lee WT, Kuhn FA, Citardi MJ. 3D computed tomographic analysis of frontal recess anatomy in patients without frontal sinusitis. Otolaryngol Head Neck Surg. 2004;131(3):164–73.

[7] Lund VJ, Stammberger H, Fokkens WJ, Beale T, Bernal-Sprekelsen M, Eloy P, et al. European position paper on the anatomical terminology of the internal nose and paranasal sinuses. Rhinol Suppl. 2014;(24):1–34.

[8] Van Alyea OE. Frontal sinus drainage. Ann Otol Rhinol Laryngol. 1946;55(4):959. discussion

[9] Wormald PJ, Chan SZ. Surgical techniques for the removal of frontal recess cells obstructing the frontal ostium. Am J Rhinol. 2003;17(4):221–6.

[10] Wormald PJ, Hoseman W, Callejas C, Weber RK, Kennedy DW, Citardi MJ, et al. The international frontal sinus anatomy classification (IFAC) and classification of the extent of endoscopic frontal sinus surgery (EFSS). Int Forum Allergy Rhinol. 2016;6(7):677–96.

第5章 额窦手术器械和技术
Instrumentation and Technology in Frontal Sinus Surgery

Pete S. Batra　Bobby A. Tajudeen　Peter Papagiannopoulos　著
郑 铭 译　董 怿 周 兵 校

一、硬质内镜

鼻内镜的最初应用可以追溯到 1901 年，当时 Hirschmann 尝试用膀胱镜做鼻窦内镜检查[1]。在那之后不久，Reichert 进行了现在被认为是首次的内镜下鼻窦检查，他借助一个 7mm 的内镜经口腔上颌窦瘘观察上颌窦。Maltz 进一步推动了这个领域的发展，他提倡用内镜对鼻窦腔进行诊断性评价，并诞生了一个术语"鼻镜"[1]。20 世纪 60 年代，Hopkins 杆状镜系统引发了在这个领域一个主要的模式转变。Walter Messerklinger 借助硬质内镜研究黏液纤毛清除的动力学，扩展鼻窦解剖和生理学知识。这些内容构成了功能性内镜鼻窦手术的基础，即 Kennedy 和 Stammberger 在 20 世纪 80 年代推广的理念[2, 3]。

Hopkins 杆状镜系统提供了一个很宽广的观察视角，改善了颜色的感知和分辨率，有利于更大程度的光源传输，因此开创了内镜鼻窦和颅底手术的时代[1]。起初，由于单晶片摄像机的质量不理想，内镜检查是直接通过内镜的目镜实现的。三晶片摄像机的发展进一步提高了成像的质量，有利于门诊和手术中使用视频监视系统进行内镜下操作。目前的高分辨视频显示平台能增强内镜解剖可视化的清晰度。三维（3D）内镜平台现在已经应用于临床，成功的在内镜下颅底手术中获得使用[4]，但目前可用的过度放大的 3D 系统在内镜额窦手术中维持恰当的空间定位的作用还不成功。

传统标准硬质内镜的直径是 4mm，标准长度是 18cm。也有 2.7mm 和 3.2mm 的硬质内镜用于儿童或者鼻腔窄的成年人。起初仅有 0° 内镜可以应用于内镜鼻窦手术，目前，一整套带角度的内镜，包括 30°、45° 和 70° 内镜均已广泛用于鼻窦手术，极大提高了对额隐窝和额窦可视化的能力[5]。传统上，带角度内镜的光柱是被放置在观察方向的相反方向，而新一代硬质内镜则使光柱跟带角度的内镜方向相同（"反向内镜"）。这使得光源和摄像头电缆可以远离前鼻孔，为额窦手术提供了更大的操作空间（图 5-1）。

二、额窦手术器械

额窦开放要面对几个挑战，包括复杂多变的额隐窝解剖结构、可视化的困难性、狭窄的引流通道、邻近重要结构（如颅底和眼眶），以及需要复杂的和带角度的手术器械。例如，失败的鼻窦手术最多见于额隐窝手术[6, 7]，在进行修正性额窦手术的时候，常见的发现包括水肿或肥厚的黏膜、残留的鼻丘气

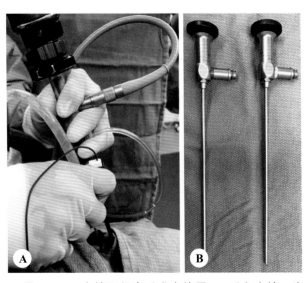

▲ 图 5-1　A. 内镜下额窦手术中使用 70° 反向内镜，头端朝上，带着摄像头和光缆；B. 30° 和 70° 反向内镜也有展示

房、额隐窝内新生骨形成、中鼻甲外侧缘的瘢痕化、残留的前筛气房和额气房。许多手术失败的原因来自于不熟练的手术技巧，而这些可以运用各种额窦手术器械，通过精细的黏膜保护技术来规避。

（一）手动器械

对于良好的外科技术，贯穿切割式手动器械的使用是至关重要的。下面是一组常见的用于额隐窝开放的手动器械。

• 45° 蘑菇头咬钳尤其适用于扩大已经存在的圆形开口（图 5-2）。此外，它是额窦的手动器械中仅有的一款能够以从前向后的方向，贯穿切割方式咬除水平结构的器械。这种情况经常出现于后组额隐窝气房的开放。Hosemann 钳与 45° 蘑菇头咬钳相似，但是有更大的咬合力（图 5-2）。这个器械最适合于切除额窦底壁的骨性成分。

• Bachert 钳，也被称作"眼睛蛇钳"，是额隐窝开放时主要使用的手术器械。这个器械很像 45° 的 Kerrison 咬骨钳，能够由后向前地咬除结构（图 5-3）。Bachert 钳可以被用来由后向前地切除水平的边缘，诸如鼻丘气房和额隐窝气房的顶壁。

• 额窦穿透式长颈钳包括了左右开口和前后开口的 45° 和 90° 4 种钳（图 5-4）。这些器械在去除垂直走行的解剖结构时非常有用，诸如鼻丘气房、额气房、筛泡上气房和额泡气房的后壁（前后开口）和内壁（左右开口）时。

• 非贯穿切割式额窦长颈钳：这些钳子也是分成左右开口和前后开口的 45° 和 90° 4 种（图 5-5）。他们主要是用于清理松散的骨质碎片。此外，他们也能用于清理大量的嗜酸性黏蛋白或者外伤后的异物。

• 许多辅助性的额窦器械，包括 Kuhn 探针和额窦刮匙也是可以使用的（图 5-6）。额窦探针有许多种类，通常是球状头端、弯曲的器械，有着延伸的长度。他们在位置较高的额隐窝气房的切除上很有用。此外，精细的探针也能用于避免损伤窄小的额隐窝内脆弱的黏膜。

• 不同角度和尺寸的较窄的橄榄样的吸引器头可供选用。根据宽度和解剖部位来选择能导致损伤最小的吸引器头。此外，也有根据所需角度能弯曲的延伸式的吸引器。

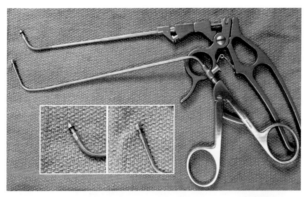

▲ 图 5-2 图像显示了 45° 蘑菇头咬钳（左侧插图）和 Hosemann 钳（右侧插图）

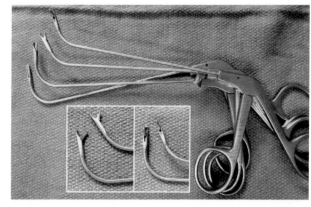

▲ 图 5-4 左右开口（右侧插图）和前后开口（左侧插图）的额窦穿透式长颈钳

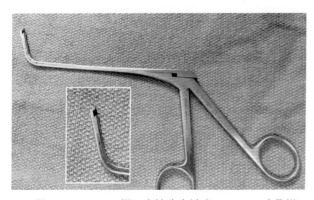

▲ 图 5-3 Bachert 钳，也被称为链式 Kerrison 咬骨钳

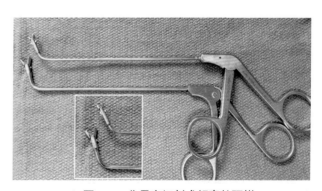

▲ 图 5-5 非贯穿切割式额窦长颈钳

（二）动力系统

用于额隐窝开放的动力系统包括微切割钻和磨钻。微切割钻是一种圆柱形器械，它有一个中空的管腔，由内外两部分构成。远端的内部和外部都有一个刀片。该器械采用连续吸引方式，使切下的组织能够被捕获并从术区移除。更快的旋转速度能产生更小的组织碎片以便清除。微切割钻有不同的尺寸和角度。在额隐窝的开放中，4mm、40° 和 60° 的弯曲的鼻窦刀头是最经常使用的（图 5-7）。2.9mm、60° 的弯曲的鼻窦微切割钻刀头也用于更窄的额隐窝手术。可旋转的鼻窦刀头有 40°、60° 和 90° 之分，能用于额窦后壁和外侧壁的黏膜病变。40° 的微切割钻刀头在 30° 和 45° 内镜直视下的操作最佳，而 60° 和 90° 的微切割钻刀头则在 70° 内镜直视下操作最适合。考虑到黏膜表面剥落和随后狭窄的风险，微切割钻应该谨慎用于额隐窝的开放。它应该是被用于在使用了手动的咬切器械后清理游离的黏膜缘。

动力磨钻也是有不同的尺寸和角度。70° 金刚砂磨钻在额窦手术中是最安全和最有用的（图 5-8）。

新一代的动力磨钻高速达到 30 000 转 / 分，相比传统的低速磨钻明显提升了手术效率。当有明显的新生骨形成或有突出的额鼻嵴导致额隐窝变窄时，磨钻尤其是有用的。一旦用磨钻将骨质磨薄，谨慎的做法是转为使用手动器械，以便使速度与安全性获得最优化。

（三）球囊导管

在额隐窝进行球囊导管扩张（balloon catheter dilation，BCD）的作用起初是在门诊环境下或者作为用标准器械进行的传统额隐窝开放的一种补充。BCD 的理论优势是它提供一种独一无二的机会，即在最大可能保护组织的同时，实现持久的窦口开放和额窦引流通道的扩张。这项技术涉及通过额窦自然引流通道安放导丝的过程。影像导航或者光照射能有助于这个过程的确认。一旦装置是被恰当的安放并获得确认，合适直径和长度的球囊是被释放和扩张到 10～12 个大气压。在扩张之后，如果需要，就可以通过各种导管进行注射给药。在门诊环境下，这个操作就能够进行。当用于额隐窝开放的辅助措施时，一旦在 BCD 后通向额窦的畅通路径被建立起来，传统的器械可以用于切除阻塞的额气房。

迄今为止规模最大的一项门诊进行 BCD 的疗效评估的研究包括了 268 个额窦扩张术。93.7% 的患者进行了额窦的扩张，5 个额窦（2%）需要进一步的修正性手术[8]。该研究排除了有更严重疾病的患者（严重鼻息肉、瘢痕组织等）。总之，作为一个单独的操作，额窦 BCD 的相对禁忌证包括弥漫性的鼻息肉、广泛的额窦引流通道上的新骨形成、复杂的额窦气房或者可疑的组织病变。有必要为组织病理学检查进行组织切除。

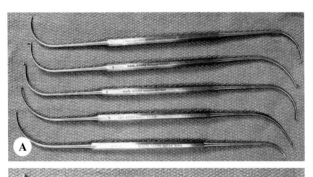

▲ 图 5-6　额窦探针（A）和额窦刮匙（B）

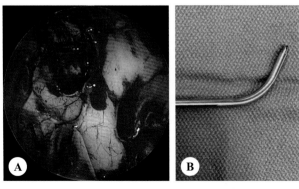

▲ 图 5-7　A. RAD-60 软组织刀头或者微切割钻在左侧额窦开放术后，用 70° 内镜观察。B. 器械的弧度

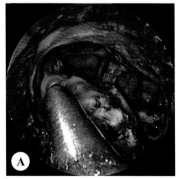
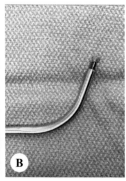

▲ 图 5-8　A. 70° 金刚砂磨钻用于额窦磨除的过程，为了清除额窦骨瘤。B. 显示磨钻的弧度

三、手术规划软件

对于额隐窝 / 额窦开放，为了手术步骤的成功实施，制订手术规划是十分必要的。水平位、冠状位和矢状位图像的三个平面的复习有助于理解复杂的三维解剖结构，包括额窦气房的类型和额窦引流通道。新颖的虚拟三维图像观察软件（Scopis Building Blocks，Scopis GmbH，Berlin，Germany）能够帮助更好的理解额隐窝 / 额窦的解剖和空间定位[9]。软件工具可以允许用户酌情对相关结构进行注释。此外，额隐窝的特定气房也可以用软件中的画框勾勒出来。这就使得在所有三维 CT 检查上实现"搭积木"的理念，以便更好地描述额隐窝气房。额窦引流通道也可以在 CT 检查上画成曲线。虚拟三维规划手术软件已经被证明可以增强受训医生对额隐窝解剖空间定位的理解。从理论上讲，这种潜在的使受训医生熟练程度和理解能力获益的方法能提高手术技巧和患者的疗效[9]。

四、手术导航

过去的 20 年，术中的手术导航，即影像导航手术（IGS）已经是被广泛的使用，从而改善手术效果，降低手术并发症。手术开始阶段的注册过程校准了术前 CT 影像数据和术中手术区域容积中相对应的基准点。在手术区域用器械或者吸引器追踪能够将 CT 影像解剖与鼻内镜下鼻窦解剖相关联，从而实现更好的空间定位和手术步骤的执行[10]。导航精度，也称为目标配准误差（TRE），是被定义为手术区域内器械尖端与测量位置之间的关系。商用的 IGS 系统可以实现 TRE 达到 1.5～2mm。多个回顾性研究显示 IGS 已经能够提高内镜鼻窦手术开放的彻底性，并具有更好的安全性。

IGS 的使用在内镜额窦手术的时候尤其是有帮助的，考虑到额隐窝狭窄的范围以及邻近关键的结构。这是至关重要的，在遇到弥漫性的鼻息肉或者前期的手术经历导致正常的解剖标志消失了。带角度的影像导航吸引器能帮助辨别邻近颅底和眼眶的残存额隐窝气房。这可以增强术者的信心，促进更广泛和安全的额隐窝开放，进而，提高额窦手术的远期成功率（图 5-9）。影像导航也可以是外入路额窦手术的重要辅助措施，能够辨别内镜下额窦环钻术或者骨切除的精准定位，从而有利于骨成形额窦手术的开展。

五、术中 CT 影像

尽管 IGS 有其优势，但是它依赖于术前的 CT

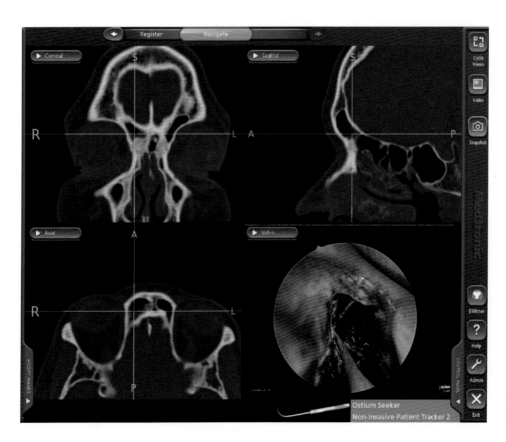

◀ **图 5-9　CT 三平面影像导航验证额隐窝导管的植入**

影像数据，不能辨别术中外科操作导致的解剖改变。在手术时间很长的病例中，当系统在程序的关键部分变得不可靠的时候，这尤其是具有挑战性的。术中CT影像可以提供几乎实时的CT数据更新，以避免手术导航的很多限制。该系统已经加装载到IGS中，便于进一步手术规划和导航成功完成手术。前瞻性的临床数据提示术中CT影像可通过识别遗留气房来提高手术的彻底性[11]。尽管最初的研究结果很有积极意义，但是术中CT影像系统目前并没有广泛应用于额窦手术。

结论

硬质内镜、额窦手动器械、动力系统和手术导航等的发展，开创了现代内镜额窦手术的时代。实际上，绝大多数原发性和修正型额窦病变现在均可以通过内镜的方式予以处理。仔细理解手术器械和IGS，包括他们的优点和局限性，是手术成功执行的关键。熟悉额隐窝解剖，必要的外科手术经验，精细的黏膜保护技术和术后护理的投入，对于额窦手术的远期疗效至关重要。

参考文献

[1] Govindaraj S, Adappa ND, Kennedy DW. Endoscopic sinus surgery: evolution and technical innovations. J Laryngol Otol. 2010;124:242–50.

[2] Kennedy DW. Functional endoscopic sinus surgery. Technique. Arch Otolaryngol. 1985;111:643–9.

[3] Stammberger H. Endoscopic endonasal surgery- –concepts in treatment of recurring rhinosinusitis. Part II. Surgical technique. Otolaryngol Head Neck Surg. 1986;94:147–56.

[4] Manes RP, Barnett S, Batra PS. Utility of novel 3–dimensional stereoscopic vision system for endoscopic sinonasal and skull-base surgery. Int Forum Allergy Rhinol. 2011;1:191–7.

[5] Cohen NA, Kennedy DW. Endoscopic sinus surgery: where we are-and where we're going. Curr Opin Otolaryngol Head Neck Surg. 2005;13:32–8.

[6] Otto KJ, DelGaudio JM. Operative findings in the frontal recess at time of revision surgery. Am J Otolaryngol. 2010;31:175–80.

[7] Valdes CJ, Bogado M, Samaha M. Causes of failure in endoscopic frontal sinus surgery in chronic rhinosinusitis patients. Int Forum Allergy Rhinol. 2014;4:502–6.

[8] Karanfilov B, Silvers S, Pasha R, Sikand A, Shikani A, Sillers M. Office-based balloon sinus dilation: a prospective, multicenter study of 203 patients. Int Forum Allergy Rhinol. 2013;3:404–11.

[9] Agbetoba A, Luong A, Siow JK, Senior B, Callejas C, Szczygielski K, Citardi MJ. Educational utility of advanced three-dimensional virtual imaging in evaluating the anatomical configuration of the frontal recess. Int Forum Allergy Rhinol. 2016;7:143–8.

[10] Citardi MJ, Batra PS. Intraoperative surgical navigation for endoscopic sinus surgery: rationale and indications. Curr Opin Otolaryngol Head Neck Surg. 2007;15:23–7.

[11] Batra PS, Manes RP, Ryan MW, Marple BF. Prospective evaluation of intraoperative computed tomography imaging for endoscopic sinonasal and skull-base surgery. Int Forum Allergy Rhinol. 2011;1:481–7.

第6章 鼻内镜额窦外科技术 ❶
Endoscopic Techniques in Frontal Sinus Surgery

Devyani Lal　Peter H. Hwang　著

郐 飞　王泊淳　张子杉白　译　　王奎吉　韩德民　校

一、背景

鼻内镜额窦外科要求很高[1, 2]。额窦手术具有挑战性，且并发症发生率高，出现术后狭窄后可能需要再次修正手术[3]。为了安全、有效地进行手术，医师必须熟练掌握额窦解剖结构。此外，充分理解患者 CT 检查中额隐窝的三维解剖结构，对于安全、高效的进行额窦手术至关重要。

内镜、动力系统、外科导航与辅助技术促进了现代鼻内镜外科的发展[1, 2, 4, 5]。额窦外科医生必须充分利用这些工具[1, 6, 7]。外科医生需要在角度内镜和器械使用以及精细化组织处理方面不断磨炼自己的技术。尸头解剖对于熟悉额隐窝结构及提高手术技巧具有重要作用。

基于鼻窦生理学和黏膜纤毛清除系统的理解而言，额窦炎手术的目标为恢复黏膜纤毛功能、通畅及引流[8]。手术范围取决于疾病病理特点及患者意愿[9, 10]。早期内镜技术是由 Messerklinger、Wigand 和 Draf 等率先使用[2, 4, 8]，其中包括 Draf Ⅰ 型、Draf Ⅱ 型和 Draf Ⅲ 型手术（鼻内镜改良 Lothrop 手术）。后来这些技术被 Kennedy 和 Stammberger 进一步发展、改良与推广[4]。额窦外科中，动力系统和影像导航的引入更加推进了鼻内镜技术的发展[6, 7]。球囊辅助扩张术是一项较新的内镜技术，目前已得到一定的普及[11]。除此之外，外进路额窦环钻手术技术可作为鼻内镜额窦手术的辅助手段，用于处理额窦上部及侧方气房的病变（"上 - 下"技术）[12, 13]。

医生需要依据患者的病变类型、程度及解剖学特征进行个性化额窦手术。额窦外科医生必须熟悉各项手术技术，从中选择对患者最有益的术式。细致的术后护理也是成功关键之一。本章将详细介绍作者在内镜额窦外科中所应用的技术。

二、额窦手术适应证

最常见的额窦手术适应证是药物治疗无效的慢性炎症[14, 15]。术前应予以充分的药物治疗（见第 29 章），只有药物治疗无效的患者方可考虑手术。部分药物治疗效果良好的患者，不需要手术干预（图 6-1）。其他的手术适应证包括复发性急性额窦炎、难治性或复杂的急性额窦炎、黏液囊肿及肿瘤。常见适应证见表 6-1。

三、门诊评估、沟通和策略

在初次门诊时，医生应对患者临床症状进行全面评估。根据疾病状态予以合适的药物治疗。如需手术干预，即行鼻窦 CT 评估。应与患者沟通，介绍可能的手术获益、额窦病变带来的并发症（见第 23 章）及额窦手术的并发症（见第 24 章），帮助患者制订最终的治疗策略。将内镜、影像学检查与症状相结合，根据病变类型和程度决定是否需要手术，预估手术疗效。这些对以提高生活质量为治疗目标的普通疾病非常重要。仔细的术前阅片对于评估手术复杂程度、手术需要的时间以及是否需要准备额外的手术器械至关重要。表 6-2 展示了门诊阅读 CT 图像的步骤。颅底低位、颅底或眶纸板骨质缺损以及钩突外移可能会增加手术风险。额隐窝狭窄可能会增加术后狭窄或骨质增生的风险。包括额筛气房

---

❶ 本章配有视频，可登录网址 https://link.springer.com/chapter/10.1007/978-3-319-97022-6_6 观看。

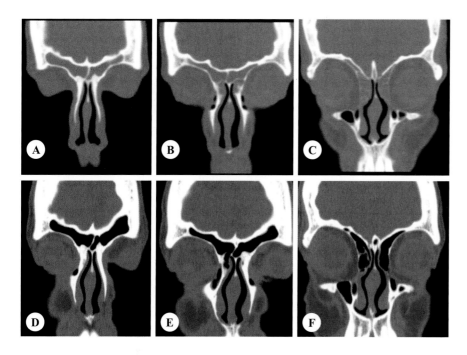

◀ 图 6-1　慢性鼻窦炎患者，女性，34 岁，鼻窦平扫 CT

A 至 C. 为患者转诊时的冠位 CT 图像；D 至 F. 为 6 周保守治疗后的鼻窦冠位 CT。治疗后的 CT 图像显示了鼻窦炎症的变化

表 6-1　额窦手术的常见适应证

- 慢性炎症
  - 慢性鼻窦炎（伴或不伴鼻息肉）
  - 慢性鼻窦炎并发症
  - 非侵袭性真菌球
- 急性炎症
  - 药物治疗不敏感的急性额窦炎
  - 复发性急性额窦炎
  - 急性额窦炎伴并发症
  - 急性侵袭性真菌性鼻窦炎
- 黏液囊肿
- 气压性额窦炎
- 额筛区肿瘤
  - 良性肿瘤：骨瘤，内翻性乳头状瘤
  - 恶性肿瘤：原发或转移性病变
- 额筛区脑脊液鼻漏和脑膜脑膨出
- 需外科修复的额窦创伤
- 异物取出
- 其他区域涉及的额窦病变
  - 颅前窝底病变
  - 眶内侧及上部病变
- 额窦气囊肿

过度气化在内的解剖变异可能需要更多的手术时长、器械及导航，同时可能还需要辅助额窦环钻术或扩大切除术。筛前动脉管不连续提示术中需准备双极电凝或者血管夹。在内镜手术中，严重的鼻中隔偏曲或者较大的泡状中鼻甲可能会影响额隐窝的暴露，因此在额窦开放前需要预先处理。在额隐窝解剖结构复杂的患者中，医生可以考虑使用影像导航来帮助识别解剖结构，在术中判断解剖标志。

术前要对患者整体健康状况进行评估。择期手术前，患者必须有良好的心肺功能。高血压治疗对于控制术中及术后出血意义重大。停用抗凝药物或者应用桥接抗凝治疗应与内科医生进行协商。围术期激素治疗对于不稳定性哮喘患者有益。作者在术前并未常规给患者使用糖皮质激素治疗，但对于明显的鼻息肉 [16] 或者广泛黏膜炎症患者而言，激素治疗可以明显改善术野。

四、外科解剖：简介

额窦的解剖和影像学特征在第 2～4 章已有介绍。在此仅介绍与本章相关的内容 [17-20]。额窦通过诸多筛骨结构中的空间引流到鼻腔（额窦引流通道；图 6-2）。额窦引流通道起始于窦腔中后部（额漏斗），呈漏斗状，引流通道先窄后宽，最后以沙漏状向下开口于鼻腔。术语"额窦口"通常指额窦引流通道中最狭窄的位置（图 6-3）。"额窦开口"这个术语最近被提出，作为"额窦口"的更准确的替代名词，因为额窦没有一个真正的解剖形态上的二维开口，而是一个连续的三维空间，通向下方的额隐窝（图 6-3）[21]。额窦口位于额漏斗（从上方观察）和额隐窝（使用内镜从下方看）交界处的区域。额隐窝位

表 6-2	额窦外科术前 CT 阅片要点	
A	**疾病特征**	
模式	单侧还是双侧	
	慢性或者急性（黏膜增厚、液平）	
	黏液囊肿（扩张、骨质破坏进入颅底眼眶）	
	息肉、肿物或存在高密度团块（真菌球、变应性真菌性疾病、黏稠分泌物）	
	窦口鼻道复合体区域病变	
B	**额窦解剖**	
额窦	气化程度：未气化、发育不良、过度气化	
	额隐窝解剖	
	额隐窝气房	
	额隐窝宽度（矢状面及冠状面）	
	连续性	
颅底	前筛顶高度和坡度	
	筛板高度、坡度和对称性（Keros 分类）	
	筛前动脉的位置，是否以系膜包裹悬垂	
眶纸板	完整性、愈合性骨折和是否向筛窦内膨出	
钩突	位置，移位（外移或者瘢痕附着于眶纸板）	
C	**鼻内解剖**	
鼻中隔	偏曲、棘突、穿孔	
中鼻甲	气化程度（泡状中鼻甲）、位置（外移）、反向弯曲	
	连续性（既往完全切除或部分切除）	

于额窦引流通道下部，即额窦开口的下方，包含了筛骨复合体最前上的部分[19]。术语"额隐窝"有时用来指全部的额窦引流通道，但这是不准确的。术语"鼻额管"也是不准确的，因为在解剖学上，额窦引流通道中不存在真正的导管结构，因此"鼻额管"这一术语被弃用了。实际上，额窦引流通道是由筛窦气房及周围结构共同围成的一个复杂区域。额窦引流较为常见的形式是通过钩突内侧直接引流到中鼻道。当钩突附着于颅底或中鼻甲时，额隐窝首先引流至筛漏斗，然后进入中鼻道。

筛漏斗为三维结构，位于钩突的外侧、筛泡的前下方、眼眶及上颌窦内侧（图 6-4），漏斗上部形态取决于钩突上端的附着[17]。当钩突附着于中鼻甲

（图 6-5A）或颅底时（图 6-5B），筛漏斗向上延续到额隐窝。当钩突向外侧附着于眶纸板（图 6-5C），筛漏斗止于称之为"终末隐窝"的盲端。在这种情况下，额隐窝位于钩突内侧通向中鼻道（图 6-5C）。钩突可能有超过一处的上端附着，既往研究报道存在 6 种附着方式[22]。识别钩突上端的附着很重要，因为它决定了额隐窝引流到鼻腔的方式。

额隐窝的内侧和外侧界随着钩突的上端附着方式不同而变化。依据钩突附着方式不同，额隐窝内侧界为中鼻甲（图 6-5C）或钩突（图 6-5A 和 B），额隐窝外侧界为眶纸板（图 6-5A 和 B）或钩突（图 6-5C）。在前后方向上，额隐窝位于前筛复合体之间。在最简单的筛窦气化形态中，额隐窝前方为鼻丘气房，后方为筛泡（图 6-6）。通过去除前筛气房、钩突和中鼻甲垂直部可以拓宽额窦引流通道。额隐窝气房切除的界限是外侧眶纸板和中后方的颅底（图 6-6）。筛前动脉位于筛窦颅底区域的额隐窝后方，靠近筛泡基板，或位于筛泡上气房或眶上筛房（若存在）后部[23-25]（图 6-7）。当额隐窝后方的筛房被切除后，必须注意辨别及保护筛前动脉，尤其存在筛前动脉低位时。通常，系膜包裹型筛前动脉与筛窦气房的过度气化有关[18, 25]。

额筛气房增加了额窦解剖复杂性和切除难度。这些气房属于前筛复合体，位于额窦引流通道的前方及后方。相关解剖在第 2～4 章已经详细讨论过，在本章，我们将讨论这些气房与手术的相关性。额筛气房在术中或者术后内镜检查时经常被误认为是额窦。此外，术前阅读鼻窦 CT 时，额筛气房病变可能会被误认为额窦病变，而病变残留常会导致手术不彻底。

额筛气房首先由 Bent 和 Kuhn 进行分类[26]，此分类后被 Wormald 进行了改良[20]。2016 年出版了近期的国际共识，进一步简化额筛气房分类［国际额窦解剖学分类（IFAC）][18]。在本章，作者采用 IFAC 和改良的 Kuhn-Wormald[20] 分类方法[18]。

位于额窦引流通道前方的气房是鼻丘气房、鼻丘上气房（Kuhn 1 型和 Kuhn 2 型气房）和鼻丘上额气房（Kuhn 3 型和 Kuhn 4 型气房）（图 6-8）。鼻丘气房是冠状面上最前方的气房，位于中鼻甲附着处前方。Kuhn 将 4 型气房描述为额窦内孤立的气房，现在的矢状面扫描通常能识别筛窦气房之间的融合[26]。Wormald 因此将 4 型气房修正为一个单独的鼻丘上气房，其范围延伸超过了额窦矢状面高度的一半[20]。

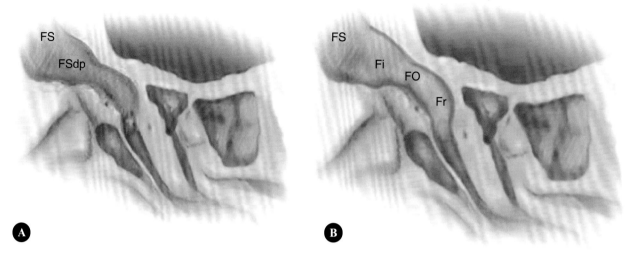

▲ 图 6-2　**A.** 额窦引流通道是一个沙漏状的三维结构，额窦借此引流至鼻腔。**B.** 额窦引流通道位于额窦中后部，形似漏斗。术语"额窦口"系指额窦引流通道的最狭窄部分。额隐窝位于额窦引流通道的下部，在额窦口下方

FS. 额窦；FSdp. 额窦引流通道；Fi. 额漏斗；FO. 额窦口；Fr. 额隐窝

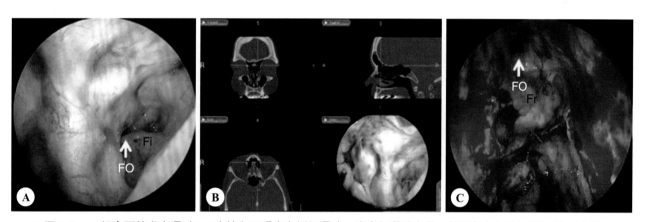

▲ 图 6-3　**A.** 额窦环钻术中通过 30° 内镜向下观察左侧额漏斗，注意额漏斗全貌，其逐渐变窄最后至额窦口（白箭）。**B.** 左侧额漏斗的三维 CT 以及内镜观察靠近额窦口区域的同一位置的图像。**C.** 去除鼻丘气房后使用 70° 内镜观察左侧额隐窝；额隐窝朝向额窦口方向缩窄（白箭）

FO. 额窦口；Fi. 额漏斗；Fr. 额隐窝

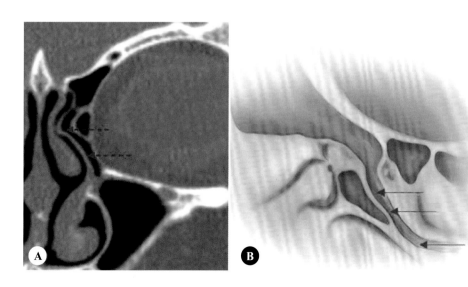

◀ 图 6-4　筛漏斗（红箭）是一个三维空间，位于钩突外侧，筛泡前下方，眼眶和上颌窦内侧，图片分别展示了筛漏斗的 CT 图像（**A**）和模式图（**B**）

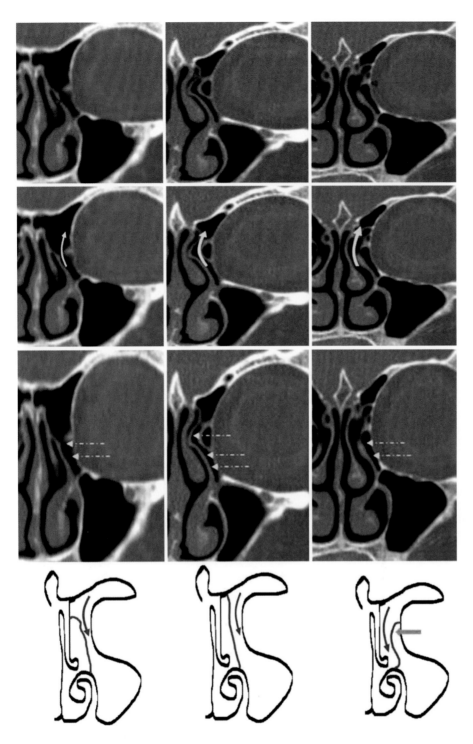

◀ 图 6-5 钩突（红线）上方附着处决定了额窦引流通道是通过中鼻道还是筛漏斗（黄箭）。当钩突向内侧附着于中鼻甲或颅底时，筛漏斗向上延续至额隐窝。当钩突附着于眶纸板时，额窦引流位于钩突内侧至中鼻道。当钩突附着于眶纸板，筛漏斗在上方以盲端形式终止形成"终末隐窝"（绿箭）。在最后这种情况时，额隐窝向钩突内侧引流至中鼻道

中鼻甲最前端与下方的鼻丘气房结合处被称为"腋部"。根据 Nicolai（第 2 章），所有筛泡前方的筛骨基板都由第一基板衍生而来（钩突和鼻丘气房）。除此之外，筛泡前方和中鼻甲垂直部外侧的全部基板就是钩突；鼻丘气房位于中鼻甲垂直部的鼻腔外侧壁附着处上方。当腋部被去除，鼻丘气房前部及鼻丘上气房就可以开放。如果鼻丘骨质未气化或气化不佳，探查中鼻甲腋部后上方的额隐窝就需要使

用带角度的内镜。

鼻丘气化良好的情况下最容易处理，去除鼻丘气房及其相关的前方气房后就可以使用小角度内镜直视额隐窝。但如果气房延伸超过额鼻嵴，那么切除会变得更加困难。有经验的外科医生处理位于额鼻嵴下方的鼻丘上气房（Kuhn 1 型和 Kuhn 2 型）相对容易。切除延伸至额鼻嵴上方进入额窦内的鼻丘上额气房（Kuhn 3 型和 Kuhn 4 型气房）则需要更多

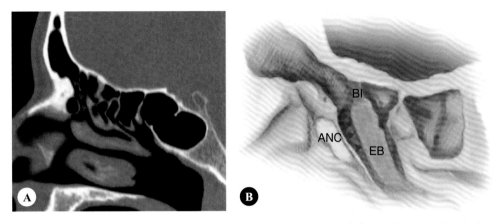

▲ 图 6-6 额隐窝前后界为前筛复合体，在最简单的情况下，额隐窝（红箭头）在鼻丘气房后方，筛泡和筛泡基板前方（若存在）

ANC. 鼻丘气房；BI. 筛泡基板；EB. 筛泡

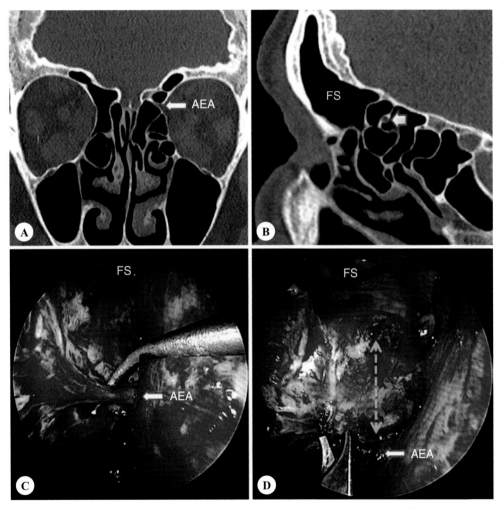

▲ 图 6-7 筛前动脉穿过筛窦颅底，自眼眶至筛顶，多位于筛泡基板附近（白箭）。偶尔可见筛窦气房过度气化，筛前动脉悬空，周围结缔组织包裹动脉并形成系膜样悬吊

A 和 B. 分别展示了左侧筛前动脉在 CT 冠状位和矢状位上的图像。C 和 D. 分别展示了 30° 和 70° 内镜下的图像。筛前动脉并不是紧邻额窦口后方，而是距额筛交界处后方有一段距离（黄色虚线箭），位于筛泡上方。图 D 中，作为颅前窝底手术的步骤，筛前动脉被电凝，但在内镜鼻窦手术中，应尽量避免损伤筛前动脉。AEA. 筛前动脉；FS. 额窦

的技巧、时间和经验。额窦间隔气房（额窦中隔）位于双侧额窦之间，术中可能需要切除这一气房来清除病变或者充分的开放额窦。

位于额窦引流通道后方的气房为筛泡、筛泡上气房以及筛泡上额气房（额泡气房）（图6-8）。当这些气房均存在时，术中开放额隐窝时，需要使用带角度的咬切钳或刮匙从气房内向额隐窝的方向，由后向前切除后部气房的前壁。通常在切除额筛气房时，手术策略是远离额隐窝，避免黏膜损伤及碎骨片堵塞引流通道。当筛泡上气房和筛泡上额气房存在时，为了避免损伤颅底，需要朝向额隐窝进行操作；也可以采用朝向后方颅底的方式操作，但操作必须很精细，以避免并发症。

当额隐窝后方的筛气房向上外侧延伸并气化眼眶上方的额板时，这些气房被称为眶上气房（图6-9）。眶上气房位于额窦的后外侧。眶上气房可以有多个，前方及后方的筛气房均可能气化超过眼眶。这些气房都独立开口于筛窦上部区域，这些开口有分隔隔开，而这些分隔在术中都需要清理。眶上气房的最前部与额窦之间存在分隔，其开口位于额窦开口的后外侧。在这种情况下，筛前动脉通常位于眶上气房开口后方。

总之，额筛气房影响额窦引流通道且对手术提出了更高要求。内侧额筛气房将额窦引流通道向外侧挤压，与之相反，外侧额筛气房将额窦引流通道向内侧挤压。额隐窝后方的额筛气房将额窦引流通道向前方推压，而前部气房会向后方挤压引流通道。导航系统不仅可以辅助术中切除，同时对于手术方案的制订也至关重要。无导航系统时，也可以使用其他技术确认是否成功进入额窦。在眉弓做小切口，借助微型环钻形成冲洗通道，在额隐窝内使用内镜观察生理盐水流出的部位，可以确定额窦引流通道。透照法则是另外一种区别额窦和额筛气房的方法。额窦的透照光位于前额且较为明亮，而额筛气房的透照光较暗且位置更接近内眦（图6-10）。

五、改善手术术野的准备

正式手术开始前，可以进行改善术野的准备。患者需要使用鼻腔减充血剂喷雾（0.05%盐酸羟甲唑林），在每侧鼻腔喷2喷，重复3次，每次间隔15min。根据患者的健康状况和麻醉技术要求，在术中平均动脉压保持在55~70mmHg，心率维持在每分钟60次以下[27]。图6-11展示了手术室的房间设置。显示器位于手术医生对面，另一台显示器位于助手对面。患者取仰卧位，头抬高10°~20°或采用躺卧

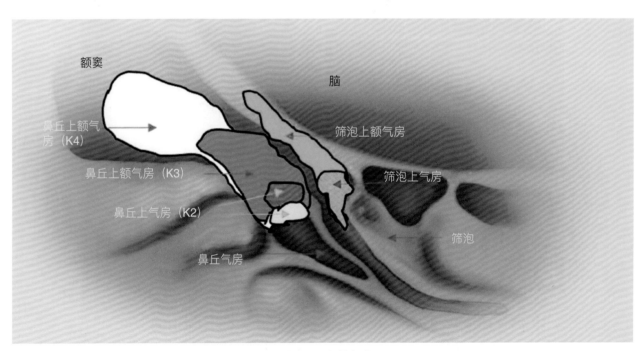

▲ 图6-8 额筛气房

位于额窦引流通道前方的气房为鼻丘气房、鼻丘上气房［Kuhn 1型（K1）或Kuhn 2型（K2）气房］、鼻丘上额气房［Kuhn 3型（K3）或Kuhn 4型（K4）气房］。位于额窦引流通道后方的气房为筛泡、筛泡上气房及筛泡上额气房

沙滩椅的体位。这一体位可以降低平均动脉压和中心静脉压，同时可以减少黏膜出血[28, 29]。作者还使用了肾上腺素棉片（健康成人浓度为1∶1000）。为避免错误注射，肾上腺素溶液用荧光素染成了黄色，同时手术台上所有溶液均要标识清楚。也有医生使用0.05%的盐酸羟甲唑林或4%的丁卡因棉片来替代肾上腺素[30]。在手术开始之前，在头灯或者鼻内镜下将浸有血管收缩剂的棉片放入鼻腔中，所有黏膜创伤导致的出血，即便是放置棉片过程中引起的，都可能对术野产生影响，影响手术速度和术后恢复。

作者在手术室中曾使用过单极及双极电凝。此处提到的血流动力学指标和药物剂量适用于健康成

年人，对于儿童和高风险人群需要做必要调整[30]。

六、鼻窦CT的术中回顾

如果术前和术中没有CT图像，就不应该进行额窦手术。在棉片放置于鼻腔麻醉的过程中，作者会用10～15min再次仔细阅读鼻窦CT，如果术中使用导航系统的话，会同时进行导航系统的校验。因此在这段时间内，既可以使鼻腔充分收缩，还可以进一步确认手术计划。通过阅片，充分了解钩突上端附着部位、额隐窝引流通道及相关额窦气房的关系（图6-12）。通过研究3个层面（冠状位、矢状位和轴位）的精细CT图像，构建额窦引流通道的三

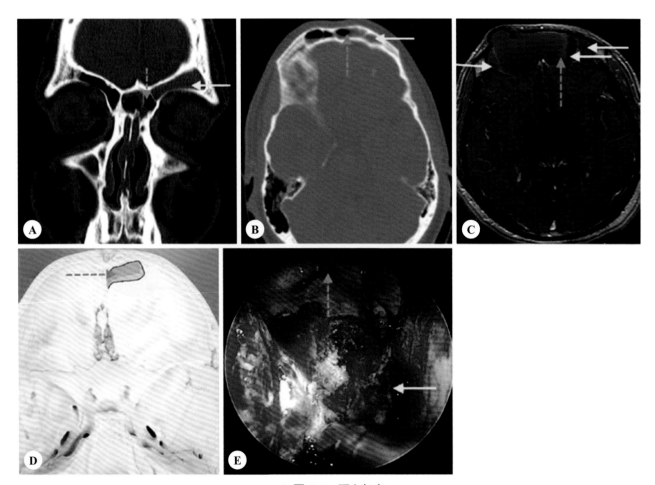

▲ 图6-9 眶上气房

当位于额隐窝后方的筛气房气化入眶顶壁后即形成眶上气房。A. 冠状位CT图像上分隔的额窦可能增加了眶上气房存在的可能性（黄箭）。B. 在轴位CT上，眶上气房（黄箭）位于额窦（蓝虚线箭）后外侧。图A和B中的患者因怀疑额窦病变而经历2次额窦内镜手术和1次额窦环钻术，均忽略眶上气房的存在，最终导致手术失败。C. 可以存在多个眶上气房，前筛气房和后筛气房都可能气化到眶顶。MRI扫描显示双侧黏液囊肿导致了额窦闭塞。左侧有2个眶上气房的黏液囊肿（黄箭），右侧有1个。D. 额窦（蓝色）和眶上气房（黄色）的轴位上的关系。每个眶上气房都有独立开口。E. 左侧鼻腔70°内镜视野，额隐窝和眶上气房切除后发现额窦（蓝虚线箭）位于第一个眶上气房（黄箭）的前内侧。吸引器头端指向为筛前动脉，它通常位于第一个眶上气房后方，而不是位于额窦和眶上气房的分隔

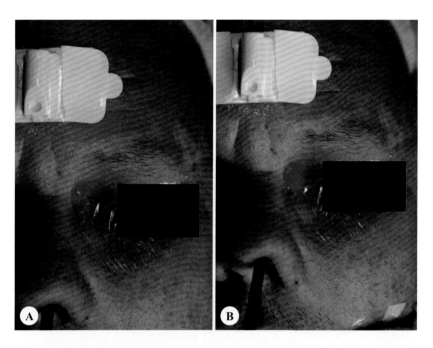

◀ 图 6-10　透照法对于确认额窦是否开放很有帮助，使用角度内镜透照额窦，发现其光线位于前额且较为明亮（**A**），而额筛气房在透照后发现光线位于内眦且较为暗淡（**B**）

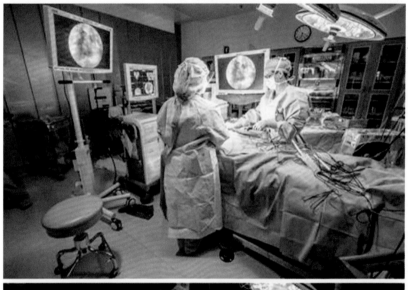

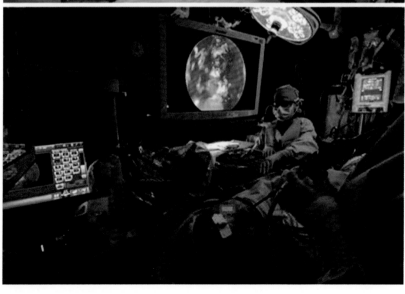

◀ 图 6-11　手术室设置，展示 **2** 台显示器以及导航系统的摆放位置。外科医生应该最大限度利用人体工程学来摆放显示器及调整术中姿势

维结构。通过使用导航软件，可以加强对三维结构的理解。在修正手术中，还要评估前期手术失败的原因，例如，瘢痕形成、中鼻甲漂移、筛窦气房残留、息肉复发或骨质增生，表6-3列出了编者对鼻窦CT判读的要点。然后制订手术计划，包括可能需要的鼻中隔成形术，有利于改善视野、方便器械操作和术后复查，确定额筛区域的手术进路和处理顺序。

七、CT图像与内镜解剖的对照

手术开始后，医生需要将鼻窦影像学解剖与术中所见联系起来。影像导航系统可以帮助术者确认内镜下所见到的解剖标志，特别是存在解剖变异和

行修正性手术的情况下（图6-13）。Wormald采用解剖模块的概念，以便于额隐窝的三维重建[20]。Nicolai及其团队[19]最近概述了一种很好的影像学评估方法，并通过"鼻丘-筛泡分型（"ABC"）方法分析额窦引流通道，这会在第2章讨论。作者联合使用这两种方法，如我们的视频所示。在评估所有平面的CT影像后，中鼻甲基板在矢状面上被标记出来（蓝色）。接下来，确定额窦引流通道（虚线）。最后，对额窦引流通道前后的气房进行识别、命名和计数。对额窦引流通道前面或后面的气房编号时，需从最下面的气房开始，这些气房需要在额窦开放术中进行辨别和解剖。图6-14至图6-16展示了3个案例，说明了如何使用"ABC"方法。接着，我们研究钩突

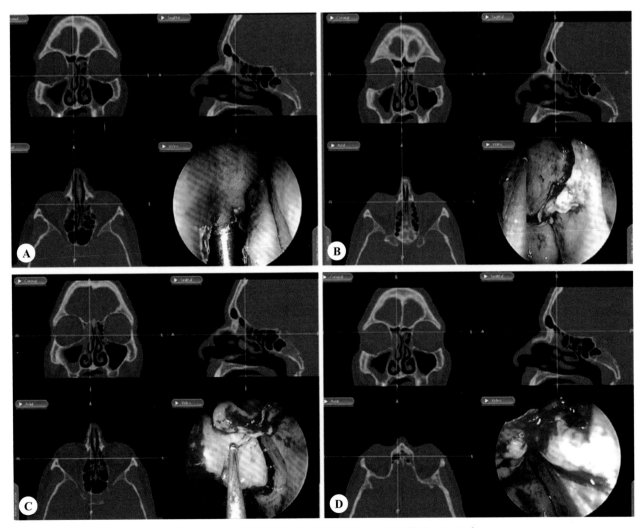

▲ 图 6-12　**A.** 右侧钩突；**B.** 鼻丘气房；**C.** 筛泡前壁；**D.** 额窦口

术者应该学会在轴位、冠状位和矢状位上识别内镜解剖的影像学相关结构；导航系统软件对这个过程非常有帮助。图片中，探针指向内镜标志，绿色十字准线表示影像学相关结构；额隐窝位于额窦口的下方，位于鼻丘气房和筛泡前壁之间

表 6-3	鼻窦 CT 额隐窝解剖的术中详细评估
前侧 （筛窦）	• 鼻丘气房：存在情况、大小 • 额筛气房的存在情况以及数量 • Ⅰ~Ⅳ型 / 鼻丘上气房或鼻丘上额气房 • 额鼻嵴的大小及气化程度
后侧 （筛窦）	• 筛泡（泡状筛房） • 筛泡上隐窝和筛泡基板存在情况 • 筛泡上方的气房分布情况 • 筛泡上气房 • 筛泡上额气房（额泡气房） • 眶上筛房（筛泡隐窝的后外方）
外侧	• 眶纸板 • 完整性 • 是否存在愈合性骨折以及是否突入筛区 • 形状 • 相对于上颌窦壁的位置（内侧或外侧）
内侧	• 中鼻甲 • 气化情况（泡状中鼻甲） • 位置（是否外移） • 反向弯曲 • 肥大或萎缩 • 完整性（既往切除全部或部分） • 筛板 • 完整性 • 筛板高度、坡度和对称性 Keros 分型 • 筛前动脉：位置以及是否为系膜包裹 • 额窦间隔气房（额窦中隔气房）
上侧	• 前筛顶的完整性、高度和坡度 • 额窦后壁的完整性和坡度
钩突	• 由于钩突上方附着处不同，钩突可能位于额隐窝的内侧或外侧

的上端附着部位（图 6-5）。然后利用这些信息进行解剖结构的准确识别，用于额窦手术过程（图 6-17），如视频 6-1 所示。

八、额窦手术切除范围："Draf"手术概述

额窦外科手术的一个常用分类是以 Wolfgang Draf 教授命名的，他应用显微镜 – 内镜技术建立额窦引流通道。Draf 教授根据额窦口周围和额窦底的切除范围将手术分为 3 类。表 6-4 进一步详细说明了 Draf Ⅰ 型、Draf Ⅱ 型和 Draf Ⅲ 型技术。Draf Ⅲ 型手术也被称为内镜下改良 Lothrop 手术（EMLP），此术式由 Harold Lothrop 医生于 1914 年阐述[31]。

Draf 教授将 Ⅰ 型额窦手术描述为移除"额窦口下方的阻塞性病变"[2]。在不干预额窦口的情况下，去除额隐窝内阻塞额窦引流通道的前上筛窦气房。这是涉及范围最小的额窦开放术，因为它只是暴露了额窦口，而没有实质性干预（图 6-18）。Draf Ⅱ 额窦手术包括常规扩大额窦口或引流通道，并进一步分为 2 个子类。Draf Ⅱ A 型在 Draf Ⅰ 型基础上，即切除占据额隐窝（额窦口下方的引流通道）的气房外，还进一步切除向上进入额窦口至额窦（额漏斗）的筛窦气房（图 6-19）。此术式扩大额窦引流通道，外侧以眶纸板为界，内侧以中鼻甲为界。在 Draf Ⅰ 型和 Draf Ⅱ A 型手术中，额筛气房的切除也被 Heinz Stammberger 教授描述为"剥蛋壳"技术[1]。Draf Ⅱ B 型手术进一步切除额窦底内侧部分，使额窦开放的内侧界到达鼻中隔 / 额窦中隔，从而实现最大宽度的单侧额窦开放，其范围从眶纸板到鼻中隔 / 额窦中隔（图 6-20）。Draf Ⅲ 型额窦手术（改良鼻内镜 Lothrop 手术）建立了一个双侧额窦（包括相关的额筛气房）的共同鼻腔引流通道。手术范围包括切除眶纸板之间的双侧额窦底、额窦中隔与气房以及邻近

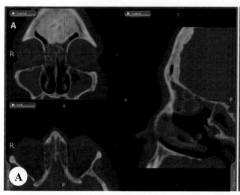
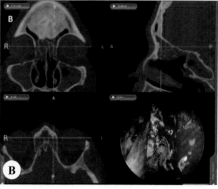

◀ 图 6-13 外科医生要熟悉影像学解剖关系，术前需在轴位、冠状面和矢状面上对鼻窦 CT 仔细研读，能够预判内镜下遇到的解剖结构

A. 手术计划阶段时研读 CT，提示左侧钩突附着于颅底；B. 术中内镜证实了影像学判断

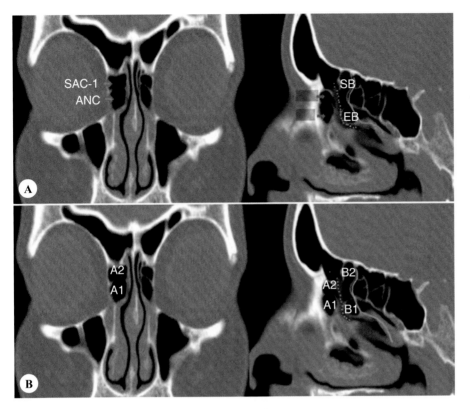

◀ 图 6-14 病例 1：右侧额窦引流通道的影像学评估（矢状位的黄色虚线），蓝线表示中鼻甲基板（矢状位）

A. 在前方，患者有一个大的鼻丘气房（ANC）和一个小的鼻丘上气房（SAC-1）。在后部，额窦引流通道后方为一个小筛泡（EB）和一个大的筛泡上气房（SB）。
B. 显示 "ABC" 方法，该患者有 2 个前部（A1、A2）气房和 2 个后部（B1、B2）气房需要切除

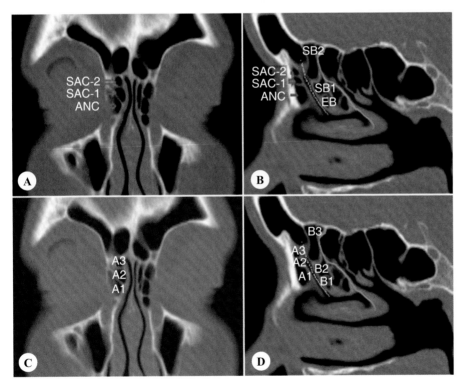

◀ 图 6-15 病例 2：右侧额窦引流通路的影像学评估（矢状位的虚线）。在矢状位上，蓝线标示中鼻甲基板

A 和 B. 在前面，患者有一个中等大小的鼻丘气房（ANC）和 2 个小的鼻丘上气房（SAC-1、SAC-2）。在后方，额窦引流通路为一个小的筛泡（EB）和 2 个筛泡上气房（SB1，SB2）。
C 和 D. 显示 "ABC" 方法。该患者 3 个前部气房（A1、A2、A3）和 3 个后部（B1、B2、B3）气房需要切除

的鼻中隔上部。通过双侧额窦融合形成一个共同腔，尽可能实现最大宽度，而新的骨质边界范围由外侧的眶纸板、后方的颅底以及前方的额窦前壁构成（图 6-21）。

九、鼻内镜下额隐窝区手术的基本步骤

额隐窝区手术可以采取多种方式，但应遵循一些通用原则。认真解剖并保留额隐窝黏膜是成功关键。外科医生需要使用为额窦手术设计的专用器械

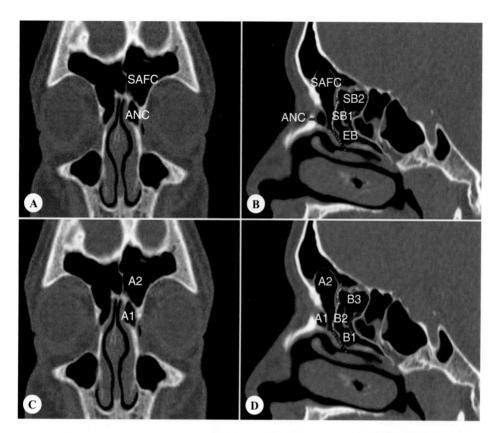

◀ 图 6–16　病例 3：左侧额窦引流通道的影像学评估（矢状面上的黄色虚线）。在矢状位上，蓝线标示中鼻甲基板

A 和 B. 在前面，患者有一个小的鼻丘气房（ANC）和一个非常大的鼻丘上额气房（SAFC）。鼻丘上额气房需要更多时间和技巧来切除。后部，额窦引流通道由一个小筛泡（EB）和两个筛泡上气房（或间隙；SB1、SB2）所限制。C 和 D. 展示"ABC"方法；该患者有两个前部气房（A1、A2）和 3 个后部（B1、B2）气房或间隙需要切除

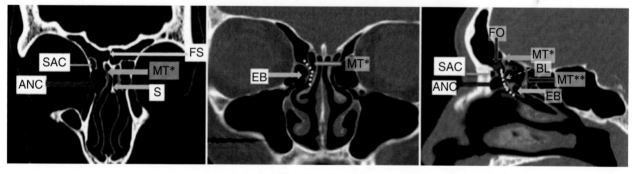

▲ 图 6–17　CT 评估

额窦引流通路（黄色点线）的影像学解剖，应仔细评估并且在脑海中标记出来。此处展示冠状位和旁矢状位的 CT 图像。亮绿色箭头指向筛泡（EB），白色虚线箭指向筛泡基板（BL），深红色箭头指向鼻丘气房（ANC）。粉红色箭头指向中鼻甲（MT*）垂直部前端的附着处，而蓝色箭头指向中鼻甲（MT**）基板（第二部分）。红色箭头指向额窦开口（FO，红色哑铃状）。橙色箭头指向鼻丘上气房（SAC）。脊状黄色箭头指向额窦中隔（FS），浅绿色箭指向鼻中隔型（S）

（见上文），图 6–22 展示了常用的基本额窦器械。应使用咬切工具和动力系统对黏膜进行锐利切割，以避免其从眶壁或颅底骨表面剥离。随意的黏膜剥离和不必要的骨质暴露容易引起炎症反应，从而导致术后狭窄[3]。一般来说，额窦开放的最小直径应为5mm。我们概述了额隐窝区域手术的基本步骤和需要遵循的技术原则。

1. 在鼻内镜手术中，患者体位需要摆放舒适。眼

部需要覆盖并暴露于视野中。术中需要经常检查和触诊眼睛，以确保没有眶内血肿。眼眶触诊有助于准确定位眶纸板的骨质缺损，因为可以在筛窦和额窦区域观察到膨出的眶内容物的活动。

2. 反向角度内镜在额窦手术中很有用（图 6–23）；鼻内镜柱体和镜头朝向同一方向。这有利于器械的自由移动，并且在需要"双人四手"操作时也很有用。

3. 在进行任何解剖操作前，都要行鼻内镜检查并

技 术	解 释
	表 6-4　额窦手术的内镜技术
Draf Ⅰ 型	切除额窦口（额隐窝）下方的筛窦气房，不涉及额窦口探查
Draf Ⅱ 型	探查额窦口区域并完全切除所有前筛气房
Draf Ⅱ A 型	扩大整个额窦引流通道，形成一个外达眶纸板和内至中鼻甲的额窦引流通道
Draf Ⅱ B 型	在 Draf Ⅱ A 型额窦手术的基础上，Draf Ⅱ B 型进一步切除额窦底内侧部分，达到鼻中隔或额窦中隔。这使额窦引流通道从外侧眶纸板直至内侧的鼻中隔 / 额窦中隔。此术式获得单侧最宽的额窦开口
Draf Ⅲ 型（内镜改良 Lothrop 手术）	为双侧额窦（和相关的额筛气房）建立一个共同的引流通道进入鼻腔。此手术包括切除双侧额窦底、所有相关的额筛气房、额窦中隔和邻近的鼻中隔上部
"上 – 下"技术	鼻内镜下额窦外进路环钻辅助的额窦骨成形术
球囊辅助额窦开放术	单独用球囊扩张额隐窝或用于辅助传统的内镜额窦手术

Draf Ⅰ 型

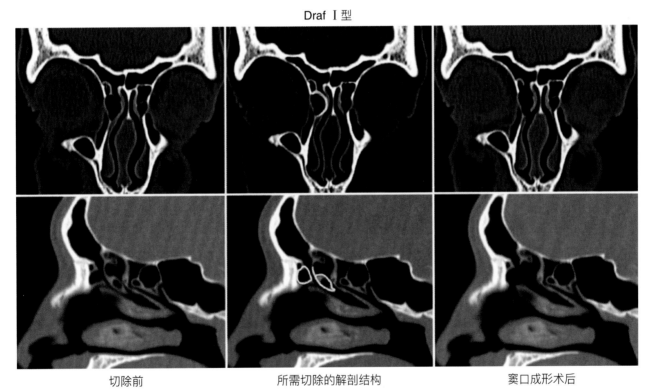

切除前　　　　　　　　　所需切除的解剖结构　　　　　　　　　窦口成形术后

▲ 图 6-18　**Draf Ⅰ 型**手术包括切除"额窦口以下的阻塞性病变"，前上部分的筛窦气房阻挡了额窦引流通道，将其清除暴露额窦口，并未触及额窦口，图中显示所切除结构的范围，请参考图 6-17 所示标注

识别解剖结构和定位标志。在初次额窦手术中，钩突、上颌线、中鼻甲、中鼻甲腋部、筛泡、半月裂和漏斗都需要识别出来（图 6-24）。在修正性额窦手术中，外科医生需要识别上述残存结构（如果存在）。在修正性手术，许多结构已切除，此时识别上颌线 / 鼻泪管、眶底、眶纸板、颅底和残留筛窦结构显得至关重要（图 6-25）。在修正性手术中，也需要对先前手术失败的原因评估，包括识别中鼻道瘢痕、中鼻甲外移、残留的筛窦气房、息肉、新骨生成及肿瘤等。

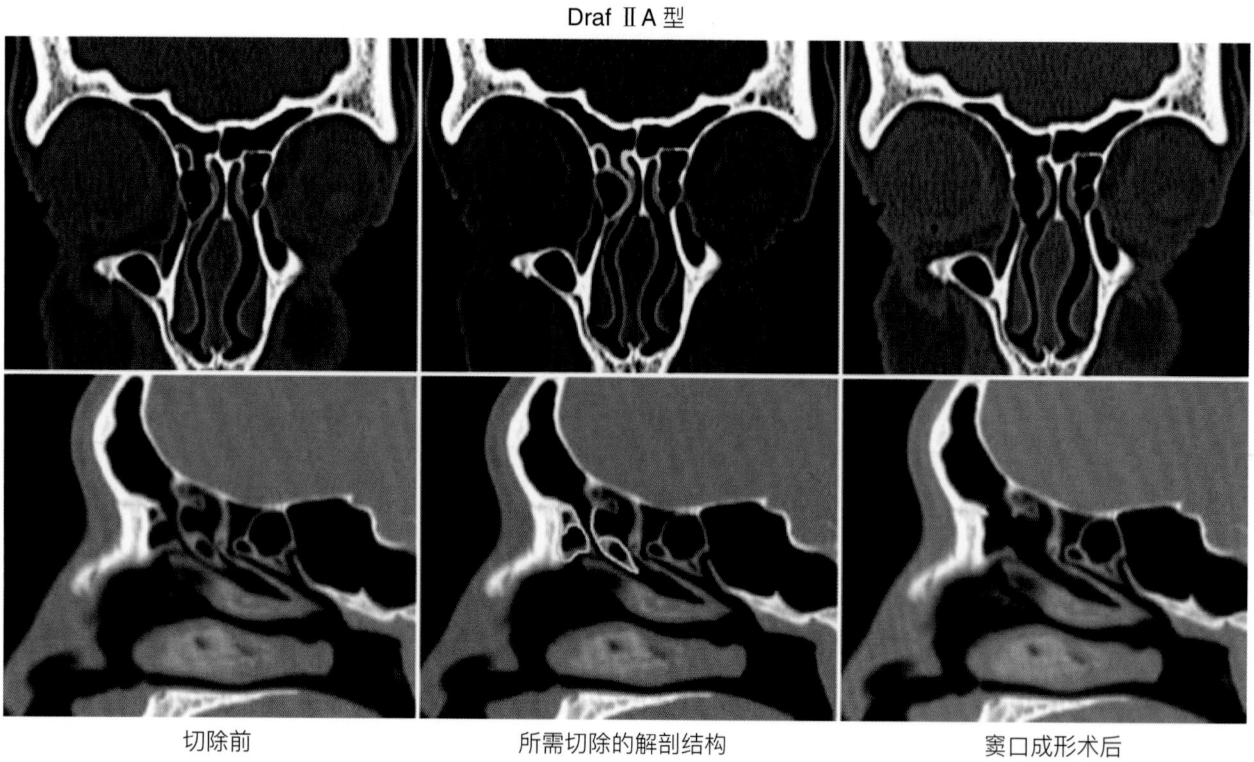

Draf ⅡA 型

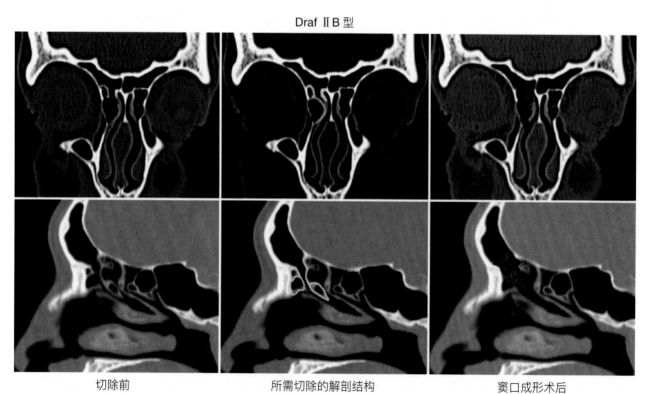

切除前　　　　　　　所需切除的解剖结构　　　　　　　窦口成形术后

▲ 图 6-19　在 **Draf Ⅰ** 型手术切除额隐窝气房的基础之上，**Draf ⅡA** 型手术同时切除向上进入额窦口到达额窦（即额漏斗）的筛窦气房，图中的绿色区域显示了切除范围，请参考**图 6-17** 所示标注

Draf ⅡB 型

切除前　　　　　　　所需切除的解剖结构　　　　　　　窦口成形术后

▲ 图 6-20　**Draf ⅡB** 型手术进一步切除额窦底内侧部分，使额窦开放术的内侧界到达鼻中隔，从而实现最宽的单侧额窦开放，切除范围从眶纸板到鼻中隔，图中显示所切除结构的范围，请参考**图 6-17** 所示标注

Draf ⅢB 型

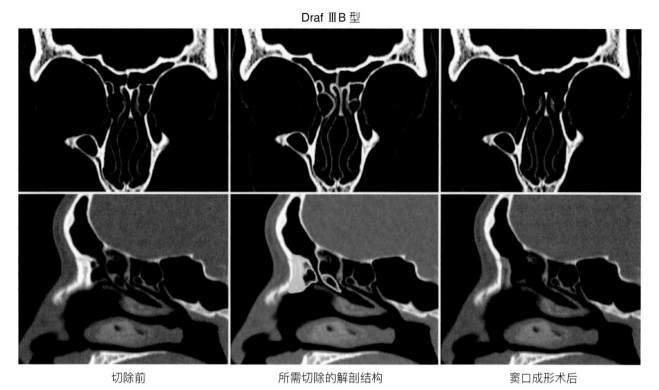

| 切除前 | 所需切除的解剖结构 | 窦口成形术后 |

▲ 图 6-21　**Draf Ⅲ型**手术包括切除眶纸板之间的双侧额窦底，连同额窦中隔和气房以及邻近的鼻中隔上部，图中显示了所切除结构的范围，请参考图 6-17 所示标注

4. 用约 1ml 利多卡因与 1% 肾上腺素 1∶100 000 比例的溶液在中鼻甲腋部行浸润注射（视频 6-2）。将浸有 1∶1000 肾上腺素的棉片挤压后放在中鼻道和中鼻甲腋部（图 6-26）。于筛泡内侧的中鼻甲基板上做 1cm 长的"减张"切口，有助于保持中鼻甲处于内侧位置和清晰的视野（视频 6-3）[32]。

5. 如果所有鼻窦都需手术处理，在完成上颌窦开放和蝶、筛窦开放后再进行额隐窝手术。保留钩突与筛泡的最上部分和有助于辨别额隐窝通道（图6-27）。这个操作顺序可以识别眶纸板和筛窦颅底。通过早期识别眶纸板，可以避免误伤眼眶。

6. 如行单纯额窦开放术，我们将按以下步骤进行：使用零度内镜，将上颌窦探针通过半月裂孔探入筛漏斗。轻轻内移钩突与眶壁分离，有助于识别钩突在上颌线的前部附着处。上颌线是手术操作的前界，防止损伤鼻泪管。接下来，在钩突垂直部的上 2/3 和下 1/3 的交界处，用儿童反张咬钳逆行钩突切除术，切除中间 1/3 部钩突（图 6-28）。在较低位置切除钩突，不要将其盲目地推入筛漏斗，有助于防止误伤眶壁。由于筛泡和筛泡基板是额隐窝的后界，在解剖额隐窝前不必开放筛泡。这种"筛泡保全"技术能够在尽量减少筛窦开放的情况下进行额窦开放术（图 6-29）。这可使后续手术操作保持在脆弱的筛板外侧板和筛前动脉的前方进行。

7. 此后，术者可以更换 30° 或 45° 内镜探查额隐窝，确定额窦引流通道。额窦引流通道位于筛泡前方、鼻丘气房后方、钩突上部的内侧或外侧（视其附着部位而定）。术前 CT 检查有助于确定引流通道是在钩突上部附着处的内侧还是外侧。此步骤应使用 45° 额窦弯探针。探头必须无阻力通过，而不得强行穿入。当钩突附着于颅底或中鼻甲时，额窦向钩突上部外侧引流，向钩突外侧探入的探头可自筛漏斗轻松通过额隐窝并经额窦口进入额窦（图 6-30）。在完成蝶筛开放术后，应探查残留的钩突以及筛漏斗区域（图 6-31）。可以用额窦长颈咬切钳切除附着于上颌线的钩突上部，也可以用 40° 微切割钻或两者配合完成，由此暴露筛漏斗上部。当钩突向外侧附着在眶纸板或筛泡时，位于钩突内侧的探针将穿过钩突上端附着处与筛板外侧板之间的额隐窝，从而进入额窦口（图 6-32）；如果探头从外侧穿过钩突上端附着处，会受阻于终末隐窝中而无法通过。视频 6-4 显示了一例患者的钩突附着于筛泡上，通过中鼻道解剖额隐窝。

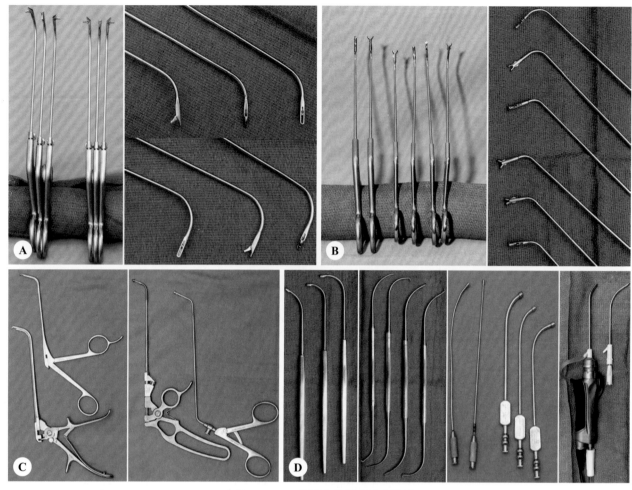

▲ 图 6-22　一些基本的额窦手术器械

A. 不同长度的长颈咬切钳（45°和 90°）。B. 带角度的（45°、60°和 90°）、不同长度的长颈杯状钳（非咬切）。C. 不同尺寸和长度的 Kerrison 咬骨钳（A）和蘑菇头咬钳（B）。D. 不同角度的刮匙（45°、60°和 90°）；不同长度、角度（45°、60°和 90°）和方向的额窦探针；不同大小和角度的弯吸引管和一个可弯曲塑形的吸引管；具有不同角度（40°、60°）和尺寸（2.9mm，4mm）的微切割钻

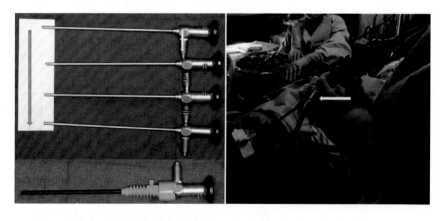

◀ 图 6-23　反角度鼻内镜有助于额窦手术

绿箭指向鼻内镜立柱的方向；在反向角度内镜中，立柱与镜头方向一致，便于观察额窦（箭）。这些内镜可使用反角度的鼻内镜冲洗套。反角度鼻内镜的使用有助于保持摄像头和光缆远离鼻孔，便于器械使用和双人四手操作

　　8. 也可以选用零度内镜，切除钩突上端，显露筛漏斗上部（图 6-33A）。接着用 Kerrison 咬骨钳切除中鼻甲腋部（图 6-33B 和 C），暴露鼻丘气房前壁（图 6-33D）。然后切除鼻丘气房的前壁和下半部分

（图 6-33E）。额隐窝位于筛泡前面和鼻丘气房后壁之间（图 6-33F）。此时，可使用 30°内镜和 45°额窦探针探查引流通道（图 6-34A）。同样，操作必须轻柔，注意不能将探针穿透骨性间隔。

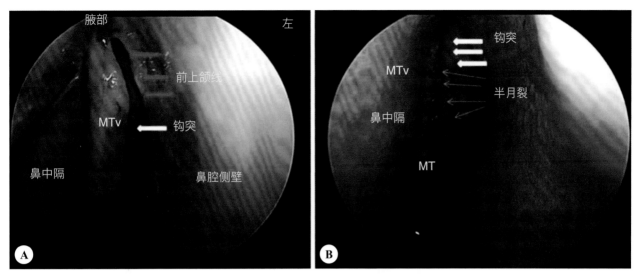

▲ 图 6-24 左侧额窦初次手术中的内镜标志

MT. 中鼻甲；MTv. 中鼻甲垂直部

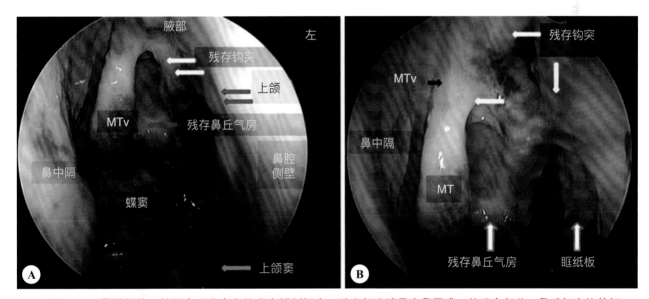

▲ 图 6-25 需要行修正性额窦手术患者的术中解剖标志。垂直部残端是中鼻甲唯一的残存部分，鼻丘气房的前部和下部也已被切除

MT. 中鼻甲；MTv. 中鼻甲垂直部

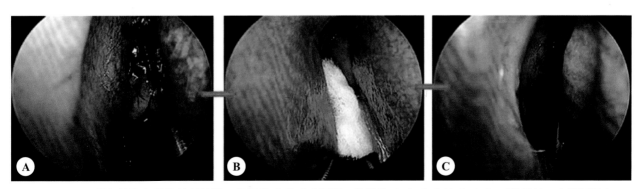

▲ 图 6-26 局部使用血管收缩剂棉片可以显著改善手术视野，收缩前（A）和收缩后（C）对比明显，中间展示右侧中鼻道放置收缩用棉片

早期识别和切除鼻丘气房利于使用小角度内镜解剖额隐窝，方便手术操作[20]。如果鼻丘气房气化不良，可以掀起腋部黏膜瓣，磨除鼻丘骨质，可以达到同样效果[33]。做腋部黏膜瓣和磨除鼻丘骨质并不是作者的常规步骤。然而，当鼻丘气房气化良好时，我们更倾向于用穿透式咬切钳或咬骨钳切除腋部，以改善额隐窝视野，便于使用角度较小的内镜和器械进行。先切除鼻丘气房便于应用"筛泡保全"

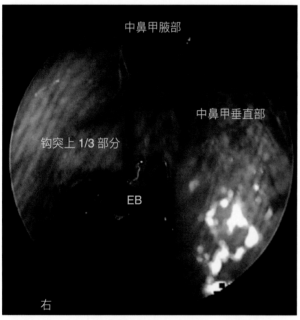

▲ 图 6-27　在初次额窦手术中，钩突上 1/3 部分及筛泡顶部作为内镜手术的解剖标志，图片展示右侧中鼻道术中情况

EB. 筛泡

技术解剖额隐窝，尽管此技术的临床适应证有限。

9. 接下来，将弯曲的额窦刮匙小心地放在鼻丘气房的后面和上方，用刮匙刮除鼻丘气房的顶壁，前后松动将气房完全刮除（"剥蛋壳"）（图 6-34B 和 C）。为了开放额窦引流通道，需要将钩突上方附着部全部切除。带角度的额窦长颈钳和微切割钻在这一步很有用（图 6-34C 和 D）。如果存在鼻丘上气房和鼻丘上额气房，必须对其进行识别（图 6-34D）。在这些气房存在的情况下，额窦探针无法顺利的从上方通过，会触及气房顶壁而受阻（图 6-34E）。应按照与移除鼻丘气房相似的方式，顺序移除鼻丘上气房和鼻丘上额气房。这可能需要使用 70° 内镜和更多带角度器械（图 6-35；视频 6-5）。去除鼻丘气房、鼻丘上（额）气房和钩突后，即可确定额窦口（图 6-35F）。

10. 下一步是切除额隐窝后部的筛窦气房（图 6-36A 至 D，视频 6-5），完成额窦手术（图 6-36E）。额隐窝后部气房可基本分为筛泡、筛泡上气房或筛泡上额气房。筛窦颅底很容易在后组筛窦中辨认出来。用咬切器械锐性切开中鼻甲基板。当解剖筛泡上气房的内侧部分时，首先要确定筛板外侧板位置。要注意筛前动脉的位置，在此区域操作时要注意。筛前动脉通常借筛泡上隐窝或气房与额窦口相隔（图 6-7）。可用一个弯曲的额窦刮匙、额窦咬切钳和 40° 微切割钻小心地移除筛窦气房显露额窦口区域（图 6-36）。

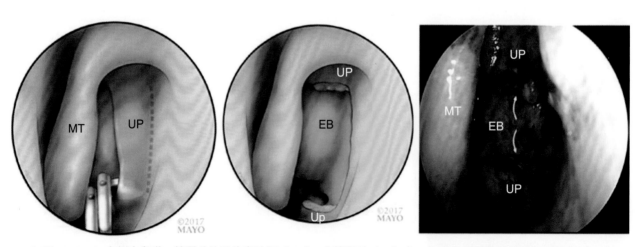

▲ 图 6-28　A. 左侧中鼻道，筛漏斗位于钩突外侧（UP），在筛漏斗（EI）中，儿童反张咬钳的尖端位于钩突（UP）外侧。B. 左侧钩突的中 1/3 被切除，以显露筛漏斗（EI）。C. 内镜下对比示意；黄箭指向钩突残端外侧的筛漏斗的上、下面

MT. 中鼻甲；EB. 筛泡

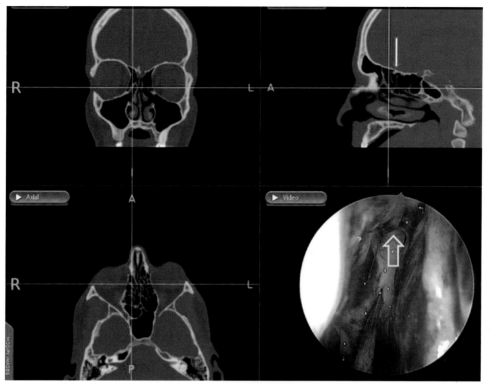

▲ 图 6-29　筛泡保全技术

由于筛泡和筛泡基板是额隐窝的后界，在解剖额隐窝前，不必开放筛泡。内镜图像显示导航探针放置在筛泡前壁，黄箭指向右侧额窦开口。影像学三维平面图上的绿色十字线显示，筛泡保全技术可使操作始终保持在脆弱的筛板外侧板和筛前动脉（白箭）的前方

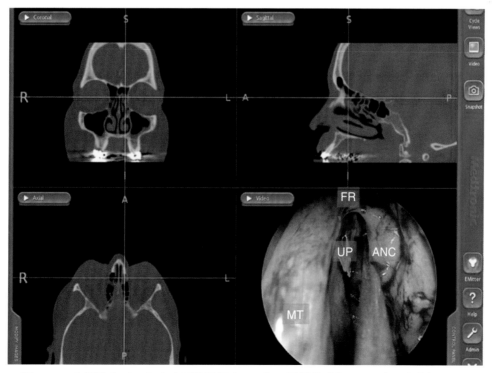

▲ 图 6-30　左侧钩突（UP）向上附着于颅底，正如三维导航成像所示，在额隐窝解剖中，以钩突为导向，探针从钩突外侧通过并轻松穿过额窦口

MT. 中鼻甲；ANC. 鼻丘气房；FR. 额隐窝

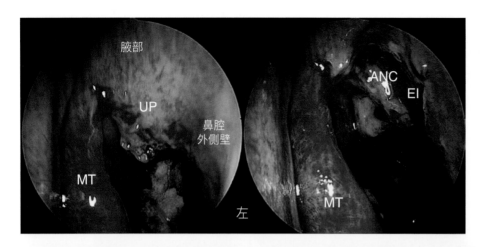

◀ 图 6-31 在完成蝶筛开放术后，应观察残留的钩突（**UP**）以及筛漏斗（**EI**）区域，切除钩突上部后即可暴露筛漏斗上部

MT. 中鼻甲；ANC. 鼻丘气房

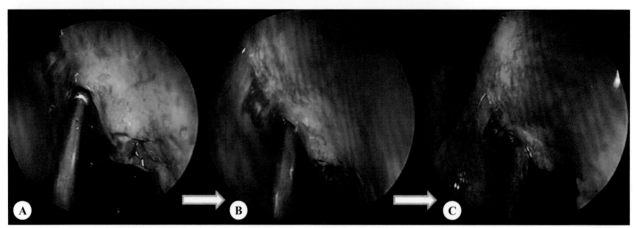

▲ 图 6-32 **A.** 当钩突向外侧附着在眶纸板或筛泡时；**B.** 位于钩突内侧的探针将穿过钩突上端附着处与筛板外侧板之间的额隐窝，从而进入额窦口；**C.** 探头必须轻松通过且无阻塞，以确认进入额窦口区域

11. 移除额窦口下方的所有相关筛窦气房，完成 Draf Ⅰ 型额窦开放术（视频 6-1）。如果通过切除额鼻嵴和扩大眶纸板与中鼻甲垂直板之间宽度，额窦口进一步加宽，就转换为 Draf ⅡA 型额窦开放术。如果额隐窝上部的筛窦气房也被切除，Draf Ⅰ 型术式即转换为 Draf ⅡA 型额窦开放术（图 6-34 至图 6-36；视频 6-5）。

12. 如果进一步切除中鼻甲垂直部内侧的额窦底至额窦间隔或鼻中隔，扩大额窦口，则 Draf ⅡA 术式就转换为 Draf ⅡB 型术式（图 6-37A 至 C）。在 Draf ⅡA 型手术中，如果发现存在广泛的骨炎，严重的炎症和广泛的黏膜剥离，则可以考虑使用 Draf ⅡB 型手术以最大限度地扩大窦口并降低狭窄的风险。Draf ⅡB 型手术可以最大限度地扩大开口，降低窦口狭窄风险。Draf ⅡB 型手术可使用手动器械操作（视频 6-6）。然而，如果额鼻嵴和鼻底区域存在增厚的骨质，则应使用带角度的骨磨钻处理，以加快手术进程（视频 6-7）。对 Draf ⅡB 型手术有用

的器械包括带角度的额窦蘑菇头咬钳和带角度的额窦 Kerrison 咬骨钳。一旦 Draf ⅡA 型手术完成，带角度的额窦咬切钳可以准确切除插入额窦底的中鼻甲垂直部。器械应始终在远离颅底的方向打开。必须注意切除不要超过额窦底后方，因为这可能会导致筛板外侧板的损伤，并导致脑脊液漏（视频 6-8）。可以用带角度的额窦蘑菇头咬钳和额窦 Kerrison 咬骨钳或骨钻去除额窦底和额鼻嵴区域。如果额鼻嵴无黏膜覆盖，应使前后径（矢状）尽可能宽一些，因为骨质裸露容易引起骨炎和瘢痕。黏膜移植或支架（硅胶或药物洗脱支架）也可以考虑。

13. 所有脓液或变应性黏蛋白都可以留细菌学和真菌培养。息肉可以用 40° 和 60° 的微切割钻去除。头部可旋转的微切割钻刀片可用于去除额窦底后壁的大块息肉。如果有轻微的息肉样变，可以轻轻地挤出液体，而不是去除黏膜，以避免无意中造成骨质裸露的风险。切除的息肉和组织应送病理学检查。

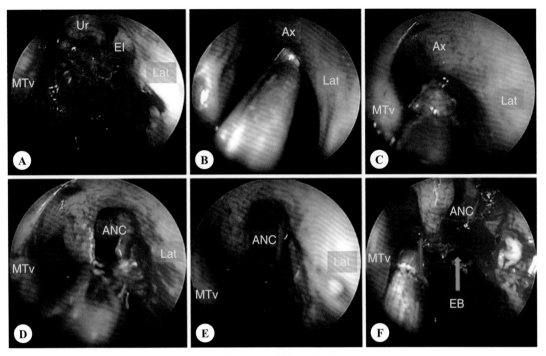

▲ 图 6-33 左侧鼻腔手术

可选方案之一，使用 0° 内镜，切除钩突上部，露出筛漏斗上端（A）。接下来，用 Kerrison 咬骨钳切除中鼻甲腋部（B 和 C），暴露鼻丘气房（D）前壁。然后切除鼻丘气房前壁和下半部分（E），额隐窝位于筛泡前壁和鼻丘气房后壁之间（F）。Ur. 钩突残端；EI. 筛漏斗；Lat. 鼻腔外侧壁；ANC. 鼻丘气房；EB. 筛泡；MT. 中鼻甲；MTv. 中鼻甲垂直部分；Ax. 腋部

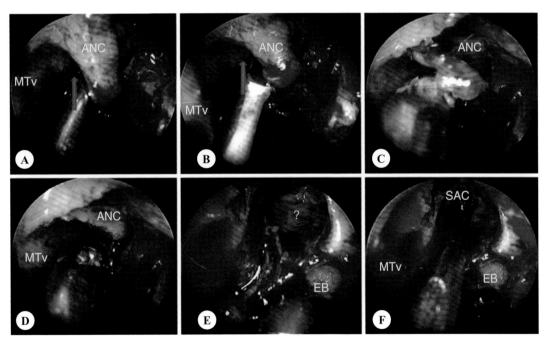

▲ 图 6-34 左侧鼻腔手术

可使用 30° 内镜和 45° 额窦探针探查和辨识引流通道（A）。同样，这必须在没有任何阻力的情况下进行，而且决不能用探针穿透骨隔。将鼻丘气房向侧方推压，然后借助刮匙（B）和微吸切器（C 和 D）切除其顶壁。较大的鼻丘气房可能会与额窦混淆（E）。然而，如图 F 所示，额叶探针在触及气房顶壁后受阻；因此，该气房不可能是真正的额窦，很可能是一个鼻丘上气房（SAC）。ANC. 鼻丘气房；MT. 中鼻甲；MTv. 中鼻甲垂直部；EB. 筛泡

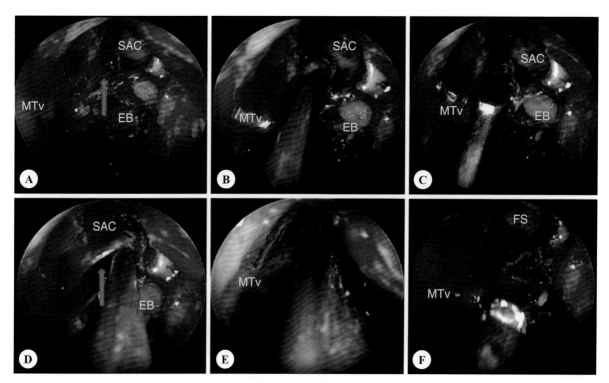

▲ 图 6-35 左侧鼻腔手术

向侧方推压鼻丘上气房（A），然后借助刮匙（B）和微吸切器（C 和 D）移除气房顶壁，类似于切除鼻丘上气房。此时会看到真正的额窦。SAC. 鼻丘上气房；MTv. 中鼻甲垂直部；EB. 筛泡；FS. 额窦

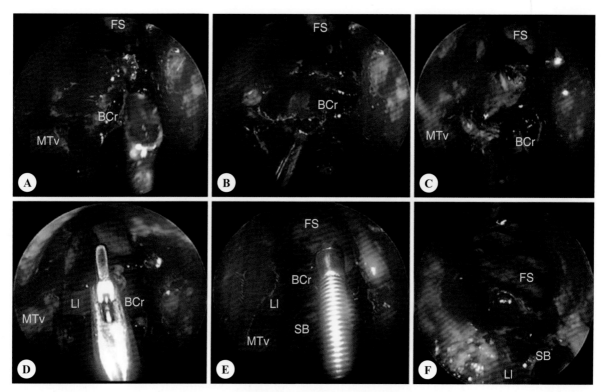

▲ 图 6-36 左侧鼻腔手术

通过去除残余的筛泡复合体（A 至 E）清理额隐窝后部。术中必须小心观察筛板外侧板和筛窦颅底。咬切器械、带角度的微切割钻、蘑菇头咬钳有助于手术。此时成形的额窦口（F）应能平滑的从额窦后壁过渡到前筛窦颅底。BCr. 残留的筛泡复合体；MTv. 中鼻甲垂直部；FS. 额窦；SB. 颅底；Ll. 筛板外侧板

14. 使用可弯曲吸引器对额窦进行轻柔而大量的冲洗，以清除所有骨屑、脓液和碎片。

15. 可局部使用 1∶1000 肾上腺素止血，必要时可使用带角度的双极电凝。

16. 在手术结束时，如果中鼻甲有外移倾向，可以进行中鼻甲内移手术。可以搔刮中鼻甲内侧面和对应区域的鼻中隔黏膜。内移位置通过放置可吸收或不可吸收的填充物或缝线固定。作者使用缝合固定技术（视频 6-9）。替代方法包括中鼻甲前缘成形，尤其是当鼻甲存在反张曲线，或者放置中鼻道分隔片或支架来防止中鼻甲外移。

（一）球囊辅助的额窦开放术

球囊辅助扩张是近年来应用于额窦手术的一种技术。球囊辅助扩张额窦引流通道可在不切除组织的情况下解决窦口阻塞。支持者们列举了一些优点，包括利于保护黏膜、加速愈合、降低并发症发生率，以及可以在门诊局麻进行。球囊辅助扩张可作为内镜下额窦开放术中的辅助探查工具（"混合"技术；视频 6-10）或作为独立技术手段使用。第 10 章详细介绍了这项技术。

（二）特殊情况

1. 在沿筛窦颅底区域操作时必须谨慎，特别是当筛前动脉因筛窦过度气化而暴露明显时。如果筛前动脉损伤，外侧动脉残端回缩到眼球内，会导致迅速增大的眶内血肿。如果动脉受损，应使用双极电凝仔细地烧灼动脉的内侧和外侧断端（图 6-38）。使用单极电凝可能会导致颅底损伤和脑脊液漏。

2. 当鼻丘上气房存在时，这些气房在鼻丘气房切除后常被误认为是额窦。通过仔细分析额窦 CT 矢状位重建图像，我们可以预判这些气房的存在。鼻丘上气房总是位于真正的额窦的前方和侧方（图 6-8）。高位操作时可能需要 70° 内镜和 70°～90° 加长额窦器械（视频 6-5）。在去除这些气房的过程中，透照试验通常显示照明区域局限于内眦区周围。一旦真

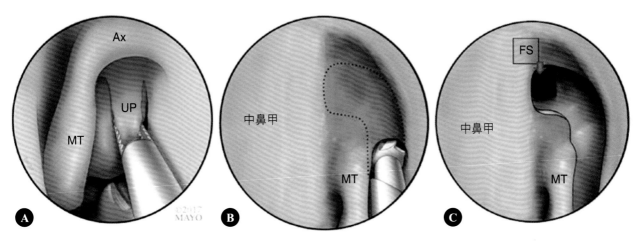

▲ 图 6-37　左侧 Draf ⅡB 型手术过程的示意

Draf Ⅰ型或 Draf ⅡA 型窦口成形术（A）扩大至额窦中隔或鼻中隔，这可以通过进一步切除中鼻甲垂直部（B 和 C）内侧的额窦底来实现。Ax. 腋部；MT. 中鼻甲；UP. 钩突；FS. 额窦

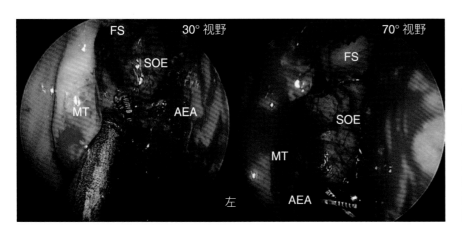

◀ 图 6-38　左侧眶上气房和额窦病变患者（筛前动脉损伤）

沿颅底清除气房间隔时必须谨慎，尤其是当筛前动脉因筛窦气化而暴露时，如本例患者，其出血可用双极电凝迅速控制，然后将动脉切断。FS. 额窦；MT. 中鼻甲；SOE. 眶上筛房；AEA. 筛前动脉

正的额窦被打开，整个额窦都可以被透照（图 6-10）。此外，额窦内矢状嵴的出现也很好地证实真正的额窦已经被开放（图 6-39）；额筛气房没有这些分隔。使用计算机导航系统也有助于确认额隐窝的解剖结构，并顺利进入额窦。

3. 当筛泡上额气房存在时，即使钩突和筛泡上气房被切除，也可能看不见额窦开口。这种情况下，首先要切除筛泡，再从后向前解剖颅底。如果应用球囊辅助手术，医生必须意识到球囊导丝可能会首先进入筛泡上气房。如果这个气房被误认为是额窦，不仅会错过真正的额窦，而且球囊向前扩张后可能会使鼻丘上额气房塌陷，加重额窦阻塞。

（三）Draf Ⅲ型入路（内镜改良 Lothrop 手术）

Draf Ⅲ型额窦开放术（内镜改良 Lothrop 手术）用于建立尽可能宽的双侧额窦至鼻腔的共同引流通道（表 6-4）。所有相关联的额筛气房（额窦间隔气房、筛泡上气房、筛泡上额气房等）也被纳入这一共同腔。这需要切除双侧眶纸板之间的额窦底和相关额筛气房，以及同时切除额窦间隔和邻近的鼻中隔上部（图 5-21）。其目的是将双侧额窦融合为一个共同腔，在 2 个绝对边界之间形成最大宽径，即两侧为眼眶、后方为颅底、前方为额窦前壁。内镜下 Draf Ⅲ型手术可以通过几种不同的技术来完成，例如，"由内向外""由外到内""经中隔"入路。

"由内向外"技术之所以命名，是因为磨除是从额窦口开始，并向外扩展，向前朝向额鼻嵴，向外朝向上颌骨额突。"由外向内"技术首先从额鼻嵴区域和额窦底磨除，最后与额窦开口融合（视频6-10）[34]。第 8 章将进一步详细描述由外向内的 Draf Ⅲ型技术。经鼻中隔技术，此技术沿着鼻中隔上方，使用前上部分切除术作为起始和识别额窦[35-37]。

下面的步骤详细介绍作者的"由内向外"方法（图 6-40 至图 6-42；视频 6-11）。

1. 双侧额窦开放术如上所述。

2. 前上鼻中隔切除术是在额窦底的尾端区域进行的。鼻中隔切除的高度和长度为 1.5～2cm。鼻中隔切除术后在两侧鼻腔均能看到中鼻甲腋部和垂直部。鼻中隔切除术应该一直延伸到鼻中隔附着

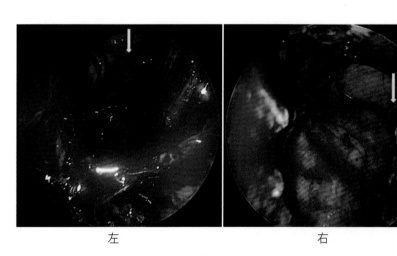

左　　　　　　　右

◀ 图 6-39　额窦内矢状嵴的出现也很好地证实真正的额窦已经被开放，图示为左右额窦，箭指向纵嵴

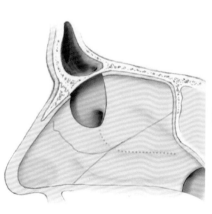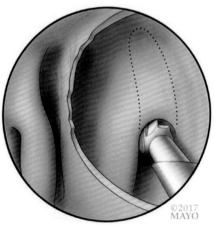

◀ 图 6-40　Draf Ⅲ型手术示意

双侧额窦开放术后，在额窦底尾端进行鼻中隔前上切除术。鼻中隔切除的高度和长度为 1.5～2cm。鼻中隔切除术的前界不应超出鼻骨，以防止鼻背失去支撑。鼻中隔切除术后应从鼻腔观察到中鼻甲腋部和垂直部。鼻中隔切除应该达到鼻中隔附着额窦底的区域。其下界不超过中鼻甲下缘

的额窦底。下界不超过中鼻甲下缘；前界不应超过鼻骨，防止鼻背失去支撑；后界不应延伸至中鼻甲残端后方，以免损伤筛板。术中计算机导航有助于确定这些界限。在低电凝功率下，使用加长针状单极便于确定边界。可能的话，我们还保留鼻中隔切除术中的黏膜，将其作为游离黏膜瓣移植，可使用低功率的单极电凝控制鼻中隔切除后的边缘出血。

3. 然后修剪中鼻甲垂直部前部，去除附着于额窦底的部分。

4. 下一步，用微切割器切除中鼻甲腋部的黏膜，并烧灼边缘。

5. 在 30° 或 45° 内镜下，用 4mm、40° 高速切割钻（每分钟 30 000 转）在两侧磨除额鼻嵴。

6. 将额窦底向内侧磨除至额窦间隔。

7. 用高速粗金刚砂钻（15° 和 40°）磨除鼻中隔与额窦底和前壁的交界处，直到前壁和鼻骨之间呈现平滑过渡。

8. 然后使用高速粗金刚砂钻（15° 和 40°）磨除上颌骨额突。将骨削薄直至可以看到骨膜，注意不要突破骨膜。在内镜下可观察到通过按压眼球产生的活动，可确定骨质已被削薄至骨膜。

9. 所有相关的额筛气房（额窦间隔气房、鼻丘上气房、鼻丘上额气房、筛泡上气房和筛泡上额气房）

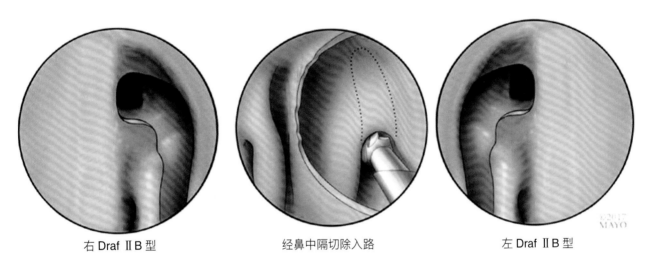

右 Draf ⅡB 型　　　经鼻中隔切除入路　　　左 Draf ⅡB 型

▲ 图 6-41　修剪中鼻甲前垂直部，以磨除额窦底的附着。然后在 30° 或 45° 内镜下，将 4mm、40° 角的高速磨钻（每分钟 30 000 转），置入额窦口，在双侧切除额鼻嵴

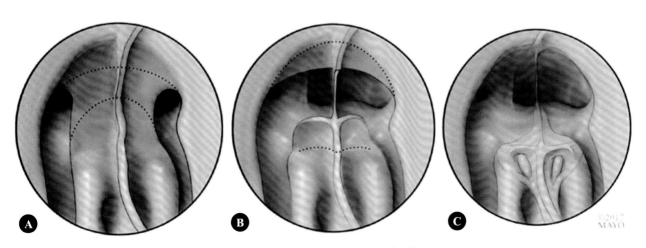

▲ 图 6-42　磨除额窦间隔至额窦顶部

A. 从额窦底部向内侧磨除额窦间隔。B. 使用高速粗金刚砂钻（15° 和 40°）磨除额窦底和额窦前壁连接处的骨性中隔，直到额窦前壁和鼻骨之间呈现平滑过渡。C. 磨除双侧上颌骨额突，注意不要突破周围骨膜层。金刚砂磨钻仔细磨除额窦后壁的隆起，止于第一嗅丝的前方

都被融合到新形成额窦中，注意不要损伤颅底和筛前动脉。

10. 用金刚砂钻仔细磨除额窦后壁的隆起。磨除过程中注意观察避免损伤颅底。沿着此区域的黏膜可以轻柔的向后解剖，显露第一嗅丝，作为骨质磨除后界。导航系统也有助于确定此后界。

11. 然后切除额窦间隔，从背侧一直延伸到额窦顶。更大角度的 60° 钻头和额窦 90° 的器械对此步骤有帮助。

12. 在磨除过程和手术结束时，要进行大量的冲洗，以清除骨屑、碎片和脓液。

13. 仔细检查术腔，确保止血和颅底完整。如果担心可能存在脑脊液漏，此时进行 Valsalva 操作可能会有所帮助。

14. 手术结束时，可选择进行黏膜移植，黏膜可以加速愈合，并抑制骨质增生和狭窄。鼻中隔开窗过程中获取的黏膜可以削薄，使其变柔软，放置在额窦前壁的骨质裸露区域。如果鼻中隔黏膜不可用，可以从鼻底切取黏膜。

15. 额窦支架。可以用硅橡胶薄膜来固定黏膜移植物，支架必须在额窦内固定牢固，通过鼻中隔开窗，可以用不可吸收的缝线固定在鼻中隔上防止移位。另外，也可用商品化的激素洗脱支架（Propel）将移植物固定在适当位置，在此区域可以持续释放糠酸莫米松，术后 2 周左右取出支架。第 21 章将深入讨论额窦支架的使用。

（四）"上 - 下"入路额窦切开术

这项技术是指使用内镜手术结合额窦环钻术（图 6-43）。在第 8 章中会详细介绍额窦环钻术。额窦环钻术在大多数患者中是相对容易和安全的。额窦环钻手术的相对禁忌证包括额窦发育不良、广泛的骨质增生和活动性血管炎（图 6-43）。

十、各种额窦开放技术的应用

一旦决定需要额窦手术，医生和患者应该沟通决定采用何种手术方式。这个需要针对每个患者进行个性化选择。这部分讨论了作者对不同鼻内镜额窦技术的应用选择；表 6-5 也提供了总结。作者总结一个分层方法，选择创伤最小的手术来缓解症状和恢复功能。

（一）Draf Ⅰ型额窦开放术

这是额窦开放术中损伤最小的技术，因为它只暴露额窦口，而没有针对额窦口的实际操作（图 6-18）。

当额窦疾病为额隐窝引流通道阻塞所致，且没有明显病变或高于额窦口的额窦气房需要处理时，应行 Draf Ⅰ型额窦开放术。手术适应证根据鼻内镜和 CT 检查以及疾病亚型确定。例如，如果额窦炎是由未控制的牙源性鼻窦炎引起的，它很可能首先起源于上颌窦，然后通过筛窦向额窦连续扩散。清除上颌窦和筛窦病变而不进行额窦手术，可能足以解决患者的疾病。Abuzeid、Hwang 及其同事前瞻性地研究了 196 例接受额窦开放术的患者和 30 例接受筛窦切除术但没有行常规的额窦手术（他们将其定义为 Draf Ⅰ型手术）。这项研究能够证明，对于局限性病变而言，单纯前筛开放术可以充分治疗轻微额窦病变。对于更严重或顽固的疾病，应实施常规的额窦开放术。如果额窦口上方有病变或阻塞性气房需要手术治疗，则 Draf Ⅰ型手术范围可能不够。鼻息肉病、嗜酸性黏蛋白、存在鼻丘上气房和鼻丘上额气房的患者则需要更广泛的额窦手术。

球囊辅助的额窦扩张技术可以作为一个独立的手术，用于治疗急性鼻窦炎、复发性急性鼻窦炎和额窦狭窄。在常规手术中球囊也可作为一种工具，术中骨折高位额气房、有助于对于额气房的解剖和

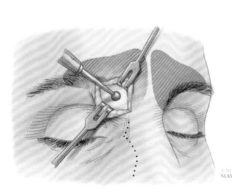
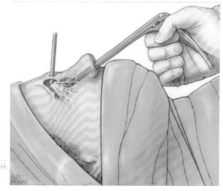

◀ 图 6-43 在"上 - 下"入路手术中使用额窦环钻，环钻术利于鼻内镜入路中器械使用或改善视觉效果

表 6-5　鼻内镜额窦手术适应证	
手术名称	应　用
Draf Ⅰ 型	• CRSsNP 伴额隐窝轻微病变 • 急性额窦炎 • 复发性急性额窦炎
Draf Ⅱ 型	• CRSsNP 和 CRSwNP 的初次手术 • CRSsNP 和 CRSwNP 的修正手术 • 额窦黏液囊肿 • 急性额窦炎 • 气压性额窦炎 • 良性肿瘤 • 复发性急性额窦炎
Draf Ⅱ A 型	• CRSsNP 和 CRSwNP 的一期手术 • CRSsNP 和 CRSwNP 的修正手术 • 额窦黏液囊肿 • 急性额窦炎 • 气压性额窦炎 • 额筛区小骨瘤 • 复发性急性额窦炎 • 额窦气肿
Draf Ⅱ B 型	• CRSsNP 和 CRSwNP 的修正手术 • 中鼻甲外移导致的持续性额窦病变 • 术后中鼻甲残端引起的瘢痕增生或移位，导致的额窦炎或黏液囊肿 • 新生骨形成 • 额筛骨瘤切除术 • 内翻性乳头状瘤切除术 • 额窦外伤的内镜修复 • 鼻内镜修复额窦后壁脑脊液漏及脑膜脑膨出 • 单侧进路到达颅前窝底 • 单侧进路到达眶内上区域
Draf Ⅲ 型 （内镜下改良 Lothrop 手术）	• CRSsNP 合并广泛瘢痕或新生骨的修正手术 • CRSwNP 难治性亚型的修正手术 • 内镜下额窦损伤修复 • 鼻内镜修复额窦后壁脑脊液漏及脑膜脑膨出 • 鼻内镜下额窦良恶性肿瘤切除术 • 作为手术进路到达颅前窝底 • 作为手术进路到达眼眶内上区域

辨认。第 10 章将详细讨论该手术及其适应证。

（二）Draf Ⅱ A 额窦切开术

当额窦病变源自于息肉、嗜酸性鼻窦炎伴黏液或因先前手术或外伤而造成瘢痕增生时，Draf Ⅱ A 型额窦开放术是我们通常的选择。额窦口开放的目标应该是创造一个最小直径 5mm 或更大的新开口。当额隐窝的前后径较宽或额隐窝内有宽大的筛窦气房时，Draf Ⅱ A 型额窦开放术可形成较宽的引流通道。在额窦发育不全、矢状面狭窄或骨炎明显的患者行 Draf Ⅱ A 型额窦开放术时应谨慎，因为术后狭窄的风险更高。在这些情况下，可能需要使用 Draf Ⅱ B 型或 Draf Ⅲ 型手术进一步扩大额窦引流通路。

（三）Draf Ⅱ B 型额窦切开术

Draf Ⅱ B 型手术可以创造一个最宽的单侧额窦引流通道。Draf Ⅱ B 型手术特别适用于先前切除的中鼻甲残根外移并阻塞额隐窝时，Draf Ⅱ B 型手术尤其有帮助（视频 6-12）。在这种情况下，不稳定的中鼻甲需要切除以防止再狭窄。Draf Ⅱ B 型手术也有助于磨除突出的额鼻嵴。此外，在局限性骨炎的情况下，Draf Ⅱ B 型手术能形成一个足够宽大的窦口，而减少阻塞闭锁的机会。对于内翻性乳头状瘤等肿瘤，当病变不涉及额窦中隔时，我们倾向于行 Draf Ⅱ B 型而不是 Draf Ⅲ 型（视频 6-13）。这样就可以保留一个解剖屏障，防止肿瘤复发时侵犯到对侧。

（四）Draf Ⅲ 型额窦开放术（内镜下改良 Lothrop 手术）

Draf Ⅲ 型额窦开放术（内镜下改良 Lothrop 手术）可以为双侧额窦（及相关的额窦气房）形成最宽的共同引流通道进入鼻腔。Draf Ⅲ 型手术的适应证包括：①控制不良的鼻息肉病；②广泛的额隐窝骨炎；③在经过损伤较小的手术后依然反复狭窄；④额窦脑脊液漏、脑膜脑膨出和外伤处理；⑤额窦黏液囊肿；⑥修复先前闭塞的额窦；⑦在颅底手术中到达颅前窝底；⑧为"术后黏液纤毛功能不良的额窦"建立重力引流。对于大多数额窦炎症病变（CRS），如果规范的 Draf Ⅱ 型手术和直接的药物治疗未能有效控制病变，则应采用 Draf Ⅲ 型手术。在这种情况下，鼻窦黏膜病变可能为不可逆性，正常的黏液纤毛功能无法恢复。其原因可能是严重的炎症、医源性瘢痕以及囊性纤维化和原发性纤毛运动障碍等疾病。

Draf Ⅲ 型手术可以"由外向内"或"由内向外"进行。"由内向外"方法是我们处理大多数 Draf Ⅲ 型手术的方法。然而，手术操作在矢状面狭窄的额隐窝很难施行，而且在额隐窝致密性骨炎或解剖标志不清的情况下也需要耗费很长的时间。此时，我们将采用由外到内的方法（视频 6-14）。

（五）额窦环钻术

额窦环钻术可以根据病变性质和位置进行操作，形成一个"小钻孔"或一个常规的大骨窗。历史上，环钻术用于急性额窦炎或其相关并发症的紧急处理。在当代，额窦环钻术有更广泛的适应证，因为它也可以为内镜和器械提供一个额外的通道。根据钻孔的大小，内镜、器械或两者可同时通过钻孔。术语"上 - 下入路"指通过鼻内镜入路同时行环钻术入路。额窦环钻术是一种有价值的技术，适应证很多，并将损伤降到最低。微型环钻术可用于急性额窦炎（严重或有并发症）的脓液排出，冲洗窦内碎屑（视频 6-15），还可以通过微型环钻从上方冲洗染色溶液，从下方定位额隐窝引流通路。较大的环钻可与鼻内镜技术结合使用，在有或无内镜入路情况下，切除高位额筛气房或切除侧额窦内的疾病（息肉、肿瘤、黏液囊肿等）。环钻术是修复额窦外伤、额窦后壁脑脊液漏和直接封闭发育不全的额窦的一种有价值的方法。它也可以提供处理眶上区域病变的路径。

十一、手术禁忌证

患者身体状态稳定的情况下才能接受手术。非常狭窄的额隐窝（从额鼻嵴到额窦后壁<5mm）可能使手术变得困难，是由内向外 Draf Ⅲ 型（内镜下改良 Lothrop 入路）的禁忌证。鼻丘上额气房可能需要辅助外进路技术，如通过额环钻术去除。伴有严重炎症和新生骨的发育不良的小额窦容易狭窄；通过额窦环钻入路对其进行局部封闭，可以解决反复失败的问题（图 6-44）。活动性血管炎患者应避免手术，需要等到疾病得到良好控制或完全治愈。

十二、术后护理

额窦开放术后医生需要密切观察患者，患者术后口服抗生素 5～7 天，根据术中细菌培养的情况，这可能会改变或延长。对大多数患者，需要逐渐减量应用口服皮质类固醇激素，对于严重的组织嗜酸性粒细胞增多症和鼻息肉病患者，这一剂量可能会延长。一般情况下，患者在术后 1 周进行首次复诊，行内镜检查和清理。对额窦狭窄的患者要密切随访，有时甚至每周都要进行复诊，医生要有及时干预的准备，防止不可逆的狭窄。一旦额窦口大小显示稳定，额隐窝黏膜愈合良好，随访间隔就可以延长。

结论

为了安全、有效、高效地进行手术，额窦外科医生必须充分熟悉额窦解剖和器械。反复研读有助于全面理解额窦引流通道的三维解剖。由于额隐窝解剖结构复杂多变，因此必须对每一个接受手术的患者进行详细的检查，包括术前和术中。精细的解剖、黏膜保护以及彻底切除额隐窝区域的筛房结构是成功的关键。决定是否手术、手术处理范围和手术方法选择应该个性化。

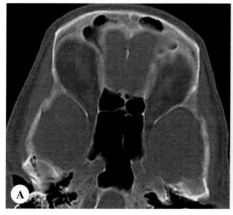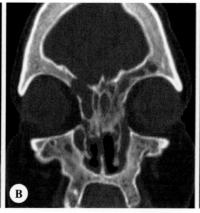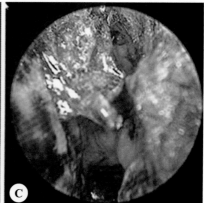

▲ 图 6-44 额窦手术的相对禁忌证

A.CT 矢状位呈现狭窄、发育不良的鼻窦；B. 额窦及额隐窝广泛骨质增生；C. 活动性血管炎，如患有多发性肉芽肿性血管炎（旧称为韦格纳肉芽肿）的患者

参考文献

[1] Stammberger H. FESS: uncapping the egg. The endoscopic approach to frontal recess and sinuses. Tuttlingen, German: Storz GmbH; 2015.

[2] Draf W, Weber R. Draf microendoscopic sinus procedures Am J Oto 1999.pdf. Am J Otolaryngol. 1993;14(6):394–8.

[3] Stankiewicz JA, Donzelli JJ, Chow JM. Failures of functional endoscopic sinus surgery and their surgical correction. Oper Tech Otolaryngol Neck Surg. 1996;7(3):297–304.

[4] Vining A, Eugenia W, David W. The transmigration of endoscopic sinus surgery from Europe to the United States.:10–3.

[5] Stankiewicz JA, Lal D, Connor M, Welch K. Complications in endoscopic sinus surgery for chronic rhinosinusitis: a 25-year experience. Laryngoscope. 2011;121(12):2684–701.

[6] Dalgorf DM, Sacks R, Wormald PJ, Naidoo Y, Panizza B, Uren B, et al. Image-guided surgery influences perioperative morbidity from endoscopic sinus surgery: a systematic review and meta-analysis. Otolaryngol Head Neck Surg (United States). 2013;149:17–29.

[7] Wormald PJ. Salvage frontal sinus surgery: the endoscopic modified Lothrop procedure. Laryngoscope. 2003;113(February):276–83.

[8] Stammberger H. Functional endoscopic sinus surgery. Philadelphia: B.C. Decker; 1991.

[9] Snidvongs K, Pratt E, Chin D, Sacks R, Earls P, Harvey RJ. Corticosteroid nasal irrigations after endoscopic sinus surgery in the management of chronic rhinosinusitis. Int Forum Allergy Rhinol. 2012;2(5):415–21.

[10] Snidvongs K, Kalish L, Sacks R, Sivasubramaniam R, Cope D, Harvey RJ. Sinus surgery and delivery method influence the effectiveness of topical corticosteroids for chronic rhinosinusitis: systematic review and meta-analysis. Am J Rhinol Allergy. 2013;27(3):221–33.

[11] Sillers MJ, Melroy CT. In-office functional endoscopic sinus surgery for chronic rhinosinusitis utilizing balloon catheter dilation technology. Curr Opin Otolaryngol Head Neck Surg. 2013;21(1):17–22.

[12] Patel ABAB, Cain RBRB, Lal D. Contemporary applications of frontal sinus trephination: a systematic review of the literature. Laryngoscope. 2015;125(9):2046–53.

[13] Zacharek MA, Fong KJ, Hwang PH. Image-guided frontal trephination: a minimally invasive approach for hard-to-reach frontal sinus disease. Otolaryngol Head Neck Surg. 2006;135(4):518–22.

[14] Orlandi RR, Kingdom TT, Hwang PH, Smith TL, Alt JA, Baroody FM, et al. International consensus statement on allergy and rhinology: rhinosinusitis. Int Forum Allergy Rhinol. 2016;6(November 2015):S22–209.

[15] Fokkens W, Lund V, Mullol J. European position paper on rhinosinusitis and nasal polyps. Rhinology. 2007;(20):1–136.

[16] Poetker DM, Jakubowski LA, Lal D, Hwang PH, Wright ED, Smith TL. Oral corticosteroids in the management of adult chronic rhinosinusitis with and without nasal polyps: an evidence-based review with recommendations. Int Forum Allergy Rhinol. 2013;3(2):104–20.

[17] Lee WT, Kuhn FA, Citardi MJ. 3D computed tomographic analysis of frontal recess anatomy in patients without frontal sinusitis. Otolaryngol Head Neck Surg. 2004;131(3):164–73.

[18] Wormald PJ, Hoseman W, Callejas C, Weber RK, Kennedy DW, Citardi MJ, et al. The international frontal sinus anatomy classification (IFAC) and classification of the extent of endoscopic frontal sinus surgery (EFSS). Int Forum Allergy Rhinol. 2016;0(0):1–20.

[19] Pianta L, Ferrari M, Schreiber A, Mattavelli D, Lancini D, Bottazzoli M, et al. Agger-bullar classification (ABC) of the frontal sinus drainage pathway: validation in a preclinical setting. Int Forum Allergy Rhinol. 2016;6(9):981–9.

[20] Wormald PJ. Surgery of the frontal recess and frontal sinus. Rhinology. 2005;43(2):82–5.

[21] Lund VJ, et al. European position paper on the anatomical terminology of the internal nose and paranasal sinuses. Rhinol Suppl. 2014;24:1–34.

[22] Landsberg R, Friedman M. A computer-assisted anatomical study of the nasofrontal region. Laryngoscope. 2001;111(12):2125–30.

[23] Socher JA, Santos PG, Correa VC, De Barros E, Silva LC. Endoscopic surgery in the treatment of crista galli pneumatization evolving with localized frontal headaches. Int Arch Otorhinolaryngol. 2013;17(3):246–50.

[24] Han JK, Becker SS, Bomeli SR, Gross CW. Endoscopic localization of the anterior and posterior ethmoid arteries. Ann Otol Rhinol Laryngol. 2008;117(12):931–5.

[25] Jang DW, Lachanas VA, White LC, Kountakis SE. Supraorbital ethmoid cell: a consistent landmark for endoscopic identification of the anterior ethmoidal artery. Otolaryngol Head Neck Surg (United States). 2014;151(6):1073–7.

[26] Bent JP, Guilty-Siller G, Kuhn FA. The frontal cell as a cause of frontal sinus obstruction. Am J Rhinol. 1994;8(4):185–91.

[27] Nair S, Collins M, Hung P, Rees G, Close D, Wormald P-J. The effect of beta-blocker premedication on the surgical field during endoscopic sinus surgery. Laryngoscope. 2004;114(6):1042–6.

[28] Tankisi A, Cold GE. Optimal reverse trendelenburg position in patients undergoing craniotomy for cerebral tumors. J Neurosurg. 2007;106(2):239–44.

[29] Ko MT, Chuang KC, Su CY. Multiple analyses of factors related to intraoperative blood loss and the role of reverse Trendelenburg position in endoscopic sinus surgery. Laryngoscope. 2008;118(9):1687–91.

[30] Higgins TS, Hwang PH, Kingdom TT, Orlandi RR, Stammberger H, Han JK. Systematic review of topical vasoconstrictors in endoscopic sinus surgery. Laryngoscope. 2011;121(2):422–32.

[31] Lothrop HA. Frontal sinus suppuration: the establishment of permanent nasal drainage; the closure of external fistulae; Epidermization of Sinus. Ann Surg. 1914;59(A):937–57.

[32] Getz AE, Hwang PH. Basal lamella relaxing incision improves endoscopic middle meatal access. Int Forum Allergy Rhinol. 2013;3(3):231–5.

[33] Wormald PJ. The axillary flap approach to the frontal recess. Laryngoscope. 2002;112(3):494–9.

[34] Chin D, Snidvongs K, Kalish L, Sacks R, Harvey RJ. The outside-in approach to the modified endoscopic lothrop procedure. Laryngoscope. 2012;122(8):1661–9.

[35] Lanza DC, McLaughlin RB, Hwang PH. The five year experience with endoscopic trans-septal frontal sinusotomy. Otolaryngol Clin North Am. 2001;34:139–52.

[36] McLaughlin RB, Hwang PH, Lanza DC. Endoscopic trans-septal frontal sinusotomy: the rationale and results of an alternative technique. Am J Rhinol. 1999;13(4):279–87.

[37] Nishiike S, Yoda S, Shikina T, Murata J. Endoscopic Transseptal approach to frontal sinus disease. Indian J Otolaryngol Head Neck Surg. 2015;67(3):287–91.

第 7 章　鼻内镜下改良 Lothrop 手术（由外向内技术）
Endoscopic Modified Lothrop Approach (Outside-In Technique)

E. Ritter Sansoni　Richard J. Harvey　Raymond Sacks　著

马晶影　译　　王明婕　周　兵　校

一、背景

内镜下改良 Lothrop 手术（modified endoscopic lothrop procedure，MELP）、Draf Ⅲ 型或共同额窦开放术是对 Harold Lothrop 在 1914 年[1] 所描述的手术方式的改良。20 世纪 90 年代，Wolfgang Draf 对该方法进行了改进和推广，并成为鼻内镜鼻窦和颅底外科医生的重要手术技术[2]。该技术主要用于治疗各种额窦病变，然而，它经常结合其他方法来处理腹侧颅底的病变。MELP 的主要概念是通过去除额鼻嵴和额窦底，将复杂、多样、有限的额窦引流通道转换为简单、充分开放的、共同额窦引流通道的开放术。创建最大开口的共同额窦引流通道开放术可更好地进入额窦内实施局部治疗，并改进额窦和腹侧颅底的手术入路[3-5]。

二、适应证

该手术最常见的适应证是治疗累及额窦的难治性鼻窦炎性疾病（表 7-1）。随着对慢性鼻窦炎（chronic rhinosinosinusitis，CRS）病理生理学认识的不断深入，人们认识到局部应用糖皮质激素是治疗计划中不可或缺的组成部分[6, 7]，而局部治疗必须作用于受累鼻窦才能有效。与相对保守的额窦入路相比，MELP 在鼻窦炎性疾病中的主要优点是能改善额窦局部药物治疗的效果[3]。

对于既往内镜鼻窦手术（ESS）史的难治性或医源性额窦疾病患者，共同额窦开放术通常用于第 2 次手术。然而，我们认为，在某些患者人群中，如嗜酸性粒细胞性 CRS（Samter 三联征、阿司匹林加重的气道疾病、广泛鼻息肉）或纤毛功能障碍患者，应将其作为初次手术，如果合并下气道炎症性疾病则

更应如此。这些患者的额隐窝和鼻窦通常存在较重的炎症负荷，并造成鼻内镜下额窦开放术失败风险增加[8]。其他临床应用 MELP 的情况还包括作为闭塞额窦的成骨瓣术失败后的补救手术，或者应用于既往外伤伴额窦引流通道闭塞的病例中[9, 10]。

除累及眶顶外侧的病变外，许多额窦病变可通过 Draf Ⅲ 型术式达到[4]。然而，额窦融合开放可以通过眼眶移位来扩大术区，以便于处理更多眼眶外侧区域的病变[11]。因此它是解决某些额窦病变包括肿瘤、脑脊液漏、脑膜脑膨出和黏液囊肿等疾病的一种很好的术式。

表 7-1　内镜改良 Lothrop 手术适应证

炎性鼻窦疾病（初次或挽救性治疗）	嗜酸性粒细胞性鼻窦炎（阿司匹林加重的气道疾病、Samter 三联征、重度鼻息肉）
	纤毛功能障碍（原发性或获得性）
	失败的额隐窝手术
	失败的额窦成骨瓣术
原发性额窦病变 a	额窦肿瘤
	黏液囊肿
	脑膜脑膨出
	脑脊液漏
	额窦前壁骨折
辅助腹侧颅底手术	筛前动脉邻近或前方病变的颅底切除术
	颅骨膜瓣颅底重建

a. 排除眶顶外侧病变，除非合并眶移位

此外，MELP 是腹侧颅底手术入路的重要辅助手段。鼻内镜下切除接近或位于筛前动脉前方的颅底病变时，应该实施 Draf Ⅲ 型手术。主要原因有 2 个，即扩大手术视野并创建了一个简单、融合的新额窦，术后更容易保持术腔。双侧相通的额窦开放术为外科医生提供了整个筛板和额窦后壁的全景视图，有助于病变切除和颅底重建[12]。此外，可以使用 0° 鼻内镜和直型手术器械，便于器械的三角测量[5]。手术切除过程中手术视野的改善可利于后续治疗中对肿瘤的观察。内镜下鼻内入路进入颅底可导致鼻腔鼻窦功能障碍，需要进一步辅助治疗。实施 MELP 可降低术后额窦狭窄和形成黏液囊肿的风险，并改善局部鼻腔冲洗效果，从而提高治疗效果[3, 12, 13]。

三、禁忌证

MELP 手术的禁忌证是存在上呼吸道或下呼吸道严重活动性炎症，需要较频繁或长期使用全身类固醇药物治疗。这些患者治疗效果往往较差，局部用药效果不好，炎症控制不佳。这类患者最好等到疾病处于鼻窦治疗成为控制疾病主要方式的阶段再进行 MELP。

MELP 几乎不存在解剖学禁忌证。额隐窝前 - 后距离极窄通常被认为是禁忌证，但是，唯一造成解剖结构影响共同额窦开放术的情况是，术腔后界距离额鼻嵴前方皮肤＜5mm。再如未矫正的严重错位的鼻眶筛骨折，这属于颅面畸形或既往外伤史导致的少见病例。

四、由外向内入路的 MELP

由外向内技术是 MELP 技术的发展，比传统描述的由内向外方法更有效[14]。在经典教学中，切除额隐窝后，从额隐窝和鼻窦内继续切除额鼻嵴和额窦底。但是，该技术存在几个缺点，因为在行共同额窦开放术之前，需要切除额隐窝，而这一部位通常炎症负荷较重或有瘢痕形成，增加了手术时间，必须使用角度内镜、器械和骨钻。由外向内入路避免了这些问题，因为它不用通过明确额隐窝的复杂解剖结构来识别额窦。相反，可在手术早期就识别出作为额窦共同开放术腔边界的已知解剖标志，从而允许使用 0° 内镜和直型器械安全有效地打开额窦[15]。

Draf Ⅲ 型术腔的边界如下。

- 后界，每侧的第一根嗅丝可作为嗅球前部的界定。
- 外侧界，为额骨的眶板和覆盖两侧上颌骨额突的骨膜。
- 前界，为额窦前壁平面。

五、器械

- 包含 2mm、40°Kerrison 咬骨钳的标准内镜鼻窦器械盒。无须额窦专用工具（表 7-2）。

表 7-2　器械
- 标准内镜鼻窦器械盒
- 2mm，40° Kerrison 咬骨钳
- 0° 鼻内镜
- 带有远端吸引器功能的高速自冲洗骨钻
- 4～5mm 粗金刚砂钻头
- 针状单极电烧
- 影像导航（可选）
- 0.5mm 厚硅胶片
- 纳吸绵（NasoPore®）敷料（Polyganics B.V., Netherlands）

- 0° 鼻内镜。Wolfgang Draf 使用手术显微镜描述了该技术，证明该手术可以用直线视线完成[2]。
- 带有粗金刚砂钻头的 15° 高速自冲洗骨钻。该骨钻具有一体式远端吸引器，转速可达 30 000 转 / 分，用以提高手术效率。粗金刚砂磨头直径应为 4mm 或更大。
- 影像导航不是必须的，但有助于确定在何处做黏膜切口。当初次学习该技术和用于教学时，影像导航也是有用的。
- 针状单极电烧，针尖弯曲度为 45°。
- 0.5mm 厚硅胶片，用于制作额窦开放术后填塞材料。
- NasoPore® 纳西棉（Polyganics B.V., Netherlands）。

六、手术步骤

步骤 1：患者体位和设备

患者体位和设备对于确保病例手术过程尽可能高效至关重要。这些初始步骤的重要性怎么强调也不过分。

- 患者采用标准仰卧位，肩下垫枕以伸展颈部。

伸展颈部可改变鼻腔相对于胸部的轴线，并可改善和创造更符合人体工程学的额窦入路。所有额窦手术都是如此。

- 将气管插管固定在右下唇。这将确保当头部朝向外科医生旋转时，气管插管和呼吸机回路避免位于患者胸部正中。

- 尽快将浸有 1% 罗哌卡因和 1∶2000 肾上腺素的棉质纱布放入鼻腔。确保纱布朝向两侧的额鼻嵴放置。

- 安装影像导航系统。影像导航不是必须的，但有助于判断在何处做黏膜切口。它也可用于教学和初次学习由外向内技术时，因为用骨钻磨削额鼻嵴厚重的骨质时可能会有困难。

- 将手术床置于 15° 头低脚高位，以改善静脉引流。

- 我们更推荐麻醉师使用全静脉麻醉，并在整个手术过程中维持患者心动过缓（55～65 次/分），平均动脉压接近 60mmHg。

步骤 2：确定眶内侧壁

- 在进行任何钻孔之前，必须至少完成前筛窦切除术以确定眶内壁。然而，根据手术适应证，还

可行全组筛窦、蝶窦开放术以识别腹侧颅底和筛前动脉。

步骤 3：暴露额鼻嵴并识别第一根嗅丝

- 使用导航系统定位额鼻嵴下方的点，以及额窦前壁对应的冠状面（图 7-1）。这一点还可从矢状位上观察其与中鼻道的关系来判断。

- 使用设置为 12 种凝固模式的针状电刀，沿上颌骨额突向下切开黏膜，并向后略微弯曲至中鼻道中部。与钩突切除的黏膜切缘相连（图 7-2）。

- 从上端相同的点开始，沿中隔向下做一个黏膜切口；但是，该切口应在后面切口的前面几毫米处，以便使切口交错。设计中隔开窗口时要包括切除区域中的任何高位的中隔偏曲或明显膨出的部分。

- 下方切口应向后，直至接近中鼻道入口。

- 使用针状电刀在中隔切口的前下交界处透过中隔，这将在对侧中隔黏膜上做一个标记，可简化对称黏膜瓣的制作。

- 在对侧中隔做相同的黏膜切口，并确保切口一直延伸到骨或软骨。

- 使用 Cottle 剥离子分离黏膜瓣。从顶点开始，然后提起并翻折外侧黏膜，然后向后翻折鼻中隔黏

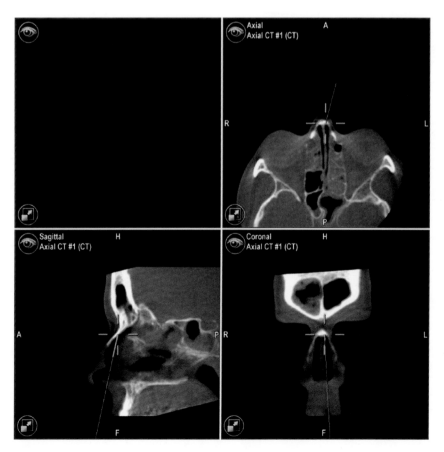

◀ 图 7-1　影像导航系统，显示在何处开始做黏膜切口

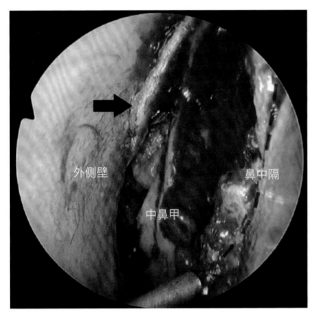

▲ 图 7–2　黏膜切口的内镜视图

注意外侧切口（黑箭）与中鼻道和中鼻甲的关系。中隔切口（虚线）在外侧切口前方，包括已切除的息肉样中隔黏膜

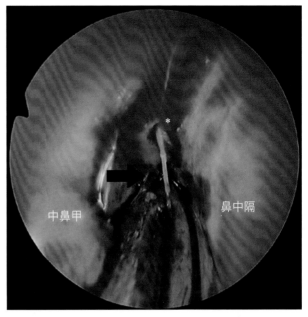

▲ 图 7–3　通过筛板的第一根嗅丝（黑箭）的内镜视图，通常在神经束正前方观察到小导静脉（星号）

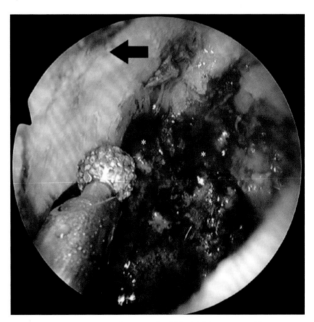

▲ 图 7–4　上颌骨额突外露骨膜的内镜视图（黑箭）。可见第一根嗅丝（星号）的位置

膜，直至识别出第一根嗅丝。

• 第一根嗅丝通常可由其正前方的小导静脉提示。静脉与嗅束的区别在于其口径较小，走行较外侧。由于硬脑膜伴随其通过筛骨筛板，很难无意中撕脱第一根嗅丝（图 7–3）。

步骤 4：创建鼻中隔窗口

• 使用微型吸切器去除隆起的黏膜，并对黏膜边缘进行双极电凝处理。

• 将 Cottle 剥离子穿过鼻中隔的前下角创建一个开窗口。然后用 2mm Kerrison 咬骨钳与中隔切口前沿相同的部位上方直接切开软骨和骨。

• 使用直型强力 Mayo 贯穿型剪刀在鼻中隔上下剪开，从中隔窗中取出骨和软骨。最好去除所有暴露的软骨和骨，以减少术后结痂。

• 双极电凝黏膜切缘，充分止血。

步骤 5：钻孔以确定横向解剖界限

• 首先，磨除仍附着在额鼻嵴和额窦下方的鼻中隔剩余骨嵴。

• 将外侧壁的骨质磨薄，直到识别出由皮肤覆盖的骨膜。骨膜颜色较白，与周围骨质相比出血更明显（图 7–4）。

• 以上方暴露骨膜为解剖标志，可安全有效地切除其下方和内侧面上的所有骨质，包括额隐窝正前方和中鼻甲腋窝上方的骨质（图 7–5）。

• 需要强调的是，将骨质向内下方磨薄至暴露的骨膜水平，使切除的宽度最大化。当骨质磨除到眶内壁时，不应存在突出的骨边缘。这样可使额隐窝与 Lothrop 腔更容易连接。

步骤 6：远离额鼻嵴和额窦底钻孔

• 在可视的解剖范围内，第一根嗅丝的后方和暴露的骨膜内侧，骨钻在双侧暴露的骨膜之间呈倒

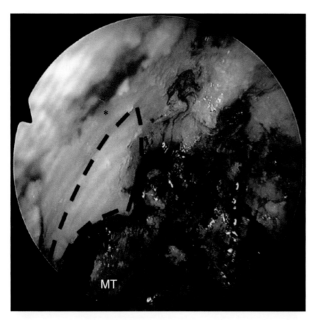

▲ 图 7-5 内镜下观察额隐窝前方、中鼻甲（MT）腋窝上方的骨质。暴露的骨膜（星号）下方和内侧骨质可以有效切除。需要去除轮廓区域以获得筛骨和 Draf Ⅲ 型腔的最大宽度

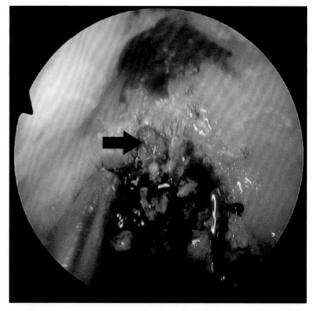

▲ 图 7-6 内镜视图额窦黏膜完整（黑箭），进入窦腔前，应使周围骨质变薄，注意显影腔的倒 U 形

U 形磨除额鼻嵴。

- 这一部分手术可能令人不安，但重要的是要确认额隐窝和额窦位于钻头和颅底之间。
- 沿宽阔的前方磨除骨质，避免形成进入额窦的隧道，这需要切除额隐窝前方的骨质。
- 随着骨质变薄，额窦黏膜将变得明显（图 7-6）。此时避免着急进入额窦，因为这样做只会产生干扰视野的出血。相反，应继续磨薄周围骨质。
- 进入额窦，使用钻头最大径快速清除剩余骨质，注意钻头的深度，防止对额窦后壁黏膜造成不必要的损伤。
- 使术腔尽可能大，这样做将最大限度地降低术后狭窄的风险。

步骤 7：细化 Lothrop 腔并连接额隐窝

- 磨除额隐窝前方的骨质，直到其足够薄，可以用手持工具取出。
- 使用 Kerrison 咬骨钳去除额隐窝前面的骨质。从对侧进入额窦以达到最佳角度。同时切除任何额隐窝和前筛残留的气房。
- 去除所有额窦气房，形成单一的额窦气房。此外，磨薄鼻腔外侧壁骨质过渡至眶顶（图 7-7）。这样做将使鼻窦"做成方形"。
- 小心磨除窦间隔骨质达到接近第一根嗅丝水

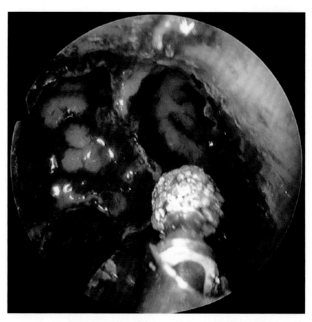

▲ 图 7-7 鼻腔外侧壁向眶顶过渡的内镜视图（虚线），磨薄该骨将使 Draf Ⅲ 型术腔变"方形"

平。这将产生一个 T 形，此处鼻中隔连接筛板。

- 修剪中鼻甲头部，使其位于中隔窗后方。这样做会使黏膜错开，使嗅裂入口处形成粘连的机会减少，也可使筛窦入口处的宽度最大化，扩大中鼻道局部治疗的通路（图 7-8）。

步骤 8：封闭和换药

- 黏膜瓣可改善愈合并减少结痂[16]。从下鼻甲尾部取黏膜瓣，并对供区黏膜进行双极电凝处理。

通过去除黏膜下组织使移植瓣变薄；如果操作得当，黏膜瓣应几乎透明。

- 将 0.5mm 硅胶片切割成模板形状，放入鼻腔鼻窦内，边缘置于指定腔内（图 7-9）。
- 在硅胶下方移动黏膜瓣，覆盖鼻腔外侧壁暴露骨质。该区域最容易干燥结痂，因为其在呼吸过程中暴露于流动空气中。
- 将 1/3 至 1/2 的 NasoPore® 放入鼻中隔窗，为硅胶片提供支撑。这也将有助于保持移植物在原位。

七、术后护理

- 患者在手术当天出院回家，除非还有其他医学或社会原因入院。
- 患者行疗程为 10 天的广谱抗生素治疗，或依据细菌培养结果确定的敏感抗生素治疗，并行 21 天逐渐减量的口服激素治疗。
- 术后第 1 天开始大量鼻腔冲洗。根据疾病的严重程度，立即或在口服激素疗程完成后在冲洗液中加入激素进行局部激素治疗。
- 鼻根和眶周常出现水肿，这是骨膜的炎症反应，对非甾体抗炎药反应良好。
- 第 1 次门诊复查通常安排在术后 3 周。硅胶片应在原位保留至少 3 周。
- 在初次访视期间清除所有结痂和粘连，去除任何暴露的骨片，以改善愈合过程并尽可能减少结痂。

- 第 2 次门诊复查安排在术后 12 周。若有愈合不良、术腔水肿或炎症性疾病，可用 40mg/ml 曲安奈德 0.3～0.5ml 组织内注射，这将有助于缓解炎症和防止瘢痕形成。
- 预计术后 3 个月术腔愈合良好。任何局部增生性瘢痕均可用 1ml 注射器上用 1.25 英寸（3.175cm），25G 针头注射 40mg/ml 曲安奈德治疗（图 7-10）。

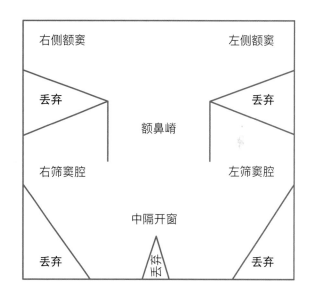

▲ 图 7-9　用于硅胶敷料的模板。根据 Draf Ⅲ 型腔的形状，可能需要略微改变敷料形状

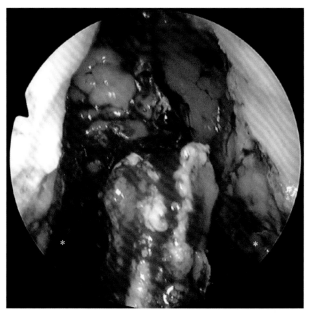

▲ 图 7-8　完整 Draf Ⅲ 型腔的内镜视图，中央可见嗅裂的前投影，注意 Draf Ⅲ 型腔外侧缘平滑过渡至筛窦腔眶内壁（星号）

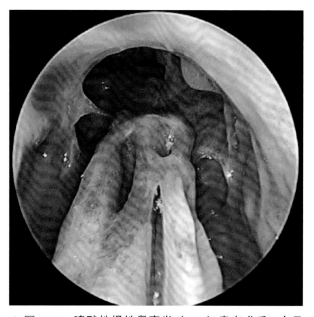

▲ 图 7-10　嗜酸性慢性鼻窦炎（CRS）患者术后 9 个月 Draf Ⅲ 型腔的鼻内镜下表现。患者每天使用一次皮质类固醇冲洗来控制病情

参考文献

[1] Lothrop HAXIV. Frontal sinus suppuration: the establishment of permanent nasal drainage; the closure of external fistulae; Epidermization of sinus. Ann Surg. 1914;59:937–57.

[2] Draf W. Endonasal micro-endoscopic frontal sinus surgery: the Fulda concept. Oper Tech Otolaryngol Head Neck Surg. 1991;2:234–40.

[3] Barham HP, Ramakrishnan VR, Knisely A, et al. Frontal sinus surgery and sinus distribution of nasal irrigation. Int Forum Allergy Rhinol. 2016;6:238–42.

[4] Timperley DG, Banks C, Robinson D, Roth J, Sacks R, Harvey RJ. Lateral frontal sinus access in endoscopic skull-base surgery. Int Forum Allergy Rhinol. 2011;1:290–5.

[5] Liu JK, Christiano LD, Patel SK, Tubbs RS, Eloy JA. Surgical nuances for removal of olfactory groove meningiomas using the endoscopic endonasal transcribriform approach. Neurosurg Focus. 2011;30:E3.

[6] Rudmik L, Hoy M, Schlosser RJ, et al. Topical therapies in the management of chronic rhinosinusitis: an evidence-based review with recommendations. Int Forum Allergy Rhinol. 2013;3:281–98.

[7] Snidvongs K, Pratt E, Chin D, Sacks R, Earls P, Harvey RJ. Corticosteroid nasal irrigations after endoscopic sinus surgery in the management of chronic rhinosinusitis. Int Forum Allergy Rhinol. 2012;2:415–21.

[8] Chandra RK, Palmer JN, Tangsujarittham T, Kennedy DW. Factors associated with failure of frontal sinusotomy in the early follow-up period. Otolaryngol Head Neck Surg. 2004;131:514–8.

[9] Wormald PJ, Ananda A, Nair S. Modified endoscopic lothrop as a salvage for the failed osteoplastic flap with obliteration. Laryngoscope. 2003;113:1988–92.

[10] Smith TL, Han JK, Loehrl TA, Rhee JS. Endoscopic management of the frontal recess in frontal sinus fractures: a shift in the paradigm? Laryngoscope. 2002;112:784–90.

[11] Karligkiotis A, Pistochini A, Turri-Zanoni M, et al. Endoscopic endonasal orbital transposition to expand the frontal sinus approaches. Am J Rhinol Allergy. 2015;29:449–56.

[12] Batra PS, Kanowitz SJ, Luong A. Anatomical and technical correlates in endoscopic anterior skull base surgery: a cadaveric analysis. Otolaryngol Head Neck Surg. 2010;142:827–31.

[13] Jo HW, Dalgorf DM, Snidvongs K, Sacks R, Harvey RJ. Postoperative irrigation therapy after sinonasal tumor surgery. Am J Rhinol Allergy. 2014;28:169–71.

[14] Chin D, Snidvongs K, Kalish L, Sacks R, Harvey RJ. The outside-in approach to the modified endoscopic Lothrop procedure. Laryngoscope. 2012;122:1661–9.

[15] Knisely A, Barham HP, Harvey RJ, Sacks R. Outside-in frontal drill-out: how I do it. Am J Rhinol Allergy. 2015;29:397–400.

[16] Illing EA, Cho do Y, Riley KO, Woodworth BA. Draf III mucosal graft technique: long-term results. Int Forum Allergy Rhinol. 2016;6:514–7.

第 8 章　额窦环钻术：适应证、解剖学、技术和结局
Frontal Trephination: Indications, Anatomy, Techniques, and Outcomes

Garret W. Choby　Jayakar V. Nayak　著

马晶影　译　　王明婕　周　兵　校

一、背景

额隐窝具有挑战性的解剖结构和重要相邻结构，额窦手术方案的设计常需要进行测量和计算。历史上，额窦手术仅采用外部入路，从闭塞性手术到鼻外额筛窦开放术再到额窦环钻术[1-3]。然而，这些手术中的大多数均有较高的失败率和（或）修正性手术率以及较高的并发症［包括眼眶损伤和脑脊液（CSF）漏］发生率[2, 3]。

随着 Messerklinger 和 Stammberger 开创的内镜时代的到来，解决额窦疾病的内镜手术技术也得到了发展[4, 5]。通过开发角度内镜、内镜器械和鼻内动力工具，以及高分辨率计算机断层扫描（computed tomography，CT）成像技术，促进了对额隐窝解剖变异认识的提高，内镜入路手术很快成为解决额窦病变的主要技术。

尽管使用了内镜技术，但在额窦手术中，鼻外入路手术仍具有重要作用，其可用于治疗额窦创伤、脑脊液漏、复杂鼻窦炎、累及眼眶的黏液囊肿及上侧或外侧部位起源的肿瘤。额窦环钻术是解决额窦炎症和非炎症疾病及辅助内镜手术的一种容易操作的技术。环钻术可通过在眉毛投影区中隐蔽良好的曲线切口直接从外部进入额窦，进入额窦的范围可从切口周围的 1～2mm，到可从入口冲洗额窦，再到切除肿瘤或创建颅内入路取出 2～3cm 的骨板。本章描述了该手术的适应证、手术技术和结果。

二、适应证

环钻术最初的适应证是治疗晚期额窦感染的急性并发症，如经典的、错误命名的波特肿瘤。对于炎症性疾病，环钻术通常用作内镜额窦入路（"上-下"技术）的辅助开放技术，以帮助识别真正的额窦引流通道或到达内镜设备无法触及的部位。为通过"上-下"联合入路在内镜下识别额窦引流通道，可通过环钻部位滴入生理盐水或荧光素，并在鼻内镜下显影，因为环钻入路点远优于额窦引流通道（图8-1A）。在特别顽固的疾病中，一些医生倾向于通过外部环钻部位临时放置小套管，以备术后冲洗、局部使用抗生素或其他药物（图 8-1B）。额窦环钻术的适应证见表 8-1[6-9]。

表 8-1　额窦环钻术适应证

炎症疾病	解剖 / 非炎症性疾病
急性额窦炎	脑脊液漏
波特肿瘤	肿瘤（良性或恶性）
慢性额窦炎	骨源性疾病（骨纤维异常增殖症、骨瘤）
额窦黏液囊肿	颅内肿瘤
变应性真菌性鼻窦炎	额窦后壁创伤
无法通过内镜识别额窦引流通道	额隐窝狭窄

三、手术技术

- 一般考虑

  - 额窦环钻术可在局麻或全麻下开展。然而，大多数外科医生更喜欢全身麻醉，以提高患者舒适度和配合度，防止手术过程中患者移动。

    □ 由于经常需要将开放性环钻术与内镜技术相结合，推荐采用全身麻醉。

  - 应识别的重要解剖标志，包括眶上缘和眶上切迹。

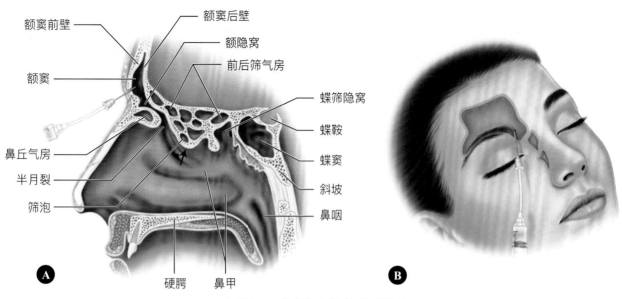

▲ 图 8-1　考虑环钻术时的额窦关系

A. 额窦流出道矢状图，鼻丘气房向前变窄，筛骨气房复合体向后变窄。环钻和（或）留置导管可通过额窦、额窦前壁并终止于额窦内。通过额部环钻术输送冲洗溶液或药物的留置冲洗支架。B. 通过外部环钻口进入眉弓内侧的导管

　□ 眶上缘可触及眶上切迹，与瞳孔在同一垂线上。该标志对应的是眶上孔，有眶上神经血管束穿行。环钻入口始终位于该部位的内侧。

• 对合切口和环钻部位
　– 选择切口部位的考虑。
　□ 环钻的理想位置在气化额窦的内下方，额窦"额隆起"前投影的顶点（图 8-1A）。
　□ 该进入部位将排除直接进入引流通道（始终更靠下和更靠内）的可能性。
　□ 建议的进入部位应属于额窦前壁的一部分，该部位与额窦后壁和颅底有足够的前后深度，以避免意外的颅内损伤。
　– 传统方法。
　□ 依据术前拍摄的枕额位和"6 英尺 Water's 视图" X 线片，投影以匹配确定患者颅骨的实际大小（图 8-2）。在患者前额描绘额窦轮廓，以辅助判断气化的窦腔。或者，如果可以打印 X 线片，可以从该胶片上切下额窦解剖边界的印模 / 轮廓，置于患者皮肤上，作为额窦解剖的"模板"进行追踪。这种技术在现代很少使用，但可以在特定的情况下使用。
　– 表面解剖标志入路。
　□ 可从眶上切迹顶点至对侧眶上切迹绘制一条直线水平线。然后垂直绘制垂直线，将该水平线一分为二。拟定的切口部位应沿该水平线在中线外

侧 1cm（图 8-3A）。这种技术在现代也很少使用。
　– 计算机辅助导航方法。
　□ 计算机辅助导航的高分辨率 CT 和 MRI 扫描显著提高了术前验证额窦周长的准确性和能力[10]。
　□ 确认准确配准后，导航探针可用于在患者皮肤上标记额窦的整个边界，以确认定位（如果需要）。
　□ 或者在眉毛内侧标记 1.0～1.5cm 的曲线切口，导航探针确认拟进入额窦前壁的位置以及与后壁的距离。
　□ 一旦安全创建开窗口，环钻术可以根据要解决的病变位置向外侧或内侧扩大开窗口进行手术操作。同样，计算机辅助导航和术前 CT 扫描的仔细研究将指导手术部位的选择。

• 额部环钻术
　– 患侧眉内侧软组织局部浸润注射局麻药。
　□ 避免直接注射眶上动脉或静脉。
　□ 注射应在完成计算机辅助导航表面配准后进行，以便皮肤表面的轮廓不会因浸润而改变，从而影响配准的准确性。
　– 在眉弓内侧正下方或眉弓内侧，眶窝"影线"内行 1.0～1.5cm 曲线切口（图 8-3B 和 C）。
　□ 为避免损伤毛囊，确保刀片斜面与毛囊方向平行。避免在有毛发的区域附近使用单极电烧。

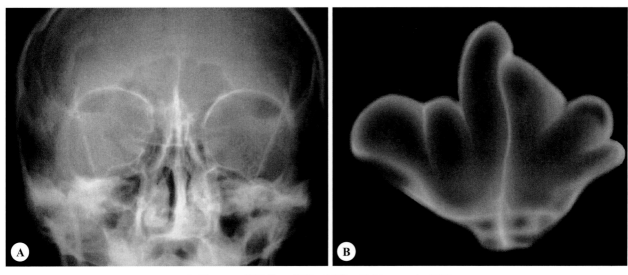

▲ 图 8-2　额枕位 X 线片 / 额窦 6 英尺 Water's 视图

A. 打印平片 X 线片以标定额窦边界，注意与周围额骨相比额窦尺寸较小；B. 如果使用剪刀切割平片，则创建额窦的通用"模板"，可用于在外部额窦手术之前标记额窦的位置

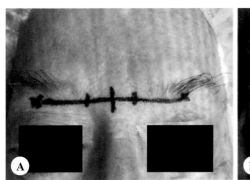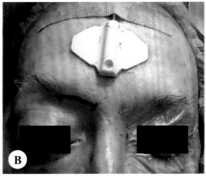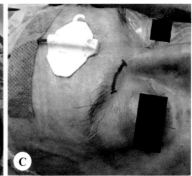

▲ 图 8-3　计划额窦环钻术的切口

A. 眶上切迹之间的解剖入路；B 和 C. 使用计算机辅助导航探针确认右额窦上眼眶自然阴影线内右内侧眉上方 1.5cm 的曲线切口。这从正面（B）和 45° 成角（C）视图中可以看到

　　□ 切口避免损伤眶上神经血管束。如前所述，拟定切口部位应位于这些结构的内侧。

　　□ 对于眉间皱纹突出的患者，皮纹替代切口部位可能有用。在这些患者中，可以在不同方向的眉间皱纹深度进行切口，这可能具有一定的术后美学效果[11]。

　　－ 切口部位充分止血后，通过深部软组织和肌肉向下剥离至骨膜。可使用 Freer 或 Cottle 剥离器分离到拟定的环钻部位（图 8-4A）。

　　－ 用计算机辅助导航探针再次确认拟定的环钻位点。

　　－ 用带切削钻头或金刚砂钻头的高速钻，在额窦前壁制作 3～4mm 环钻开窗口（图 8-4B）。

　　□ 钻孔过程中骨质逐渐变薄，应逐渐减少用力，以避免"穿透"即进入额窦就插入额窦后壁，这一点非常重要。

　　－ 根据适应证，用钻头或 Kerrison 咬骨钳可进一步加宽环钻部位，便于内镜或其他器械进入额窦（图 8-4C）。

　　－ 如果拟在环钻口外置支架以长期局部药物治疗，可将小儿鼻饲管或胆道 T 管修剪至合适大小，缝合到位（图 8-1）。

　　□ 还有各种市售产品，可提供辅助环钻术的仪器和临时植入式灌注套管。

四、疗效

　　一些有限的研究验证了额窦环钻术的短期和长期疗效。Crozier 等使用环钻术联合内镜手术修复

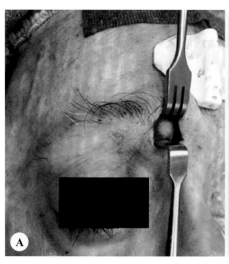
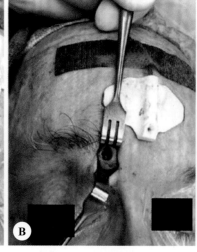
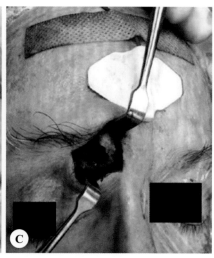

▲ 图 8-4　额部环钻术

A. 通过软组织剥离，暴露骨膜；B. 用金刚石钻头通过前壁创建圆形环钻口，可视化窦腔；C. 使用 Kerrison 咬骨钳扩大环钻口，以便得到进入该额窦肿瘤更宽通道

了向上或外侧广泛气化的额窦的脑脊液漏。在该研究中，他们证实了术后疗效很好，随访平均 37 个月，未发现脑脊液漏复发 [6, 12]。在几个病例中，通过环钻入路切除额窦内翻性乳头状瘤的结果都很好，80%～100% 的患者在随访期间均未观察到复发 [6-8, 13]。一个包括 10 例患者的研究中，也采用额窦环钻术，手术效果良好 [14]。Batra 等对 19/22（86%）例行内镜手术和环钻术联合治疗复杂额窦病变的患者进行了 16.2 个月的随访，结果显示，所有患者额窦引流通道均保持通畅良好 [6, 9]。Gallagher 和 Gross 报道，15/16 例因复杂性额窦炎接受额环钻术的患者，术后随访平均 3.8 个月，额窦引流通道均保持通畅 [6, 15]。

面部或眶周蜂窝织炎通常是环钻术的最常见并发症，发生率为 2%～4%。有报道称 0.5%～20% 的病例出现了脑脊液漏。其他罕见的并发症包括眼球突出、出血过多及眼眶并发症，如球后血肿或角膜擦伤 [6, 8, 9, 14, 15]。在极少数情况下，曲线切口被报道为呈紧崩的网状。我们在实践中没有看到这一点，患者如图 8-3 和图 8-4 所示愈合良好，眉内侧切口还可替代使用"之"字形切口。

目前，环钻术的可行性和安全性已得到公认。Lee 等研究了成人额窦的平均尺寸和深度，并报告研究中 85% 的患者额窦深度足以容纳标准额窦环钻器械（约 7mm）。然而，高达 15% 的患者可能有额窦发育不全，前后壁之间距离至少有一个点 <7mm。平均而言，男性的额窦比女性深（P<0.001）[16]。Plitcher 等在鼻窦 CT 的综述中描述了类似的结果，还注意到大多数成人额窦的最深（最安全）点接近中线，这是额骨隆起的最前部投影 [17]。在所有情况下，必须仔细研究术前 CT，以评估额窦的大小和深度，以避免并发症，如意外穿透后壁或眼眶外移。

结论

因为额窦解剖复杂性、引流通道狭窄和附近的关键解剖结构，额窦在历史上是最难进入和最难长期成功治疗的鼻窦。尽管内镜手术已几乎成为所有鼻窦手术的首选手术方法，但包括额窦环钻术在内的外部手术在特定情况下仍对鼻窦外科医生具有至关重要的作用。额窦环钻术是一种安全的辅助手术，可用于治疗单纯采用内镜无法窥及和到达的额窦上部或外侧的病变。

参考文献

[1] Ochsner MC, DelGaudio JM. The place of the osteoplastic flap in the endoscopic era: indications and pitfalls. Laryngoscope. 2015;125(4):801–6. https://doi. org/10.1002/lary.25014.

[2] Silverman JB, Gray ST, Busaba NY. Role of osteoplastic frontal sinus obliteration in the era of endoscopic sinus surgery. Int J Otolaryngol. 2012;2012:501896. https://doi.org/10.1155/2012/501896.

[3] Isa AY, Mennie J, McGarry GW. The frontal osteoplastic flap: does it still have a place in rhinological surgery? J Laryngol Otol. 2011;125(2):162–8. https:// doi.org/10.1017/S0022215110002288.

[4] Stammberger H. Endoscopic endonasal surgery––concepts in treatment of recurring rhinosinusitis. Part II. Surgical technique. Otolaryngol Head Neck Surg. 1986;94(2):147–56.

[5] Kennedy DW. Functional endoscopic sinus surgery. Technique. Arch Otolaryngol Chic Ill 1960. 1985;111(10):643–9.

[6] Patel AB, Cain RB, Lal D. Contemporary applications of frontal sinus trephination: a systematic review of the literature. Laryngoscope. 2015;125(9):2046–53. https://doi.org/10.1002/lary.25206.

[7] Zacharek MA, Fong KJ, Hwang PH. Image-guided frontal trephination: a minimally invasive approach for hard-to-reach frontal sinus disease. Otolaryngol Head Neck Surg. 2006;135(4):518–22. https://doi. org/10.1016/j.otohns.2006.05.033.

[8] Fishero BA, Chen PG, Payne SC. Modified glabellar rhytid incision for frontal sinus trephination. Laryngoscope. 2014;124(12):2676–9. https:// doi. org/10.1002/lary.24765.

[9] Crozier DL, Hwang PH, Goyal P. The endoscopic-assisted trephination approach for repair of frontal sinus cerebrospinal fluid leaks. Laryngoscope. 2013;123(2):321–5. https://doi.org/10.1002/ lary.23499.

[10] Cohen AN, Wang MB. Minitrephination as an adjunctive measure in the endoscopic management of complex frontal sinus disease. Am J Rhinol. 2007;21(5):629–36. https://doi.org/10.2500/ ajr.2007.21.3083.

[11] Walgama E, Ahn C, Batra PS. Surgical management of frontal sinus inverted papilloma: a systematic review. Laryngoscope. 2012;122(6):1205–9. https:// doi.org/10.1002/lary.23275.

[12] Sautter NB, Citardi MJ, Batra PS. Minimally invasive resection of frontal recess/sinus inverted papilloma. Am J Otolaryngol. 2007;28(4):221–4. https://doi. org/10.1016/j.amjoto.2006.09.003.

[13] Seiberling K, Jardeleza C, Wormald P-J. Minitrephination of the frontal sinus: indications and uses in today's era of sinus surgery. Am J Rhinol Allergy. 2009;23(2):229–31. https://doi.org/10.2500/ ajra.2009.23.3298.

[14] Batra PS, Citardi MJ, Lanza DC. Combined endoscopic trephination and endoscopic frontal sinusotomy for management of complex frontal sinus pathology. Am J Rhinol. 2005;19(5):435–41.

[15] Gallagher RM, Gross CW. The role of mini-trephination in the management of frontal sinusitis. Am J Rhinol. 1999;13(4):289–93.

[16] Lee AS, Schaitkin BM, Gillman GS. Evaluating the safety of frontal sinus trephination. Laryngoscope. 2010;120(3):639–42. https://doi. org/10.1002/ lary.20803.

[17] Piltcher OB, Antunes M, Monteiro F, Schweiger C, Schatkin B. Is there a reason for performing frontal sinus trephination at 1 cm from midline? A tomographic study. Braz J Otorhinolaryngol. 2006;72(4):505–7.

第9章 外入路额窦手术技术
External Techniques in Frontal Sinus Surgery

Devyani Lal　Rami James N. Aoun　John M. DelGaudio　Naresh P. Patel　著

丁一鸣　贾雅婕　译　齐欣萌　韩德民　校

一、背景

外入路额窦手术技术通常被认为是"具有历史意义"的手术技术，已经被内镜手术技术所取代。虽然绝大多数额窦的病变可以通过内镜技术来解决，但某些病变的切除可能仍然需要外入路额窦手术技术[1, 2]。鉴于此类适应证相对罕见，因此必须保持对这些技术的熟悉度和掌握度。尽管外入路额窦手术的适应证不断变更，但这一技术仍然是当代鼻窦外科医生的不可缺少的手段。然而，开放式额窦手术的理念在手术目的和操作方面已发生了巨大变化。这一技术的主要目的是恢复鼻窦功能，减少组织破坏，保留黏膜，该方法避免了鼻窦黏膜的破坏和窦腔的闭塞。额窦外入路技术的首要目标是恢复窦功能（功能性"外入路"鼻窦手术），而不是封闭额窦。在极少数的病例中，可能仍需要使用外入路来破坏和封闭受累的额窦。

额窦的外入路手术最初是用来处理急性或慢性鼻窦炎危及生命的并发症。长久以来，对额窦炎性疾病的手术是有风险且有争议的[3, 4]。第1章详细介绍了外入路额窦手术的历史、发展和演变。本章将重点阐述该技术的适应证和具体技巧。

额窦手术中最常用的外入路或开放性手术包括额窦环钻术、外入路额筛窦开放术、带或不带骨整形瓣的外入路额窦切开术和额窦颅骨化术。除额窦颅骨化手术以外，其他技术可采用保留功能或消融的方法进行。在可能的情况下，我们的方法是单独使用功能性外入路技术或将其作为功能性内镜技术的辅助手段。额窦环钻术可以作为内镜技术的一个有力辅助手段或作为一个独立的外入路技术使用。该技术的详细讨论见第8章。

在仔细操作的情况下，额窦的外入路手术具有良好的面部外形效果和安全性。其伴随的并发症发生率和需行复发性二次手术的概率也很低。

在过去的30年里，创新的内镜手术技术已经得到发展并且成熟，它可以解决许多过去只能通过外入路手段才能清除的额窦病变[5, 6]。最近的一项研究报告表明，2000—2011年，开放式额窦手术的使用率下降了1/3，而同期的内镜额窦手术增加了约3倍[7]。额窦外入路手术约占手术总数的5%，并且在过去20年中一直稳步下降[7]。然而，这类技术仍然是耳鼻喉科医生在处理复杂性、外伤性、肿瘤性和难治性及内镜无法处理的慢性额窦疾病时所需要的一个重要工具[2, 6-9]。

二、适应证

一般来说，外入路额窦手术技术治疗炎症性鼻窦疾病只适用于先前多次内镜手术失败的患者，或是病变位置较深且无法通过内镜手术切除的患者（表9-1）[1]。随着技术、器械和手术技术的发展，外入路手术的适应证也在不断变化[5, 6, 8-11]。例如，最近的研究报道了内镜入路对于额窦外侧病变和额窦后壁骨折有很好的疗效和较低的失败率[10, 11]。具体外入路技术的适应证将在具体手术步骤部分进行讨论。

三、术前检查和计划

详细的评估和细致的术前计划是进行外入路额窦手术的必要条件。所有患者在手术前均应接受鼻内镜检查和薄层多平面鼻窦计算机断层扫描（CT）评估。一旦确定了手术适应证，就要对解剖结构和病变位置进行彻底的检查。应根据鼻窦CT的三个

表 9-1　当今外入路额窦手术的适应证	
序　号	适应证
1	作为与内镜联合的入路
2	位于外侧或内镜无法触及的额窦疾病
3	鼻内镜手术难治性额窦疾病
4	额窦外伤
5	鼻窦恶性肿瘤

平面（冠状面、水平面和矢状面）仔细研究额窦气化的程度。要特别注意矢状位的宽度（深度），以评估锯或钻开额窦前壁的任何外入路方式的安全性和可行性。应仔细研究既往手术治疗的后遗症。确定筛前动脉的位置，若其在筛窦间隙内蒂化则进行标记，并仔细研究颅前窝底的坡度、对称性、深度和完整性。

检查并记录软组织感染、黏液囊肿、黏膜囊肿和脑神经异常表现，注意任何解剖异常以及眼眶、颅底和额窦前后壁的骨质侵蚀。磁共振成像（MRI）在需要排除肿瘤是否侵犯眼眶、硬脑膜和神经时非常有价值[12]。然而，即使是在患有炎症性鼻窦疾病的患者中，磁共振成像也非常有助于区分潜在的黏液囊肿和肿瘤，并在进行过闭塞手术的患者中区分黏液囊肿和脂肪[5]。

四、外入路额窦手术的解剖学考虑

在进行任何开放式手术之前，全面了解额窦的解剖结构是必不可少的。额窦的解剖结构复杂，且与眼眶和颅腔关系密切；这些结构可能会在无意中被损伤。成对的额窦位于额骨前内侧下部。额窦的边界包括一个相对较厚的前壁和一个较薄的后壁，它将额窦与大脑的额叶分开。在内侧，窦间隔将 2 个额窦分开。额窦通常大小不等。约 10% 的人有 1 个或 2 个未气化或气化不良的额窦。伴有鼻窦气化不良的疾病的手术可能更具挑战性，因其手术治疗的空间有限（图 9-1）。额窦的底壁形成内侧眶顶壁。前上筛房可发生不同程度的气化，影响额窦引流。额窦间隔偶尔也发生气化[13, 14]。额窦通过窦中下部的漏斗形隐窝（额隐窝）通向鼻腔；这个区域通常被称为"额窦口"[13]。如果手术的目的是恢复功能，则应格外小心额窦黏膜，尤其是额隐窝黏膜，额窦解剖的细节将在相关章中讨论。

五、并发症和注意事项

精细的手术技术可以减少并发症和后遗症。多个研究已经证明，对于经过仔细筛选的患者，外入路额窦手术具有良好的疗效、安全性和较低的复发率[2, 5, 9]。严格把握适应证、禁忌证和手术细节[15]，可以获得良好的美容效果（图 9-2）。2 个基本策略有助于避免并发症：在非封闭性手术中，保存黏膜和仔细解剖额隐窝和额窦口是至关重要的（图 9-3）；在封闭性手术中，应彻底切除所有黏膜并完全封堵额窦口和额隐窝（图 9-4）。

美观问题是外入路手术的常见并发症，切口位置不合适和缝合技术不佳会导致脱发和广泛瘢痕（图 9-5）。骨瓣位置不正确或愈合不良可能导致额头隆起或凹陷（图 9-6）。封闭鼻窦的感染可导致植入物暴露（图 9-7）和慢性额窦骨髓炎伴窦道形成（图 9-8）。由于粘连或新生骨形成而引起的额隐窝瘢痕可导致疾病难以治愈，以及反复感染或继发性黏膜囊肿（图 9-9）。脂肪供体部位可能会出现病变，如瘢痕和感染，可导致脑脊液（CSF）漏、脑损伤和眼眶损伤。面神经的滑车上支、眶上支和额支可

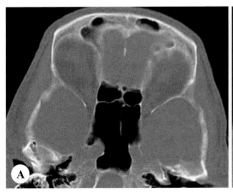
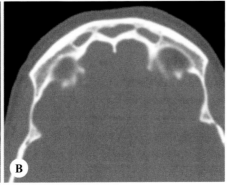

◀ 图 9-1　对于额窦气化不良（**A**）或前后径极窄（**B**）的病变，无论选择内镜方式还是外入路方式均有较高的技术难度

能受到损伤[16-18]。长期并发症包括慢性神经痛，前额麻木和复发性黏液囊肿（图9-9）[4]。其他手术并发症包括感染和脓肿形成、心肌梗死、心血管意外、静脉血栓栓塞性疾病和肺部疾病。

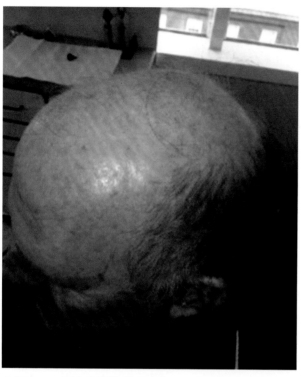

▲ 图 9-2 图中为男性秃顶患者，一个经过良好的设计、实施与愈合的双冠入路切口，能获得可接受的美容效果

六、术中准备

患者仰卧，将头部放在马蹄形头枕上可能会有所帮助。除非需要影像引导，否则不需要手术钉。将手术台旋转 90° 或 180° 以远离麻醉机，使外科医生可以自由的进入额区（图 9-10）。准备好手术区域并以无菌方式将其覆盖。用透明胶带将眼睑闭合粘住（图 9-11A）。角膜防护罩或睑缘缝合术可能有利于最大限度地减少眼睛的遮盖（图 9-11B）。内镜技术部分（第 6 章）中描述了局部应用软绵减轻鼻子的肿胀。我们使用术中影像引导来绘制额窦的范围和规划手术入路（图 9-12）。患者追踪器探头和影像引导系统的设置方式不应干扰手术区域（图 9-13A）。使用一个远离术区固定的参考框来进行影像引导是非常有帮助的（图 9-13B）。如果影像引导不可用，则可使用 6 英尺（约 1.8m）Caldwell（枕额）视图或透视（图 9-14）[1]。

七、手术技术

下一部分介绍具体手术方式的适应证和技巧。

（一）骨成形瓣额窦开放术

从历史上看，骨成形入路手术与额窦封闭术可同期进行[4]。然而，在功能性内镜鼻窦手术中，骨成形入路手术可以作为一种保留黏膜的功能恢复技术，

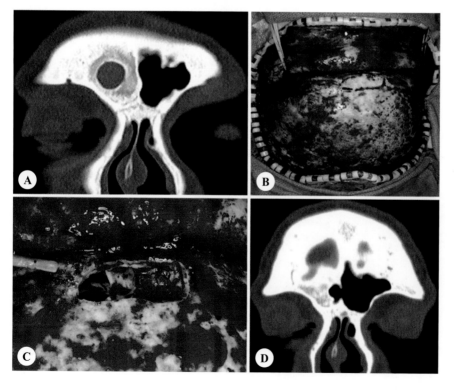

◀ 图 9-3 功能性外入路鼻窦手术

在非封闭性手术中，保留黏膜和仔细解剖额隐窝和额窦口是至关重要的。A.CT 显示右额窦黏液囊肿；B.考虑到右额窦气化不良，我们选择双冠入路切口和骨成形瓣径路的功能性外入路，而不是内镜入路；C.去除额窦前壁后，完整切除右侧额窦病变并切除额窦间隔。保留双侧额窦的黏膜，然后将右额窦开放进入左额窦，引流至鼻腔；D.术后鼻窦 CT 显示双侧额窦功能良好。在这种情况下，功能性外入路优于内镜入路，因内镜入路需要长时间钻孔、更大范围的筛窦开放手术、更长的愈合时间和更高要求的术后清创。在本章和图 9-35 至图 9-37 中进一步详细讨论了这种情况

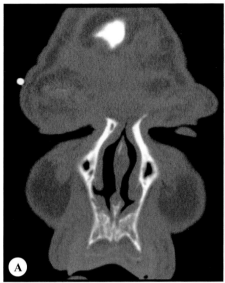
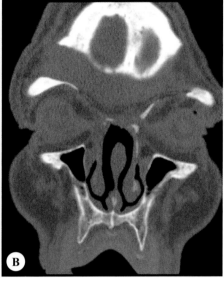

◀ 图 9-4　肌肉充填双侧额窦
在封闭性手术中，应完全切除所有黏膜，完全封堵额窦口和额隐窝，以防止术后黏液囊肿的形成

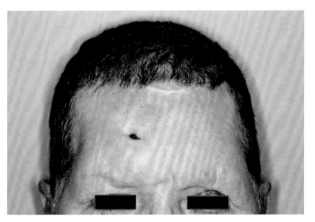

▲ 图 9-5　该患者的双冠状瘢痕较宽，已导致局部脱发。此外，由于该患者存在继发于年龄相关的男性型脱发，使得瘢痕的前部位置暴露在外

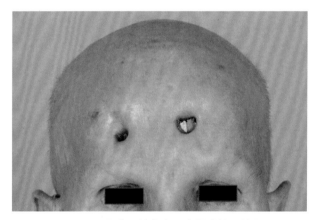

▲ 图 9-7　骨成形瓣愈合不良导致植入体暴露

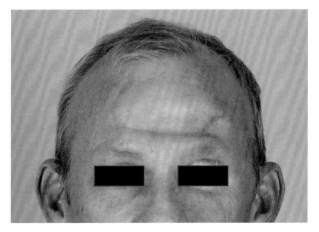

▲ 图 9-6　骨成形瓣手术和左眶内容摘除术的患者接受放疗后出现前额凹陷

而无须进行额窦封闭。一般来说，该技术可用于治疗各种内镜手术不适用的额窦病变[9, 15, 19]。表 9-2 列出了可考虑应用该技术的适应证。当确定额窦功能不可挽救时，就应决定将其封闭。在当代，这是一种罕见的手术，适用于额窦有致密瘢痕组织，广泛的新生骨形成，或功能性内镜或外入路手术失败的患者。许多额窦黏液囊肿和肿瘤可不进行额窦封闭[9]。不封闭鼻窦的优点（如对于内翻性乳头状瘤）是可在内镜下发现复发病灶[20]。当决定封闭额窦时，应切除病变黏膜，并封闭额窦入口 / 窦口。

如果额窦中的活骨减少了 50%，并且存在暴发性急性额窦炎或波特头皮肿胀（骨膜下脓肿），则应谨慎采用骨成形瓣手术，因为此类情况可能会危及骨瓣的成活（图 9-6）。在进行骨成形瓣手术之前，应先处理其他鼻窦。应向患者说明有关此手术的特定风险。额窦开放术最常见的术中并发症是眼眶脂

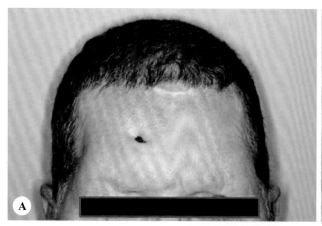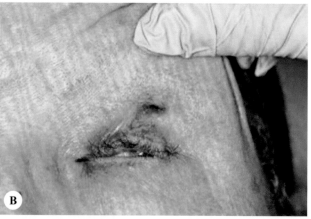

▲ 图 9-8　羟基磷灰石额窦封闭术后的患者出现慢性额窦骨髓炎伴多发瘘

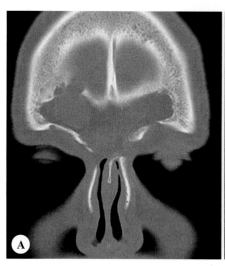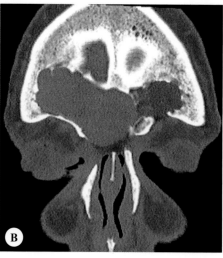

◀ 图 9-9　某患者 2000 年额窦脂肪移植物闭塞术后形成疑似黏液囊肿

A. 2002 年右侧额窦黏液囊肿；B. 2016 年评估时发现先前的黏液囊肿扩张

肪暴露，额窦前壁骨折或错位以及硬脑膜撕裂[18]。据报道，最常见的术后并发症是沿前额延伸至头部顶部的麻木感（因眶上神经和上睑神经暂时或永久性损伤）、黏膜囊肿形成、持续性神经痛、额部突出或凹陷及鼻出血。其他并发症包括脂肪坏死、供区伤口并发症、切口处的脱发、秃头患者瘢痕裸露、骨瓣坏死、外观畸形、眼眶损伤、脑脊液漏及颅内感染和损伤。应谨慎选择填塞材料，自体腹部脂肪是现今最常用的材料。用羟基磷灰石和其他异物填塞额窦可能增加感染，皮瓣坏死和移植物排异的概率（图 9-8）[5]。

步骤如下。

1. 患者仰卧在手术台上。所有压力点都应加垫。

2. 将手术台旋转 180°（或 90°）远离麻醉机（图 9-15）。

3. 患者头部放在凝胶圈或马蹄形头枕上（图 9-10）。

4. 患者的头发应该妥善的夹在切口的一侧。或者，也可以用橡皮筋将长发拢于一侧（图 9-16）。用无菌记号笔以标准的双冠状方式绘制计划的切口，从同侧耳屏向上延伸到头顶上方，与发际线平行并位于发际线后方，冠状面朝向对侧耳屏（图 9-17）。其他可以利用的切口是前三角、前额中部和眉切口。鸥翼形切口是通过将双侧眉弓切口连接的眉间切口，可导致眶上神经横断和明显的瘢痕（图 9-18），现已很少使用。

5. 此时可以将图像导航系统配准并检查体表标志的准确性（图 9-13A）。在远离术野的位置使用一个固定的参考框来进行图像导航是有帮助的（图 9-13B）。参考框可以通过一个小切口在远离手术和切口位置的区域内固定。此装置在手术过程中应保持稳定。

6. 然后，患者应进行准备，并以标准的外科无菌方式覆盖。

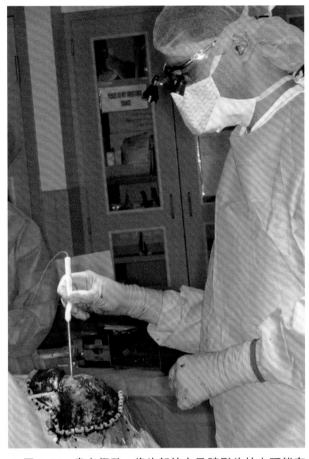

▲ 图 9-10 患者仰卧，将头部放在马蹄形头枕上可能有帮助，但不是必须的，外科钉不是必须的，将手术台旋转 90° 或 180° 远离麻醉机从而允许手术医生自由进入额区

7. 手术开始前至少 10min，在切口线注射 1% 利多卡因和 1∶100 000 的肾上腺素。

8. 用 10 号刀片沿着先前标记的切口切开皮肤向下切入皮下软组织。倾斜刀面以免切断毛囊（图 9-19A）。

9. 之后使用针尖式 Bovie 电刀将切口向两侧加深到颞筋膜层，再向中间至颅骨（图 9-19B）。

10. 雷尼夹可用于固定止血，但不是必须的（图 9-20）。通过进行间断切割以切开皮肤和更深层的组织，并在进行下一段切口之前控制出血（图 9-19）。

11. 然后，将双冠状头皮瓣向前提拉，在颞肌

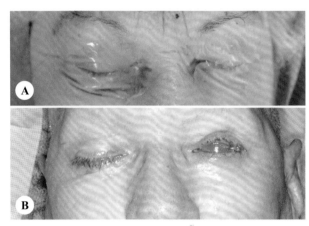

▲ 图 9-11 A. 用透明胶带将眼睑闭合粘住；B. 如果进行环钻术或外入路额筛窦开放术，也可以使用角膜罩

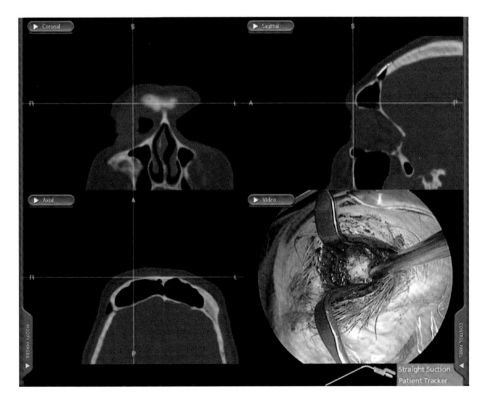

◀ 图 9-12 三平面视图下的影像引导在规划额窦外入路时非常有价值，如在本病例中，通过眉侧入路进行额窦环钻术

103

筋膜侧面和骨膜下中线之间创建一个平面。它向下延伸到眉间，保留眶上和滑车上的神经血管束（图9-21）。

12. 或者，双冠状皮瓣可提拉至颅骨外表面（图9-21B和图9-22）。可以将骨膜顶部切开，使其超出骨瓣的边界，并使其附着在骨瓣的下部（图9-23）。闭合颅骨外膜有助于固定骨瓣，无须钢板和螺钉

（图9-24）。

13. 使用2-0 Vicryl缝线将皮瓣向前拉回，缝线固定在与Allis夹或硬脑膜牵开器钩相连的橡皮圈上（图9-25）。应注意不要在颅骨膜瓣上留下孔洞，以备之后使用它进行填塞、颅底缺损修复或颅骨化。

14. 使用术中三维导航，可以将双侧额窦映射到患者额骨上（图9-10和图9-12）。或者可以使用从

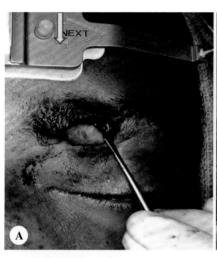
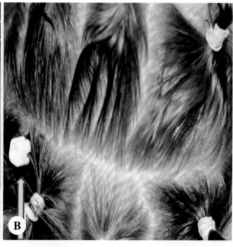

◀ 图9-13 影像引导参考框应远离计划切口位置（黄箭）

A.传统的前额结构，用于经眉入路进行额窦环钻术。B.在远离手术和切口位置的区域，可通过小切口将固定的影像引导参考框固定于颅骨（动态参考框架，Medtronic，Minneapolis，MN）

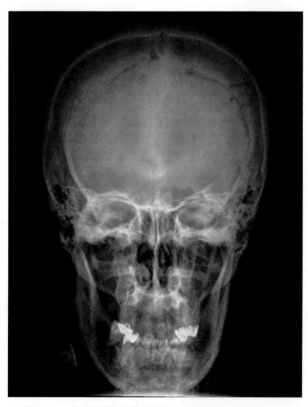

▲ 图9-14 如果影像引导不可用，可使用6英尺（约1.8m）Caldwell-Luc（枕额）X线片来规划截骨术，X光片消毒后，切出额窦轮廓，放于前额以帮助定位骨成形瓣，这种方法在我们的实践中已不再使用

表9-2	骨成形瓣额窦开放术的适应证（封闭/不封闭额窦）
序号	适应证
1	具有以下特点的额窦黏液囊肿：病灶向极外侧延伸和新生骨形成，额窦闭塞后多房性黏液囊肿，广泛的额隐窝新生骨
2	额窦后壁脑脊液漏和（或）脑膨出，内镜下视野或器械触及不理想
3	额窦骨折：复杂或粉碎性额窦前后壁骨折
4	骨肿瘤和较大的额筛骨瘤
5	内翻性乳头状瘤：附着极外侧和眶上部，多部位受累，附着于额窦前壁且内镜下视野或器械触及不理想
6	原发性或转移性额窦恶性肿瘤
7	药物治疗无效的额窦骨髓炎
8	导致外观畸形的气肿

术前 CT 检查中提取的 3D 模型创建的覆盖模板来完成截骨区域描绘[25]。如果这些手段不可用，则可以使用已消毒的 6 英尺（约 1.8m）Caldwell（枕额）视图的 X 线胶片来规划截骨区域（图 9-14）。X 线胶片沿着额窦的边界切开并放在额头上，以规划截骨的范围。透照法也曾被应用于来绘制额窦范围，但并不准确。影像引导已被证明优于这 2 种模式[26]。

15. 此时可使用无菌标记笔标记计划截骨术的标志点和界限（图 9-26 和图 9-27）。

16. 接下来，使用 1.8～2.0mm 的高速钻头在两侧额窦进行钻孔（图 9-26）。然后按照画出的线条轮廓，以椭圆形的方式制作骨瓣（图 9-27）。将骨瓣的边缘向下倾斜，可使锯片远离颅内容物，并形成一个边沿，从而使额窦前壁骨瓣在归位时不会落

入鼻窦内（图 9-23）。随后直接进入其中一个额窦。用小截骨刀和锤子完成截骨术，使骨瓣得以完整取出。如果骨瓣由于先前的创伤或疾病以及在牵拉过程中导致骨折，则应小心保存所有的碎片。或者，可以将骨瓣在颅骨膜下部留蒂（图 9-23）。这样就可以仅使用缝合线缝合颅骨膜来复位骨瓣和关闭切口（图 9-24）[15]。

17. 使用高速钻和 Kerrison 咬骨钳去除窦间隔（图 9-28）。

18. 如果不进行额窦闭塞或颅骨化，应始终注意尽可能保留患者的正常黏膜。额窦病灶清除后，应注意确保 2 个额窦引流通畅（图 9-28），之后进行重建。通常通过外入路 Lothrop 手术和加宽额隐窝来完成重塑（图 9-29）。

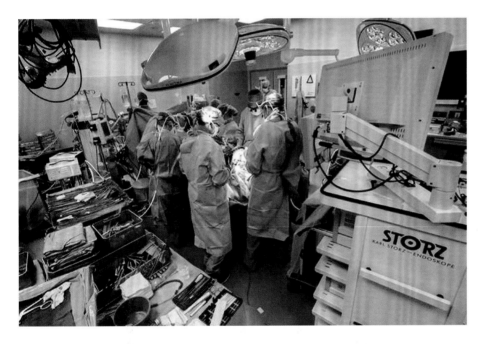

◀ 图 9-15　患者仰卧在手术台上，将手术台从麻醉机上旋转 180°（或 90°）（朝向图片左侧），这样外科医生就可以在靠近患者头部的地方（图片的右侧）站立，同时远离麻醉设备

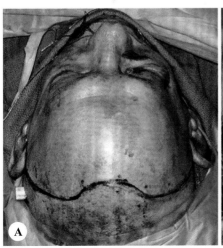
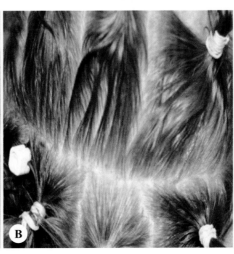

◀ 图 9-16　A. 应将患者的头发妥善地夹在切口的一侧，除非患者能接受剃光全部头发；B. 或者可以用橡皮筋把长发拢于一侧

19. 如果要进行额窦封闭，那么所有的额窦黏膜都要从骨面上仔细剥离。金刚砂钻可磨除黏膜的细微碎片，直到露出光滑的骨面轮廓为止（图 9-30）。用显微镜或内镜进行放大十分有助于确保所有黏膜的切除。

20. 关于封闭额窦，自体脂肪移植物是从腹部或大腿获得，然后置入额窦腔进行封闭。可以用纤维蛋白胶来固定脂肪。另一种选择是用羟基磷灰石骨水泥来填塞这个空间，但由于存在感染和排异的长期问题，此方法现已不被推荐。还有一种选择是游离肌瓣，可使额窦口被紧紧地包裹，以抑制鼻黏膜进入额窦。

21. 复位先前保留的骨组织瓣以封闭术腔。骨瓣通过由微型板和微型螺钉组成的多点固定装置固定在适当的位置。如果骨瓣已断裂，则应小心地重新定位所有的骨瓣，然后拼接或缝合在一起（图 9-31）。应在骨瓣周围的缝隙中放置少量吸收性明胶海绵，以防止骨瓣受压或大量空气涌入。在骨瓣不能复位的情况下，可以用网片作为支架桥接颅骨上的缝隙或孔洞（图 9-32），也可以用羟基磷灰石骨水泥重建额窦前壁。

22. 接下来，用抗生素溶液冲洗头皮瓣和颅骨并彻底干燥。在帽状腱膜下间隙放置一个中等大小的真空引流管，穿出皮肤后用 3-0 尼龙缝合线固定。

23. 取下雷尼夹，2-0 Vicryl 缝合线间断缝合帽状腱膜层。皮肤钉封闭皮肤。随后使用杆菌肽软膏和无菌敷料覆盖创面。然后进行包扎，注意不要压迫眶间中线区域。

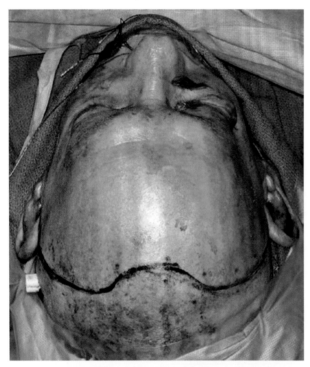

▲ 图 9-17　用无菌标记笔以标准的双冠状位方式画出计划的切口，从同侧耳屏向上延伸到头顶上方，与发际线平行并位于发际线后方，冠状面朝向对侧耳屏。双冠状切口标记为倒 V 形。这种结构有助于更多的保留头皮瓣中部的血管。如果需要一个颅骨膜瓣，头皮切口可以设计在更后方的位置

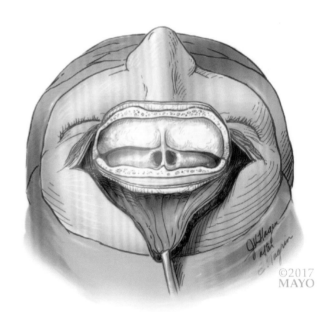

▲ 图 9-18　双侧眉切口通过眉间切口相连，此方法已很少应用，因其会导致眶上神经横断和明显的瘢痕

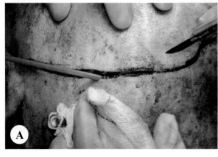
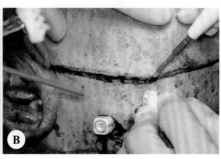

◀ 图 9-19　A. 用一把 10 号刀片沿着先前标记的切口线切开皮肤向下切入皮下软组织。刀面是倾斜的，从而不会切断毛囊。B. 下一步，用针尖式 Bovie 电刀加深切口

八、额窦闭塞术的注意事项

额窦闭塞术的相对禁忌证包括额窦后壁糜烂、眶顶糜烂（图 9-33）、眶上筛房过度气化和累及额窦的内翻性乳头状瘤或肿瘤。在这些病例中，完全切除黏膜很困难，可能导致脑脊液漏或眼眶损伤，残留或复发的肿瘤被掩埋而无法辨认。

应告知患者短期和长期并发症。短期并发症包括疼痛、额头和头皮麻木（眶上血管和滑车上血管

的损伤所致），以及皮肤瘢痕（伤口愈合不良所致）、脱发、额头凹陷或隆起。脑脊液漏和脑损伤也可能发生。从长期来看，患者有出现黏液囊肿的风险；这些黏液囊肿是由残留的微小黏膜引起的，可能在手术后数年内发生。此外，鼻黏膜也可能从额隐窝长入鼻窦，因此必须仔细封堵额隐窝。患者也存在长期疼痛、感觉过敏和感觉异常的风险。由于额隐窝或额窦内的黏膜再生，术后数 10 年内也可能发生黏液囊肿，因此必须对行封闭术的患者长期随访（图 9-9）。还可能会形成多室性黏液囊肿，即使使用 MRI 扫描也很难将其与脂肪区分开（图 9-34）[18, 21]。

九、非闭塞性骨成形瓣的病例分析

一位 49 岁男性，患有骨髓纤维化，即将进行骨髓移植，因右额窦病变就诊。鉴别诊断包括额窦黏液囊肿、感染或肿瘤。进行 CT 和 MRI（图 9-35）。右额窦的 CT 图像显示其发育不全且有致密的厚骨，需要通过内镜经鼻入路钻孔进入鼻窦。然而，左额窦气化良好，鼻腔引流通畅（图 9-35D）。我们评估后认为该免疫状态和全身状况不佳的患者需要一个相对快速的手术。因此，我们选择通过骨瓣入路治疗额窦病变，根据前述技术进入额窦。在取下骨组织瓣后（图 9-36A），我们确认了右额窦发育不良。

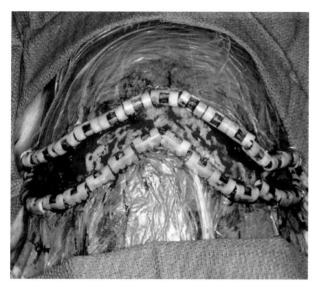

▲ 图 9-20　雷尼夹可用于止血，但不是必须的

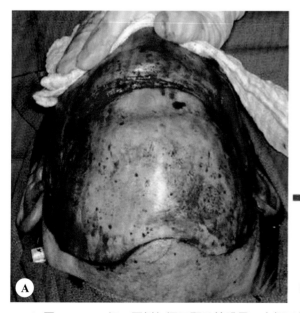

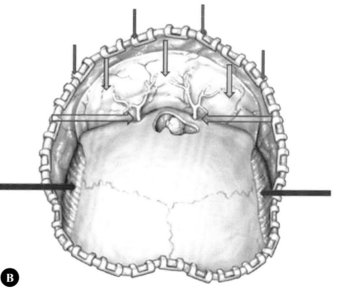

▲ 图 9-21　**A.** 切口两侧加深至颞肌筋膜层，中间至颅骨，或者头皮切口只切到颅骨表层。然后将头皮切口的后缘向后解离，这样就可以获得较长的颅骨膜瓣。然后，在颞中筋膜侧面和骨膜下中线之间创建一个平面，向前提拉双冠状头皮瓣。向下延伸至眉间区域，保留眶上和睑上神经血管束。**B.** 皮瓣掀开程度的示意。在侧面，皮瓣被提升到与颞肌筋膜的交界处（红箭），在前方到达眉间，仔细识别并保留眶上和滑车上的神经血管束（黄箭）。在图中，颅骨膜被提升为一个独立的层面（绿箭），与皮肤和皮下层（蓝箭）分开

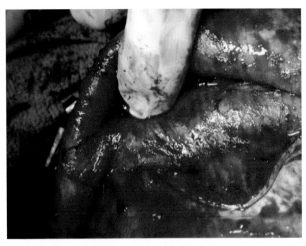

▲ 图 9-22　如图 9-21B 所示，双冠状皮瓣可提拉至颅骨膜，并可将颅骨膜切开至骨瓣边缘以外（步骤 12；图 9-21）

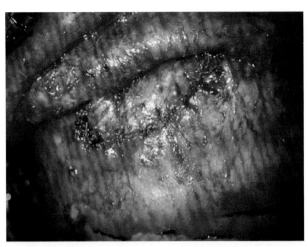

▲ 图 9-24　在这个替代方案中（图 9-22 和图 9-23），闭合颅骨膜将有助于放置骨瓣。如果骨瓣放置得当可减少对钢板和螺钉的需求

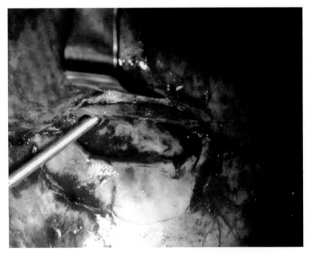

▲ 图 9-23　颅骨膜可以保留在骨瓣的下部

骨病灶处充满黏液物质，冰冻切片病理学检查后除外恶性肿瘤。将黏液和异常增生骨进行培养和组织病理学检查。右额窦黏膜本身似乎是正常的。左额窦气化良好，黏膜正常，引流通畅（图 9-36B）。因此我们选择不封闭右侧额隐窝，而是从右额窦开放进入左额窦（图 9-36B）。注意避免额窦黏膜损伤。使用上翘的 Kerrison 咬骨钳和钻头，去除额窦间隔和额窦间气房壁。手术结束时，从右额窦经额窦间隔进入左额窦，进而进入鼻腔，形成了一条良好的引流通道。彻底冲洗术腔，清除骨渣和碎屑，同时应避免对窦黏膜造成任何损伤。用 3 块双孔钢板代替骨瓣。分层关闭双冠状瓣。3 个月随访时的影像显示，骨成形瓣愈合良好，左右鼻窦之间新建立的通路足以满足双侧额窦功能（图 9-37）。此手术方式是对历

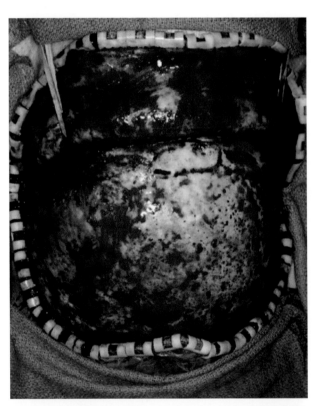

▲ 图 9-25　使用 2-0 Vicryl 缝线将双冠状软组织瓣向前拉回，缝线固定在与 Allis 夹或硬脑膜牵开器钩相连的橡皮圈上。应注意不要在颅骨膜瓣上留下孔洞，以备将其日后用于闭塞、颅底缺损修复或颅骨化

史上的外入路 Lothrop 手术的改良。

（一）额窦颅骨化

额窦颅骨化涉及去除额窦后壁（图 9-38）。目前该术式不适用于存在慢性额窦疾病的患者，可用于后壁粉碎性骨折的额窦创伤。

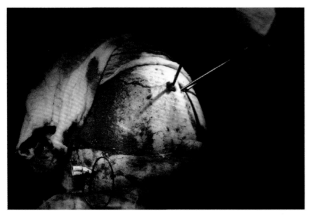

▲ 图 9-26　在颅盖上直接标记笔迹以用于设计骨瓣切除术，随后使用 1.8~2.0mm 的高速钻头对额窦两侧进行环钻术

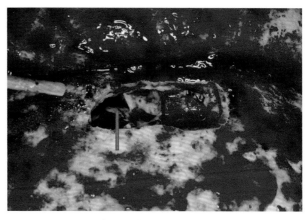

▲ 图 9-28　通过使用高速钻头或 Kerrison 咬骨钳去除鼻窦中隔，可形成一个共同腔，如果额窦没有封闭或颅骨化，则应始终注意保护黏膜（蓝箭表示进入鼻子的功能性引流路径）

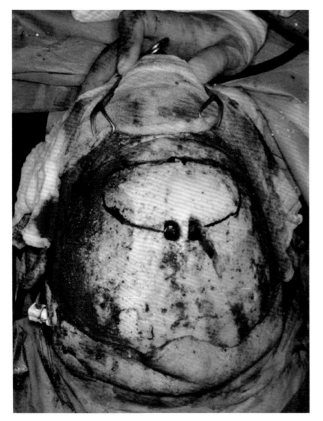

▲ 图 9-27　然后通过绘制的线条轮廓以椭圆形制作骨瓣，斜切骨瓣的边缘使锯远离颅内内容物，并且还形成了一个轮廓，使前壁皮瓣可以放回原位而不会在复位时掉入鼻窦

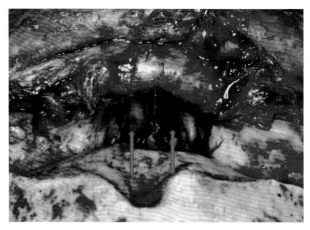

▲ 图 9-29　额窦疾病清除后，应注意确保两个额窦（箭）的引流，通常这是通过外部 Lothrop 步骤并加宽额隐窝完成的

额窦颅骨化术包括仔细去除鼻窦黏膜和额窦后壁，使额叶占据额窦，邻接额窦的前壁和底部[22]。Donald 和 Bernstein 于 1978 年首次描述了额窦颅骨化术，用于处理额窦后壁创伤[23]。颅骨化的方法与成骨瓣术相似。额窦黏膜被仔细去除之后，就可以进行其他步骤。除了去除额窦中隔外，额窦的后壁

也被去除。大脑额叶可重构并扩展至额窦。此时额窦变成硬脑膜的硬膜外腔。额窦口被脂肪、肌肉或皮瓣填充（图 9-3）。一些作者提倡使用周围颅骨瓣技术进行额窦颅骨化术[22]。他们提议在颅内间隙和额窦之间增加一层额外的保护。如果需要，可以将头皮上的切口加深到颅骨，之后从头皮瓣上切下颅骨瓣。或者将头皮切口加深但不穿过颅骨膜。头皮和颅骨膜瓣被抬高为单独的皮瓣（图 9-21）。

如今，颅骨化术通常不用于炎性鼻窦疾病[11]。当代使用颅骨化术的适应证包括额窦后壁恶性肿瘤以及额窦后壁粉碎性骨折。在某些神经外科手术方法中也需要用到颅骨化术[22]。

（二）颅骨化：案例分析

一名有肾细胞癌病史的 66 岁患者出现前额部隆

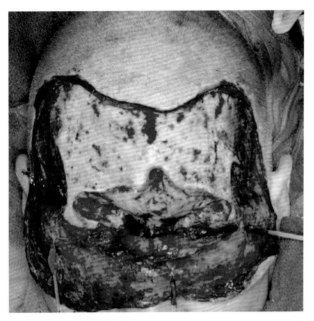

▲ 图 9-30 如果要封闭额窦，则应在放大系统下仔细剥离所有黏膜，金刚磨钻可用于去除微小的黏膜片，直到骨骼的轮廓光滑为止

起和头痛（图 9-39）。CT 和 MRI 成像显示，增强的肿块提示转移性肾细胞癌已通过额窦的前壁和后壁侵蚀（图 9-40）。肿块向前侵入前额软组织，向后侵入硬脑膜。我们计划通过外部入路手术使用双冠入路皮肤切口对额窦肿瘤进行姑息性全切除。由于皮瓣在额窦的前壁向下方被掀起，因此肉眼可见的大肿瘤已经通过前壁侵入并延伸至皮肤下层（图 9-41）。肿瘤从皮肤前部游离出来。保留颞肌筋膜，并将颅骨膜缩回到头皮中。放置一个 Leyla 带，以便可以在不压迫眼球的情况下将皮瓣向前上方掀起。随后眼眶边缘被暴露。肿瘤血运丰富。在额窦两侧比肿瘤高 2cm 处制作两个钻孔（图 9-41），并使用 3 号 Penfield 将硬脑膜与骨骼分开。使用开颅器进行颅骨切开术。可见骨骼已被肿瘤显著侵蚀。将骨瓣放置于抗生素溶液中。然而，在检查颅骨内侧之后，我们发现它已被肿瘤侵蚀了。随后完整切除肿瘤。从额叶硬脑膜切除肿瘤后，用颅骨移植物修补鸡冠附

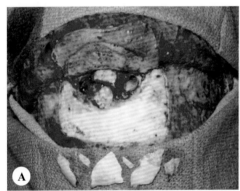 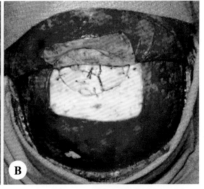

◀ 图 9-31 如果骨瓣骨折，则应仔细重新放置所有碎片，然后将其拼接或用线缝合在一起

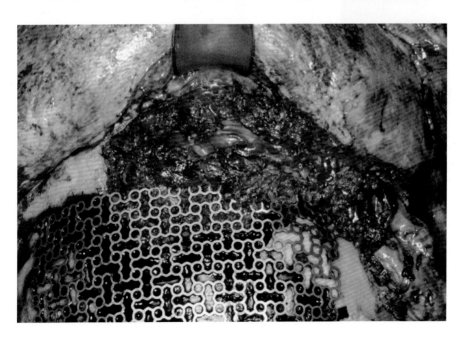

◀ 图 9-32 如果骨瓣无法放置，可以使用网片作为支架，以桥接颅骨上的任何间隙或孔

近的一小处硬脑膜撕裂。没有明显的肿瘤侵入眼眶内容物。用双极电凝温和地凝固眶周,而不会从两侧进入眼眶。用金刚砂钻头完全磨除额窦黏膜,向下钻至骨骼。随后在硬膜外腔内注入纤维胶原,然后用网状板代替额骨(图9-42A)。成骨瓣被肿瘤侵及后无法再使用。网状板很好地勾勒了额窦的轮廓。保留一个间隙,以便可以将带血管的游离皮瓣放入其中和硬脑膜下。未见明显硬膜外出血后放置皮瓣随后从左腿外侧的股外侧肌中获得游离皮瓣(图9-42B和C)。皮瓣置入缺损部位,完全封闭了额窦腔并勾勒出网状板的轮廓(图9-42D)。血管蒂与颞动脉和静脉相吻合。皮瓣放好后,硬脑膜上似乎没有任何明显的压力。将两个引流管放置在远离血管蒂的头皮伤口处并缝合到位。然后用3-0 Vicryl缝合线在深层皮下缝合头部伤口,并用4-0和5-0 Prolene线缝合皮肤。该患者无术中或术后并发症。病理学证实肿块为肾细胞癌转移。随访图像显示了即使在术后放射治疗完成后也很出色的外观效果(图9-43)。

(三)外入路额筛窦切除术

外入路额筛窦切除术的手术适应证如今很少(表9-3)。相反,现在采用的大多数经眶切口是颅前窝底和筛窦动脉手术的入路[24, 25]。外入路额窦手术技术在此处进行简要介绍。

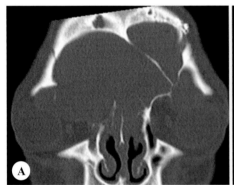
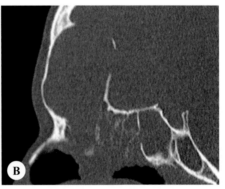

◀ 图 9-33 先前封闭腔内有多个黏液囊肿患者的 CT 检查

冠状和矢状位显示眼眶顶和额窦后壁广泛侵蚀。这种情况是额窦封闭术的相对禁忌证,因为黏膜很难被完全清除,并可能导致脑脊液漏出或眼眶损伤

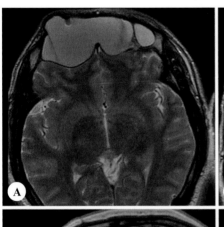
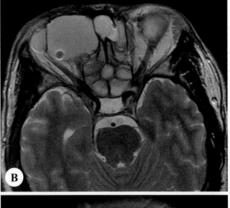
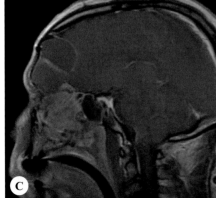
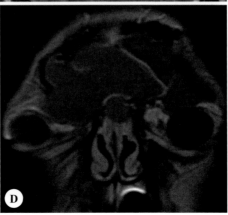

◀ 图 9-34 MRI 扫描图像显示 5 年前额窦封闭术的患者有多个分隔的黏液囊肿

T_2 加权图像(A 和 B,轴位视图)显示黏液囊明亮且富含液体,而脂肪在该组中较暗。图 C 和图 D 显示了在矢状位(C)和冠状位(D)上具有对比度的 T_1 加权图像;黏液囊肿边缘是明亮的,而液体本身是深色的。可以注意到在图 D 的左眼眶内侧的脂肪很亮。但是,即使黏液囊肿内容物随着时间流逝而浓缩,使用 MRI 扫描也很难区分黏液囊肿和脂肪

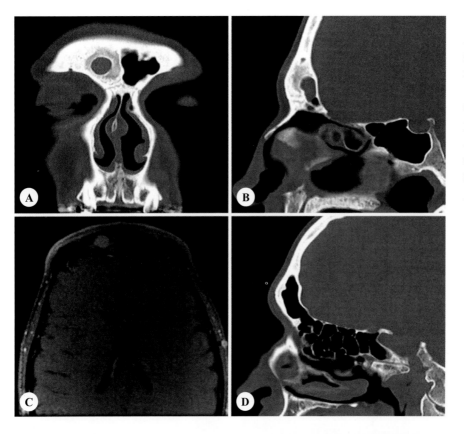

◀ 图 9–35 **A.** 患者的冠状动脉断层 CT 显示发育不良的右额窦是完全实性的。**B.** 矢状位 CT 显示右额窦浑浊和发育不良。右额窦的 CT 显示骨骼致密，需要通过内镜经鼻腔入鼻窦。**C.** 轴位 MRI T₁ 加权序列对比显示右额窦中有内容稀薄的囊肿或肿块。**D.** 矢状位 CT 显示出良好气化和健康的左额窦，额窦引流通路较宽（译者注：原文疑有误，已修改）

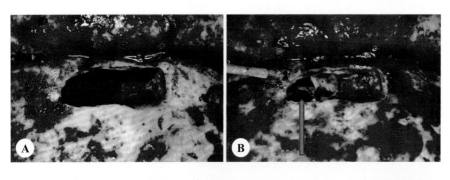

◀ 图 9–36 图 9–35 中为患者使用了双冠入路的成骨瓣，发现黏液样物质并从右额窦中吸除，并且发现其下的黏膜健康。左额窦完全健康，有宽广的额窦引流通路；可见额窦口和额隐窝（箭）。因此，我们选择不钻右额窦，而是将右额窦打通至左额窦

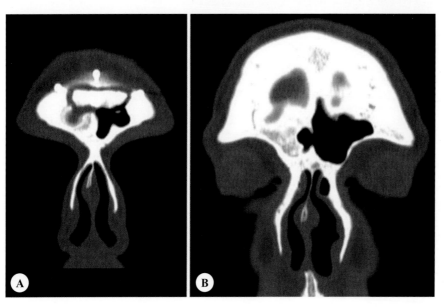

◀ 图 9–37 3 个月后的随访 CT 显示，成骨瓣痊愈良好（**A**），"改良外部 Lothrop"共同腔可以通过左额窦引流通路充分畅通（**B**）

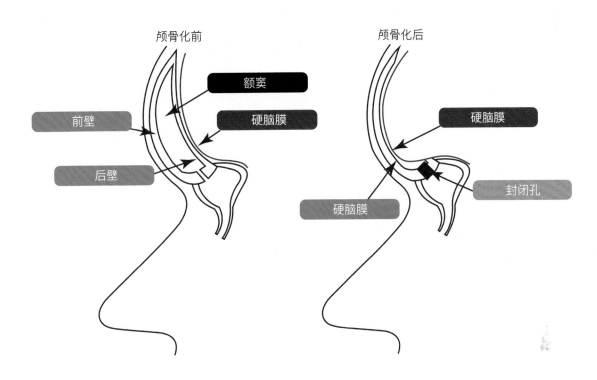

▲ 图 9-38　额窦切开术并颅骨化的示意，颅骨化后，额叶硬脑膜的前边界近似于颅骨化后前壁的后壁

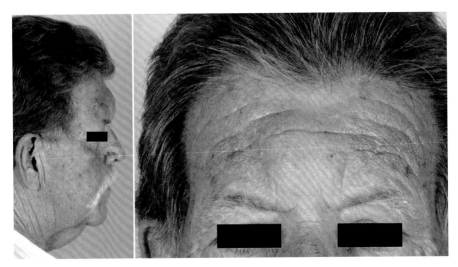

◀ 图 9-39　66 岁的男性，肾细胞癌病史，主诉前额部隆起和头痛

与外入路额窦切开术的前入路相比，外入路额筛窦切除术采用侧眼眶入路（图 9-44）。通过眼眶的内上方进入额窦，通过泪骨和前组筛窦进入额窦的底壁（图 9-44B）。图 9-45 展示了额窦直接环钻术和外入路额筛窦切除术之间的区别。与额窦前壁相比，外入路额筛窦切除术是通过相对较薄的骨质进入的。该手术的重要解剖标志包括内眦韧带、泪囊及泪囊窝、滑车，最后是筛窦、眶上和滑车上血管。在外入路额筛窦切除术中这些结构有损伤风险。

1902 年，Jansen 首次描述了额窦的经眶入路[1]。

尽管 Lynch 的名字与外入路额筛窦切除术的关系最密切，但 Knapp 在 1908 年首先介绍该术式，早于 1921 年 Lynch 的报道[1]。原始手术采用外部皮肤切口。更现代的 Lynch 术式改进是 1976 年报道的 Neel-Lake 改良方法[26]。该手术从鼻内筛窦切除术开始，然后通过改良的 Killian 切口从外入路（图 9-44A）。该切口开始于眉内下方，并以曲线切至内眦，并在鼻骨根部到距内眦 1cm 处终止。在切口中加入 W 形或阶梯形可以减少不美观的瘢痕挛缩（"弓弦"畸形）的可能性。然后将切口加深到骨膜。骨膜从切口的下

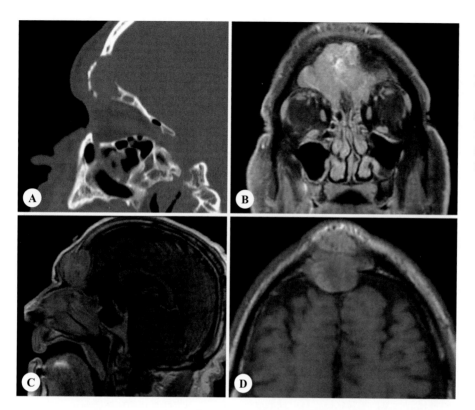

◀ 图9-40 **A.鼻窦CT**显示，在矢状位可见额窦肿块膨大侵蚀了眼眶前壁、后壁和下壁。**B至D.MRI T₁** 加权序列钆强化显示双侧额窦有较大的对比增强肿块，冠状位（**B**），轴位（**C**）和矢状位（**D**）显示肿块累及毗邻结构；对比增强的肿块向前侵犯软组织，向后侵犯硬脑膜

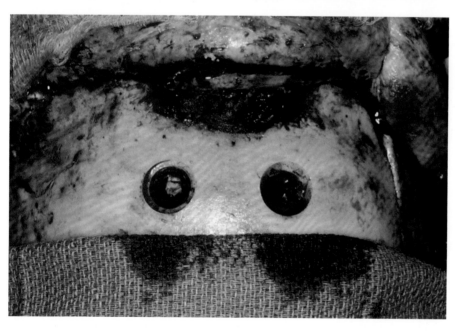

◀ 图9-41　鼻窦的每一侧都有钻孔，可以清楚地看到已经侵入前壁并延伸到皮肤中的肿瘤

部，经上颌骨的鼻突，眼眶内侧壁和顶壁，鼻骨和眶上脊掀起。必须注意保留滑车上神经以及眶上动脉和神经束。从双侧泪窝解离内眦韧带。用缝合线将其标记并缩回。滑车和泪囊从下方的骨头解离，并且与眼球的其余部分一起向侧面缩回。这样可以很好地暴露内侧眼眶的骨质，并可以看到额筛缝。可以辨认出筛窦前动脉和筛窦后动脉。筛前动脉被双极电凝，除非也进行后组筛窦切除术，否则会保

留筛后动脉。额窦缝和筛窦血管是手术的解剖上限。这些标志对应颅前窝的底壁。截骨术从泪骨的泪沟延伸至筛骨纸板。随后进行鼻内前组筛窦切除术，并去除鼻丘和额筛窦气房。额隐窝如果堵塞，可以通过向后扩大额窦口至中鼻甲垂直部附着处来扩大额隐窝。通常保留额窦黏膜和中鼻甲。此时可以进入额窦底壁，使用 Kerrison 咬骨钳将其一部分切除。内镜可用于观察额窦。额窦底部的内外侧边缘通常

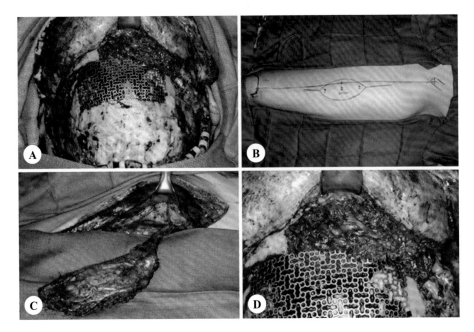

◀ 图 9-42　A. 用网状板代替已被肿瘤侵袭的成骨瓣。B. 测量缺损后，在患者大腿上标记股外侧肌瓣。C. 获得大小合适的肌瓣。D. 随着游离组织的转移并在网片下滑动，肌瓣被微吻合到颈部的颞上血管。肌瓣封闭了额窦

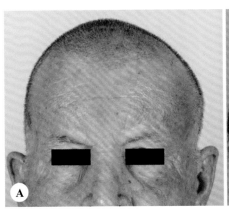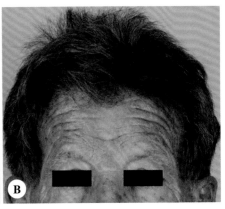

◀ 图 9-43　A. 随访 1 个月的患者图像，额部缺陷不再可见；B. 即使在术后放疗完成后，随访 6 个月的患者仍表现出出色的外观效果

表 9-3　考虑采用外入路额筛窦切除术的适应证
• 前期内镜额窦手术失败（封闭或不封闭额窦） • 广泛新骨形成伴局部脓肿或黏液囊肿患者 • 外伤 • 显露筛窦动脉的手术 • 颅前窝底手术 • 局部骨髓炎

不需处理。将一块硅橡胶片剪裁并卷曲。硅橡胶片的游离缘插入额窦，另一端穿过隐窝沿鼻中隔放置，用尼龙缝线将其固定在上面。用不可吸收的缝合线将骨膜缝合回来，以确保滑车和内眦韧带固定在适当的位置。随后用可吸收的缝合线缝合皮下组织和皮肤。使用间断的简单缝合来补充关闭术腔。术后6 周将硅橡胶片移除。与传统的 Lynch 手术相反，改良的 Lynch 手术保留了上颌骨额突、部分额窦底壁，并保留了正常的额窦黏膜和中鼻甲。这样可以防止眼眶内容物向内侧塌陷或向上突出至额窦。保留黏膜和中鼻甲除了保留功能外，还可以减少瘢痕的形成和新骨形成。

外入路额筛窦切除术最常见的并发症包括眼球突出、复视、眼球活动受限以及眼眶内容物向后下移位。其他并发症包括泪囊损伤和感染，视神经损伤引起的视力减退，眶上或滑车上神经损伤引起的感觉功能障碍，内眦韧带复位失败导致的假性眼距过宽，继发于筛窦血管控制不当引起的球后血肿以及继发于颅前窝入路的硬脑膜漏[26]。

（四）其他技术

除了改良的术式（图 9-36）外，目前很少使用经典的外入路 Lothrop 方法。现在也很少推荐或进行使额窦外化的技术，如 Riedel 技术。这些术式已经被内镜技术所取代。Riedel 技术包括额窦由于骨折，

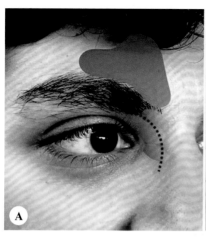
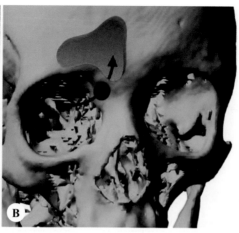

◀ 图 9-44　A. 改良的 Killian 切口（红色虚线，图 A）与前组筛窦（浅绿色）和额窦（灰色）之间的关系。B. 图中显示了通过内侧眼眶和筛窦进入额窦底壁（红箭）的额筛窦切除术

肿瘤或感染被破坏以及无法挽救时将额窦前壁取出。然后前额皮肤会塌陷到额窦后壁中，从而使鼻窦"外化"。该手术可在感染时挽救生命，如经典的波特膨胀瘤。但是，由于前额皮肤向额窦后壁的塌陷和回缩，去除前壁会导致明显的面部畸形（图 9-46）。在当代，大多数感染性额窦疾病都通过其他手术解决。如果必须切除前壁，则通过现代手术重建前壁，如使用微血管游离皮瓣[27]。我们展示了一个典型病例，该患者在 10 年前曾用羟基磷灰石填充额窦（图 9-47）。然后，他后来出现了额窦骨髓炎伴引流瘘，并破坏了额窦前壁（图 9-48）。我们用外入路手术解决了该患者的额窦疾病（图 9-49）。做了双冠切口后，发现额窦前壁被完全侵蚀。我们取出了羟基磷灰石。去除残留的额窦黏膜，然后使用 4mm 粗糙金刚磨钻抛光下方的骨质。之后如果上方的皮肤可以修复此缺损，则可能造成经典的 Riedel 外化技术以及明显的面部畸形（图 9-49D）。相反，使用大腿前外侧游离皮瓣重建前壁，该皮瓣用于封闭额窦，并确保满意的外观效果（图 9-50）。

（五）额窦环钻术

该技术在当今时代仍然非常有价值，并且经常未得到充分利用[8]。该手术在第 8 章中有详细描述。额窦环钻术可以单独使用以解决单一的额窦疾病，也可以与内镜技术结合使用（"上 - 下"方法；图 9-51）。可以通过眉（图 9-52A）或前额（图 9-52B）进行环钻术。经常规切口，使用钻头去除额窦前壁（图 9-52A）。或者，用市售的手持式微型环钻将钝金属导管插入额窦前壁，可用于术前或术后冲洗额窦（图 9-52B）。

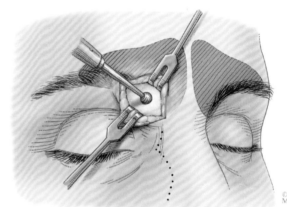

▲ 图 9-45　此图说明了通过眉部（此处显示）进行直接额窦环钻术与通过内侧眼眶和筛前腔进入额窦所用的 Lynch 或 Killian 方法（虚线）之间的区别

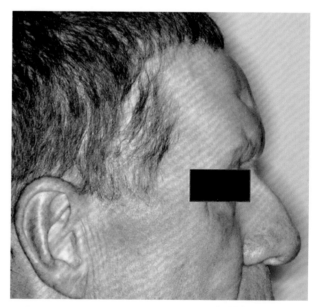

▲ 图 9-46　由于额部皮肤的塌陷和向后壁回缩，去除额窦前壁导致明显的面部畸形

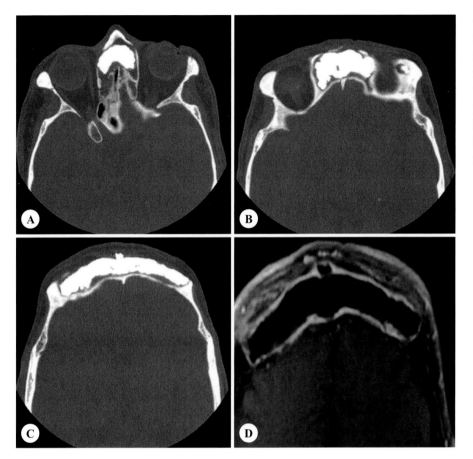

◀ 图 9-47　10 年前接受过额窦填充羟基磷灰石患者的影像学检查。轴位 CT 图像（A 至 C）显示额窦腔充满高密度物质。额窦前壁被完全腐蚀。对比轴位 T_1 的 MRI 图像（D）显示了鼻窦黏膜在额窦内的再生长，如沿鼻窦边缘的对比增强所证实，上方的皮肤和软组织发炎

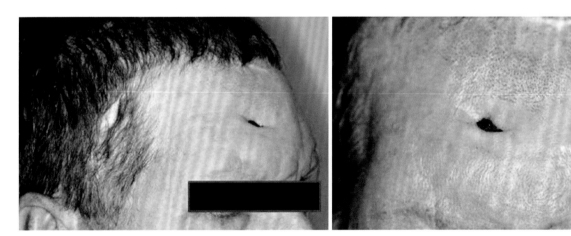

▲ 图 9-48　羟磷灰石被感染并通过前额瘘管挤出

结论

在现代内镜鼻窦手术时代，额窦手术中的外入路技术仍然是鼻科治疗技术中不可或缺的一部分。绝大部分的炎性额窦疾病均使用内镜技术进行了很好的处理。额窦外入路技术可导致更多的直接和长期术后并发症及后遗症。但是，即使在可以成功实施内镜技术但需要更长的手术时间或有更高发病率的情况下，开放手术也可能提供更快，更明确的选择。由于内镜技术已经取代了绝大多数外入路技术，因此保有外入路技术的技能变得越来越困难。教育项目必须认识到，额窦外入路手术的减少会降低实习生接触到这种治疗方式的机会。对于先前内镜手术无法充分解决的顽固的鼻窦炎性疾病或病灶靠外侧且无法通过内镜手术探及的病变而言，额窦外入路技术可能是无效的。患有良恶性肿瘤，骨折和脑脊液漏的患者也可能需要额窦外入路技术。

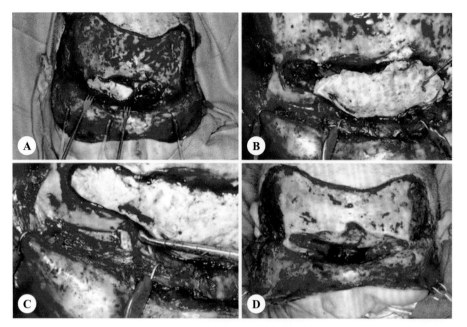

◀ 图 9–49　A 至 C. 使用双冠状头皮切口，去除残留的前壁和羟基磷灰石。D. 剩余部分如图，最终的空腔将由经典 Riedel 外化技术完成。但是，为了外观效果，使用游离皮瓣重建前额软组织。这包括通过转移游离肌肉来封闭额窦腔。因此，要仔细去除额窦黏膜，用 4mm 粗糙金刚磨钻抛光下方的骨骼

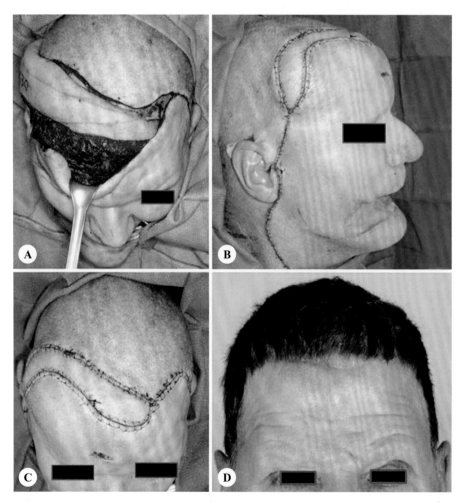

◀ 图 9–50　A. 利用从前外侧大腿获得的微血管游离皮瓣重建额窦缺陷；皮岛可监测皮瓣的成活。B. 皮瓣置入。C. 切除和缝合表面的皮肤瘘管。D. 置入皮瓣在 2 年后愈合良好，具有出色的外观效果

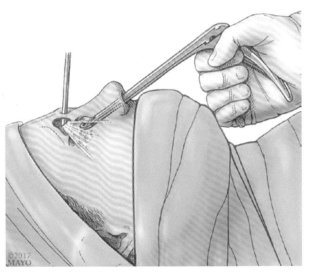

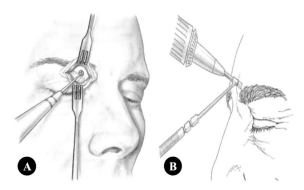

▲ 图 9-52　环钻术的位置可以是个体化的，并且根据解剖结构和病理结果进行选择。可以通过眉切口（A）或前额（B）使用小切口和钻头（A）或使用市售的迷你环钻系统（B）进行环钻术

▲ 图 9-51　"上 - 下"方法
同时使用环钻术和鼻内入路，内镜和器械的通过可以通过环钻术或鼻内入路进行

参考文献

[1] Lawson W, Ho Y. Open Frontal Sinus Surgery. Otolaryngol Clin N Am. 2016;49(4):1067–89. https:// doi.org/10.1016/j.otc.2016.03.027.

[2] Hahn S, Palmer JN, Purkey MT, Kennedy DW, Chiu AG. Indications for external frontal sinus procedures for inflammatory sinus disease. Am J Rhinol Allergy. 2009;23(3):342–7. https://doi.org/10.2500/ajra.2009.23.3327.

[3] Jacobs JB. 100 years of frontal sinus surgery. Laryngoscope. 1997;107(11 Pt 2):1–36.

[4] Ramadan HH. History of frontal sinus surgery. Arch Otolaryngol Head Neck Surg. 2000;126(1):98–9. https://doi.org/10.1007/3–540–27607–6_1.

[5] Courson AM, Stankiewicz JA, Lal D. Contemporary management of frontal sinus mucoceles: a meta-analysis. Laryngoscope. 2014;124(2):378–86. https:// doi.org/10.1002/lary.24309.

[6] Cervantes SS, Lal D. Crista galli mucocele: endoscopic marsupialization via frontoethmoid approach. Int Forum Allergy Rhinol. 2014;4(7):598–602. https://doi.org/10.1002/alr.21321.

[7] Svider PF, Sekhsaria V, Cohen DS, Eloy JA, Setzen M, Folbe AJ. Geographic and temporal trends in frontal sinus surgery. Int Forum Allergy Rhinol. 2015;5(1):46–54. https://doi.org/10.1002/alr.21425.

[8] Patel AB, Cain RB, Lal D. Contemporary applications of frontal sinus trephination: a systematic review of the literature. Laryngoscope. 2015;125(9):2046–53. https://doi.org/10.1002/lary.25206.

[9] Ochsner MC, DelGaudio JM. The place of the osteoplastic flap in the endoscopic era: indications and pitfalls. Laryngoscope. 2015;125(4):801–6. https://doi. org/10.1002/lary.25014.

[10] Conger BT Jr, Illing E, Bush BWB. Management of lateral frontal sinus pathology in the endoscopic era. Otolaryngol neck Surg. 2014;151(1):159–63.

[11] Chaaban MR, Conger B, Riley KO, Woodworth BA. Transnasal endoscopic repair of posterior table fractures. Otolaryngol Head Neck Surg. 2012;147(6):1142–7. https://doi.org/10.1177/0194599812462547.

[12] Neel GS, Nagel TH, Hoxworth JM, Lal D. Management of orbital involvement in sinonasal and ventral skull base malignancies.

Otolaryngol Clin N Am. 2017;50(2):347–64. https://doi.org/10.1016/j.otc.2016.12.010.

[13] Lee WT, Kuhn FA, Citardi MJ. 3D computed tomographic analysis of frontal recess anatomy in patients without frontal sinusitis. Otolaryngol Head Neck Surg. 2004;131(3):164–73. https://doi.org/10.1016/j.otohns.2004.04.012.

[14] van Alyea OE. Frontal cells: an anatomic study of these cells with consideration of their clinical significance. Arch Otolaryngol. 1941;34:11–23.

[15] Healy DY, Leopold DA, Gray ST, Holbrook EH. The perforation technique: a modification to the frontal sinus osteoplastic flap. Laryngoscope. 2014;124(6): 1314–7. https://doi.org/10.1002/lary.24460.

[16] Orlandi RR, Kingdom TT, Hwang PH, et al. International consensus statement on allergy and rhinology: rhinosinusitis. Int Forum Allergy Rhinol. 2016;6(November 2015):S22–S209. https://doi. org/10.1002/alr.21695.

[17] Bartley J, Eagleton N, Rosser P, Al-Ali S. Superior oblique muscle palsy after frontal sinus mini-trephine. Am J Otolaryngol Head Neck Med Surg. 2012;33(1):181–3. https://doi.org/10.1016/j.amjoto.2011.04.008.

[18] Weber R, Draf W, Keerl R, et al. Osteoplastic frontal sinus surgery with fat obliteration: technique and long-term results using magnetic resonance imaging in 82 operations. Laryngoscope. 2000;110(June):1037–44. https://doi.org/10.1097/ 00005537–200006000–00028.

[19] Rivera T, Rodríguez M, Pulido N, García-Alcántara F, Sanz L. Current indications for the osteoplastic flap. Acta Otorrinolaringol (English Ed). 2016;67(1):33–9. https://doi.org/10.1016/j.otoeng.2015.01.004.

[20] Lawson W, Patel ZM. The evolution of management for inverted papilloma: an analysis of 200 cases. Otolaryngol – Head Neck Surg. 2009;140(3):330–5. https://doi.org/10.1016/j.otohns.2008.11.010.

[21] Loevner LA, Yousem DM, Lanza DC, Kennedy DW, Goldberg AN. MR Evaluation of Frontal Sinus Osteoplastic Flaps. Am J Neuroradiol. 1995;16(9):1721–6.

[22] Donath A, Sindwani R. Frontal sinus cranialization using the pericranial flap: an added layer of protection. Laryngoscope. 2006;116(9):1585–8. https://doi. org/10.1097/01.mlg.0000232514.31101.39.

[23] Donald PJ, Bernstein L. Compound frontal sinus injuries with intracranial penetration. Laryngoscope. 1978;88:225–32.

[24] Ramakrishna R, Kim LJ, Bly RA, Moe K, Ferreira M. Transorbital neuroendoscopic surgery for the treatment of skull base lesions. J Clin Neurosci. 2016;24: 99–104. https://doi.org/10.1016/j.jocn.2015.07.021.

[25] Berens AM, Davis GE, Moe KS. Transorbital endoscopic identification of supernumerary ethmoid arteries. Allergy Rhinol (Providence). 2016;7(3):144–6. https://doi.org/10.2500/ar.2016.7.0167.

[26] Neel HB, McDonald TJ, Facer GW. Modified lynch procedure for chronic frontal sinus diseases: rationale, technique, and long-term results. Laryngoscope. 1987;97(11):1274–9.

[27] Raghavan U. The place of Riedel's procedure in contemporary sinus surgery. J Laryngol Otol. 2004;118(9):700–5.

第 10 章　球囊辅助额窦手术
Balloon-Assisted Frontal Sinus Surgery

Anali Dadgostar　Fahad Al-Asousi　Amin R. Javer　著

董　怿　译　　郑　铭　周　兵　校

一、背景

慢性鼻窦炎（chronic rhinosinosinusitis, CRS）是一个重要的健康问题，成年人口中患病率约 16%，它是西方国家排名最靠前的流行疾病[1, 2]。在美国，CRS 被估计每年产生的健康相关费用超过 50 亿美元[2]。窦口阻塞为被认为是 CRS 发病机制之一，它可能妨碍鼻窦腔的通气和引流。在 CRS 患者中，额窦病变会对疾病以及生活质量产生重大影响，因此，它也成为医疗和外科手术干预的优先目标。CRS 的治疗包括药物治疗、手术治疗或两者综合应用。外科治疗通常会在合理的药物治疗疗程后使用。最常用的外科治疗手段是功能性内镜鼻窦手术（FESS），其目的是重建鼻窦的引流通道和增强黏膜清除能力[3]。尽管 FESS 有效，但需承受全麻和窦口鼻道复合体区域瘢痕形成的粘连风险[6]。"功能"一词强调的是保存正常黏膜的基础上，开放自然引流通道[4, 5]。这一原则在开放额隐窝时尤为重要。遵循这一原则是避免再狭窄（术后再狭窄）的必须原则。

通过高压球囊扩张狭窄孔道这一理念首先是在心脏内科、心脏外科和泌尿外科领域发展起来的。2005 年，高压球囊导管扩张技术被应用于鼻窦窦口的扩大，并被称作"鼻窦球囊扩张术"。近年来球囊导管辅助扩张术已经成为治疗轻度鼻窦病变的一种新选择。一系列数据证实经鼻扩张和重塑鼻窦窦口是治疗 CRS 的一个有效治疗方法[7-10]。最早的球囊导管辅助扩张手术是在全麻下，利用透视导航和内镜配合定位治疗位置。随着技术革新和长时间的经验积累，现在已可以在局麻内镜下，不借助透视引导，即可施行球囊导管扩张手术[11, 12]。球囊窦口扩张（BOD）指单独扩张上颌窦、额窦和蝶窦的自然引流通道，而不去除任何组织。由于没有任何黏膜损伤，BOD 不会引起出血，术后恢复迅速，无须多次术后换药，患者能够尽早投入工作。门诊的全麻球囊扩张术，风险低，花费较少[13]。

二、额窦球囊扩张手术的注意事项和指征

在考虑手术之前，患者应该已经接受了充足的药物治疗并且无效，症状持续时间至少 12 周，并且 CT 证实有慢性鼻窦炎的存在。目前，还没有证据支持使用 BOD 和其他任何器械手术治疗额窦的非炎症疾病。患者选择尤为重要——患者必须可以耐受门诊的内镜检查和鼻腔的内镜操作[13]。术前仔细阅读 CT 影像，确定有无潜在的鼻腔解剖变异，如中鼻甲气化、中鼻甲反张及鼻中隔偏曲等鼻腔狭窄患者无法耐受等因素，必要时选择全麻手术。

额窦疾病可能是鼻内镜外科手术治疗最困难的情况之一。解剖研究证实，慢性额窦炎的原因可能不在额窦，而更主要的因素是额隐窝的引流通道。额隐窝是一个倒置漏斗形的区域，连接前上方的额窦口和下方的筛窦。该区域通常存在数个额隐窝气房，它们可能导致额隐窝阻塞并引起慢性额窦炎[14-17]。复杂的解剖和靠前上的位置，导致内镜下额隐窝区域的暴露和操作困难，因此更容易导致手术失败。所以额窦手术是鼻内镜手术中最具挑战性的部分。这主要是由于它复杂多变的解剖，额隐窝位置角度和大量重要结构（嗅凹、颅底和眼眶）。额窦手术失败的主要原因通常是继发于手术中额窦黏膜的严重损伤，导致的瘢痕形成。额隐窝区域的关键，不仅是去除解剖因素造成的引流通道阻塞，更重要的是避免疾病复发。这是手术干预的首要目标。不幸的是，医源性因素导致的新骨形成和息肉复发成为额

窦炎复发的重要原因[18]。额窦手术应该重点理解以下内涵，即额隐窝独特解剖、充分的额隐窝区域的暴露有利于术后随访和门诊换药以及术后的长期变化过程。

在实施 BOD 前，充分了解每一名患者潜在的疾病过程很重要。如上所述，这项技术的目的是在最小的侵入性操作下，恢复鼻窦的引流通道。它的潜在优点是可以减少手术操作和黏膜撕脱引起的瘢痕形成的发生率。为了达到此目的，BOD 允许对造成阻塞的额气房的内上壁施以青枝骨折和横向移位和（或）扩张前期手术造成的软组织狭窄。因此，理论上，球囊压迫黏膜会引起骨壁的微骨折形成的窦口开放，而不是切除炎性组织和毗邻骨质。单纯的窦口开放不能保证良好的疗效。例如，BOD 不应被用于可疑或者病理证实的肿瘤病例。在 CRSwNP 或嗜酸性粒细胞增多型 CRS 患者，仅仅进行 BOD 可能也是不够的。在这些病例中，通过手术切除额隐窝气房组织拓宽引流通道是必要的，并且利于长期鼻腔药物治疗。额隐窝的狭窄和新骨形成不利于额窦引流。在这些情况下，BOD 可以与传统的 FESS 手术合用（联合技术）。

三、技术

已有数种商用球囊扩张设备可以应用于额窦手术。尽管 BOD 的基本原则与设备无关，但是术者对有些特殊的技术差别应该熟悉。目前，有 4 家美国食品药品管理局（FDA）批准的 BOD 制造商，分别是 Acclarent 公司（Irvine，California，USA）、Entellus 公司（Plymouth，Minnesota，USA）、Medtronic 公司（Minneapolis，Minnesota，USA）和 Smith 公司 & Nephew 公司（Cordova，Tennessee，USA）。有些通过股动脉穿刺术使用的导管和导丝置入球囊。输送导管，在内镜下以 70° 进入额窦口。导丝穿过导管进入窦内，球囊通过导丝置于窦口处。通过瞬间高压（相当于 12 个大气压）膨胀扩大骨性窦口。有些制造商提供特制的适用于额窦引流通道的设备，其造型类似于额窦探针。他们还可提供末端能够改变弧度以适应窦口的管子，更好地导入球囊，扩张额窦引流通道。对于结合 FESS 的联合技术，使用标准设备切除筛窦气房和定位筛前动脉。之后，球囊可在内镜直视下插入额隐窝。影像导航设备可同时使用确认额窦位置。然后膨胀球囊。

四、步骤

仔细的沟通和准备是球囊扩张术成功的关键。高分辨率三维 CT 应在术前完成，术者应认真评估额窦的引流通道。手术时患者通常采用坐位，局部使用 4% 利多卡因和羟甲唑啉棉片，放置在中鼻甲内侧和外侧，以便在麻醉完成后使中鼻甲能够向内侧轻度移位。在手术刚开始，通常使用 0° 或 30° 内镜探查鼻腔。置入导丝以及在扩张后检查窦口时则使用带角度的内镜。在旁矢状位上，70° 镜下由钩突和筛泡前缘之间接近额窦。筛泡上 1/3 的部分需要可见，不要进入额隐窝，以置入导丝寻找额窦引流通道（图10-1）。由此位置，将导丝置入额窦。如果导丝置入额窦困难，可将其缩回到导管内，重新定位导管再次置入导丝。最新的技术可以使用影像导航来确认导丝末端位于额窦口内（图10-2）。当确认设备放置位置正确，合适尺寸的球囊（事先选择直径和长度）置入该位置，以 10～12 个大气压进行扩张。当可以进入额窦后，根据额窦解剖和球囊长度，可在近侧或远侧重复扩张额窦引流通道数次。完成手术后，患者应观察 20～30min 是否出现急性并发症，并且和传统 FESS 一样安排随访事项。

五、讨论

目前 1 年的术后随访资料显示，球囊鼻窦扩张术可显著改善鼻窦症状和减少医疗就诊，再次手术率很低，在治疗 CRS 上的有效性和 FESS 相仿[19, 20]。Chandra 等[21]报道了 REMODEL（随机的上颌窦开

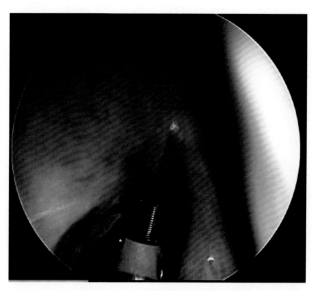

▲ 图 10-1 定位鼻窦导管并置入导丝

窗术和窦口扩张术有效性的长期随访比较评价）研究以及单独应用球囊鼻窦扩张术的 Meta 分析表现。他们比较了 FESS 和球囊扩张术后 6～24 个月的疗效，包括 SNOT-20 评分，急性感染的数量和抗生素处方量。Meta 分析表明，球囊扩张术后恢复更快，术后疼痛更轻，比 FESS 术后换药更少。在最近的一项 37 例 CRS 患者（包括任意鼻窦）的门诊 BOD 可行性的报告中，手术成功，耐受性良好，临床上和统计学上均改善了患者症状[22]。

BOD 技术具有门诊可操作性的优点。门诊手术在减少全麻手术的风险和加快全麻的恢复，避免过多住院花费上具有明显优势。门诊 BOD 和传统手术相比，更加安全、耐受性良好，并且疗效相似[22-24]。一项近期对美国鼻科学会成员调查显示，外科医生较 5 年前更接受球囊导管技术，并且他们中很多人表示未来将更多地使用此技术[25]。

2 项研究回顾了门诊应用球囊扩张技术进行再次额窦手术的病例。Eloy 等[26] 回顾性报道了 5 例在门诊应用球囊扩张设备治疗额窦新生骨形成的病例。全部 5 例患者在引流通道扩张术后平均 5 个月的随访中症状消失。不幸的是，该研究缺少患者生存质量的评估。一项由 Luong 等[27] 做的回顾性研究中，6 名额窦术后窦口狭窄的病例，在门诊使用球囊扩张导管或鼻窦扩张导管进行扩张手术。在局麻内镜下，患者额窦开放明显，其中只有一名患者在术后随访 4～9 个月后因窦口缩窄＞50% 进行了二次扩张术。患者自报疗效由于缺乏基线调查问卷和未经确证的调查而存在缺陷。

Chan 等[28] 研究了 5 例药物治疗失败合并同侧前组筛窦炎的慢性额窦炎患者。在没有进行筛窦开放的额窦狭窄球囊扩张术后，所有患者影像学检查显示扩张的额窦和前组筛窦病变均被清除。Catalano 等[29] 检查了 20 例经过球囊扩张术治疗的药物治疗无效的额窦疾病患者。他们发现治疗后的慢性鼻窦炎 Lund-Mackay 评分明显改善，尤其是那些不伴鼻息肉的慢性鼻窦炎患者。

一些研究分析了 FESS 术后的额窦开放率。Chan 及其同事[30] 检查了 294 侧经过传统 FESS 技术手术的额窦。长期开放率达到 88%。在另一项检查了 100 侧经 FESS 手术的额窦研究中，Askar 及其同事[31] 报道的长期开放率为 90%。迄今为止最大宗门诊额窦 BOD 手术的报道中，268 侧额窦中 251 侧额窦被成功扩张（93.7%），5 侧额窦（2%）需二次手术[23]。BOD 还可以与传统 FESS 技术一起联合手术。Javer 等进行的一项单盲、随机对照研究中，前瞻性研究了 30 例接受 FESS 的 CRS 患者。患者一侧行联合球囊扩张手术，另一侧行传统额窦开放手术。结果显示联合手术的术中出血较少，手术时间缩短，并且术后 1 年随访发现额窦开放较传统额窦开放术更明显[32]。

球囊导管扩张术在儿科病例中应用尚不广泛。在最近的一项对美国鼻科学会（ARS）成员的调查中，90% 的人表示会首先进行腺样体切除术。BOD 技术仅在 17% 的儿科病例中应用。总的来说，66% 的人从未或极少使用 BOD，而只有 3% 的人总是或经常使用[33]。

尽管 BOD 表现了更高的开放率，应当注意的是那些接受 BOD 的病例较接受传统 FESS 手术的病例病情更轻。因此必须强调为每一个病例选择适当的手术的必要性。

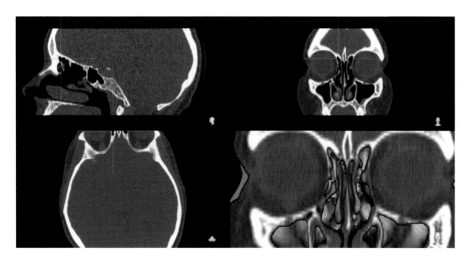

◀ 图 10-2　影像导航确认导丝末端进入额窦

并发症

球囊扩张术可出现与传统 ESS 手术相同的并发症。2016 年，Princ 和 Bhattacharyya 回顾了公开的 FDA 数据库报道的球囊扩张术的不良事件[34]。114 例不良事件中，有 72 例患者损害事件。包括 4 例死亡、17 例颅底损伤、15 例脑脊液漏（额窦和蝶窦）。眼眶损伤是最常见的并发症，13 例患者进行了眶壁切开术，3 例接受了眶减压术。设备故障的报告有 36 例（设备折断）。另外，由于无法去除组织，球囊扩张术也无法获得术后组织病理学结果。

结论

球囊导管辅助扩张是一个新的和重要的治疗额窦疾病的工具。在施行 BOD 之前，一定要根据临床情况为每一例病例仔细选择合适的治疗方式，认真评估潜在的疾病过程、患者解剖情况并了解技术。球囊扩张辅助额窦扩张术提供了一种单独的或辅助性的针对药物难治性的慢性鼻窦炎的治疗方式。

致谢

我们感谢合作伙伴 Christopher Okpaleke 对此书稿的努力和帮助。

参考文献

[1] Adams PF, et al. Current estimates from the National Health Interview Survey, 1996. Vital Health Stat 10. 1999;200:1–20.

[2] Blackwell DL, et al. Summary health statistics for US adults: National Health Survey, 1997. Vital Health Stat 10. 2002;205:1–109.

[3] Fokkens W, Lund V, Mullol J. European position paper on rhinosinusitis and nasal polyps 2007. Rhinol Suppl. 2007;20:1–136.

[4] Kennedy DW, Zinreich SJ, Rosenbaum AE, Johns ME. Functional endoscopic sinus surgery. Theory and diagnostic evaluation. Arch Otolaryngol. 1985;111(9):576–82.

[5] Stammberger H. Endoscopic endonasal surgery – concepts in treatment of recurring rhinosinusitis. Part II. Surgical technique. Otolaryngol Head Neck Surg. 1986;94(2):147–56.

[6] Lee JM, Grewal A. Middle meatal spacers for the prevention of synechiae following endoscopic sinus surgery: a systematic review and meta-analysis of randomized controlled trial. Int Forum Allergy Rhinol. 2012;2(6):477–86.

[7] Kuhn FA, Church CA, Goldberg AN, et al. Balloon catheter sinusotomy: one-year follow-up outcomes and role in functional endoscopic sinus surgery. Otolaryngol Head Neck Surg. 2008;139(3S3):S27–37.

[8] Vaughan WC. Review of balloon sinuplasty. Curr Opin Otolaryngol Head Neck Surg. 2008;16:2–9.

[9] Bolger WE, Brown CL, Church CA, et al. Safety and outcomes of balloon catheter sinusotomy: a multicenter 24–week analysis in 115 patients. Otolaryngol Head Neck Surg. 2007;137:10–20.

[10] Brodner D, Nachlas N, Mock P, Truitt T, Armstrong M, Pasha R, Jung C, Atkins J. Safety and outcomes following hybrid balloon and balloon-only procedure using a multifunction, multisinus balloon dilation tool. Int Forum Allergy Rhinol. 2013;3(8):652–8. Epub 2013 Feb 19.

[11] Stankiewicz J, Tami T, Truitt T, et al. Transantral, endoscopically guided balloon dilation of the ostiomeatal complex for chronic rhinosinusitis under local anesthesia. Am J Rhinol Allergy. 2009;23:321–7.

[12] Karanfilov B, Silvers S, Pasha R, et al. Office-based balloon sinus dilation: a prospective, multicenter study of 203 patients. Int Forum Allergy Rhinol. 2013;3(5):404–11.

[13] Prickett K, Wise S, DelGaudio J. Cost analysis of office-based and operating room procedures in rhinology. Int Forum Allergy Rhinol. 2012;2:207–11.

[14] Kuhn FA, Bolger WE, Tisdal RG. The agger nasi cell in frontal recess obstruction: an anatomic, radiologic and clinical correlation. Oper Tech Otolaryngol Head Neck Surg. 1991;2:226–231.5.

[15] Bent JP, Cuilty-Siller C, Kuhn FA. The frontal cell in frontal sinus obstruction. Am J Rhinol. 1994;8:185–191.6.

[16] Owen RG, Kuhn FA. The supraorbital ethmoid cell. Otolaryngol Head Neck Surg. 1997;116:254–261.7.

[17] Merritt R, Bent JP, Kuhn FA. The intersinus septal cell. Am J Rhinol. 1996;10:299–302.

[18] Philpott CM, Mckiernan DC, Javer AR. Selecting the best approach to the frontal sinus. Indian J Otolaryngol Head Neck Surg. 2011;63(1):79–84.

[19] Bikhazi N, Light J, Truitt T, Schwartz M, Cutler J, REMODEL Study Investigators. Standalone balloon dilation versus sinus surgery for chronic rhinosinusitis: a prospective, multicenter, randomized, controlled trial with 1–year follow-up. Am J Rhinol Allergy. 2014;28(4):323–9.

[20] Gould J, Alexander I, Tomkin E, Brodner D. In-office, multisinus balloon dilation: 1–year outcomes from a prospective, multicenter, open label trial. Am J Rhinol Allergy. 2014;28(2):156–63.

[21] Chandra RK, Kern RC, Cutler JL, Welch KC, Russell PT. REMODEL larger cohort with long-term outcomes and meta-analysis of standalone balloon dilatation studies. Laryngoscope. 2016;126(1):44–50.

[22] Albritton F, Casiano R, Sillers M. Feasability of in-office endoscopic sinus surgery with balloon sinus dilation. Am J Rhinol Allergy. 2012;26(3):243–8.

[23] Karanfilov B, Silvers S, Pasha R, et al. Office-based balloon sinus dilation: a prospective multi-center study of 203 patients. Int Forum Allergy Rhinol. 2013;3:404–11.

[24] Cutler J, Truitt T, Atkins J, et al. First clinic experience: patient selection and out- comes for ostial dilation for chronic rhinosinusitis. Int Forum Allergy Rhinol. 2011;1(6):460–5.

[25] Halderman AA, Stokken J, Momin SR, Smith TL, Sindwani R. Attitudes on and usage of balloon catheter technology in rhinology: a survey of the American Rhinologic Society. Am J Rhinol Allergy. 2015;29(5):389–93.

[26] Eloy JA, Friedel ME, Eloy JD, Govindaraj S, Folbe AJ. In-office balloon dilation of the failed frontal sinusotomy. Otolaryngol Head Neck Surg. 2012;146:320–2.

[27] Luong A, Batra PS, Fakhri S, Citardi MJ. Balloon catheter dilatation for frontal ostium stenosis in the office setting. Am J Rhinol. 2008;22:621–4.

[28] Chan Y, Melroy CT, Kuhn FA. Is anterior ethmoid disease really responsible for chronic frontal sinusitis? Presented at the annual meeting of the American Rhinologic Society Annual Meeting, Chicago; 2008.

[29] Catalano PJ, Payne SC. Balloon dilation of the frontal recess in patients with chronic frontal sinusitis and advanced sinus disease: an

initial report. Ann Otol Rhinol Laryngol. 2009;118(2):107–12.

[30] Chan Y, Melroy C, Kuhn C, et al. Long-term frontal sinus patency after endoscopic frontal sinusotomy. Laryngoscope. 2009;119(6):1229–32.

[31] Askar M, Gamea A, Tomoum M, et al. Endoscopic management of chronic frontal rhinosinusitis: prospective quality of life analysis. Ann Otol Rhinol Laryngol. 2015;124(8):638–48.

[32] Hathorn IF, Pace-Asciak P, Habib AR, Sunkaraneni V, Javer AR. Randomized controlled trial: hybrid technique using balloon dilation of the frontal sinus drainage pathway. Int Forum Allergy Rhinol. 2015;5(2):167–73.

[33] Beswick DM, Ramadan H, Baroody F, Hwang PH. Practice patterns in pediatric chronic rhinosinusitis: a survey of the American Rhinologic society. Am J Rhinol Allergy. 2016;30:418–23.

[34] Prince A, Bhattacharyya N. An analysis of adverse event reporting in balloon sinus procedures. Otolaryngol Head Neck Surg. 2016;154(4):748–53.

第 11 章　额隐窝狭窄的治疗 ❶
Management of the Stenosing Frontal Recess

Rickul Varshney　Jivianne T. Lee　著

董　怿　译　郑　铭　周　兵　校

一、背景

功能性内镜鼻窦手术（functional endoscopic sinus surgery，FESS）已经被证实是一种对于药物难治性慢性鼻窦炎的有效治疗方法，其成功率为 76%～98%[1-3]。但是，针对其损伤修复情况，术后长期疗效是否是积极有效的，存在争议[4]。局部并发症，如瘢痕形成、中鼻甲移位、手术扩大窦口再狭窄引起的阻塞甚至手术失败时有发生。残余炎症可能阻碍黏膜恢复和引起息肉病，也会影响疗效。因此，修正性 FESS 的发生率据报道占 10%～37%[5, 6]。

额窦由于其引流道狭窄和局部治疗困难，是最容易出现手术失败的部分。额窦术后（Draf ⅡA 型）开放率为 67.6%～92%[7]，并可随术后时间延长而降低[8]，术后需要坚持定期随访。导致额窦手术失败的最常见原因如下[8-10]。

- 中鼻甲内移。
- 前筛开放不完全。
- 终末隐窝误认为额窦。
- 鼻丘气房或额气房清除不彻底。
- 息肉复发。
- 额窦口瘢痕形成、狭窄或新骨形成。

本章的目的是介绍额隐窝狭窄的治疗。广义的治疗包括术后换药、鼻窦球囊扩张术（BSD）、额窦支架、生物可吸收移植物和门诊的再次额窦开放术，本章会讨论上述方法。

二、术后换药

有明确的证据显示内镜手术的术后鼻腔鼻窦换药可影响疾病的再发和修正性 FESS 的可能性（表 11-1）。因此，认真的 FESS 术后随访被认为在保证良好手术疗效和额窦口开放方面，与手术同等重要。Rudmik 等报道，换药作为 FESS 术后随访的一部分，尽管最佳频率没有具体说明[15]。以下是 Green 等作的系统回顾[16]。

- 勤奋的去除痂皮和术后早期粘连松解可以帮助组织额隐窝狭窄和减少修正性额窦手术的可能性。
- 换药的频度取决于患者形成瘢痕狭窄的趋势。
- 必要时换药要求在手术使用内镜下额窦器械重新扩大额窦口。
- 门诊换药时，带角度的吸引器头、探针、带角度的抓钳/咬切钳对于额隐窝的瘢痕阻塞和重新开放狭窄的额窦口是十分有用的（图 11-1）。

三、球囊扩张术

首先在 2005 年报道，鼻窦球囊扩张术（BSD）在术中和术后门诊治疗额窦口狭窄中都有应用（表 11-2）[17]。门诊使用 BSD 治疗额窦口狭窄是安全和可耐受的[17]。门诊手术还具有方便患者、减少花费、避免全麻的优点[18, 19]。目前，美国食品药品管理局（FDA）批准的 BSD 设备生产商有 4 家，即 Acclarent 公司（Irvine, California, USA）、Entellus（Plymouth, Minnesota, USA）、Medtronic 公司（Minneapolis, Minnesota, USA）、Smith 公司和 Nephew 公司（Cordova, Tennessee, USA）。

- BSD 应用于术后额窦口狭窄的理想情况是额隐窝的缓慢狭窄，额窦口容易置入导管（图 11-2）[20]。

---

❶ 本章配有视频，可登录网址 https://link.springer.com/chapter/10.1007/978-3-319-97022-6_11 观看。

作 者	年 代	干预方法	结 果
Gaskins [11]	1994	970 例内镜筛窦开放术后（随访 6～70 个月）	• 10.5% 的粘连发生率 • 术后 2 周至 48 个月形成瘢痕（平均 8.69 个月） • 4.1% 需要修正手术
Bugten 等[12]	2006	60 例 FESS 术后患者随机分为单纯生理盐水盥洗（n=31）和盥洗 + 换药（n=29）2 组换药组额隐窝手术病例略多	• FESS 术后 12 天换药组痂皮明显更少 • 术后 12 周换药组粘连明显更少
Bugten 等[12]	2008	上述病例术后随访 56 周	• 换药组的鼻塞和喷嚏症状改善更明显
Lee 等[14]	2008	FESS 术后患者分为 3 组（每组 10 例）：组 1（每周换药 2 次）；组 2（每周换药 1 次）；组 3（每 2 周换药）	• 术后随访 4 周，患者症状不适的 VAS 各组显著差异（组 3 评分最差） • 术后随访 6 个月，鼻窦疗效 20 项（SNOT-20）评分和客观内镜检查无统计学差异，隔周换药 1 次可能最佳

表 11-1　评估 FESS 术后换药对手术疗效影响的研究

FESS. 功能性内镜鼻窦手术；VAS. 视觉模拟评分法

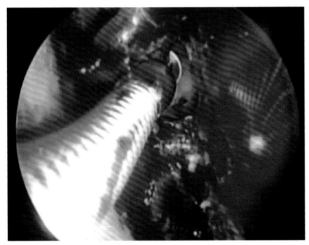

▲ 图 11-1　门诊使用 70° 内镜进行额窦换药，正在使用 **Hosemann** 咬切钳扩大狭窄的额窦口

• 目前有多种工具选择，以帮助导航球囊和确保设备置入狭窄的额窦口，这些工具包括可塑形设备、透视设备、可发光探针、导丝等。

• 门诊也可应用确保球囊放置正确的导航设备，本章后面会介绍。

• 当球囊确认放置位置正确，球囊可能会增压数次来逐渐扩大额窦口。

• 但是，由于 BSD 术后额窦口仍然可能再狭窄，所以密切的随访对保证窦口开放，避免再次扩张术是必要的。

• 支架或药物洗脱植入物的放置可能对球囊扩张术后保持窦口开放有帮助。

• 多项研究证实 BSD 对治疗额窦口狭窄是有效的（表 11-2）。因此，BSD 是治疗额窦狭窄治疗手段中不可或缺的一部分，尤其是在门诊使用时。

四、额窦支架

额窦支架在干预和治疗鼻窦手术术后额隐窝狭窄具有争议。支架的益处包括：①可分隔开黏膜创面，减少粘连和狭窄；②占据无效腔，使其避免被血液和痂皮填充；③具有上皮化支架的作用[23]。缺点包括：①细菌生物膜形成的风险；②慢性感染；③持续存在的异物；④支架取出的不适[24]。

（一）指征

• 额窦支架推荐适用于预期可能形成瘢痕和再狭窄的病例。

• Hosemann 等认为 <5mm 的窦口、阿司匹林过敏或鼻息肉的患者狭窄的风险较高[25]。

• 由于鼻窦术后黏膜恢复可能需要 3 个月[4]。因此，理想的支架需保证维持作用直到黏膜恢复和上皮化，以保证额窦引流通道的通畅。

• 然而，支架的最佳类型和持续放置时间仍未明了，研究报道的无并发症的支架放置时间为 5 天至 17 年[26]。

• 球囊扩张术后也可使用支架保持额窦开放。

（二）类型

有大量的额窦支架可供选择（表 11-3）。

• 2 种最常用的是 Freeman 和 Rains 支架，它们

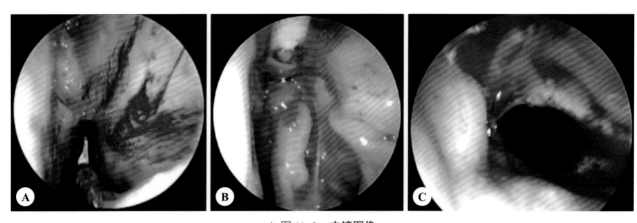

▲ 图 11-2　内镜图像

A. 在额窦口放置可弯曲探针；B. 球囊置入额窦口；C. 扩张后的额窦口

作　者	年　代	干预方法	疗　效
		表 11-2　治疗额窦口狭窄的 BSD 应用研究	
Eloy 等[20]	2012	5 例常规额窦开放术（Draf ⅡA 型和ⅡB 型）失败的病例，由于持续额部头痛接受门诊 BSD 治疗	• 2 次手术的平均间隔 6.9 个月 • 所有病例治疗成功，术后随访 5 个月额窦引流通道保持开放
Luong 等[21]	2008	6 例术后额隐窝狭窄病例，接受门诊泪囊球囊或鼻窦球囊导管 BSD 治疗	• 1 例窦口变窄接受再次扩张术 • 术后随访 4～9 个月，内镜检查额窦保持开放，临床症状消失
Wycherly 等[22]	2010	全麻下 BSD 治疗额窦口狭窄（13 例患者，24 例窦口）	• 随访 13 月开放率 86% • 16% 接受修正手术

BSD. 鼻窦球囊扩张术

都有良好的临床疗效（表 11-4）。Freeman（InHealth Technologies，Carpinteria，California，USA）支架是一种 20mm 双头中空硅胶管[27]，Rains 支架（Smith& Nephew ENT，Memphis，Tennessee，USA）则是软的硅橡胶管[28]。

• 最近，硅橡胶材料被推荐应用于额窦支架。它们的易弯曲性保证了在黏膜压力下可以对额窦口塑形并阻止狭窄[32]。Bednarski 等使用了从 0.01～0.04 英寸（0.0254～0.1016cm）厚的硅橡胶覆膜支架。更薄的覆膜支架可放置在单侧 40% 以上的黏膜剥脱的额窦口[32]（图 11-3）。厚的支架则修剪成 U 形放置在 Draf Ⅲ 术后保证额窦的引流通道。

• 药物洗脱支架介绍。

– 一项乙基醋酸纤维地塞米松洗脱支架放置在 3 侧额窦口（Draf Ⅱ 或 Draf Ⅲ），放置 3～4 周后门诊取出，取得良好术后疗效[33]。

– 一项多西环素释放支架的初步研究，包括

表 11-3　额窦支架类型
• 金
• 钽箔
• 聚对苯二甲酸乙二醇酯
• Rains 支架
• Freeman 支架
• 硅胶聚合物（硅橡胶）支架
• 双 J 支架
• T 管支架

10 例额窦口直径 5～7mm 的鼻窦外科手术的病例[34]。一侧放置多西环素洗脱支架，另一侧放置无药物洗脱支架。6 个月后，放置药物洗脱支架的一侧基质金属蛋白酶 -9 的浓度更低，内镜下表现和窦口开放的控制均较优。

– 此后，其他可吸收的药物洗脱支架，如聚交酯植入物，在额隐窝术后的应用，将在后面部分讨论。

作　者	年　代	支　架	病　例	放置时间	疗　效
Freeman 等[27]	2000	Freeman 支架（硅胶）	46 例接受 ESS 手术患者	平均 29 个月	所有支架均为通畅状态 6 例患者需接受额窦闭塞术
Rains[28]	2001	Rains 支架（硅胶）	67 例接受 ESS 手术患者	平均 35 天取出（5 例长期放置）	随访 8～48 个月 94% 开放率（AFS 病例失败）
Mansour[29]	2013	双 J 支架	5 例接受 ESS 手术患者	6 个月	随访 10～36 个月 4 或 5 例（7 侧额窦中的 6 侧）保持额窦引流通畅
Rotenberg 等[30]	2016	T 管支架	30 例接受 ESS 手术患者	4 周	平均随访 7.3 个月 1 例再狭窄
Orlandi 等[31]	2008	Rains 支架	9 例接受 ESS 手术患者	至少 6 个月	平均随访 33.8 个月 7 例支架仍存在（2 例由于感染或不适取出），支架保持开放，患者无不适

表 11-4　不同额窦支架有效性的研究

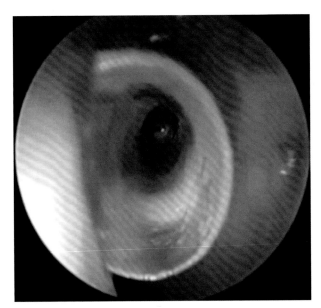

▲ 图 11-3　内镜图像显示额窦内的硅橡胶支架

五、药物洗脱支架

（一）糖皮质激素洗脱弹簧植入物

聚交酯鼻窦植入物是一种糖皮质激素洗脱，生物可吸收支架（Intersect ENT，Menlo Park，California，USA），包含 370μg 糠酸莫米松植入在聚合物基质中[35]。有 2 种型号可供选择，一种直径 5.2mm（Propel），另一种直径更小 4mm（Propel 迷你）（图 11-4）。

很多研究证实术中放置这类植入物是可行和安全的[36-38]，对于术后恢复具有明显益处。Han 等进行了 2 组随机对照试验的 Meta 分析显示，应用植入物后可减少术后的干预、粘连和口服激素[36, 38, 39]。

尽管最初是为筛窦设计，植入物目前已被 FDA 批准并且成功用于额窦狭窄的门诊和手术室治疗。Janisiewicz 报道了 2 例经前期 FESS 手术后额窦再狭窄，在门诊进行球囊扩张术后放置植入物的病例（图 11-4）[40]。Smith 等进行了一项 80 例患者的前瞻性随机对照研究，一侧额窦术后放置植入物，而另一侧不放置[41]。术后随访 30 天和 90 天，发现治疗侧可以减少术后干预和口服激素。随访 30 天时发现，治疗侧和对照侧比较也显示，植入物侧明显改善炎症状况和开放率。

（二）糖皮质激素洗脱八分叉植入物

最近，一篇文献报道了一种激素洗脱植入物（SINUVA，Intersect ENT，Menlo Park，California，USA），可以在门诊用于治疗复发性鼻息肉。与现有的其他植入物不同，它是拱形具有八分叉的造型，硬度更高，并可释放更大剂量的糠酸莫米松（1350μg，其他植入物为 370μg），放置的时间可以更长（3 个月，其他植入物为 30 天）[42]。

• Forwith 报道了 100 例应用这种支架的 RCT 研究，在随访 3～6 个月后发现，这种支架和对照组比较，可明显减轻筛窦阻塞、息肉等级和二次修正手术的施行[43]。

• 此种支架在未来可能更适用于额隐窝狭窄伴筛区复发性息肉的病例（图 11-5）。

六、门诊修正额窦手术

门诊对于鼻窦病变的治疗近年来发展迅速，已

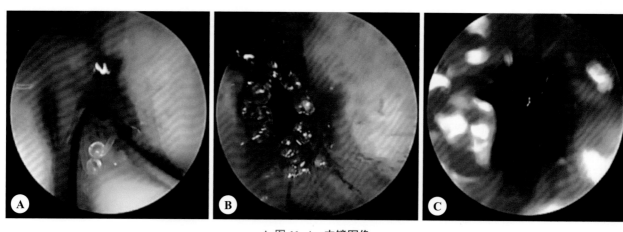

▲ 图 11-4 内镜图像

A.将糖皮质激素洗脱弹簧植入物置入额窦内；B.其下缘位于额窦口周围；C.其余部分衬于额窦黏膜表面

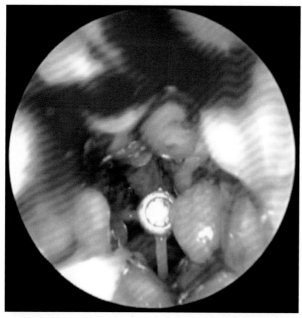

▲ 图 11-5 内镜图像显示在门诊放置糖皮质激素洗脱八分叉植入物治疗复发性鼻息肉

有多项关于鼻窦黏液囊肿[44, 45]、黏液再循环障碍[46]和内翻性乳头状瘤复发[47]的门诊治疗的报道发表。在充分麻醉的前提下，在门诊也可进行额隐窝阻塞的治疗。带角度的抓钳、咬切钳可用来切除粘连，重新开放额窦引流通道（视频 11-1）。因此，和手术室准备同样的内镜额窦手术器械对于门诊进行 FESS 的修正手术是十分必要的，尤其是那些前次手术造成的额隐窝狭窄和复发性息肉的病例。

（一）门诊导航

尽管最初是为手术室设计，为门诊设计的外科导航系统近年来也有报道。这项技术尤其适用于在门诊进行修正额窦手术，需要确认关键解剖标志已经发生改变的病例。

• Fiagon 系统是一种电磁影像导航平台（Fiagon GmbH，Berlin，Germany），带有高度集成的脚踏。因此该系统可置于标准内镜塔架上（图 11-6A）。节约空间的设计适合门诊使用。另外，这套系统既可为不可弯曲的设备导航，还可为可弯曲设备，如导丝、球囊导管、可弯曲探针和吸引器头进行导航。

• Fusion 系统精简版（Medtronic，Minneapolis，Minnesota，USA）是另一款电磁影像导航平台，近年来也为门诊使用而改进。尽管不能为可弯曲设备导航，但是它可为电磁球囊扩张设备（NuVent，Medtronic，Minneapolis，Minnesota，USA）导航[42]，包括可导航的带刻度的硬质探针（图 11-6B）。

• 随着门诊导航系统的出现，鼻外科医生现在拥有了充足的能够准确放置球囊导管和其他可塑形设备来处理额隐窝狭窄（图 11-6C）。这对于额窦解剖复杂或多次前期手术史的病例尤为重要。

（二）门诊切割吸引器

新型的适合门诊使用的切割吸引器目前也有很多介绍。真空动力切割吸引器（PolypVac，Laurimed，Redwood City，California，USA）是一种可用于处理继发额隐窝阻塞伴息肉复发的一次性的手持设备。它带有 3.5mm 可塑形可 360° 旋转的切割头，可以成角度地对额隐窝区的复发息肉切割吸引（图 11-7）。其动力由吸引器提供，尤其适用于纤维化的息肉。推荐的提供最佳动力的气流最小流速为 48L/min[42]。

Gan 等使用这套真空动力切割吸引器治疗了 68 例初发或术后复发的鼻息肉患者[48]。87% 的病例成功地切除息肉。这些息肉主要都是位于鼻腔和筛窦的

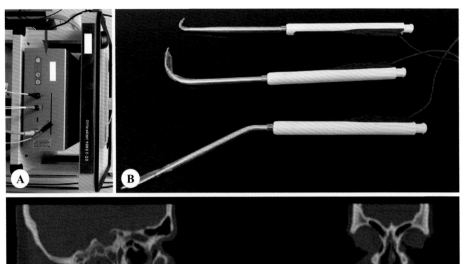

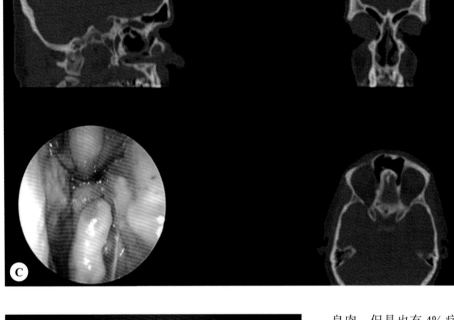

◀ 图 11-6　门诊电磁手术导航系统

A. 高度集成的设计允许导航系统（红箭）放置在标准的门诊内镜塔架上。B. 手术导航系统中带有可追踪球囊和刻度的硬质鼻窦探针。C. 影像导航下的门诊额隐窝引流通道球囊扩张术

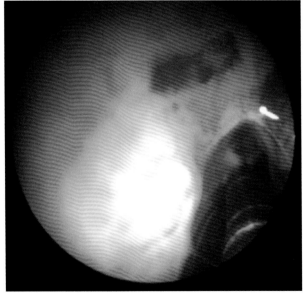

▲ 图 11-7　内镜图像显示在门诊使用可塑形的切割吸引器清除阻塞额隐窝的息肉

息肉，但是也有 4% 病例的息肉位于额窦。97% 的患者报告舒适度为"一般"或"极好"，每侧的平均手术时间是 3min。没有手术并发症报道。

最近，其他 2 种切割吸引器（Nexus，Medtronic，Jacksonville，Florida，USA；Karl Storz，Tuttlingen，Germany）被应用于门诊。与和手术室版本比较，它们的功能相似，但是 Nexus 具有更小的脚踏，Karl Storz 具有可重复使用的切割钻头。这些设备可以用于筛区或额隐窝区复发性息肉的治疗，可以同时使用导航辅助（视频 11-2）。

需要注意的是，本章介绍的治疗额隐窝/窦口狭窄的各种设备和技术并非各自独立的。在很多病例中，这些设备需要联合使用来处理不同的导致疾病的因素。比如，在门诊可联合使用切割吸引器、冷器械、支架、药物洗脱植入物、导航系统等等（视频 11-1 和视频 11-2）。

七、修正性额窦手术

最后，如果门诊不足以处理额窦口狭窄，则需要到手术室进行修正性 FESS 手术。文献报道的修正性 FESS 手术应用率为 10%～37%[5, 6]。通常如果 Draf Ⅱ 型手术失败，则需进行内镜下改良 Lothrop/Draf Ⅲ 型手术，万不得已情况下则需进行额窦闭塞术。这些额窦手术在其他章中讨论。

结论

有很多治疗额隐窝狭窄的方法。明智而审慎地术后随访，内镜下早期发现额窦引流通道的狭窄非常重要。一旦术后发现狭窄出现，根据不同病因，多种工具和设备可单独或联合使用，来处理粘连、炎症、瘢痕或复发息肉等可能造成额窦引流通道阻塞的因素。这些设备和方法包括内镜下术后换药、BSD、额窦支架、药物洗脱植入物、门诊修正性 ESS 手术等。可根据病程选择或联合使用。尽管难度很大，但是鼻科医生充分了解本章所介绍的设备和方法，可以做到很好地保持额窦口的开放。

参考文献

[1] Senior BA, Kennedy DW, Tanabodee J, Kroger H, Hassab M, Lanza D. Long-term results of functional endoscopic sinus surgery. Laryngoscope. 1998;108(2):151–7.

[2] Ragab SM, Lund VJ, Scadding G. Evaluation of the medical and surgical treatment of chronic rhinosinusitis: a prospective, randomised, controlled trial. Laryngoscope. 2004;114(5):923–30.

[3] Bhattacharyya N. Symptom outcomes after endoscopic sinus surgery for chronic rhinosinusitis. Arch Otolaryngol Head Neck Surg. 2004;130(3):329–33.

[4] Hosemann W, Wigand ME, Gode U, Langer F, Dunker I. Normal wound healing of the paranasal sinuses: clinical and experimental investigations. Eur Arch Otorhinolaryngol. 1991;248(7):390–4.

[5] Wynn R, Har-El G. Recurrence rates after endoscopic sinus surgery for massive sinus polyposis. Laryngoscope. 2004;114(5):811–3.

[6] Mendelsohn D, Jeremic G, Wright ED, Rotenberg BW. Revision rates after endoscopic sinus surgery: a recurrence analysis. Ann Otol Rhinol Laryngol. 2011;120(3):162–6.

[7] DeConde ASST. Outcomes after frontal sinus surgery: an evidence-based review. Otolaryngol Clin N Am. 2016;49(4):1019–33.

[8] Friedman M, Bliznikas D, Vidyasagar R, Joseph NJ, Landsberg R. Long-term results after endoscopic sinus surgery involving frontal recess dissection. Laryngoscope. 2006;116(4):573–9.

[9] Chan Y, Melroy CT, Kuhn CA, Kuhn FL, Daniel WT, Kuhn FA. Long-term frontal sinus patency after endoscopic frontal sinusotomy. Laryngoscope. 2009;119(6):1229–32.

[10] Friedman M, Landsberg R, Schults RA, Tanyeri H, Caldarelli DD. Frontal sinus surgery: endoscopic technique and preliminary results. Am J Rhinol. 2000;14(6):393–403.

[11] Gaskins R. Scarring in endoscopic ethmoidectomy. Am J Rhinol. 1994;8(6):271–4.

[12] Bugten V, Nordgard S, Steinsvag S. The effects of debridement after endoscopic sinus surgery. Laryngoscope. 2006;116(11):2037–43.

[13] Bugten V, Nordgard S, Steinsvag S. Long-term effects of postoperative measures after sinus surgery. Eur Arch Otorhinolaryngol. 2008;265(5):531–7.

[14] Lee JY, Byun JY. Relationship between the frequency of postoperative debridement and patient discomfort, healing period, surgical outcomes, and compliance after endoscopic sinus surgery. Laryngoscope. 2008;118(10):1868–72.

[15] Rudmik L, Soler ZM, Orlandi RR, Stewart MG, Bhattacharyya N, Kennedy DW, Smith TL. Early postoperative care following endoscopic sinus surgery: an evidence-based review with recommendations. Int Forum Allergy Rhinol. 2011;1(6):417–30.

[16] Green R, Banigo A, Hathorn I. Postoperative nasal debridement following functional endoscopic sinus surgery, a systematic review of the literature. Clin Otolaryngol. 2015;40(1):2–8.

[17] Sillers MJ, Lay KF. Balloon catheter dilation of the frontal sinus ostium. Otolaryngol Clin N Am. 2016;49(4):965–74.

[18] Rees CJ, Halum SL, Wijewickrama RC, Koufman JA, Postma GN. Patient tolerance of in-office pulsed dye laser treatments to the upper aerodigestive tract. Otolaryngol Head Neck Surg. 2006;134(6):1023–7.

[19] Prickett KK, Wise SK, DelGaudio JM. Cost analysis of office-based and operating room procedures in rhinology. Int Forum Allergy Rhinol. 2012;2(3):207–11.

[20] Eloy JA, Friedel ME, Eloy JD, Govindaraj S, Folbe AJ. In-office balloon dilation of the failed frontal sinusotomy. Otolaryngol Head Neck Surg. 2012;146(2):320–2.

[21] Luong A, Batra PS, Fakhri S, Citardi MJ. Balloon catheter dilatation for frontal sinus ostium stenosis in the office setting. Am J Rhinol. 2008;22(6):621–4.

[22] Wycherly BJ, Manes RP, Mikula SK. Initial clinical experience with balloon dilation in revision frontal sinus surgery. Ann Otol Rhinol Laryngol. 2010;119(7):468–71.

[23] Chen PG, Wormald PJ, Payne SC, Gross WE, Gross CW. A golden experience: fifty years of experience managing the frontal sinus. Laryngoscope. 2016;126(4):802–7.

[24] Perloff JR, Palmer JN. Evidence of bacterial biofilms on frontal recess stents in patients with chronic rhinosinusitis. Am J Rhinol. 2004;18(6):377–80.

[25] Hosemann W, Kuhnel T, Held P, Wagner W, Felderhoff A. Endonasal frontal sinusotomy in surgical management of chronic sinusitis: a critical evaluation. Am J Rhinol. 1997;11(1):1–9.

[26] Hunter B, Silva S, Youngs R, Saeed A, Varadarajan V. Long-term stenting for chronic frontal sinus disease: case series and literature review. J Laryngol Otol. 2010;124(11):1216–22.

[27] Freeman SB, Blom ED. Frontal sinus stents. Laryngoscope. 2000;110(7):1179–82.

[28] Rains BM. Frontal sinus stenting. Otolaryngol Clin N Am. 2001;34(1):101–10.

[29] Mansour HA. Double j stent of frontal sinus outflow tract in revision frontal sinus surgery. J Laryngol Otol. 2013;127(1):43–7.

[30] Rotenberg BW, Ioanidis KE, Sowerby LJ. Development of a novel t-tube frontal sinus irrigation catheter. Am J Rhinol Allergy. 2016;30(5):356–9.

[31] Orlandi RR, Knight J. Prolonged stenting of the frontal sinus. Laryngoscope. 2009;119(1):190–2.

[32] Bednarski KA, Kuhn FA. Stents and drug-eluting stents. Otolaryngol Clin N Am. 2009;42(5):857–66. x.

[33] Hosemann W, Schindler E, Wiegrebe E, Gopferich A. Innovative frontal sinus stent acting as a local drug-releasing system. Eur Arch Otorhinolaryngol. 2003;260(3):131–4.

[34] Huvenne WZN, Tijsma E, Hissong B, Huurdeman J, Holtappels G, Claeys S, Van Cauwenberge P, Nelis H, Coenye T, Bachert C. Pilot study using doxycycline-releasing stents to ameliorate postoperative healing quality after sinus surgery. Wound Repair Regen. 2008;16(6):757–67.

[35] Wei CC, Kennedy DW. Mometasone implant for chronic rhinosinusitis. Med Devices (Auckl). 2012;5:75–80.

[36] Murr AH, Smith TL, Hwang PH, Bhattacharyya N, Lanier BJ, Stambaugh JW, Mugglin AS. Safety and efficacy of a novel bioabsorbable, steroid-eluting sinus stent. Int Forum Allergy Rhinol. 2011;1(1):23–32.

[37] Forwith KD, Chandra RK, Yun PT, Miller SK, Jampel HD. Advance: a multisite trial of bioabsorbable steroid-eluting sinus implants. Laryngoscope. 2011;121(11):2473–80.

[38] Marple BF, Smith TL, Han JK, Gould AR, Jampel HD, Stambaugh JW, Mugglin AS. Advance II: a prospective, randomized study assessing safety and efficacy of bioabsorbable steroid-releasing sinus implants. Otolaryngol Head Neck Surg. 2012;146(6):1004–11.

[39] Han JK, Marple BF, Smith TL, Murr AH, Lanier BJ, Stambaugh JW, Mugglin AS. Effect of steroid-releasing sinus implants on postoperative medical and surgical interventions: an efficacy meta-analysis. Int Forum Allergy Rhinol. 2012;2(4):271–9.

[40] Janisiewicz A, Lee JT. In-office use of a steroid-eluting implant for maintenance of frontal ostial patency after revision sinus surgery.

Allergy Rhinol. 2015;6(1):68–75.

[41] Smith TL, Singh A, Luong A, Ow RA, Shotts SD, Sautter NB, Han JK, Stambaugh J, Raman A. Randomized controlled trial of a bioabsorbable steroid-releasing implant in the frontal sinus opening. Laryngoscope. 2016;126:2659.

[42] Varshney R, Lee JT. New innovations in office-based rhinology. Curr Opin Otolaryngol Head Neck Surg. 2016;24(1):3–9.

[43] Forwith KD, Han JK, Stolovitzky JP, Yen DM, Chandra RK, Karanfilov B, Matheny KE, Stambaugh JW, Gawlicka AK. Resolve: bioabsorbable steroid-eluting sinus implants for in-office treatment of recurrent sinonasal polyposis after sinus surgery: 6–month outcomes from a randomized, controlled, blinded study. Int Forum Allergy Rhinol. 2016;6(6):573–81.

[44] Barrow EM, DelGaudio JM. In-office drainage of sinus mucoceles: an alternative to operating-room drainage. Laryngoscope. 2015;125(5):1043–7.

[45] Eloy JA, Shukla PA, Choudhry OJ, Eloy JD, Langer PD. In-office balloon dilation and drainage of frontal sinus mucocele. Allergy Rhinol. 2013;4(1):e36–40.

[46] DelGaudio JM, Ochsner MC. Office surgery for paranasal sinus recirculation. Int Forum Allergy Rhinol. 2015;5(4):326–8.

[47] Sham CL, Woo JK, van Hasselt CA, Tong MC. Treatment results of sinonasal inverted papilloma: an 18–year study. Am J Rhinol Allergy. 2009;23(2):203–11.

[48] Gan EC, Habib AR, Hathorn I, Javer AR. The efficacy and safety of an office-based polypectomy with a vacuum-powered microdebrider. Int Forum Allergy Rhinol. 2013;3(11):890–5.

第 12 章 额窦手术失败原因的识别与处理
Identifying and Addressing Causes of Failure in Frontal Sinus Surgery

Theodore A. Schuman Brent A. Senior 著

齐欣萌 译   魏洪政 韩德民 校

一、背景

额窦手术失败的发生率

当进行额窦手术时，建立一个稳定通畅的额窦引流通道对患者的预后至关重要。额隐窝引流通畅的重要性有 3 方面，即改善症状、使局部治疗药物（包括糖皮质激素和盐水冲洗）进入窦腔黏膜、预防包括黏液囊肿形成在内的长期并发症。

内镜器械的进步（微吸切器、高清摄像系统、带角度器械、高速磨削钻）、影像导航技术、辅助疗法（局部类固醇冲洗、药物洗脱支架）和对额窦解剖及功能更细致的理解，提高了有效处理额窦病变的能力，同时降低发病率。

DeConde 和 Smith 在 2016 年回顾分析了 25 年额窦手术的效果，发现额窦手术成功率呈逐年提高的趋势。从历史上看，最初的额窦开放手术可使额窦短期通畅，但长期再狭窄概率高达 30% 左右，这是让人难以接受的。相比之下，过去 10 年中，鼻内镜 Draf ⅡA 型术后额窦通畅率为 67.6%～92%，大多数研究表明成功率在 80% 左右[1]。

Askar 等在 2015 年对 60 位将接受 100 侧 Draf ⅡA 型额窦开放术的慢性鼻窦炎患者进行了前瞻性分析，其中 80% 是修正手术。在术后 6 个月，总体额窦口通畅率大于 90%，在初次手术组与修正手术组、息肉组与不伴息肉组、伴哮喘组与不伴哮喘组的各组间手术成功率没有明显差异。鼻窦炎残疾指数（RSDI）中的生理、情感和功能部分的分数在各组患者均有改善[2]。

尽管额窦疾病手术治疗技术有所提升，但无论开放式或鼻内镜手术，任何手术方式都可能失败，致使患者症状无法得以改善，影响生活质量且需再次手术治疗。

二、多种因素可导致额窦手术失败

（一）技术问题

1. 环形去除额隐窝区黏膜导致瘢痕及新骨形成。

2. 未彻底开放额窦引流通道的所有气房。

3. 过度的磨削，导致骨质裸露和硬痂过多，进而导致瘢痕形成及新骨形成。

4. 疾病复发或进展，包括鼻息肉和骨炎[1]。

5. 术后鼻腔冲洗或清理不充分。

（二）解剖因素

额窦引流通道的独特解剖结构使这个区域的手术容易失败。

鼻额角锐利，使有效的观察与器械操作变得困难。在冠状面，额窦引流通道位于 2 个重要结构之间——眼眶和颅底正中线。在矢状面，额窦引流通道前后径多变且受很多因素影响。

1. 患者年龄。

2. 额窦发育。

3. 伴随疾病，如囊性纤维化患者鼻窦发育不良。

4. 额鼻嵴的突出程度。

5. 鼻丘气房和筛泡的大小。

6. 额隐窝区是否存在其他气房及其大小。

(1) 额筛气房。

(2) 筛泡上气房。

(3) 额窦中隔气房。

术前仔细阅读 CT 片是确保开放所有气房并保留鼻窦黏膜和邻近血管神经结构的关键。影像引导技术有助于优化手术范围，尤其对于修正手术、广泛鼻息肉或解剖标志变异。

（三）患者因素

手术失败的患者因素包括对治疗的依从性差、术后鼻腔冲洗以及鼻腔清理不充分。一些生物学亚型也与不可控的黏膜炎症相关。慢性黏膜炎症是慢性鼻窦炎病理生理学的重要组成部分。令人惊讶的是，将不可控的炎症与额窦手术失败联系起来的数据很少。2012 年，Naidoo 等在一项单中心的大型临床研究中观察了 109 例初次 Draf ⅡA 型额窦开放术的患者，研究显示没有证据证明伴发鼻息肉、嗜酸性黏蛋白、伴发哮喘、过敏或 Lund-Mackay 评分升高与额窦口狭窄有关[3]。Chandra、Palmer、Tangsujarittham 和 Kennedy 在 2004 年得出相似结论，认为额窦手术失败与伴发哮喘、鼻息肉、阿司匹林过敏和过敏性鼻炎无关。但在该项研究中得出一个结论，术前 CT 显示疾病较严重的患者，手术失败概率更高[4]。

三、额窦手术失败的具体原因

Valdes、Bogado 和 Samaha 在 2014 年回顾性分析了 66 例患者进行的 109 次修正的额窦开放术，发现持续性黏膜水肿、新骨形成和技术层面上手术未彻底开放是手术失败的常见原因（表 12-1）。大多数患者术后有不止一种的引起持续性额窦疾病的病因[5]。Otto 和 DelGaudio 于 2010 年回顾性分析了在 149 例患者上进行的 289 次修正额窦开放术，并得出了类似结论，许多患者存在一个以上的额窦手术失败因素。黏膜水肿（67%）和新生骨质（7%）提示持续的炎症。75% 的患者存在技术性因素，包括中甲外移（30%）、额隐窝区瘢痕（12%）以及残余气房，这其中包括鼻丘气房（13%）、额筛气房（8%）和其他筛房（53%）[6]。Gore、Eber、Zanation 和 Senior 于 2012 回顾分析了 55 例行修正 FESS 术患者的 CT，发现前组筛房（65% 侧）、鼻丘气房（52% 侧）和钩突（46% 侧）残留是比较常见的。邻近颅底与眶纸板的残留筛房较多见，且右侧多于左侧。图 12-1 显示了残留的前组筛房的分布情况[7]。具体原因将在后文中详述。

（一）窦口狭小

术后额窦口大小取决于患者的解剖和手术开放是否彻底。术前仔细阅片有助于识别因前后（A-P）径过小而易导致狭窄的额窦（图 12-2）。Naidoo 等在 2012 年的研究表明 Draf ⅡA 额窦开放术开放大小

表 12-1　接受修正额窦开放术患者的 CT 表现	
CT 表现	**在修正手术患者中占比**
残留鼻丘气房	73.4%
残留筛房（鼻丘气房除外）	32.2%
筛泡	21.1%
筛泡上气房	9.2%
额泡气房	2.7%
残留额气房	24.8%
黏膜水肿	92.7%
额隐窝区新生骨质	45.9%
中鼻甲外移瘢痕形成	47.7%

引自 Valdes et al.[5]

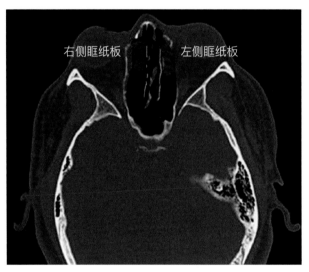

右侧眶纸板　　　左侧眶纸板

▲ 图 12-1　55 例修正额窦开放术的患者中残留于双侧眶纸板附近筛房的图示（经 Gore et al. 许可转载[7]）

与首次手术患者术后额窦引流口通畅情况密切相关。窦口 >4.8mm 与手术成功密切相关，而前 – 后径 <3.7mm 时，术后新窦口狭窄可能性更大。额窦口再狭窄在临床上意义重大，可导致大部分手术失败患者的症状持续、鼻息肉和感染[3]。Hosemann 等于 1997 年报道称额窦口小于 5mm 可使窦口狭窄率增加 16%～30%。额窦口为 2mm 预计将有 50% 手术失败的概率[8]。外科医生无法决定患者的解剖条件，但严谨的手术技术及尽力开放所有气房对于提高额窦开放术的疗效至关重要。

（二）中鼻甲外移

中鼻甲整体外移可导致额窦引流通路持续性阻塞（图 12-3）。部分切除中鼻甲可导致残余中鼻甲与鼻腔侧壁之间形成横跨额隐窝的瘢痕，进而导致额窦口阻塞、分泌物潴留和炎症的加重，以至于需要二次修正手术。

Bassiouni 等在 2015 年分析了 151 例鼻内镜下全组鼻窦开放术患者，未发现中鼻甲外移（MTL）与症状之间有相关性。但生存分析显示 MTL 在需要二次修正手术的患者中更常见[9]。许多技术被用于避免 MTL，包括丝线缝合、可控性粘连、金属夹、中鼻道隔片和可吸收植入物。这些干预措施的长期效果尚不清楚[9]。

对于经过适当选择的炎症病变广泛的患者采取中鼻甲切除术是一种可行的选择。Soler 等报道称与手术保留中甲的患者相比，接受了双侧中鼻甲切除术的患者的嗅觉改善，和内镜下术腔形态更好[10]。若术中切除了中鼻甲，需要谨慎预防中鼻甲残余腋部外侧形成瘢痕。

（三）钩突残留

钩突切除不完整可影响窦口鼻道复合体的开放，而这是 ESS 术成功的关键。钩突残端位于中鼻道顶部，可导致瘢痕形成伴或不伴额隐窝机械性阻塞。钩突切除不完整通常会造成上颌窦自然窦口开放失败，导致上颌窦黏液循环和持续性上颌窦炎，这也会反过来影响额窦疾病。

四、残留的气房

（一）鼻丘气房

Valdes、Bogado 和 Samaha 于 2014 年报道称在与术者因素相关的额窦开放术失败病例中，以鼻丘气房残留最常见，占 73.4%[5]。鼻丘气房从前方突向额隐窝。鼻丘气房顶壁可能位于额隐窝顶部，而容易被忽略，尤其是在没有使用角度内镜和没有详细的术前阅片情况下。未彻底开放鼻丘气房可导致术后持续的有症状的额窦炎（图 12-4）。

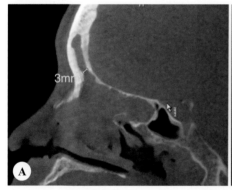 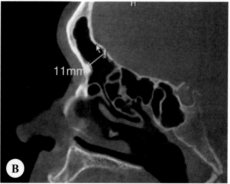

◀ 图 12-2　额窦引流口大小的比较

A. 为薄层鼻窦 CT 的矢状位重建图像，显示了额窦隐窝前后径过窄。因而新窦口预计会比较狭小，致使该患者额窦开放术后再狭窄概率增大。B. 相比之下，这位患者额隐窝区前-后径较宽，手术失败概率相对降低

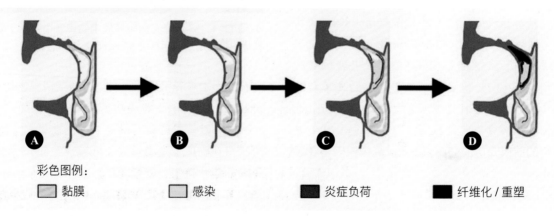

彩色图例：

☐ 黏膜　　☐ 感染　　■ 炎症负荷　　■ 纤维化/重塑

▲ 图 12-3　中鼻甲外移（MTL）的假设机制

A. 术后中鼻甲外移的发生会对鼻窦手术产生不良作用。B 和 C. 中鼻甲外移形成的残腔反复感染不易清除，同时局部药物不易渗透，导致持续的炎症刺激。D. 持续的炎症负荷加速了这个区域的纤维化及重塑，最终累及额隐窝和额窦引流口，导致额窦口瘢痕及狭窄（经 Bassiounni et al 许可转载[9]）

（二）筛泡

进行修正额窦手术患者中 21.1% 存在筛泡残留[5]。筛泡影响额隐窝区的后方，不彻底切除可导致其与其他残留结构形成瘢痕。

（三）筛泡上气房

筛泡上部的前组筛房的后壁可向后延伸突入额隐窝后部。修正的额窦手术患者中 9.2% 存在筛泡上气房残留[5]。图 12-5 显示了行修正的 Draf ⅡA 型额窦手术的患者切除残留筛泡上气房。

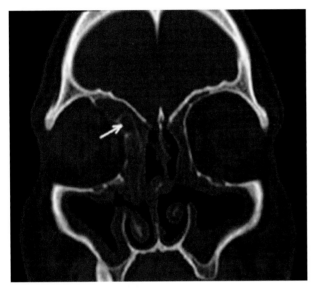

▲ 图 12-4　右侧鼻丘气房残留伴 I 型额气房。鼻中隔偏曲未矫正

经 Gore et al 许可转载[7]

（四）额筛气房

Bent、Guilty-Siller 和 Kuhn 于 1994 年根据额筛气房的数量及位置将它们分为 4 类[11]。这些气房位于鼻丘气房上方，可能突入额窦内。作为 Bent 和 Kuhn 系统的替代，Wormald 等于 2016 年发表了国际额窦解剖分类系统（IFAC），该系统应用专家共识创建了一套新的额隐窝区前组筛房的分类方法[12]。IFAC 系统根据气房部位（前、后或内）及是否突入额窦将其分类（图 12-6）。未识别且未彻底开放额筛气房可导致手术失败和症状复发。一项大型研究显示额筛气房残留概率为 24.8%[5]。图 12-7 展示了一例残留的鼻丘上气房，属于Ⅲ型额筛气房，在修正的 Draf ⅡA 型额窦手术时予以去除。

五、额窦开放术失败的治疗方法

并非所有内镜检查或影像学证据证明存在持续性额窦软组织影或额窦引流口阻塞的患者都有症状[4]。在没有免疫缺陷或复杂鼻窦炎病史的情况下，对于无症状的患者可予以局部鼻用激素和盐水冲洗进行定期观察。有症状的患者通常应用积极的药物治疗，仍无改善者可接受修正手术治疗。

（一）药物治疗

应用培养药敏指导的抗生素、局部和（或）口服类固醇激素、鼻部盐水冲洗的药物治疗是有症状的额窦开放术失败患者的一线治疗方法。辅助疗法包

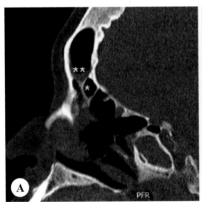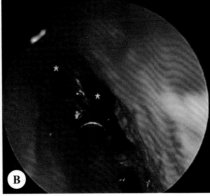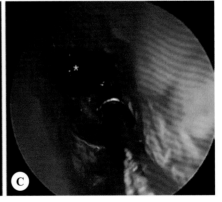

▲ 图 12-5　修正的 Draf ⅡA 额窦手术切除残留的筛泡上额气房

A. 术前薄层矢状位重建鼻窦 CT 显示残留的前组筛房起始于筛泡所在位置的上方，沿左侧额窦后壁延伸，形成筛泡上额气房（＊）。远端额窦黏骨膜增厚提示持续性炎症（＊＊），该患者即使进行了药物治疗和初次的功能性鼻窦开放术，仍有持续的症状。B. 修正手术术中 45° 内镜下观察额隐窝。筛泡上额气房的顶壁标记于侧后方（＊），该气房阻塞了额窦引流通道的大部分。小而水肿的额窦口位于前中部，在该图中已经被刮匙扩大（＊）。C. 彻底切除筛泡上额气房后 45° 内镜下所见。与 4mm 额窦吸引器橄榄头相比，额窦口大小显著增宽（＊）（经 Brent A. Senior, MD 许可转载）

气房类型	气房名称	定 义	缩 写
前方的气房（将额窦引流通道推向内、后或内后方）	鼻丘气房	位于中鼻甲起始处前方或位于中鼻甲最前端插入鼻外侧壁的正上方	ANC
	鼻丘上气房	前外侧筛房，位于鼻丘气房上方（未气化入额窦）	SAC
	鼻丘上额气房	前外侧筛房，突入额窦内。小的 SAFC 仅突入额窦底壁，大的 SAFC 突入额窦内较多甚至到达额窦顶	SAFC
后方的气房（将额窦引流通道推向前方）	筛泡上气房	筛泡上方尚未突入额窦的气房	SBC
	筛泡上额气房	起始于筛泡上方区域，沿颅底气化突入额窦后部区域。颅底组成了该气房的后壁	SBFC
	眶上筛房	前组筛房向筛前动脉周围、前方或后方气化至眼眶顶壁上方。常组成气化良好的额窦后壁，且可能只通过骨隔与额窦分开	SOEC
内侧的气房（将额窦引流通道推向外侧）	额窦中隔气房	基于前组筛窦或额窦下部内侧的气房，附着或位于额窦间隔内，与额窦引流通道内侧相关，将引流通道推向外侧，也常常是后方	FSC

▲ 图 12-6　国际额窦解剖分类系统（IFAC）根据气房与额窦引流通路的位置关系（前方、后方、内侧）将额隐窝区的气房进行分类。另外，根据是否突入额窦来进一步划分气房

经 Wormald et al 许可转载[12]

括局部抗生素、白三烯拮抗剂、过敏免疫治疗、阿司匹林脱敏治疗，也可用于某些患者。

（二）术式选择

有不同侵入性程度的多种手术方式可供选择，从简单的球囊扩张到完全切除额窦。目前关于修正额窦开放术结果的文献依赖于 Draf 标准。Wormald等在 2016 年提出了一个新的额窦手术范围分类（EFSS）[12]。该分类在第 4 章中详述。总结来说，他们提出了以下等级。

• 0 级：球囊扩张额窦引流通道（无组织切除）。

• Ⅰ级：清除非直接阻塞额窦口的额隐窝的气房。

• Ⅱ级：清除直接阻塞额窦口的额隐窝的气房。

• Ⅲ级：清除气化进入额窦的气房，不扩大额窦口。

• Ⅳ级：清除气化进入额窦的气房并扩大额窦口。

• Ⅴ级：额窦口扩大术，切除范围从纸样板到鼻中隔，并切除同侧额窦底（Draf ⅡB 型或单侧额窦 Drill-out 术）。

• Ⅵ级：额窦口扩大术，切除范围从一侧纸样板到另一侧纸样板，并同时切除前上部鼻中隔和整个额窦底（Draf Ⅲ型或内镜下改良 Lothrop 术式或额窦 Drill-out 术）。

在将来，基于最新的 EFSS 标准对手术方案进行分层，可能会提高我们对修正额窦手术解剖复杂性和手术效果的理解。

（三）球囊鼻窦扩张术

球囊鼻窦扩张术可用于传统内镜鼻窦开放术后额窦引流通道再狭窄的患者。其优势包括缩短了手术时长、无须全身麻醉、减轻了术后疼痛以及术后鼻腔换药次数减少。该手术效果的数据并不完整。为了确定长期疗效，有必要进行进一步的大范围、良好对照的研究，特别是与修正 ESS 进行比较。Eloy 等在 2011 年报道了 5 例接受过 Draf ⅡA/ⅡB 型且术后出现额隐窝再狭窄的有症状的患者。所有患者均于诊室内进行了球囊扩张术，手术均成功顺利进行。所有患者症状均得到缓解，且术后平均 5 个月时内镜检查可见通畅的额窦引流通道（图 12-8）[13]。

（四）修正的 Draf ⅡA 额窦手术

大多数额窦开放术后有持续性症状的额窦疾病患者可通过修正的 Draf ⅡA 额窦手术进行治疗。在一项 48 例因慢性鼻窦炎伴或不伴鼻息肉的患者而接受 Draf ⅡA 额窦手术的亚组分析中，Askar 等于

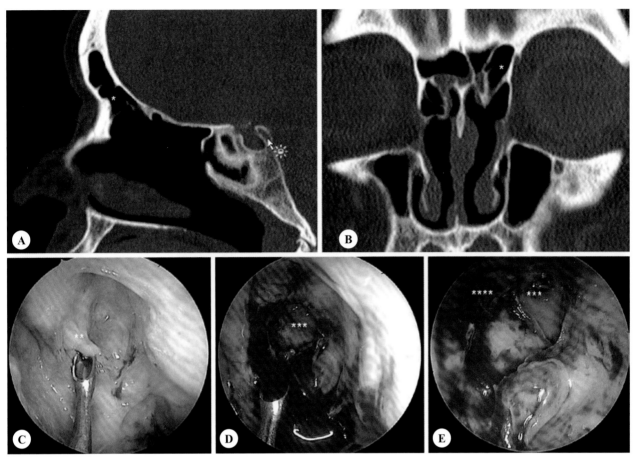

▲ 图 12-7　修正 Draf ⅡA 型额窦手术切除 Bent-Kuhn Ⅲ型 / 鼻丘上额气房

A. 显示术前薄层矢状位重建鼻窦 CT 可见大的鼻丘上额气房沿额窦嘴向上延伸气化到额窦前壁（ * ）。虽进行了积极药物治疗和初次手术治疗，该患仍有慢性鼻窦炎症状。B. 冠状位示残留的左侧鼻丘上气房外侧沿眶纸板气化走行（ * ）。C. 术中在 45° 内镜下观察左侧额隐窝的初始状态，显示前组筛房的瘢痕阻塞了额窦引流通道（ ** ）。刮匙放置于该骨板后内侧可触及的管道上。D. 45° 内镜观察鼻丘上气房部分切除后的额隐窝。该气房向上延伸至额窦内很高处，造成了已完全开放额隐窝区的假象（ *** ）。刮匙放置于一菲薄骨片的后方，向内侧移位的额窦引流通道处。E. 切除鼻丘上气房的内侧骨壁，彻底开放额隐窝后的内镜下所见。鼻丘上气房的顶壁在外侧标记（ *** ），额窦引流通道内侧可见额窦后壁（ **** ）

2015 年报道术后 6 个月以上，患者额窦引流通畅率达 92.4%，且在所有 RSDI 维度均有显著改善 [2]。仔细切除残留气房和骨性结构，细心保留黏膜是预防手术失败的重点。

（五）Draf Ⅲ额窦手术

该手术包括切除所有额窦气房、额嘴、双侧中鼻甲的前方插入部分、前 / 上方的鼻中隔和窦中隔，从而开放双侧眼眶之间所有额窦底壁。Anderson 和 Sindwani 在 2009 年对 18 项针对 Draf Ⅲ额窦手术的研究进行了 Meta 分析，发现在术后 28.5 个月时 394 例患者中，内镜下可见额窦引流通畅率为 95.9%。430 例患者中，82.2% 症状得到改善。612 例患者中，13.9% 需要再次手术 [14]。在新近的研究中，窦口通畅概率不一，较高的是 Naidoo 等于 2014 年报道的 229 例 Draf Ⅲ额窦开放术后 45 个月，97% 窦口通畅。Draf Ⅲ额窦手术后再狭窄的进展长达 2 年，需要仔细、长期的随访 [15]。尽可能扩大窦口是预防手术失败的关键步骤 [1]。

黏膜瓣移植有助于提高 Draf Ⅲ额窦手术疗效。建立适当大的 Draf Ⅲ额窦共同引流通道需磨除额窦引流通路的骨质。但动物模型中显示裸露的骨质可导致新生骨质和炎症，增大了术后狭窄风险 [16]。一些小范围的回顾性分析指出，进行 Draf Ⅲ额窦手术时应用游离或带蒂的黏膜瓣覆盖裸露的骨质，可减少术后狭窄概率 [16]。Illing 等于 2016 年在一项有关黏膜瓣移植的前瞻性分析中指出，67 例患者中的

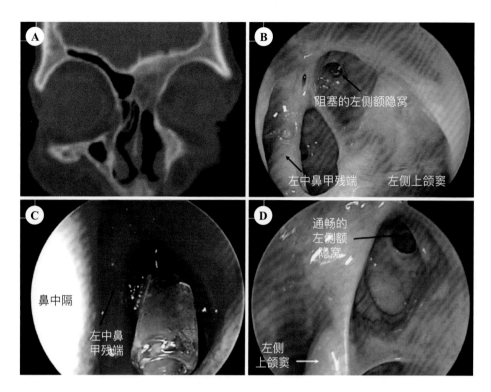

◀ 图 12-8 球囊鼻窦扩张术应用于额窦开放术后新的窦口狭窄

A. 左侧 Draf ⅡB 术后失败的患者 CT 冠状位图像。B. 30° 内镜下见粘连的额隐窝。C.诊室内左侧额隐窝插管及扩张术。D. 术后 5 个月 70° 内镜下所见（经 Eloy et al 许可转载）[13]

65 例（97%）平均术后 34 个月时保持着 >50% 的术中额窦口前后径。另外 2 例患者尽管被认为手术失败，但他们仍有额窦引流通道且不需再次的手术干预[17]。

（六）额窦切除/颅骨化

大多数情况下，手术可建立通畅的额窦引流通道，但在某些个别病例中，需建立无功能的额窦。Riedel 在 1889 年提出了一种去除额窦前壁的手术方式，该术式在 20 世纪中叶被改良，该改良术式包括保留一个可成活的前方的骨成形瓣，剥离额窦黏膜，封闭窦腔。该技术成功率为 75%～93%[1]。

与内镜手术相比，额窦切除术有更多并发症，包括外部瘢痕、前额部麻木、额部隆起、移植物受挤压和面部畸形。晚期黏液囊肿可能发生在 10% 或更多的病例中，随访时间延长，数量增多[18]。

结论

随着技术的进步和手术技术的提升，额窦手术失败率在下降，但这对于最有经验的鼻科手术医师仍是会面临的问题。

详细的术前阅片和严谨的手术技巧对降低手术失败导致再次狭窄是必要的。手术失误包括过度去除黏膜、骨质暴露过多以及未彻底清除所有额窦引流通道内气房。术后额窦引流口至少为 4.5～5.0mm 是比较理想的情况，这样可将再狭窄概率降到最低。患者的解剖情况可能使该目标很难达到，但额窦引流口较窄的患者更易发生再狭窄。不能以牺牲黏膜为代价扩大引流口。大多数情况下，修正的 Draf ⅡA 额窦手术可有效恢复额窦功能和引流通道通畅性。在某些病例中，Draf Ⅲ 额窦手术作为失败额窦手术的挽救性手术有很好的成功率。同期应用黏膜瓣覆盖暴露的骨质可进一步提高手术效果。

当患者的情况不适于建立功能性额窦时，可行额窦切除和颅骨化，尽管黏液囊肿形成等长期并发症发生率较高。

参考文献

[1] DeConde AS, Smith TL. Outcomes after frontal sinus surgery: an evidence-based review. Otolaryngol Clin N Am. 2016;49(4):1019–33.

[2] Askar MH, Gamea A, Tomoum MO, Elsherif HS, Ebert C, Senior BA. Endoscopic management of chronic frontal sinusitis: prospective quality of life analysis. Ann Otol Rhinol Laryngol. 2015;124(8):638–48.

[3] Naidoo Y, Wen D, Bassiouni A, Keen M, Wormald PJ. Long-term results after primary frontal sinus surgery. Int Forum Allergy Rhinol. 2012;2(3):185–90.

[4] Chandra RK, Palmer JN, Tangsujarittham T, Kennedy DW. Factors associated with failure of frontal sinusotomy in the early follow-up period. Otolaryngol Head Neck Surg. SAGE Publications. 2004;131:514–8.

[5] Valdes CJ, Bogado M, Samaha M. Causes of failure in endoscopic

frontal sinus surgery in chronic rhinosinusitis patients. Int Forum Allergy Rhinol. 2014;4(6):502–6.

[6] Otto KJ, DelGaudio JM. Operative findings in the frontal recess at time of revision surgery. Am J Otolaryngol. 2010;31(3):175–80.

[7] Gore MR, Ebert CS, Zanation AM, B A S. Beyond the "central sinus": radiographic findings in patients undergoing revision functional endoscopic sinus surgery. Int Forum Allergy Rhinol. 2013;3(2):139–46.

[8] Hosemann W, Kuhnel T, Held P, Wagner W, Felderhoff A. Endonasal frontal sinusotomy in surgical management of chronic sinusitis: a critical evaluation. Am J Rhinol. 1997;11(1):1–9.

[9] Bassiouni A, Chen PG, Naidoo Y, Wormald PJ. Clinical significance of middle turbinate lateralization after endoscopic sinus surgery. Laryngoscope. 2015;125(1):36–41.

[10] Soler ZM, Hwang PH, Mace J, Smith TL. Outcomes after middle turbinate resection: revisiting a controversial topic. Laryngoscope. 2010;120(4):832–7.

[11] Bent JP, Guilty-Siller G, Kuhn FA. The frontal cell as a cause of frontal sinus obstruction. Am J Rhinol. 1994;8(4):185–91.

[12] Wormald PJ, Hoseman W, Callejas C, Weber RK, Kennedy DW, Citardi MJ, et al. The international frontal sinus anatomy classification (IFAC) and classification of the extent of endoscopic frontal sinus surgery (EFSS). Int Forum Allergy Rhinol. 2016;6:677–96.

[13] Eloy JA, Friedel ME, Eloy JD, Govindaraj S, Folbe AJ. In-office balloon dilation of the failed frontal sinusotomy. Otolaryngol Head Neck Surg. 2012;146(2):320–2.

[14] Anderson P, Sindwani R. Safety and efficacy of the endoscopic modified lothrop procedure: a systematic review and meta-analysis. Laryngoscope. 2009;119(9):1828–33.

[15] Naidoo Y, Bassiouni A, Keen M, Wormald PJ. Long-term outcomes for the endoscopic modified lothrop/ draf III procedure: a 10–year review. Laryngoscope. 2014;124(1):43–9.

[16] Wei CC, Sama A. What is the evidence for the use of mucosal flaps in Draf III procedures? Curr Opin Otolaryngol Head Neck Surg. 2014;22(1):63–7.

[17] Illing EA, Cho DY, Riley KO, Woodworth BA. Draf III mucosal graft technique: long-term results. Int Forum Allergy Rhinol. 2016;6:514–7.

[18] Weber R, Draf W, Keerl R, Kahle G, Schinzel S, Thomann S, et al. Osteoplastic frontal sinus surgery with fat obliteration: technique and long-term results using magnetic resonance imaging in 82 operations. Laryngoscope. 2000;110:1037–44.

第13章 额窦黏液囊肿的现代治疗 ❶
Contemporary Management of Frontal Sinus Mucoceles

Christopher D. Brook　Benjamin S. Bleier　著

胡　蓉　译　刘承耀　王成硕　校

一、临床表现

黏液囊肿是一种内部充满黏液的上皮空腔，因窦口阻塞或局部腺体流出受阻，导致黏液堆积和空腔扩张而形成[1, 2]。鼻窦黏液囊肿最常见的部位是额窦，在其他鼻窦亦可形成[1-5]，好发年龄为 40—70 岁[5]。黏液囊肿持续扩张会导致相关并发症，如疼痛、闷胀感、眼睑水肿、额部头痛、脑神经麻痹和因骨质重塑而引起的面部畸形等（图 13-1）[1, 2, 6-8]。尽管在一项研究中有超过 80% 的患者表现出黏液囊肿导致的眼眶变化[9]，然而其最常见的症状依然是头痛、闷胀感、堵塞和异常分泌物[3]。尽管在一项研究中超过 80% 的额窦黏液囊肿的患者出现了眼眶症状。在 2 项研究中，超过 40% 的患者颅底受累且黏液囊肿向眶内或颅内压迫延伸[3, 9]。此外，黏液囊肿的感染会导致脓囊肿的形成，并可能导致严重的感染性颅内并发症，如脑膜炎或颅内脓肿[10]。

正如前文提及，黏液囊肿是由于生理性黏液排出受阻引起潴留而形成。常常在鼻窦术后引起窦口阻塞，进而产生黏液潴留，已有多位学者详细描述了这种关系。Scangas 等对 133 例黏液囊肿患者进行研究，发现超过 50% 的患者既往接受过某种类型的鼻窦手术[3]。Herndon 等在 13 例额眶筛窦黏液囊肿患者中发现有 9 例曾接受过鼻窦手术，其中 4 例曾行额窦封闭术[2]。Chiu 等在 10 例额窦外侧和眶上筛窦黏液囊肿患者中发现 9 例曾接受过鼻窦手术，包括 6 例鼻内镜下鼻窦手术，2 例外侧入路筛窦切除术，1 例额窦骨折修补术[11]。黏液囊肿也可能发生在侵及鼻旁窦的开颅手术之后[12]，很少发生在颅底重建术之后[13]。需注意，接受鼻窦手术的患者通常患有慢

性鼻窦炎和鼻窦炎性疾病，这也可能是黏液囊肿形成的一个影响因素。

此外，破坏鼻窦解剖结构的外伤也可能导致窦腔阻塞和之后黏液囊肿形成，其发病机制与既往曾行鼻窦手术类似（视频 13-1）。Scangas 等发现在 133 名患者中，约 8% 的患者之前就有鼻窦外伤史[3]。此外，其他几篇文献也提及了既往外伤作为黏液囊肿发生的危险因素[1, 2, 8, 11]。为了减少发生黏液囊肿的风险，既往对于累及额隐窝或额窦引流道的骨折治疗，常采用额窦封闭术或额窦颅骨化术"切除"额窦治疗。但是，目前对外伤后发生额窦疾病风险较高的患者，治疗倾向于使用侵入性更小的监测和内镜干预[14, 15]。值得注意的是，创伤后黏液囊肿的形成可能明显晚于外伤的发生时间，一般在很多年后才出现。因此，不管外伤性事件发生于多久之前，都有可能引起额窦黏液囊肿形成[3, 16]。

黏液囊肿发生的其他危险因素还包括，囊性纤维化和不动纤毛综合征[17-19]。但这两种危险因素（至少囊性纤维化）导致的黏液囊肿最常见的发生部位似乎是上颌窦和筛窦，而不是额窦[17, 18]。因为在这些患者中，额窦通常发育不良或发育不全，而降低了额窦黏液囊肿形成的可能性[20, 21]。

二、黏液囊肿处理

额窦黏液囊肿的处理包括黏液囊肿的检查和切除或引流。检查一般需要采 CT 进行放射学评估，以确定病变的范围、相关骨质吸收情况和解剖学特点；MRI 可以作为评估肿瘤或脑膜脑膨出的辅助工具，但不能为手术方案提供较好的骨质解剖描述[22]；在

---

❶ 本章配有视频，可登录网址 https://link.springer.com/chapter/10.1007/978-3-319-97022-6_13 观看。

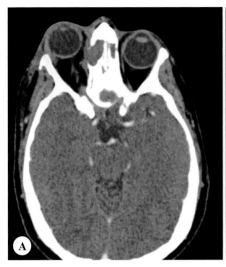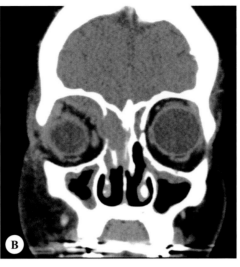

◀ 图 13-1　**A.** 轴位 **CT** 示右额筛窦黏液囊肿致眼眶突出；**B.** 冠状位 **CT** 示右额筛窦黏液囊肿合并骨膜下脓肿

颅底和额窦黏液囊肿的检查中，这 2 种方法经常以互补的方式使用[23]。确诊后，黏液囊肿需要对黏液充盈的空腔进行引流和造袋术。由于黏液囊肿扩张或感染而出现并发症的患者虽然罕见，但可能需要住院、抗生素静脉注射和多学科讨论，如请神经外科或眼科会诊。

传统的黏液囊肿引流是通过开放式的鼻窦入路和完全切除黏液囊肿来完成。然而，自 Kennedy 等在 1989 年描述了鼻内镜下造袋术以来，该方法越来越多地用于治疗鼻窦黏液囊肿[22, 24]。现在已经认识到，黏液囊肿的衬里在某些情况下可能附着于硬脑膜或眶周，完全切除黏液囊肿衬里有发生颅内或眼眶并发症的风险，而鼻内镜下造袋术可以达到与切除术相同的目的[25]。有趣的是，Stokken 等注意到在神经外科的文献中，一直持有黏液囊肿具有侵袭性，需要完全切除的观点。这表明，尽管耳鼻喉科文献承认了造袋术的成功，但这一知识尚未在所有外科文献中共享[25]。引流可以通过鼻外入路或鼻内镜技术来完成。外侧入路额窦手术的范围从简单的钻孔到伴有或不伴有额窦闭锁（frontal sinus obliteration，FSO）的经泪阜入路的骨成形瓣手术[24, 26]，而鼻内镜技术从经 Draf ⅡA 到 Draf ⅡB 的额窦切开术，直至改良内镜 Lothrop 术（modified endoscopic Lothrop procedure，MELP）或 Draf Ⅲ 手术。对于复杂的黏液囊肿，通常采用鼻内镜和鼻外入路相结合的方法[2, 27, 28]。此外，一些作者描述，可对无明显新骨生成或间隔的黏液囊肿的患者，可选择在门诊局麻下进行鼻内镜手术治疗[29]。

2014 年一项大型的 Meta 分析研究了过去与现代，即 2002 年后黏液囊肿治疗的对比[24]。作者选择这个日期，是因为它是代表了鼻内镜下鼻窦手术积累经验和该技术在耳鼻喉科广泛应用约 10 年的一个时间点。作者注意到，过去虽有一些先行者采用鼻内镜方法治疗黏液囊肿[9, 22, 31]，但多数情况下仍主要采用鼻外侧入路进行治疗[30]。而在现代，作者发现鼻内镜治疗额窦黏液囊肿的比例远高于过去，但仍有相当数量手术选择鼻外侧入路和联合入路进入额窦[32, 33]。目前研究已证明鼻内镜额窦手术可成功用于逆转和处理与先前额窦闭塞相关的额窦黏液囊肿[27, 34, 35]、额窦前壁侵蚀（视频 13-2）[27]、与颅内容物或眼眶内容物移位相关的广泛的"巨大"额窦黏液囊肿[25, 36]和额窦远外侧部分受侵的黏液囊肿[11]。在进行这类鼻内镜手术时，经常遇到的挑战是额窦远外侧的黏液囊肿。Chandra 等认为，FSO 后复发的外侧位黏液囊肿通常需要使用环钻术经单侧额窦骨板或经中隔 Draf Ⅲ 术式进入黏液囊肿[36]。Chiu 等还评论了角度仪的使用，指出通常要结合使用计算机辅助图像进而对解剖学进行全面认识[11]。此外，目前有许多作者主张需指定个体化的治疗方案，结合鼻内镜和外侧入路的方法，来治疗难以到达的黏液囊肿或再手术病例[2, 22, 32]，并且仍有一部分作者主张在某些情况下可行额窦封闭术[33, 37]。对于完全位于瞳孔中线外侧的额窦黏液囊肿的特殊病例，通常需要外侧入路的辅助。使用此种方法时，仍可通过更加美观的方式进入额窦，如使用环钻，上眼睑皱褶径路或经泪阜入路。

在将现代与既往研究相比较的 Meta 分析中，Courson 等发现不同时期的鼻内镜手术和开放入路手术的复发率和并发症发生率是不同的[22]。与既往开放手术相比，鼻内镜引流的复发率和主要并发症的发生率更低，这些并发症包括危及生命的感染或失血，脑脊液漏或视力丧失。然而在现代，2 种方法的复发率和主要并发症发生率之间并没有显著差异。不管在过去或现在，开放手术组中轻微并发症如伤口破裂、鼻出血、浅表感染或暂时视力改变等的发生率明显更高。当将既往病例与鼻内镜病例进行队列研究比较时，发现其结果在过去和现代都是相似的。他们发现既往的复发率为 4.7%，现代的复发率为 3.1%，主要并发症发生率分别为 3.4% 和 1.8%，而这些差异均无统计学意义。本文还考察了高年资医生手术的结果，比较了过去和现代的差异。在此分析中，过去和现代队列之间同样没有显著差异，这表明从开放式方法到鼻内镜方法的演变并未影响治疗效果或增加并发症的发生率[22]。

尽管在 Meta 分析中，外入路和鼻内镜方法在现代没有显著差异，但有数据表明，这些条件下的一些外入路和鼻内镜方法各具有特定的优点和缺点。在外侧入路中，Lynch 入路或经泪阜入路已能够接近黏液囊肿的额筛窦区域；但它们可能造成外部瘢痕、复视和泪阜瘢痕形成的风险[5]。虽然早期研究并未显示 FSO 的并发症发生率很高[30]，但现在已知

在初次手术数年后，FSO 患者仍有形成黏液囊肿的风险。在 2 项研究既往 FSO 患者 MRI 表现的文献中，59 例患者中的 5 例、13 例患者中的 3 例在封闭的窦腔内检测到黏液囊肿，黏液囊肿的形成比例为 10%～23%[38, 39]。与此相反，针对额窦黏液囊肿治疗的内镜手术的研究发现，Draf ⅡB 入路与 Draf ⅡA 手术相比，Draf ⅡB 术后再狭窄的发生率更高[28]，而其他文章则发现 Draf ⅡB 手术是有效的，并保持了高于 90% 的长期窦口通畅率[40]。还有其他作者报道了 Draf Ⅲ 术后约有 10% 的再狭窄率[41, 42]。这些研究提示，手术入路的选择最终应取决于引流通路最大化与黏膜剥脱、骨质暴露最小化之间的平衡，而且由于有再狭窄的风险，对这些患者的长期随访是至关重要的。

结论

现代额窦黏液囊肿的治疗已从更具侵袭性的开放切除尝试演变为侵袭性较小的鼻内镜下治疗。尽管有这种趋势，开放入路的外科技术仍然可以作为单独的手术或与鼻内镜治疗结合使用，特别是对于位于窦腔外侧位的病变。由于额窦黏液囊肿具有后期复发或再狭窄的风险，这些患者需要长期随访。

参考文献

[1] Busaba NY, Salman SD. Ethmoid mucocele as a late complication of endoscopic ethmoidectomy. Otolaryngol Head Neck Surg. 2003;128(4):517–22.

[2] Herndon M, McMains KC, Kountakis SE. Presentation and management of extensive fronto-orbital-ethmoid mucoceles. Am J Otolaryngol. 2007;28(3):145–7.

[3] Scangas GA, Gudis DA, Kennedy DW. The natural history and clinical characteristics of paranasal sinus mucoceles: a clinical review. Int Forum Allergy Rhinol. 2013;3(9):712–7.

[4] Thio D, Phelps PD, Bath AP. Maxillary sinus mucocele presenting as a late complication of a maxillary advancement procedure. J Laryngol Otol. 2003;117(5):402–3.

[5] Lai PC, Liao SL, Jou JR, Hou PK. Transcaruncular approach for the management of frontoethmoid mucoceles. Br J Ophthalmol. 2003;87(6):699–703.

[6] Lin CJ, Kao CH, Kang BH, Wang HW. Frontal sinus mucocele presenting as oculomotor nerve palsy. Otolaryngol Head Neck Surg. 2002;126(5):588–90.

[7] Ehrenpreis SJ, Biedlingmaier JF. Isolated third-nerve palsy associated with frontal sinus mucocele. J Neuroophthalmol. 1995;15(2):105–8.

[8] Malhotra R, Wormald PJ, Selva D. Bilateral dynamic proptosis due to frontoethmoidal sinus mucocele. Ophthal Plast Reconstr Surg. 2003;19(2):156–7.

[9] Har-El G. Endoscopic management of 108 sinus mucoceles. Laryngoscope. 2001;111(12):2131–4.

[10] Cultrera F, Giuffrida M, Mancuso P. Delayed post-traumatic frontal sinus mucopyocoele presenting with meningitis. J Craniomaxillofac Surg. 2006;34(8):502–4. Epub 2006 Dec 6

[11] Chiu AG, Vaughan WC. Management of the lateral frontal sinus lesion and the supraorbital cell mucocele. Am J Rhinol. 2004;18(2):83–6.

[12] Meetze K, Palmer JN, Schlosser RJ. Frontal sinus complications after frontal craniotomy. Laryngoscope. 2004;114(5):945–8.

[13] Bleier BS, Wang EW, Vandergrift WA 3rd, Schlosser RJ. Mucocele rate after endoscopic skull base reconstruction using vascularized pedicled flaps. Am J Rhinol Allergy. 2011;25(3):186–7.

[14] Smith TL, Han JK, Loehrl TA, Rhee JS. Endoscopic management of the frontal recess in frontal sinus fractures: a shift in the paradigm? Laryngoscope. 2002;112(5):784–90.

[15] Guy WM, Brissett AE. Contemporary management of traumatic fractures of the frontal sinus. Otolaryngol Clin N Am. 2013;46(5):733–48.

[16] Koudstaal MJ, van der Wal KG, Bijvoet HW, Vincent AJ, Poublon RM. Post-trauma mucocele formation in the frontal sinus; a rationale of follow-up. Int J Oral Maxillofac Surg. 2004;33(8):751–4.

[17] Qureishi A, Lennox P, Bottrill I. Bilateral maxillary mucoceles: an unusual presentation of cystic fibrosis. J Laryngol Otol. 2012;126(3):319–21.

[18] Di Cicco M, Costantini D, Padoan R, Colombo C. Paranasal mucoceles

in children with cystic fibrosis. Int J Pediatr Otorhinolaryngol. 2005;69(10):1407–13.

[19] Berlucchi M, Maroldi R, Aga A, Grazzani L, Padoan R. Ethmoid mucocele: a new feature of primary ciliary dyskinesia. Pediatr Pulmonol. 2010;45(2):197–201.

[20] Ferril GR, Nick JA, Getz AE, et al. Comparison of radiographic and clinical characteristics of low-risk and high-risk cystic fibrosis genotypes. Int Forum Allergy Rhinol. 2014;4(11):915–20.

[21] Berkhout MC, van Rooden CJ, Rijntjes E, Fokkens WJ, el Bouazzaoui LH, Heijerman HG. Sinonasal manifestations of cystic fibrosis: a correlation between genotype and phenotype? J Cyst Fibros. 2014;13(4):442–8.

[22] Kennedy DW, Josephson JS, Zinreich SJ, et al. Endoscopic sinus surgery for mucoceles: a viable alternative. Laryngoscope. 1989;99:885–95.

[23] Tsitouridis I, Michaelides M, Bintoudi A, Kyriakou V. Frontoethmoidal Mucoceles: CT and MRI evaluation. Neuroradiol J. 2007;20(5):586–96.

[24] Courson AM, Stankiewicz JA, Lal D. Contemporary management of frontal sinus mucoceles: a meta-analysis. Laryngoscope. 2014;124(2):378–86.

[25] Stokken J, Wali E, Woodard T, Recinos PF, Sindwani R. Considerations in the management of giant frontal mucoceles with significant intracranial extension: a systematic review. Am J Rhinol Allergy. 2016;30(4):301–5.

[26] Schneider JS, Day A, Clavenna M, Russell PT, Duncavage J. Early practice: external sinus surgery and procedures and complications. Otolaryngol Clin N Am. 2015;48(5):839–50.

[27] Woodworth BA, Harvey RJ, Neal JG, Palmer JN, Schlosser RJ. Endoscopic management of frontal sinus mucoceles with anterior table erosion. Rhinology. 2008;46:231–7.

[28] Dhepnorrarat RC, Subramaniam S, Sethi SS. Endoscopic surgery for fronto-ethmoidal mucoceles: a 15–year experience. Otolaryngol Head Neck Surg. 2012;147:345–50.

[29] Barrow EM, DelGaudio JM. In-office drainage of sinus Mucoceles: An alternative to operating-room drainage. Laryngoscope. 2015;125(5):1043–7.

[30] Hardy JM, Montgomery WW. Osteoplastic frontal sinusotomy: an analysis of 250 operations. Ann Otol Rhinol Laryngol. 1976;85:523–32.

[31] Lund VJ. Endoscopic management of paranasal sinus mucocoeles. J Laryngol Otol. 1998;112:36–40.

[32] Bockmühl U, Kratzsch B, Benda K, Draf W. Surgery for paranasal sinus mucocoeles: efficacy of endonasal micro-endoscopic management and long-term results of 185 patients. Rhinology. 2006;44(1):62–7.

[33] Kristin J, Betz CS, Stelter K, et al. Frontal sinus obliteration— a successful treatment option in patients with endoscopically inaccessible frontal mucoceles. Rhinology. 2008;46:70–4.

[34] Wormald PJ. Salvage frontal sinus surgery: the endoscopic modified Lothrop procedure. Laryngoscope. 2003;113:276–83.

[35] Chandra RK, Kennedy DW, Palmer JN. Endoscopic management of failed frontal sinus obliteration. Am J Rhinol. 2004;18(5):279–84.

[36] Bozza F, Nisii A, Parziale G, et al. Transnasal endoscopic management of frontal sinus mucopyocele with orbital and frontal lobe displacement as minimally invasive surgery. J Neurosurg Sci. 2010;54:1–5.

[37] Silverman JB, Gray ST, Busaba NY. Role of osteoplastic frontal sinus obliteration in the era of endoscopic sinus surgery. Int J Otolaryngol. 2012;2012:501896.

[38] Weber R, Draf W, Keerl R, et al. Osteoplastic frontal sinus surgery with fat obliteration: technique and long-term results using magnetic resonance imaging in 82 operations. Laryngoscope. 2000;110:1037–44.

[39] Loevner L, Yousem DM, Lanza DC, Kennedy DW. MR evaluation of frontal sinus osteoplastic flaps with autogenous fat grafts. Am J Neuroradiol. 1995;16:1721–6.

[40] Turner JH, Vaezeafshar R, Hwang PH. Indications and outcomes for Draf IIB frontal sinus surgery. Am J Rhinol Allergy. 2016;30(1):70–3.

[41] Georgalas C, Hansen F, Videler WJ, Fokkens WJ. Long terms results of Draf type III (modified endoscopic Lothrop) frontal sinus drainage procedure in 122 patients: a single Centre experience. Rhinology. 2011;49(2):195–201.

[42] Khong JJ, Malhotra R, Selva D, Wormald PJ. Efficacy of endoscopic sinus surgery for paranasal sinus mucocele including modified endoscopic Lothrop procedure for frontal sinus mucocele. J Laryngol Otol. 2004;118:352–6.

第 14 章　额窦脑脊液漏的治疗
Management of Frontal Sinus Cerebrospinal Fluid Leaks

Arjun K. Parasher　Alan D. Workman　James N. Palmer　著

徐孟宇　译　　刘承耀　王成硕　校

一、背景

额窦区脑脊液（cerebrospinal fluid，CSF）漏虽相对少见，其手术充满挑战性。其他鼻腔鼻窦区域的脑脊液漏仅通过鼻内镜操作技术可成功修复，但鼻内镜手术可能很难接近额窦区域的脑脊液漏位点——基于渗漏部位的差异。此外，额窦脑脊液漏修补对术者提出双重挑战，即在成功修复颅底缺损的同时维持额窦通畅引流。从历史上看，额窦脑脊液漏的修复通常需与神经外科合作。这种多学科合作入路由一个外切口、开颅术和瓣封闭术组成。随着带角度手术器械、手术导航和内镜手术训练体系的进步，仅通过内镜手段施行额窦区漏点修复手术的机会逐渐增加（图 14-1）。图 14-2 显示了使用不同角度的内镜观察额窦的可视化差异。当脑脊液漏发生在额窦内或其附近的有利位置时，修复率高达 97%，修复缺损尺寸可达 48mm×35mm[1, 2]。但是，解剖学变异、后壁脑脊液漏和术后狭窄为综合内镜治疗带来了技术挑战。

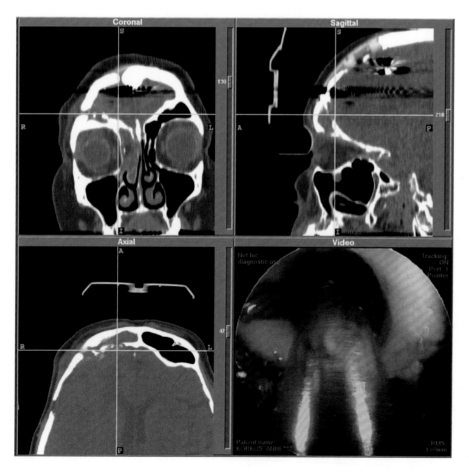

◀ 图 14-1　术中手术导航显示后壁病变

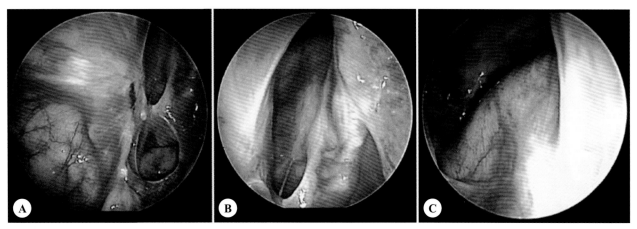

▲ 图 14-2　不同角度内镜下的额窦视图
A. 30°；B. 45°；C. 70°

脑脊液鼻漏患者有发生颅内并发症的风险，包括脑膜炎和硬膜外或硬膜下脓肿[3]。这些脑脊液漏的临床治疗需阻断脑脊液流出且将缺损处完全修复，以减少上述并发症的发生。但为后计，修复后额窦通畅引流也至关重要，此可通过维持额窦口宽敞、最大限度地保留额窦和额隐窝黏膜来实现。在本章中，我们讨论额窦区脑脊液漏的解剖学和分类，以及脑脊液漏的病因、诊断和手术方法。

二、解剖

额窦区脑脊液漏通常按照其相对于额隐窝的位置进行分类。尽管个体解剖结构存在差异，但额隐窝边界恒定，即前方为额鼻嵴、后方为筛顶、外侧为眼眶、内侧为中鼻甲。额窦区脑脊液漏可以发生在以下 3 个区域中的 1 个或多个，即与额隐窝相邻、涉及额隐窝或额窦固有部。涉及额隐窝的脑脊液漏患者，术后维持额窦通畅引流更加困难。通常来讲，越靠近额窦的上方和外侧区域，内镜越难以到达；环钻术等外部径路则难以到达额窦的下方与后方。特殊的是，瞳孔中线外侧的颅底缺损可能仅需外部入路如环钻术、骨成形瓣手术或需与鼻内镜手术联合。

额窦的解剖变异会影响脑脊液漏修复方式的选择。鼻内镜改良 Lothrop 手术（Draf Ⅲ）可以观察额窦上、外侧，但器械的通过仍会受阻[4]。仅在 2/3 的病例中，内镜器械可通过广泛扩大的额窦口到达额窦外侧边缘的缺损[4, 5]。若额窦后壁凸起明显，则内镜到达额窦上、外侧面会更加困难[6]。为了确定内镜修复后壁缺损的可行性，Sieskiewicz 等建议从额窦口最前下方到缺损区的下方画一条假想的线。如果该线到达缺损而没有触碰后壁[7]，则内镜下修复的可行性很大。

虽然按解剖位置进行分类的方法广为引用，但 Shi 等根据额窦脑脊液漏的部位和大小，建立了另一种分类系统。该分类系统侧重于所要使用的手术入路。A 型渗漏位于后壁的额隐窝水平，最大尺寸小于 1cm。B 型渗漏位于后壁较高处，而 C 型包括渗漏大于 1cm，额窦口小于 6mm 合并鼻丘气房气化不良，或漏点位于额窦的后外侧壁。Shi 等认为 C 型渗漏需要内镜和开放式入路联合治疗，而 A 型和 B 型渗漏很可能仅需要内镜治疗[8]。

三、病因

脑脊液漏由以下 4 种原因之一引起，即外伤、肿瘤、先天性或自发性。渗漏的病因通常会对临床表现和临床治疗产生重大影响。一般而言，除了钝性创伤所致的脑脊液漏外，所有脑脊液漏都需要外科评估和修复[1]；而在创伤相关的脑脊液漏中，约 70% 的患者需通过严格的卧床休息、服用大便软化药等保守治疗预防颅内压升高。高能创伤引起的脑脊液漏大多在创伤后 2 天内出现，95% 的患者会在 3 个月内出现[9]。然而，钝性创伤伴额窦骨折通常与晚期黏液囊肿的形成和潜在的审美畸形有关，因此知情条件下的临床决策非常必要[10]。局限于额隐窝或额窦后壁的损伤更适合保守治疗。

高能创伤相关的脑脊液漏与医源性脑脊液漏不同，后者确实需要手术修复。复杂的功能性内镜鼻窦手术（FESS）导致脑脊液漏的风险高达 10%[11]。

由于后壁厚度明显薄于前壁，粗暴的器械操作引起的轻微骨裂可以导致脑脊液漏发生。此外，已经存在的黏液囊肿会进一步侵蚀后壁。由于额窦的上、外侧隐窝与体表接近，所以神经外科的额部开颅手术也可导致医源性脑脊液漏。

非创伤性脑脊液漏时有发生。鼻窦肿瘤可通过缓慢腐蚀额窦后壁或额隐窝导致脑脊液漏。此外，切除肿瘤所产生的缺损可导致脑脊液漏，并且与肿瘤相关的放化疗可导致缺损修复处愈合不良或移植物衰竭。虽然额窦在出生时尚未发育，但在出生后的几年内，额隐窝或附近区域可能出现自发性脑脊液漏。这种自发性脑脊液漏可能与相关的后壁缺损及额窦基底部异常有关。最后，自发性脑脊液漏通常与特发性颅内压增高（IIH）相关，在肥胖女性中最常见[12]。这些 IIH 相关性脑脊液漏与脑膨出形成有关，其复发率（超过 50%）相比其他病因（10%）明显增高[13-15]。如果颅内压增高的治疗不能与脑脊液漏的修复同时进行，则颅高压将在手术部位造成相当大的损伤，导致脑脊液漏的复发。自发性脑脊液漏很少出现于额窦后壁，更多见于靠近额隐窝处的颅底薄弱区。

四、诊断

额窦脑脊液漏的诊断亦具有挑战性。目前没有普遍接受的评估方法，根据其病因、患者构成和解剖学因素等，所各种诊断性试验的敏感性和特异性各不相同。患有脑脊液鼻漏的患者通常会主诉具有金属味或咸味的持续性或间歇性清涕。根据病因和并发症，当脑脊液漏患者发生颅内并发症时，还会出现鼻塞（在肿瘤病例中）或头痛和颈部僵直等。如果是 IIH 相关的自发性脑脊液漏，患者可能会报告与颅内压（ICP）升高相关的恶心、搏动性耳鸣和视盘水肿[6]等症状。

脑脊液在内镜下几乎不可见，引流途径中的黏液和间歇性脑脊液漏的重叠影响了评估的准确性。一些试验的应用可得出更具结论性的诊断。分泌物的 β_2- 转铁蛋白试验对于确定脑脊液的存在非常有用，应用作临床一线试验，但此检查不能定位[16]。影像学上，高分辨 CT 适合显示骨裂，有助于术前计划的制订，但并非所有骨裂均与脑脊液漏有关。如果 β_2- 转铁蛋白试验或 CT 未能诊断或定位可疑的脑脊液漏，则应使用作为二线检查的核磁

脑池造影术。放射性脑池造影术可用于检测间歇性脑脊液漏，但假阳性很高，限制了其实用性。术中使用鞘内荧光素可以帮助精确定位脑脊液漏，特别是在怀疑有多处颅底缺损的情况下，但此检查需要轮廓化暴露颅底。在探查术开始或修补后确认密封性的前 10min，鞘内注入含 0.1ml 荧光素的 10ml 脑脊液，有助于修复过程中的定位和修复后密封性的确认。

对脑脊液漏进行诊断的同时应对其漏口大小和范围、硬脑膜破裂情况、颅内压高低及脑膜脑膨出的存在与否进行严格评估。另外，患者年龄和相关损伤或骨折的存在可以为手术入路的选择和治疗策略的制订提供依据。通常来讲，在制订的手术之前，有严重合并症和高出血风险的患者最好能先稳定下来。

五、手术修复

关于脑脊液漏修复的文献大多集中在筛窦和蝶窦区渗漏[4]。修复此区域渗漏的许多指导原则同样适用于额窦渗漏的修复。总体而言，修复的目标是实现鼻气道与颅腔之间的完全分离，不残留无效腔，保留血管和眼功能，重建功能性组织屏障[1]。还有一些非强制性的推荐建议包括黏膜切除、第一层的疏水性，多层修复技术的应用以及利用移植物和皮瓣促进愈合[6]。额窦脑脊液漏修复的失败率往往比其他部位高得多，因为后壁上方与外侧的漏孔是阻碍成功修复的主要因素[17]。脑膜膨出或脑膜脑膨出会使手术治疗进一步复杂化[18]。综合考虑以上影响因素，可以对修补术后的远期效果做出预期。

维持额窦通畅是额窦脑脊液漏修复中的另一重要原则[19]。如果缺损位于额窦流出道附近，之前是通过骨成形瓣技术切除所有额窦黏膜以封闭额窦。然而，因着鼻内镜技术的进步及额窦封闭术晚期并发症的高发生率，尽一切努力保持额窦流出道的通畅成为共识。如有需要，可以使用扩大的额窦开放技术。不靠近流出道的缺损，如外侧隐窝的缺损，可以通过更趋保守的外科技术进行治疗。完全去除额窦黏膜会导致手术失败率增加和骨质增生，仅在不能保持流出道通畅的情况下才是可取的。即使缺损与额隐窝相邻（解剖分类 1 型），也必须重视解决额隐窝区域引流问题。该区域的移植物会影响额窦引流，因此应开放额隐窝以防止局部粘连和黏液囊

肿形成。图 14-3 显示了位于额隐窝后方的缺损。应去除鼻丘气房和后部的筛泡上气房，以确保额窦引流通畅[1]。为了实现暴露，先执行标准入路的上颌窦开放术，筛窦开放术和蝶窦开放术，然后对单侧缺损进行 Draf ⅡB 额窦开放术，然后进行 Draf Ⅲ 实现双侧后壁的暴露。

鼻内镜手术有利于最大限度减少患者并发症发生率，任何外部入路都包含切口及广泛切开的可能，增加并发症发生率、美学上的不对称及迟发性黏液囊肿的风险[20]。但是，有时需采用外部入路来实现稳固的修补。狭窄的额隐窝会影响内镜下暴露[21]。Becker 等在一项尸体研究中证明，即使在 Draf Ⅲ 型手术后，也无法在内镜下始终到达额窦的上、外侧区域[4]。当外科医生不确定鼻内镜手术方法是否合适时，应在内镜下使用器械探查额隐窝，以确定鼻内镜技术对缺损的可及性。如需进行颅外修复，则应联合使用额部环钻术以增加接近位于额窦上、外侧缺损的机会。与开颅手术相比，环钻术并发症发生率要低得多，这种逐步递进的修复方法选择可使外部暴露最小化，是一种理想的手术方式（图 14-4）。在某些情况下，特别是需要切除全部额窦黏膜以维

持额窦通畅时，则最适宜采用开放式入路和骨成形瓣手术（图 14-5）。当额隐窝的前后径狭窄或缺损位于远侧时，使用开放式入路更有利。对于广泛的后壁缺损，如在严重创伤或肿瘤切除术后的情况下，可能需要用颅骨膜皮瓣行额窦的颅骨化术。但是，这种方法需要牵拉额叶，导致并发症发生率增加。

移植物的移植床须去除缺损周围一部分正常黏膜来制备，这既为移植物提供了可附着的表面，又能刺激骨质增厚进程。在此基础上，选择移植物材料和适当的技术至关重要。我们更偏好多层封闭。条件允许时，移植物的第一层应为硬膜内衬垫，特别是存在较大的原发性缺损[22]。如果不能采用硬膜内衬垫，则应在颅底骨质和硬脑膜之间放置硬膜外衬垫。最后，用覆有黏膜皮瓣的移植物或其他移植物作为最后一层，放置于颅外靠近颅底处[6]。移植物的选取有高度可变性，对缺损位置有高度依赖性；软骨、黏膜、筋膜或同种异体材料的选择应由所需的大小和稳定性决定。可以使用游离的移植物或带血管蒂的黏膜瓣，包括鼻中隔黏膜瓣或颅骨膜瓣。吸收性明胶海绵或纤维蛋白胶可用于加固移植物，以利于其愈合期间的稳定性。手术后放置 2 周的额窦

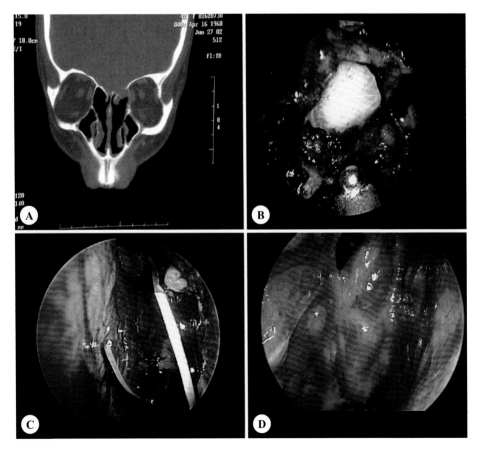

◀ 图 14-3　**A.** 靠近隐窝的 **1** 型额窦缺损；**B.** 骨移植物修复缺损；**C.** 修复后于额隐窝内放置一个硅橡胶支架以维持额窦引流通畅；**D.** 额窦修复术后 **3** 个月视图

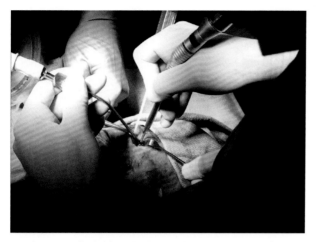

▲ 图 14-4　鼻内镜入路辅以额窦环钻术以解决额窦外侧病变

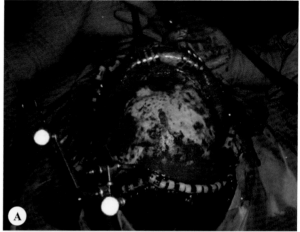

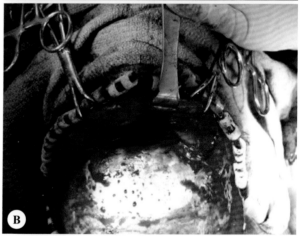

▲ 图 14-5　A. 双冠入路；B. 骨成形瓣术修复额窦

支架可支持修复，并增加额窦通畅引流概率，尤其与每周的清创术相配伍，可以减少粘连与结痂。

骨移植物最适用于大于 5mm 的缺损或自发性 IIH（无论缺损大小）导致的脑脊液漏[1]。骨移植物提供的结构支持对于抵消颅内压（ICP）升高是非常宝贵的。鼻中隔或鼻甲骨不需外部切口，最常使用。对于更大的缺损，可以使用乳突或顶叶皮质骨，这种情况很少见。鼻内填充物用于支撑骨移植物，应在术后 2 周去除。肿瘤相关的脑脊液漏需要术后放疗，因此很少接受骨移植物。

六、术中及术后注意事项

术前通常不放置的腰椎引流管，在特发性颅内高压病例中明显有益[23, 24]。它可以通过注射荧光素帮助定位渗漏，术后立即降低颅压，并在术后几天内减轻脑脊液产生增加对缺损封闭处的压力。麻醉苏醒期间开放腰椎引流管也可以防止 Valsalva 和咳嗽引起的颅内压升高。麻醉医生应避免使用正压通气，以帮助预防颅内积气[19]。乙酰唑胺可辅助用于自发性脑脊液漏的患者，可使脑脊液的产生减少多达 50%[25]，从而降低颅压与复发率。患者还应服用泻药以预防用力、避免搬运重物、避免擤鼻等以防止颅压升高。

为防止感染，应在围术期和术后使用脑脊液渗透率高的抗生素。头孢曲松常联合万古霉素，在术前及术后 48h 内使用。当患者鼻内填塞材料在位时，可调整为口服阿莫西林 / 克拉维酸盐。术中手术并发症包括筛前动脉或蝶腭动脉的损伤，需要紧急眶减压的眶内血肿或因环钻术切口导致的眶上神经血管束损伤。在手术入路中应注意避免这些结构。迟发性的并发症包括额窦狭窄、脑脊液漏复发或黏液囊肿形成。文献显示，虽然自发性脑脊液漏患者复发率较高，但大多数额窦脑脊液漏的修复率超过 90%[19]。

结论

额窦脑脊液漏的修复在技术层面上具有很强的挑战性，并且在评估和手术治疗上有许多需要着重考虑的因素。保持额窦引流通畅至关重要，特别是当额窦骨壁缺损靠近或涉及额窦引流通道时。仅使用内镜器械难以接近额隐窝的上、外侧，需辅以环钻术或开放式入路。自发性脑脊液漏通常是由于特发性颅内压增高（IIH）引起的，需要在更大范围修复的同时治疗升高的颅内压（ICP）。鼻科医生在制订额窦脑脊液漏的修复方案时，应仔细评估人口学因素、渗漏病因和解剖入路。

参考文献

[1] Jones V, Virgin F, Riley K, Woodworth BA. Changing paradigms in frontal sinus cerebrospinal fluid leak repair. Int Forum Allergy Rhinol. 2012;2:227–32.

[2] Zweig JL, Carrau RL. Celin SE et al. Endoscopic repair of cerebrospinal fluid leaks to the sinonasal tract: predictors of success. Otolaryngol Head Neck Surg. 2000;123:195–201.

[3] Bernal-Sprekelsen M, Bleda-Vazquez C, Carrau RL. Ascending meningitis secondary to traumatic cerebrospinal fluid leaks. Am J Rhinol. 2000;14:257–9.

[4] Becker SS, Bomeli SR, Gross CW, Han JK. Limits of endoscopic visualization and instrumentation in the frontal sinus. Otolaryngol Head Neck Surg. 2006;135:917–21.

[5] Chaaban MR, Conger B, Riley KO, Woodworth BA. Transnasal endoscopic repair of posterior table fractures. Otolaryngol Head Neck Surg. 2012;147:1142–7.

[6] Patron V, Roger V, Moreau S, Babin E, Hitier M. State of the art of endoscopic frontal sinus cerebrospinal fluid leak repair. Eur Ann Otorhinolaryngol Head Neck Dis. 2015;132:347–52.

[7] Sieskiewicz A, Lyson T, Rogowski M, Rutkowski R, Mariak Z. Endoscopic repair of CSF leaks in the postero-superior wall of the frontal sinus – report of 2 cases. Minim Invasive Neurosurg. 2011;54:260–3.

[8] Shi JB, Chen FH, Fu QL, et al. Frontal sinus cerebrospinal fluid leaks: repair in 15 patients using an endoscopic surgical approach. ORL J Otorhinolaryngol Relat Spec. 2010;72:56–62.

[9] Zlab MK, Moore GF, Daly DT, Yonkers AJ. Cerebrospinal fluid rhinorrhea: a review of the literature. Ear Nose Throat J. 1992;71:314–7.

[10] Guy WM, Brissett AE. Contemporary management of traumatic fractures of the frontal sinus. Otolaryngol Clin N Am. 2013;46:733–48.

[11] Schlosser RJ, Zachmann G, Harrison S, Gross CW. The endoscopic modified Lothrop: longterm follow-up on 44 patients. Am J Rhinol. 2002;16:103–8.

[12] Schlosser RJ, Bolger WE. Management of multiple spontaneous nasal meningoencephaloceles. Laryngoscope. 2002;112:980–5.

[13] Schick B, Ibing R, Brors D, Draf W. Long-term study of endonasal duraplasty and review of the literature. Ann Otol Rhinol Laryngol. 2001;110:142–7.

[14] Campbell RG, Farquhar D, Zhao N, Chiu AG, Adappa ND, Palmer JN. Cerebrospinal fluid rhinorrhea secondary to idiopathic intracranial hypertension: long-term outcomes of endoscopic repairs. Am J Rhinol Allergy. 2016;30:294–300.

[15] Woodworth BA, Palmer JN. Spontaneous cerebrospinal fluid leaks. Curr Opin Otolaryngol Head Neck Surg. 2009;17:59–65.

[16] Bleier BS, Debnath I, O'Connell BP, Vandergrift WA, Palmer JN, Schlosser RJ. Preliminary study on the stability of beta-2 transferrin in extracorporeal cerebrospinal fluid. Otolaryngol Head Neck Surg. 2011;144:101–3.

[17] Purkey MT, Woodworth BA, Hahn S, Palmer JN, Chiu AG. Endoscopic repair of supraorbital ethmoid cerebrospinal fluid leaks. ORL J Otorhinolaryngol Relat Spec. 2009;71:93–8.

[18] Woodworth BA, Schlosser RJ, Palmer JN. Endoscopic repair of frontal sinus cerebrospinal fluid leaks. J Laryngol Otol. 2005;119:709–13.

[19] Illing EA, Woodworth BA. Management of Frontal Sinus Cerebrospinal Fluid Leaks and Encephaloceles. Otolaryngol Clin N Am. 2016;49:1035–50.

[20] Kanowitz SJ, Batra PS, Citardi MJ. Comprehensive management of failed frontal sinus obliteration. Am J Rhinol. 2008;22:263–70.

[21] Schlosser RJ, Bolger WE. Nasal cerebrospinal fluid leaks: critical review and surgical considerations. Laryngoscope. 2004;114:255–65.

[22] Bernal-Sprekelsen M, Rioja E, Ensenat J, et al. Management of anterior skull base defect depending on its size and location. Biomed Res Int. 2014;2014:346873.

[23] Ramakrishnan VR, Suh JD, Chiu AG, Palmer JN. Reliability of preoperative assessment of cerebrospinal fluid pressure in the management of spontaneous cerebrospinal fluid leaks and encephaloceles. Int Forum Allergy Rhinol. 2011;1:201–5.

[24] Schlosser RJ, Wilensky EM, Grady MS, Palmer JN, Kennedy DW, Bolger WE. Cerebrospinal fluid pressure monitoring after repair of cerebrospinal fluid leaks. Otolaryngol Head Neck Surg. 2004;130:443–8.

[25] Blount A, Riley K, Cure J, Woodworth BA. Cerebrospinal fluid volume replacement following large endoscopic anterior cranial base resection. Int Forum Allergy Rhinol. 2012;2:217–21.

第 15 章 额窦外伤的治疗
Management of Frontal Sinus Trauma

Mohamad Raafat Chaaban Bradford A. Woodworth 著

胡 蓉 译 刘承耀 王成硕 校

一、背景

额窦（frontal sinus）是发生时间最晚的鼻窦，可在生后 8 岁通过影像学技术被观察到，在 15 岁时发育至成人大小[1, 2]。额窦通常为双侧，但人群中 15% 额窦为单侧，8% 额窦缺如[3]。额窦底参与眶顶的组成，后壁则构成了颅前窝的前界。额窦引流通道（frontal sinus drainage pathway，FSDP）呈沙漏状，其内的额隐窝位于额窦底内后方[4]。额窦前壁较厚，且在额窦壁中，其质地最为坚硬。

额窦骨折（frontal sinus fracture）占所有颌面部骨折的 2%～15%[1, 5-7]。其最常发生于高速机动车辆事故（motor vehicle accident，MVA）中[8, 9]。破坏额骨的外力需达到 800～2200 磅（363.2～998.8kg）[10]，相当于以 30 英里 / 小时（48km/h）[11] 的速度撞击一名行人的前额所产生的力量。强制性安全带及安全气囊法减少了机动车辆事故所致的额窦骨折发生率；然而，低速伤如运动损伤及遭遇袭击等引起的额窦骨折却逐渐增多[12]。这些骨折多由钝性面部外伤引起，且经常合并颅内损伤及其他颌面部骨折[13]。

传统上将额窦骨折分为两型，1 型为未波及额窦后壁的额 – 眶骨折；2 型则波及额窦前后壁。然而，这一分类标准并未考虑孤立的后部平台骨折；因此，临床上更常使用的是一项综合考虑了额窦前后壁骨折及其是否伴随移位及额窦引流通道阻塞的解剖学分类标准。1/3 的额窦骨折为孤立的前壁骨折，其余 2/3 为混合型[14]。混合型骨折往往伴随着 FSDP 损伤[12, 15, 16]。

尽管额窦骨折相当少见，但其后果十分严重，不适宜或不及时的治疗将会严重影响外观甚至引发威胁生命的后遗症[17]。重要的是，在过去 10 年间，额窦骨折的治疗方法不断朝尽可能行保守治疗及保留 FSDP 的方向发展。

二、初始评价及治疗

额窦骨折的初始评价应聚焦于标准的创伤评价，从气道、呼吸及循环等方面展开。如果患者整体情况稳定，通常对其具有外伤提示意义的症状和体征进行评估。对于前壁骨折，最常见的体征包括软组织肿胀、前额撕裂伤、感觉减退、抬眉困难及外形不规则。记录三叉神经第一分支及面神经颞支状态的体格检查结果十分重要。波及筛板的广泛性损伤可能会因嗅神经剪切而引起嗅觉丧失[18]。波及额窦后壁的骨折可能会引起伴或不伴颅内容物暴露或疝的脑脊液漏[18]。当怀疑颅内容物损伤时，应请求神经外科会诊。

由于体格检查在评估额窦骨折深度方面具有局限性，通常以高分辨 CT 作为金标准。矢状面及冠状面重建十分有助于明确 FSDP 损伤。

治疗的主要目的在于构建一个与颅内容物分隔开的安全鼻窦，恢复形态及美观，同时尽可能保留 FSDP。由于额窦骨折在治疗上存在较多争议，可供选择的治疗方式范围广泛，小至对非移位性骨折的观察，大至对后壁粉碎性骨折的颅骨化治疗。

三、观察

额窦骨折治疗时机的选择主要由骨折移位程度、颅内损伤与否、是否波及 FSDP 及患者依从性等因素共同决定。一般来说，孤立的无移位的前壁骨折及不伴 FDSP 损伤移位的前壁骨折并不需要手术治疗；但需通过手术来实现外观重塑及美观恢复。

传统上对于波及 FSDP 的额窦骨折大多采用填充

术治疗。然而，部分研究结果表明，如果其不参与构成鼻 – 眶 – 筛骨骨折（naso-orbito-ethmoid fracture, NOE），则可采用保守治疗的方式对这一类型的骨折进行治疗[19]。对于引流通路骨折的患者需进行密切的临床随访，一旦出现症状或在影像学上观察到鼻窦炎发生，则应进行 Draf Ⅱ 型或 Draf Ⅲ 型手术进行补救[19]。Jafari 等的调查结果表明[20]，88% 波及 FDSP 的额窦前壁及后壁骨折（包含与 NOE 骨折相关的骨折）可在不进行充填的情况下通过期待治疗治愈[21, 22]。作者认为，术后引流是否通畅的主要决定因素是没有眶内侧壁爆裂性骨折阻塞 FDSP，而非累及额隐窝引流区的少数骨折。由于在这方面缺少高质量的研究，关于这些骨折的治疗方式仍旧存在争议。最新版后壁骨折治疗指南依然提倡采用额窦颅骨化术和（或）填充术对后壁骨折进行治疗，以避免如脑脊液漏、脑脓肿、黏液囊肿等潜在并发症的发生[9, 22, 23]。对于采取保守观察的征象不明的额窦骨折患者，应在外伤后 6 周至 3 个月内进行 CT 平扫明确是否恢复了适当的额窦通气引流。

四、手术治疗

在过去的几十年间，由于鼻内镜的引入，爆裂性眼眶骨折、颧上颌复合体骨折、下颌骨髁突骨折及额窦骨折等颅面部骨折的手术入路不断演变[24-31]。额窦骨折的手术治疗，从前壁修复至后壁骨折的颅骨化，不一而足。各种额窦骨折手术方法的并发症见表 15-1。不同的治疗方法，其特点有所不同（表 15-2）；但外科修复的主要目的均为如下 4 项。

- （存在脑脊液漏时）通过修复脑脊液漏修复分隔额窦与颅内容物。
- （尽可能）保留额窦功能。
- 避免如黏液囊肿等远期并发症的发生。
- 恢复面部美观。

传统的额窦手术入路为双颞侧或前额切开，这一手术入路可用于对骨折部位进行评估。与传统的鼻外入路相比，微创手术对外观的影响较小，深受患者的青睐。此外，额隐窝鼻内镜手术的发展为保留额窦通畅性提供了可行的方法[32]。所有不伴显著颅内损伤的骨折均有保留额窦通畅性的可能。额窦

表 15–1　额窦骨折并发症

鼻腔鼻窦	颅　内	眼　部	软组织 / 骨骼肌肉
- 黏液囊肿 - 波特头皮肿块	- 脑脊液漏 - 脑膜膨出 - 脑组织挫伤 - 颅内气肿 - 脑脓肿	- 失明 - 眼球内陷 / 眼球突出 - 眼外肌麻痹	- 急性及慢性骨髓炎 - 前额麻痹 - 面神经损伤（面神经前支） - 影响美观

表 15–2　不同额窦手术入路的优点及缺点

手术入路	优　点	缺　点
鼻外径路：双颞侧 / 眉弓切开入路，伴或不伴额窦填充 / 颅骨化术	肉眼直接观察并接近骨折部位，可从上方观察额隐窝，（必要时）可填充额窦	毛发缺失、瘢痕形成、出血、延长住院时间、前额及头皮暂时圈状暴露
内镜辅助下鼻外径路	切口及剥离部分小，增大视野，避免较长瘢痕，住院时间短，恢复时间短，易于住院医教育培训	瘢痕形成、需要内镜手术设备、陡峭的学习曲线、手术时间差异较大（根据术者经验）
不伴固定的经皮复位（仅限前壁骨折）	创伤微小，快速	切开部位水肿，复位可能不够充分
鼻内镜入路	无外部切口，避免瘢痕形成，增大视野，住院时间短，保留额窦通畅性，恢复时间短，易于住院医教育培训	要求术者熟练使用 70° 内镜并需掌握额窦内镜手术的前沿知识

骨折手术治疗不仅取决于骨折的类型（前壁、后壁或混合型），也取决于损伤的范围及术者的手术经验。下面将从传统修复及鼻内镜修复2个角度对不同类型的额窦骨折治疗展开讨论。

（一）前壁骨折

1. 传统治疗　孤立的前壁骨折约占所有额窦骨折的33%[33]，通常由低速伤引起[33]。这种类型骨折治疗方式的选择主要取决于损伤的范围，此范围可在软组织肿胀消失后，为损伤后7～10天，得到准确全面的评估。由于未伤及额隐窝的非移位性骨折通常不会引起鼻窦黏膜内陷或是黏液囊肿形成，治疗时无须手术。对于对外观影响较小的微小移位性骨折，仅需要进行注射填充；而轻度或中度的移位性前壁骨折，则应通过外部切口进行手术治疗。

移位的前壁骨折修复取决于是否有现存的前额撕裂伤。在没有前额撕裂伤的情况下，可在借助或不借助内镜的情况下采用小切口或眉弓切口[33, 34]。与双冠切口不同的是，微创手术能避免伤及滑车上血管及眶上血管[35]。此外，也可采用如经皮螺钉等更加简单的方法在不进行内固定的情况下对骨折段进行复位[36]。研究表明，骨折段在复位后可在不规则的接触表面间产生一定的咬合力，进一步固定骨折段[36]。由于通过这些小切口无法对骨折段进行直接观察，在手术中往往需要借助手术室用C臂影像设备或内镜来明确是否复位得当。Chen最早描述了将微型钢板及骨片作为游离移植物对移位的前壁骨折进行内镜辅助下修复[37]。目前，内镜辅助下鼻外径路修复主要用于骨折复位或假体植入。前者主要指经由内镜下眉弓切口对骨折段进行实际复位[30, 38, 39]。利用内镜观察下将骨折处的骨膜下隆起部位复位至骨膜水平，之后经由小切口应用固定螺钉辅助骨折复位[33, 40]。在骨折假体植入术中，不对骨折进行复位，而是在经皮植入螺钉的帮助下将一块多孔聚乙烯移植物安装至骨折段上。有学者提倡进行微小切口手术时不应使用内镜，因为内镜的使用将会延长外科手术的时间[35]。

改良的额窦前壁骨折入路可经由较大的外部切口实现，而是否采取较大切口需结合骨折部位、额纹有无或发际线后移与否等因素综合评定。切口的种类包括双冠切口、发际前切口、蝶形切口及直接切口。双冠切口的手术暴露最佳，并且可由该切口直接探及整个额窦。该切口位于发际线后2cm，手术

时于帽状腱膜下由切口处开始剥离，直至眶上嵴水平。这一手术入路有损伤滑车上神经及眶上神经的可能[41]。蝶形切口由两侧眉毛上方向内侧延伸，并于眉间汇合。该切口最适合中下部前壁骨折，其并发症与双颞侧切口相同，主要包括瘢痕形成及前额麻痹。直接切口通常采用一个新切口或直接利用现存的撕裂伤。该入路对于秃顶或发际线较高的患者最为适合。对于错位的骨段，通常采用微型夹板对其进行复位，当缺损超过1cm时，则需要进行骨移植[18]。

理想的前壁骨折手术方法由术者的临床经验、损伤的范围以及是否存在可作为骨折部位入路的前额撕裂伤等因素共同决定。前壁骨折闭合复位可能由于复位不充分而需要进行修正性手术[42]。虽然对闭合复位失败后的前壁骨折进行二次手术可能需要行骨再折术[37]、广泛暴露甚至是骨移植术，我们往往可通过假体植入的方式避免广泛的切开复位/内固定。

2. 鼻内镜修复　前壁骨折鼻内镜复位是近年来广为讨论的一项治疗方法，该方法除了可避免采取外部切口外，还具有保留FSDP的优势（图15-1）。由于骨折常常超向外侧延伸，在采用该方法时，对70°内镜的熟练使用对实现额窦可视化及剥离至关重要[43]。借助伤侧Draf ⅡB型手术通常能实现大部分的鼻内镜复位；但当需要进行术中观察或双侧骨折时，则需要行Draf Ⅲ型手术。在前壁骨折发生后10天内完成对骨折的修复至关重要，一旦超过这段时间，骨折段将发生纤维化及错位愈合，这将对人工复位造成一定难度。在联合内部支撑的情况下，我们甚至可利用这鼻内镜修复对粉碎性片段进行适当的复位。

（二）后壁骨折

1. 传统治疗　由于额窦后壁与硬脑膜紧密贴附，且骨折后存在额窦黏膜内陷，骨折时出现脑脊液漏及远期并发症如脑脊液鼻漏、黏液囊肿的可能性较大。此外，波及后壁的骨折可能会引起FDSP阻塞、眼眶损伤及NOE骨折。大多数学者建议对并发FSDP阻塞、脑脊液漏、移位显著或粉碎性骨折损失达25%以上的后壁骨折行额窦填充术或颅骨化术[10, 33, 44, 45]。与前壁骨折相似，对后壁骨折的治疗建议逐渐向保守治疗的方向转变，例如，提出了仅在发生脑脊液漏或后壁骨折严重的情况下才对骨折进行干预。

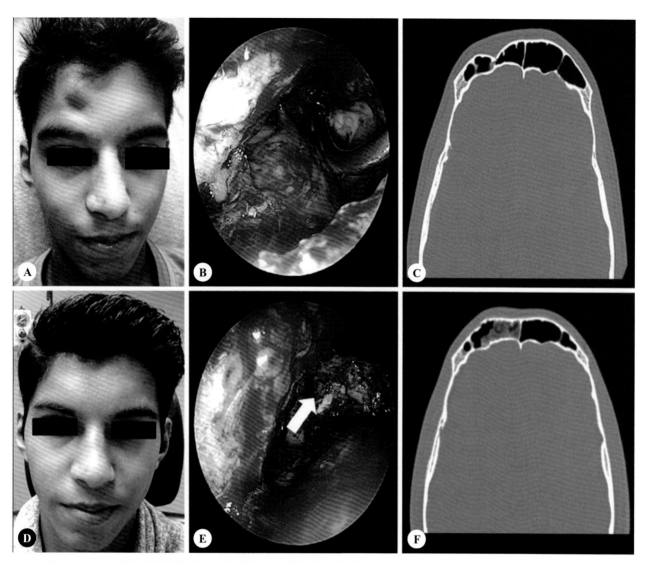

▲ 图 15-1　**A.** 由钝性外伤引起的表现为眉部凹陷的移位前壁骨折；**B. Draf Ⅱ B** 型额窦开放术后利用刮匙及 **70°** 内镜对骨折进行复位；**C.** 轴位 **CT** 具有最佳的骨折移位显现效果；**D** 至 **F.** 患者复位后（**E** 图中白箭所示）外观改善极佳，术后 **CT** 提示骨段对合良好

后壁骨折往往与前壁骨折相关。当 2 种骨折同时存在时，经由双冠切口的鼻外径路有助于识别前壁骨折区域，为开放复位 / 内固定提供便利。术前充分勾勒额窦范围是实现完全暴露至关重要的一步。传统上多使用 6 英尺（约 1.8m）的柯氏位成像实现；但与之相比，当今的影像导航系统具有更好的安全性，可避免意外进入颅内。之后，使用切割钻或电钻对前壁进行切开。在移除鼻窦中隔后，即可完全暴露后壁骨折。若需进行填充，应在显微镜下移除后壁黏膜以保证根除黏膜。若需进行颅骨化术，则应顺着黏膜移除后壁。额窦填充术可采用腹膜脂肪、颞肌、颅骨膜瓣，或其他材料诸如羟基磷灰石、软骨芯片 [45]、去矿化骨基质 [13] 等。在行填充术时，

我们强烈建议使用患者自体组织而非羟基磷灰石、甲基丙烯酸甲酯等外部物质。填充术本身并发黏液囊肿的概率较大，而硬质材料的使用将很可能引起异物感染。在这种情况下，也无法进行非填充 Draf Ⅲ 型手术。在完成对骨折处的修复后，则可使用钛板对前壁或颅骨切开缺口进行替代及修补 [18, 41]。

2. 鼻内镜修复　鼻内镜修复后壁骨折具有保留 FSDP、方便术后监测、避免外部切口形成瘢痕等优势。此外，也可运用该方法对开放手术后脑脊液漏复发行修正性手术。在进行修正性手术时，该方法可对整个颅底进行观察，进而对颅骨膜瓣的完整性或其他硬脑膜修补做出评价。只有在患者未发生需要神经外科干预的外伤性脑损伤，或事先存在的较

大撕裂伤位于骨折区域上（更倾向于行直接鼻外径路）时，鼻内镜修复才能发挥其作用。该方法可用于治疗任何类型移位性或粉碎性额窦后壁骨折[32]。

当考虑使用鞘内荧光素，医生需对进行额外的术前咨询并与其签订知情同意书。荧光素被广泛用于硬脑膜缺陷的术中定位，其灵敏度及特异度可分别达到 92.9% 和 100%[46]。然而，它并不是 FDA 批准的鞘内用药，并具有引起神经毒性及癫痫发作等罕见但极其严重的不良反应的可能，尽管这些不良反应的发生具有剂量依赖性且与快速用药有关[47-51]。我们将 0.1ml 10% 不含防腐剂的荧光素稀释于 10ml 患者自己的脑脊液或生理盐水中，用 10min 完成注射。该方法有助于减少不良反应的发生。

外科暴露，通常借助 Draf ⅡB 型或Ⅲ型手术实现，会受到骨折部位、粉碎程度及额窦前后（A-P）径等因素的影响（图 15-2 至图 15-4）[52]。在有可能的情况下，将黏膜移植物置于磨成的 T 形鼻额嵴上有助于减少远期狭窄的发生率[43, 53, 54]。骨折线内及其周围的黏膜可通过人工或气化仪（Smith 和 Nephew，London，UK）移除[55-57]；粉碎严重时，

可对骨折区域进行缩减或移除。当对骨折区进行移除而非缩减时，可用将猪小肠黏膜下移植物或其他硬脑膜修补移植物衬于缺损底层[58]，并用全层移植物或基于鼻中隔后动脉的鼻中隔瓣覆盖其表层[59]。鼻中隔黏膜瓣可覆盖单侧后壁长达 3cm 的缺损[60]。在颅骨化术或颅骨切开术失败且已经去除了额窦的情况下行修正性手术，可应用颅骨膜瓣进行修补并覆盖一层全层移植物。完成对骨折的修复后，可将硅胶支架置于额窦中，并将中空垫片置于筛窦腔内。

五、术后护理

患者在接受后壁骨折修复术后，应于 ICU 中观察一晚，在此期间应对其进行频繁的神经学检查。脑脊液漏修补后的 24h 内应给予第Ⅳ代头孢曲松，并在之后改用阿莫西林 / 克拉维酸口服 3 周。阻断 FSDP 对于额窦骨折患者的术后护理及监管尤为重要。在术后 9~13 天的第 1 次清创中，应移除先前放置的卷曲硅胶支架。之后每隔 1~4 周应为患者安排一次随访，并且指导他们如何使用鼻腔盐水灌洗。

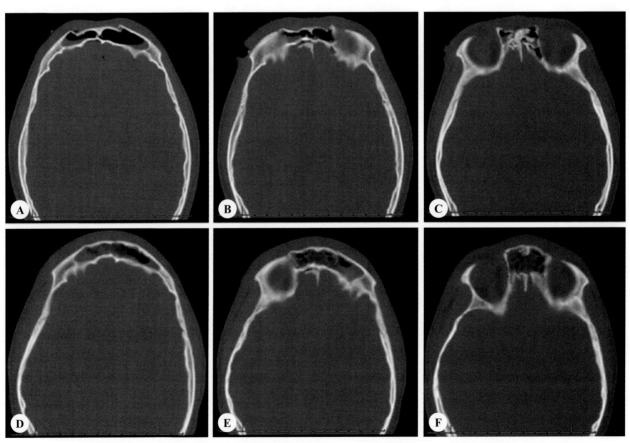

▲ 图 15-2　严重前后壁粉碎性骨折患者复位前（A 至 C）及复位后（D 至 F）的轴位 CT

医生应给予患者大便软化药，并告知他们避免用力活动及 Valsalva 动作。由于很多医源性脑脊液漏症状出现时间较为滞后，医生应指导患者如何识别新发脑脊液漏的症状。

六、预后

由于缺少针对修复后长远效应的大型前瞻性研究，关于后壁骨折的治疗仍然存在争议。后壁骨折的许多并发症常于修复后的数年间出现，这给前瞻性研究的评估造成了极大的困难。传统上常采用手术复位 / 内固定联合成骨瓣充填或颅骨化术来预防损伤的早期及晚期并发症。然而，开放性手术的许多手术并发症本质上是由这些旨在避免其发生的方法引起的。超过 50% 的额窦外伤患者会出现慢性头痛，而开放性骨折的并发症总发生率为 10%～17%[61]。鼻窦颅骨化会对外观造成严重影响[62]，50% 的患者会出现自体脂肪吸收[21, 63] 及再上皮化[64, 65]，这将增加术后黏液囊肿形成的风险。此外，由于腔内黏膜消融不充分，充填术往往伴随着较高的失败率及远期黏液囊肿形成的风险。有研究通过为期 16 年的随访对黏液囊肿发生率进行了调查，但由于该研究只获得 50% 的外伤后病例数据，真实的黏液囊肿发生率被远远低估[66]。

通过鼻内镜手术对前壁及后壁骨折行微创外科修复需进行严格的患者筛选、具有充分的设备支撑及丰富的术者经验。该手术能在保留额窦引流通道的功能下对额窦外伤进行最佳的评估并完成对损伤的修复。Steiger 最早对该方法进行了描述[29]。在他们的研究中，5 例患者接受了鼻内镜修复，其中 4 名评估为远外侧窦底骨折而进行了颅骨环钻术。最近，我们通过在完全依赖鼻内镜的情况下通过 Draf ⅡB 及 Ⅲ 型手术对侧方或粉碎性前壁骨折进行修复，患者术后外观极好[67]。同样地，鼻内镜治疗额窦脑脊液漏最初报道于 2006 年[68]，但在随后几年里，又陆续报道了利用新的手术闭合各种病因引起的后壁多发的厘米级别的缺损[32, 69]。一位高年资作者（BAW）

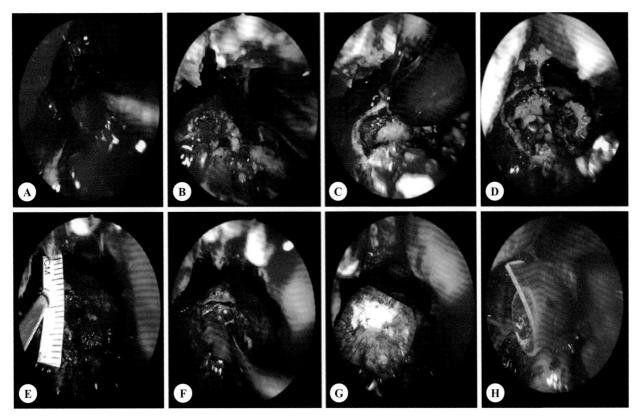

▲ 图 15–3　通过经鼻 70° 内镜展现图 15–4 所示患者行内镜下修复术的手术步骤

A. 在清理完双侧额隐窝并行上鼻甲切除术后，逐渐朝前方推动前壁骨折段从而暴露术腔；B. 通过 Draf Ⅲ 型手术开辟通过前壁及后壁的通道；C 和 D. 通过气化仪剥除粉碎性后壁骨折内及其周围的黏膜；E. 测量后壁骨折长度及直径；F 和 G. 将猪 SIS 移植物衬于下层，并用全层 SIS 移植物覆盖其上；H. 用吸收性明胶海绵及硅胶支架填充整个额窦以支撑移植物及前壁骨折区域

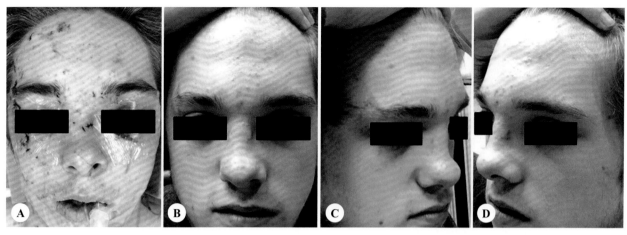

▲ 图 15-4 A. 术前正面观，A-P 视图显示前壁有明显的外观畸形；B 至 D. 术后正面观（B）及术后斜面观（C 和 D），显示术后其前额凹陷得到了完全纠正

最近报道了 46 例通过鼻内镜成功修复且未发生主要并发症（脑脓肿、脑膜炎或黏液囊肿）的额窦外伤患者的预后情况 [67]。在该研究中，0% 的脑脊液漏复发率突显了该方法在治疗复杂后壁骨折及硬脑膜撕裂上的有效性。其并发症总发生率（4%）远低于现有研究中报道的颅骨化术及填充术的术后并发症发生率（6%～71%）[5, 7, 21, 22, 44, 65, 70, 71]。重要的是，Draf ⅡB 型及Ⅲ型手术方法在保留 FSDP 的通畅性上具有较高的成功率，且远期额窦闭合风险远低于开放手术术后黏液囊肿形成的风险 [52, 72]。

参考文献

[1] Kalavrezos N. Current trends in the management of frontal sinus fractures. Injury. 2004;35(4):340–6.

[2] Yavuzer R, et al. Management of frontal sinus fractures. Plast Reconstr Surg. 2005;115(6):79e–93e. discussion 94e–95e

[3] Danesh-Sani SA, Bavandi R, Esmaili M. Frontal sinus agenesis using computed tomography. J Craniofac Surg. 2011;22(6):e48–51.

[4] Stammberger HR, Kennedy DW, G. Anatomic Terminology. Paranasal sinuses:anatomic terminology and nomenclature. Ann Otol Rhinol Laryngol Suppl. 1995;167:7–16.

[5] Gerbino G, et al. Analysis of 158 frontal sinus fractures: current surgical management and complications. J Craniomaxillofac Surg. 2000;28(3):133–9.

[6] Larrabee WF Jr, Travis LW, Tabb HG. Frontal sinus fractures--their suppurative complications and surgical management. Laryngoscope. 1980;90(11 Pt 1):1810–3.

[7] Wilson BC, et al. Comparison of complications following frontal sinus fractures managed with exploration with or without obliteration over 10 years. Laryngoscope. 1988;98(5):516–20.

[8] Manolidis S, Hollier LH Jr. Management of frontal sinus fractures. Plast Reconstr Surg. 2007;120(7 Suppl 2):32S–48S.

[9] Metzinger SE, Guerra AB, Garcia RE. Frontal sinus fractures: management guidelines. Facial Plast Surg. 2005;21(3):199–206.

[10] Lakhani RS, et al. Titanium mesh repair of the severely comminuted frontal sinus fracture. Arch Otolaryngol Head Neck Surg. 2001;127(6):665–9.

[11] Nathum AM. The biomechanics of facial bone fracture. Laryngoscope. 1975;85:140.

[12] Strong EB, Pahlavan N, Saito D. Frontal sinus fractures: a 28–year retrospective review. Otolaryngol Head Neck Surg. 2006;135(5):774–9.

[13] Rodriguez IZ, et al. Posttraumatic frontal sinus obliteration with calvarial bone dust and demineralized bone matrix: a long term prospective study and literature review. Int J Oral Maxillofac Surg. 2013;42(1):71–6.

[14] Sataloff RT, et al. Surgical management of the frontal sinus. Neurosurgery. 1984;15(4):593–6.

[15] Piccolino P, et al. Frontal bone fractures: new technique of closed reduction. J Craniofac Surg. 2007;18(3):695–8.

[16] Stanley RB Jr. Management of severe frontobasilar skull fractures. Otolaryngol Clin N Am. 1991;24(1):139–50.

[17] Rohrich RJ, Hollier LH. Management of frontal sinus fractures. Changing concepts. Clin Plast Surg. 1992;19(1):219–32.

[18] Enepekides D, Donald P. Frontal sinus trauma. In: Stewart M, editor. Head, face, and neck trauma: comprehensive management. New York: Thieme Medical Publishers; 2005. p. 26–39.

[19] Smith TL, et al. Endoscopic management of the frontal recess in frontal sinus fractures: a shift in the paradigm? Laryngoscope. 2002;112(5):784–90.

[20] Jafari A, et al. Spontaneous ventilation of the frontal sinus after fractures involving the frontal recess. Am J Otolaryngol. 2015;36(6):837–42.

[21] Gonty AA, Marciani RD, Adornato DC. Management of frontal sinus fractures: a review of 33 cases. J Oral Maxillofac Surg. 1999;57(4):372–9. discussion 380–1

[22] Gossman DG, Archer SM, Arosarena O. Management of frontal sinus fractures: a review of 96 cases. Laryngoscope. 2006;116(8):1357–62.

[23] Carter KB Jr, Poetker DM, Rhee JS. Sinus preservation management for frontal sinus fractures in the endoscopic sinus surgery era: a systematic review. Craniomaxillofac Trauma Reconstr. 2010;3(3):141–9.

[24] Farwell DG, Strong EB. Endoscopic repair of orbital floor fractures. Otolaryngol Clin N Am. 2007;40(2):319–28.

[25] Kellman RM, Cienfuegos R. Endoscopic approaches to subcondylar fractures of the mandible. Facial Plast Surg. 2009;25(1):23–8.

[26] Kim KK, et al. Endoscopic repair of anterior table: frontal sinus fractures with a Medpor implant. Otolaryngol Head Neck Surg. 2007;136(4):568–72.

[27] Lee CH, et al. A cadaveric and clinical evaluation of endoscopically assisted zygomatic fracture repair. Plast Reconstr Surg.

1998;101(2):333–45. discussion 346–7

[28] Pham AM, Strong EB. Endoscopic management of facial fractures. Curr Opin Otolaryngol Head Neck Surg. 2006;14(4):234–41.

[29] Steiger JD, et al. Endoscopic-assisted reduction of anterior table frontal sinus fractures. Laryngoscope. 2006;116(10):1936–9.

[30] Strong EB. Endoscopic repair of anterior table frontal sinus fractures. Facial Plast Surg. 2009;25(1):43–8.

[31] Strong EB, Kim KK, Diaz RC. Endoscopic approach to orbital blowout fracture repair. Otolaryngol Head Neck Surg. 2004;131(5):683–95.

[32] Chaaban MR, et al. Transnasal endoscopic repair of posterior table fractures. Otolaryngol Head Neck Surg. 2012;147(6):1142–7.

[33] Lappert PW, Lee JW. Treatment of an isolated outer table frontal sinus fracture using endoscopic reduction and fixation. Plast Reconstr Surg. 1998;102(5):1642–5.

[34] Chen DJ, et al. Endoscopically assisted repair of frontal sinus fracture. J Trauma. 2003;55(2):378–82.

[35] Kim NH, Kang SJ. A simple aesthetic approach for correction of frontal sinus fracture. J Craniofac Surg. 2014;25(2):544–6.

[36] Mavili ME, Canter HI. Closed treatment of frontal sinus fracture with percutaneous screw reduction. J Craniofac Surg. 2007;18(2):415–9.

[37] Chen RF, et al. Optimizing closed reduction of nasal and zygomatic arch fractures with a mobile fluoroscan. Plast Reconstr Surg. 2010;126(2):554–63.

[38] Forrest CR. Application of minimal-access techniques in lag screw fixation of fractures of the anterior mandible. Plast Reconstr Surg. 1999;104(7):2127–34.

[39] Shumrick KA. Endoscopic management of frontal sinus fractures. Facial Plast Surg Clin North Am. 2006;14(1):31–5.

[40] Graham HD, Spring P. Endoscopic repair of frontal sinus fracture: case report. J Craniomaxillofac Trauma. 1996;2(4):52–5.

[41] Rice DH. Management of frontal sinus fractures. Curr Opin Otolaryngol Head Neck Surg. 2004;12(1):46–8.

[42] Verwoerd CD. Present day treatment of nasal fractures: closed versus open reduction. Facial Plast Surg. 1992;8(4):220–3.

[43] Conger BT, Riley KO, Woodworth BW. The Draf III mucosal grafting technique: a prospective study. Otolaryngol Head Neck Surg. 2010;146(4):664–8.

[44] Chen KT, et al. Frontal sinus fractures: a treatment algorithm and assessment of outcomes based on 78 clinical cases. Plast Reconstr Surg. 2006;118(2):457–68.

[45] Sailer HF, Gratz KW, Kalavrezos ND. Frontal sinus fractures: principles of treatment and long-term results after sinus obliteration with the use of lyophilized cartilage. J Craniomaxillofac Surg. 1998;26(4):235–42.

[46] Raza SM, et al. Sensitivity and specificity of intrathecal fluorescein and white light excitation for detecting intraoperative cerebrospinal fluid leak in endoscopic skull base surgery: a prospective study. J Neurosurg. 2016;124(3):621–6.

[47] Guimaraes RE, et al. Chemical and cytological analysis of cerebral spinal fluid after intrathecal injection of hypodense fluorescein. Braz J Otorhinolaryngol. 2015;81(5):549–53.

[48] Placantonakis DG, et al. Safety of low-dose intrathecal fluorescein in endoscopic cranial base surgery. Neurosurgery. 2007;61(3 Suppl):161–5. discussion 165–6

[49] Tabaee A, et al. Intrathecal fluorescein in endoscopic skull base surgery. Otolaryngol Head Neck Surg. 2007;137(2):316–20.

[50] Seth R, et al. The utility of intrathecal fluorescein in cerebrospinal fluid leak repair. Otolaryngol Head Neck Surg. 2010;143(5):626–32.

[51] Banu MA, et al. Low-dose intrathecal fluorescein and etiology-based graft choice in endoscopic endonasal closure of CSF leaks. Clin Neurol Neurosurg. 2014;116:28–34.

[52] Illing EA, Woodworth BA. Management of Frontal Sinus Cerebrospinal Fluid Leaks and Encephaloceles. Otolaryngol Clin N Am. 2016;49(4):1035–50.

[53] Alexander NS, et al. Treatment strategies for lateral sphenoid sinus recess cerebrospinal fluid leaks. Arch Otolaryngol Head Neck Surg. 2012;138(5):471–8.

[54] Illing EA, et al. Draf III mucosal graft technique: longterm results. Int Forum Allergy Rhinol. 2016;6(5):514–7.

[55] Kostrzewa JP, et al. Radiofrequency coblation decreases blood loss during endoscopic sinonasal and skull base tumor removal. ORL J Otorhinolaryngol Relat Spec. 2010;72(1):38–43.

[56] Smith N, Riley KO, Woodworth BA. Endoscopic Coblator-assisted management of encephaloceles. Laryngoscope. 2010;120(12):2535–9.

[57] Virgin FW, Bleier BS, Woodworth BA. Evolving materials and techniques for endoscopic sinus surgery. Otolaryngol Clin N Am. 2010;43(3):653–72. xi

[58] Illing E, et al. Porcine small intestine submucosal graft for endoscopic skull base reconstruction. Int Forum Allergy Rhinol. 2013;3(11):928–32.

[59] Hadad G, et al. A novel reconstructive technique after endoscopic expanded endonasal approaches: vascular pedicle nasoseptal flap. Laryngoscope. 2006;116(10):1882–6.

[60] Virgin F, et al. Frontal sinus skull base defect repair using the pedicled nasoseptal flap. Otolaryngol Head Neck Surg. 2011;145(2):338–40.

[61] Adelson RT, Wei C, Palmer JN. Frontal sinus fractures. In: Palmer JN, Chiu AG, Adappa ND, editors. Atlas of endoscopic and Sinonasal skull base surgery. Pennsylvania: Elsevier; 2013. p. 337–56.

[62] Emara TA, et al. Frontal sinus fractures with suspected outflow tract obstruction: a new approach for sinus preservation. J Craniomaxillofac Surg. 2015;43(1):1–6.

[63] Dolan RW. Facial plastic, reconstructive, and trauma surgery. New York: Marcel Dekker; 2004.

[64] Poetker DM, Smith TL. Endoscopic treatment of the frontal sinus outflow tract in frontal sinus trauma. Oper Tech Otolaryngol Head Neck Surg. 2006;17(1):66–72.

[65] Rodriguez ED, et al. Twenty-six year experience treating frontal sinus fractures: a novel algorithm based upon anatomical fracture pattern and failure of conventional techniques. Plast Reconstr Surg. 2008;122(6):1850–66.

[66] Koudstaal MJ, et al. Post-trauma mucocele formation in the frontal sinus; a rationale of follow-up. Int J Oral Maxillofac Surg. 2004;33(8):751–64.

[67] Jessica W, Grayson M, Jeyarajan H, Illing EA, Cho D-Y, Riley KO, Woodworth BA. Changing the surgical dogma in frontal sinus trauma: Transnasal endoscopic repair. Int Forum Allergy Rhinol. 2017;7:441.

[68] Woodworth BA, Schlosser RJ, Palmer JN. Endoscopic repair of frontal sinus cerebrospinal fluid leaks. J Laryngol Otol. 2005;119(09):709–13.

[69] Jones V, et al. Changing paradigms in frontal sinus cerebrospinal fluid leak repair. Int Forum Allergy Rhinol. 2012;2(3):227–32.

[70] Pollock RA, et al. Cranialization in a cohort of 154 consecutive patients with frontal sinus fractures (1987–2007): review and update of a compelling procedure in the selected patient. Ann Plast Surg. 2013;71(1):54–9.

[71] Bell RB, et al. A protocol for the management of frontal sinus fractures emphasizing sinus preservation. J Oral Maxillofac Surg. 2007;65(5):825–39.

[72] Conger BT, et al. Management of lateral frontal sinus pathology in the endoscopic era. Otolaryngol Head Neck Surg. 2014;15(1):159–63.

第 16 章 额窦纤维骨性病变
Fibro-osseous Lesions of the Frontal Sinus

Ben McArdle   Dongho Shin   Ian Witterick   著

齐欣萌   译   魏洪政   王成硕   校

一、骨瘤

骨瘤是额窦及其引流通道最常见的纤维骨性病变。骨瘤最早由 Veiga 在 1506 年发现，而后 Vallisnieri 详细描述了其骨源性病变的本质[1]。1% 有临床症状的人在额窦 X 线片中表现为额窦骨瘤（图 16-1）[2]。骨瘤患者大多为 30—40 岁，男性患者稍多。首诊症状通常是头痛、额窦区疼痛，以及影像学检查偶然发现的感染。并发症或迟发表现有容貌畸形、视力障碍、脑脊液鼻漏、脑膜炎、癫痫或死亡风险。感染延骨质向前浸润可导致波特氏头皮肿块。

额窦骨瘤大多是单灶的，但多发额窦骨瘤需与 Gardner 综合征（家族性结直肠息肉病）鉴别。Gardner 综合征是常染色体显性遗传病，该病相关的结肠息肉恶变率高，且可能罹患甲状腺癌、韧带样瘤、纤维瘤和皮样囊肿。

骨瘤通常生长缓慢，在患者的一生中其大小可能不会改变[3]。有部分骨瘤可能生长迅速，因此需要对所有额窦骨瘤患者进行随访。

关于骨瘤的来源存在很多假说。发育理论认为，骨瘤起源于不同胚层来源的组织相互交汇处，如膜成骨的额骨和软骨成骨的筛骨[4]。该理论也存在不足，因为一些鼻窦骨瘤发生在远离这些连接的部位。创伤理论与感染理论均认为炎症刺激是骨肿瘤形成的诱因。尽管如此，由于确诊时大多数患者感染与肿瘤因素并存，因此很难明确骨瘤的主要成因是自身还是感染。几乎所有个体均有不同程度的头部外伤史。但骨瘤的骨质特点与骨炎的骨质增生完全不同[4]。

二、骨化纤维瘤

骨化纤维瘤最早在 1872 年由 Menzel 发现，是罕见的良性纤维骨性病变。最初被认为是一种骨瘤，"骨化纤维瘤"这一概念后来在 1927 年由 Montgomery 提出[5]。该病常累及头颈部下颌骨，但也可发病于鼻窦，如额窦。在头颈部，62%～89% 的患者病变在下颌骨，其次是上颌骨，眶部、颅底及颅骨较少见。女性患者稍多，男女比例为 2∶1.9。发生在鼻腔鼻窦的骨化纤维瘤患者年龄稍大（30—40 岁），且黑种人女性患者较多。目前尚无遗传性发病证据[5-7]。个别病例报道了恶变的骨化纤维瘤，但极为罕见。

有许多含义重复的术语用来描述骨化纤维瘤，如牙骨质化纤维瘤、牙骨质骨化纤维瘤、韧带样成骨细胞瘤、沙瘤样骨样纤维瘤、沙瘤样骨化纤维瘤、青少年骨化纤维瘤、青少年侵袭性骨化纤维瘤或青少年活性骨化纤维瘤。将骨化纤维瘤分为牙骨质骨化纤维瘤和青少年骨化纤维瘤更具临床意义[8]。牙骨质骨化纤维瘤常见于儿童的下颌骨及下槽牙区，手术效果好，复发较少见[9]。青少年骨化纤维瘤常见于鼻窦，且可呈侵袭性生长而造成局部骨质破坏，引起并发症[10]。

临床症状与其他纤维骨性病变相似，与肿块效应有关，包括头痛、溢泪、眼球突出和额窦引流通道阻塞。骨化纤维瘤通常是无痛性生长缓慢的肿瘤，但生长于下颌骨以外的，如鼻窦和面中部的骨化纤维瘤可呈侵袭性生长且生长速度快[5]。其生长迅速及局部组织破坏的特点在影像学及组织学上与骨纤维异常增殖症相似。骨化纤维瘤与骨纤维异常增殖症在组织学上最主要区别是骨化纤维瘤中存在板层骨和外周成骨细胞，而骨纤维异常增殖症中两者均无[11]。骨化纤维瘤大体表现为灰白色干燥的无血管病灶，通常是质脆的、干酪样或砂砾样的。骨化纤

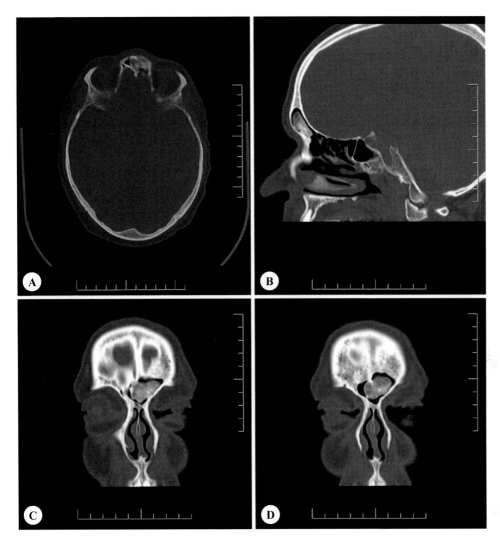

维瘤边界清晰，但是没有真正的包壳[12]。

骨化纤维瘤在影像上表现为有骨性外壳的、骨质密度不均的、边界清楚的膨胀性肿块。事实上，边界清晰的骨性外壳是鉴别骨化纤维瘤与骨纤维异常增殖症最重要的影像学特征，骨纤维异常增殖症影像上可见病灶骨与健康骨融合的特征[11]。骨化纤维瘤镜下可见成骨细胞环绕骨小梁排列，基质均一，细胞密度高，胶原纤维稀少[13]。

骨化纤维瘤通常为无痛性缓慢生长的肿瘤，但生长于下颌骨以外的，如鼻窦和面中部的骨化纤维瘤可呈侵袭性生长且生长速度快[9]。由于其局部侵袭性生长的特点，通常认为需要手术治疗彻底切除鼻窦骨化纤维瘤[8]。内镜手术在某些情况下是可行的[14]。但耳鼻喉科医生需根据患者个体情况及肿瘤病理结果决定开放性手术还是内镜手术。骨化纤维瘤对放疗不敏感且易导致恶变[15]。该病易复发，因此手术治疗后建议进行密切随访及长期监测[16]。

三、骨纤维异常增殖症

骨纤维异常增殖症是较罕见的骨性病变，其具有罕见但明确的恶变潜能[17, 18]。该病通常是特发性良性、进展缓慢的病变，正常骨质被纤维组织和未成熟的编织骨所替代[19]。

骨纤维异常增殖症可呈现为单骨性（70%～75%）和多骨性（25%～30%）。其中单骨性较多见于颅骨及面部骨、肋骨、股骨、胫骨和肱骨。多骨性多见于股骨、胫骨、颅骨及面部骨、骨盆、肋骨、肱骨、桡骨、尺骨、腰椎骨、锁骨和颈椎骨[18]。累及鼻窦的患者通常于 30 岁出现无痛性面部肿胀，伴或不伴面部畸形。该病的遗传性病因是 20 号染色体（20q13）上的一个 G 蛋白受体亚单位。单骨性骨纤维异常增殖症通常是无症状的，常因其他疾病就诊时进行影像学检查而偶然发现。而多骨性骨纤维异常增殖症早期即表现为骨痛伴或不伴骨畸形[20]。骨纤维异常增殖症可能与其他综合征相关，如 McCune-Albright 综合征（青春期早熟、骨纤维异常增殖症和皮肤着色咖啡色牛奶斑）[21]。单骨性恶变率为 0.5%，而多骨性恶变率高达 4% [22]。

在组织学上，骨纤维异常增殖症是由丰富的网孔状纤维组织和均匀的梭形成纤维细胞组成。也可出现不规则编织骨骨小梁，但缺乏板层骨或无成骨细胞环绕[23]。

CT 表现为缺乏骨小梁结构的较透亮的"毛玻璃"影（图 16-2）[16]。可见骨内膜的内层皮质骨呈扇形，但骨膜表面光滑无骨膜反应。MRI 可见 T_1 等信号及 T_2 低信号。与骨瘤和骨化纤维瘤相比，骨纤维异常增殖症在影像上通常更不规则或者界限更加不清晰。

骨纤维异常增殖症具有不规则的生长模式，认为其与激素水平相关，在青少年和妊娠期增生更活跃[24]。骨纤维异常增生也可能随时间趋于稳定，且恶变风险低，因此无症状的病灶可采取进行临床观察和影像学监测[25]。但有症状的、外观改变的或可疑恶变的病灶需进行治疗，具体术式（开放性手术或内镜下手术）及切除范围需根据患者和疾病的具体情况而定。手术需对受压迫的结构进行减压和（或）尽可能恢复容貌。由于病变缺乏明确边界，且需避免对重要结构的损伤，所以完整切除病灶通常很难。因此，骨纤维异常增殖症复发率高，需进行密切的术后随访[10]。

四、查体与检查

有慢性及复发性鼻窦炎症状的患者均需完善病史采集，需进行细致的头颈部查体和鼻内镜检查。虽然鼻窦炎的症状可能是多样且模糊的，一旦患者既往有额部疼痛、视力改变、面容改变或脑膜炎，应考虑额窦病变的可能。

高分辨率 CT 是对鼻窦最重要的一线影像学检查[26]。CT 可显示鼻窦、颅底、眼眶及所有重要相邻部位的骨性结构。CT 可显示骨质疏松、增生、骨裂及大多数病理情况。若病灶性质存在争议，MRI 可用于区分真菌团块和潴留的分泌物，还可评估颅内并发症及其他软组织并发症。

基线水平影像检查在上文提到的随访观察中是很有用的，连续影像学检查可监测病变大小变化，医生可对变大或可能引起并发症的病灶进行早期干预[10]。

影像学检查有助于医生制订手术方案，预估已有或潜在手术并发症，从而制订相应的预防措施。现如今，CT 和（或）MRI 影像导航几乎是治疗复杂额窦疾病的必备工具。

五、治疗

额窦肿瘤的治疗方式包括鼻内镜手术和鼻外开放手术。鼻外开放手术包括钻孔术、Lynch 切口手术、进行或不进行窦腔闭塞的骨成形瓣手术。鼻外

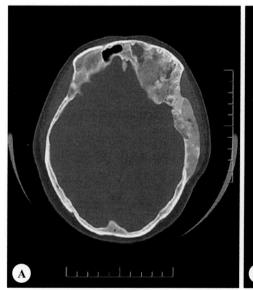
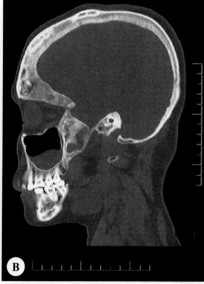
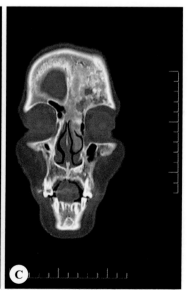

▲ 图 16-2　鼻窦 CT 示左侧额窦和外侧颅骨呈磨玻璃样的骨纤维异常增殖症
A. 轴位；B. 矢状位；C. 冠状位

开放手术曾是外科治疗的金标准，但鼻内镜技术和（或）联合入路越来越多的用来处理不同的额窦病变 [27, 28]。由于大多数额窦纤维骨性病变是良性、生长缓慢且无症状的，因此通过定期影像学检查对这部分患者的病灶进行观察也是一种可行的选择（表 16-1)[29-31]。

纤维骨性疾病患者可表现为慢性鼻窦炎症状如额部疼痛、鼻塞、鼻痛和压痛，目前尚不清楚其原因。事实上，是纤维骨性病灶引起的这些症状，还是鼻窦窦口堵塞继发鼻窦炎导致了症状，目前尚不明确 [3]。Ooi 等发现 27/30（90%）的纤维骨性疾病患者通过保守治疗后，可保持无症状状态或症状得到改善。这些保守治疗包括定期影像学检查的随访观察、药物治疗［盐水冲洗、局部和（或）全身激素应用和培养药敏指导下的抗生素治疗］或保留病灶的鼻内镜鼻窦手术治疗 [3]。症状轻微的患者进行了定期影像学检查，仅 2/36（5.5%）出现肿物间歇性增长 [3]。上述研究结论支持由于鼻窦引流受阻导致了临床症状，避免对只有轻微症状伴或不伴并发症的患者进行大范围的肿物切除，可能是患者受益的措施。

保守治疗应包括定期的影像学检查，来观察病灶的发展。我们的患者在确诊后 2 年内每年进行 1 次 CT 检查。若病灶稳定，可延至每 2 年 1 次扫描。若病灶维持稳定，且无 MRI 检查禁忌证的话，可通过 MRI 进行长期随访。MRI 可避免患者 CT 检查的放射性损害及其他的潜在损害。

无论哪种纤维骨性病变，鼻内镜检查和 CT 对于术前计划和治疗方案都是必不可少的。制订手术方案时需考虑到肿瘤的大小、部位和附着处 [28]。鼻内镜手术的禁忌证，包括额窦窦腔前后径小于 10mm、额窦后壁突出度增加、占据 75% 额窦容积以上的巨大肿瘤、肿物位于眶纸板平面外侧和后方、既往脑膜炎或脑脊液鼻漏病史、广泛颅内侵犯，以及病变明显累及眶上部并伴有眶外侧黏液囊肿 [29, 34]。若影像学及鼻内镜检查无法确诊，需行组织活检或手术切除来确诊（图 16-3)[3]。

病灶较大且有症状，或出现引流口堵塞，以及颅内受累的病灶需考虑手术治疗（图 16-4)[28-30]。

表 16-1　纤维骨性病变的治疗建议		
骨　瘤	骨化纤维瘤	骨纤维异常增殖症
• 体积小且无症状的病变建议通过定期影像学检查来随访观察 • 考虑手术治疗的情况有：生长迅速（每年生长大于 1mm）；占额窦容积＞50%，累及颅内或眶内；有临床症状（如慢性鼻窦炎）和并发症（肿瘤堵塞引流、头痛、面部畸形)[30]	• 治疗方式取决于肿瘤生长部位 • 无症状的下颌骨病灶建议观察 • 侵犯面中部和鼻腔鼻窦的病变倾向推荐积极的手术切除，但术后复发率较高 [32]	• 无症状的单骨性骨纤维异常增殖症患者可以通过定期影像学检查来随访观察 [32] • 服用双膦酸盐类药物可减轻骨折和骨痛 [33] • 奥曲肽也有助于治疗 McCune-Albright 综合征 [32] • 治疗方式需根据患者症状、病变范围和年龄状况来决定 [32] • 鼻内镜手术治疗可用于视神经减压或慢性鼻窦炎 [32]

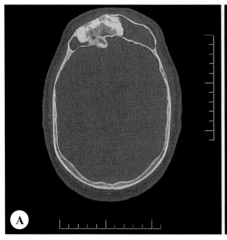

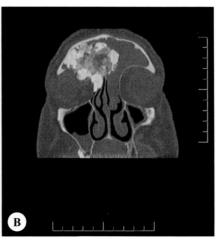

◀ 图 16-3　影像学检查无法明确诊断而需行组织活检的纤维骨性病变病例，图为患者术前鼻窦 CT 的轴位及冠状位，该病例被诊断为骨肉瘤

Chiu 等提出的额窦骨瘤分级系统有助于指导治疗方案的制订[35]。该分级系统纳入了肿瘤附着部位、病变前后径以及肿瘤生长部位与眶纸板矢状平面的关系等指标[35]。Ⅱ级及以下的病变建议行内镜下手术，Ⅲ/Ⅳ级病变建议采取开放性手术或联合入路[35]。Ledderose 等及 Rokade 和 Sama 的研究显示一些Ⅲ/Ⅳ级病变通过内镜下 Draf Ⅲ型手术可彻底切除，尽管仍有一些患者需要联合入路手术[29, 36]。骨成形皮瓣技术可用于很多较大的及向外侧延伸到眼眶上方或颅内的纤维骨性病变（图 16-5）。术中导航也有利于内镜手术[36]。

纤维骨性病变少有复发，但仍建议术后随访[27]。开放性手术患者平均住院天数为 9.2 天，而内镜手术患者平均住院 5.3 天[36]。术后是否口服抗生素应由

外科医生决定，且每天进行 4～6 次盐水冲洗。术后7～14 天应行鼻内镜检查，同时清除结痂和粘连。应根据鼻内镜检查结果、患者恢复情况，以及医生个人经验来确定后续随访时间[37]。

六、并发症的处理

手术过程中必须确认一些关键结构，以防止并发症的产生[28]。

• 眼眶：防止损伤眼球、视神经或眼外肌。

• 筛前动脉：防止鼻内或眶内出血，眶内出血可形成眶后血肿。

• 颅底：防止脑脊液漏和致命的中枢神经系统感染形成。

Draf Ⅲ 额窦开放术后可能形成狭窄。Conger 等

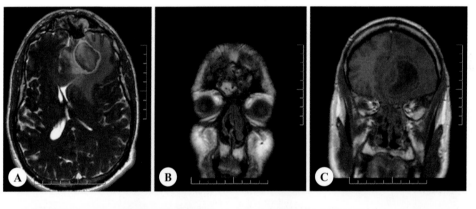

◀ 图 16-4 MRI 示骨瘤伴颅内脓肿，侵犯脑组织，造成肿块效应

A 为轴位，B 和 C 为冠状位

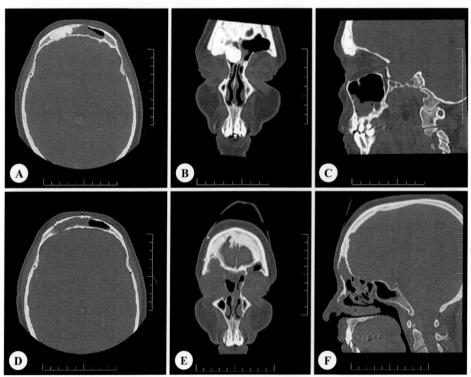

◀ 图 16-5 右侧额窦骨瘤术前（A 至 C）和术后（D 至 F)CT 影像，A 和 D 为轴位，B 和 E 为冠状位，C 和 F 为矢状位，分别显示骨瘤切除术前术后的影像

的研究表明将黏膜移植物覆盖于暴露的前、外侧骨质表面可有助于预防或减少狭窄的发生[37, 38]。尽管内镜手术减少了住院时间和并发症，内镜下彻底切除肿瘤边界有时仍很困难。另外，开放性手术如骨成形皮瓣也可能导致面部畸形、硬脑膜损伤、脑脊液漏、前额部麻木感、面神经额支损伤、眼眶或颅内损伤及头痛[39]。但是鼻外手术提供了更宽阔进路，是 III/IV 级纤维骨性病变首选的手术选择。

结论

• 纤维骨性病变是额窦及其引流通道最常见的良性骨异常病变，通常是无症状的且在影像学检查时才被偶然发现的。

• 其中骨瘤最常见，其次为骨化纤维瘤和骨纤维异常增殖症。

• 有慢性鼻窦炎或复发性鼻窦炎症状的患者应进行完整的病史采集、细致的头颈部检查和鼻内镜检查。CT 是评估鼻窦病变最有价值的一线影像学检查。

• 无症状的病变需进行定期的影像学检查随访。

• 较大的有症状且伴有并发症的病灶需手术切除。主要通过 3 种手术方式，即开放式、鼻内镜入路、内镜 – 开放联合式入路。

声明

Ian Witterick 是 ProteocyteDiagnostics Inc. 的股东。

参考文献

[1] Broniatowski M. Osteomas of the frontal sinus. Ear Nose Throat J. 1984;63:267–71.

[2] Mehta BS, Grewal GS. Osteoma of the Paranasal Sinuses Along with a Case Report of an Orbito-Ethmoidal Osteoma. J Laryngol Otol. 1963;77: 601–10.

[3] Ooi EH, Glicksman JT, Vescan AD, Witterick IJ. An alternative management approach to paranasal sinus fibro-osseous lesions. Int Forum Allergy Rhinol. 2011;1:55–63. https://doi.org/10.1002/alr.20004.

[4] Kenneth Rodriguez MT, Brent A. Senior. In: The Frontal Sinus Ch. 36. Berlin/Heidelberg: Springer; 2016. p. 495–507.

[5] Mohsenifar Z, Nouhi S, Abbas FM, Farhadi S, Abedin B. Ossifying fibroma of the ethmoid sinus: report of a rare case and review of literature. J Res Med Sci. 2011;16:841–7.

[6] Sciubba JJ, Younai F. Ossifying fibroma of the mandible and maxilla: review of 18 cases. J Oral Pathol Med. 1989;18:315–21.

[7] Saito K, Fukuta K, Takahashi M, Seki Y, Yoshida J. Benign fibroosseous lesions involving the skull base, paranasal sinuses, and nasal cavity. Report of two cases. J Neurosurg. 1998;88:1116–9. https://doi.org/10.3171/jns.1998.88.6.1116.

[8] Ledderose GJ, Stelter K, Becker S, Leunig A. Paranasal ossifying fibroma: endoscopic resection or wait and scan? Eur Arch Otorhinolaryngol. 2011;268:999–1004. https://doi.org/10.1007/s00405-011-1503-4.

[9] London SD, Schlosser RJ, Gross CW. Endoscopic management of benign sinonasal tumors: a decade of experience. Am J Rhinol. 2002;16:221–7.

[10] Eller R, Sillers M. Common fibro-osseous lesions of the paranasal sinuses. Otolaryngol Clin North Am. 2006;39:585–600. https://doi.org/10.1016/j. otc.2006.01.013.

[11] Post G, Kountakis SE. Endoscopic resection of large sinonasal ossifying fibroma. Am J Otolaryngol. 2005;26:54–6.

[12] Thomas GK, Kasper KA. Ossifying fibroma of the frontal bone. Arch Otolaryngol. 1966;83:43–6.

[13] Wenig BM, et al. Aggressive psammomatoid ossifying fibromas of the sinonasal region: a clinicopathologic study of a distinct group of fibro-osseous lesions. Cancer. 1995;76:1155–65.

[14] Wang H, Sun X, Liu Q, Wang J, Wang D. Endoscopic resection of sinonasal ossifying fibroma: 31 cases report at an institution. Eur Arch Otorhinolaryngol. 2014;271:2975–82. https://doi.org/10.1007/s00405-014-2972-z.

[15] Bertrand B, et al. Juvenile aggressive cemento-ossifying fibroma: case report and review of the literature. Laryngoscope. 1993;103:1385–90. https:// doi.org/10.1288/00005537-199,312,000-00013.

[16] MacDonald-Jankowski DS. Fibro-osseous lesions of the face and jaws. Clin Radiol. 2004;59:11–25.

[17] Ruggieri P, Sim FH, Bond JR, Unni KK. Malignancies in fibrous dysplasia. Cancer. 1994;73:1411–24.

[18] Riddle ND, Bui MM. Fibrous dysplasia. Arch Pathol Lab Med. 2013;137:134–8. https://doi.org/10.5858/ arpa.2012.0013-RS.

[19] Commins DJ, Tolley NS, Milford CA. Fibrous dysplasia and ossifying fibroma of the paranasal sinuses. J Laryngol Otol. 1998;112:964–8.

[20] Rojas R, Palacios E, Kaplan J, Wong LK. Fibrous dysplasia of the frontal sinus. Ear Nose Throat J. 2004;83:14–5.

[21] Derham C, Bucur S, Russell J, Liddington M, Chumas P. Frontal sinus mucocele in association with fibrous dysplasia: review and report of two cases. Childs Nerv Syst. 2011;27:327–31. https://doi.org/10.1007/s00381-010-1266-z.

[22] Mohammadi-Araghi H, Haery C. Fibro-osseous lesions of craniofacial bones. The role of imaging. Radiol Clin North Am. 1993;31:121–34.

[23] Senior BA, Dubin MG. In: The Frontal Sinus Ch. 18. Berlin/Heidelberg: Springer; 2005. p. 153–64.

[24] Stevens-Simon C, Stewart J, Nakashima II, White M. Exacerbation of fibrous dysplasia associated with an adolescent pregnancy. J Adolesc Health. 1991; 12:403–5.

[25] Charlett SD, Mackay SG, Sacks R. Endoscopic treatment of fibrous dysplasia confined to the frontal sinus. Otolaryngol Head Neck Surg. 2007;136:S59–61. https://doi.org/10.1016/j.otohns.2006.10.025.

[26] Rao VM, Sharma D, Madan A. Imaging of frontal sinus disease: concepts, interpretation, and technology. Otolaryngol Clin North Am. 2001;34:23–39.

[27] Turri-Zanoni M, et al. Frontoethmoidal and intraorbital osteomas: exploring the limits of the endoscopic approach. Arch Otolaryngol Head Neck Surg. 2012;138:498–504. https://doi.org/10.1001/archoto.2012.644.

[28] Selleck AM, Desai D, Thorp BD, Ebert CS, Zanation AM. Management of Frontal Sinus Tumors. Otolaryngol Clin North Am. 2016;49:1051–65. https://doi.org/10.1016/j.otc.2016.03.026.

[29] Rokade A, Sama A. Update on management of frontal sinus osteomas. Curr Opin Otolaryngol Head Neck Surg. 2012;20:40–4. https://doi.org/10.1097/ MOO.0b013e32834e9037.

[30] Arslan HH, Tasli H, Cebeci S, Gerek M. The Management of the Paranasal Sinus Osteomas. J Craniofac Surg. 2017;28:741–5. https://doi.org/10.1097/ SCS.0000000000003397.

[31] Senior BA, Lanza DC. Benign lesions of the frontal sinus. Otolaryngol Clin North Am. 2001;34:253–67.

[32] Lund VJ, et al. European position paper on endoscopic management of tumours of the nose, paranasal sinuses and skull base. Rhinol Suppl. 2010;22:1–143.

[33] Chapurlat RD, Delmas PD, Liens D, Meunier PJ. Longterm effects of intravenous pamidronate in fibrous dysplasia of bone. J Bone Miner Res. 1997;12:1746–52. https://doi.org/10.1359/jbmr.1997.12.10.1746.

[34] Sieskiewicz A, Lyson T, Piszczatowski B, Rogowski M. Endoscopic treatment of adversely located osteomas of the frontal sinus. Ann Otol Rhinol Laryngol. 2012;121:503–9.

[35] Chiu AG, Schipor I, Cohen NA, Kennedy DW, Palmer JN. Surgical decisions in the management of frontal sinus osteomas. Am J Rhinol. 2005;19:191–7.

[36] Ledderose GJ, Betz CS, Stelter K, Leunig A. Surgical management of osteomas of the frontal recess and sinus: extending the limits of the endoscopic approach. Eur Arch Otorhinolaryngol. 2011;268:525–32. https://doi.org/10.1007/s00405–010–1384–y.

[37] Seiberling K, Floreani S, Robinson S, Wormald PJ. Endoscopic management of frontal sinus osteomas revisited. Am J Rhinol Allergy. 2009;23:331–6. https://doi.org/10.2500/ajra.2009.23.3321.

[38] Conger BT Jr, Riley K, Woodworth BA. The Draf III mucosal grafting technique: a prospective study. Otolaryngol Head Neck Surg. 2012;146:664–8. https://doi.org/10.1177/0194599811432423.

[39] Exley RP, Markey A, Rutherford S, Bhalla RK. Rare giant frontal sinus osteoma mimicking fibrous dysplasia. J Laryngol Otol. 2015;129:283–7. https://doi. org/10.1017/S0022215114003211.

第17章 额窦内翻性乳头状瘤：独特的思考
Frontal Sinus Inverted Papilloma: Unique Considerations

Vidur Bhalla　Alexander Chiu　D. David Beahm　著

王奎吉　译　　羡　慕　韩德民　校

一、背景

施耐德乳头状瘤（schneiderian papilloma）是来源于鼻腔鼻窦黏膜的良性肿瘤，由柱状或鳞状上皮组成。鼻腔鼻窦可发生多种类型乳头状瘤，最常见的为外生性（蕈状）、圆柱状（嗜酸细胞性）以及内翻性乳头状瘤。内翻性乳头状瘤（inverted papilloma，IP）因其黏膜上皮鳞状化生且向基质内呈内翻性生长而得名。乳头状瘤是较罕见的肿瘤，人群中患病率为 0.7/100 000[1]，占原发性鼻腔鼻窦肿瘤的 0.5%～4%[2]。男性患病率高于女性，其比例为 3.4 : 1[3]。平均发病年龄为 50 多岁。研究认为内翻性乳头状瘤是来源于单个祖细胞[4]，但其发病原因至今不明。研究认为包括 EBV[5] 和 HPV[6] 在内的病毒在所有类型的乳头瘤中都发挥了作用，包括内翻性乳头状瘤；然而，并不是所有标本检查都显示病毒阳性。38% 的内翻性乳头状瘤显示 HPV 阳性[7]，低检出率可能与检测方法限制及标本的降解有关。其他潜在的发病因素包括工业暴露[8]、吸烟（特别在复发病例）[9] 及慢性炎症[10]。手术切除是主要治疗方法。

在 1%～16% 患者中，内翻性乳头状瘤起源于额窦[11]。一般而言在下部鼻窦中，双侧病变的发生率很低；而在额窦中却并非如此，16% 的患者表现为双侧病变[12]。额窦中隔对于阻止病变向对侧扩展的屏障作用很弱（图 17-1）。颅内侵犯很少见，在文献报道中约有 20 例表现为颅内侵犯，其中额窦是最常见的侵犯部位[13]。对于这种情况，建议彻底切除肿瘤及其累及的硬膜。也可以考虑放射治疗。硬膜内侵犯后预后不佳[14]。

目前有两种主要的分期方法，Krouse[15] 和 Cannady

方法[16]。Krouse 分期将所有的额窦内翻性乳头状瘤至少定义为 T3 期，若肿瘤累及颅内、眶内或者肿瘤恶变，则定义为 T4 期（表 17-1）。Cannady 分期系统是基于肿瘤复发率来分级的，除了伴有窦外侵犯或者肿瘤恶变的情况，所有额窦内翻性乳头状瘤均定义为 B 组（表 17-2）。

从根本而言，内翻性乳头状瘤表现为化生改变，而非异常增生性改变；然而，7%～10% 的患者会发生恶变[17, 18]。4% 患者可表现为异时癌[18]。目前正在积极研究如何辨别有恶变风险的患者。一项近期的 Meta 分析显示 HPV 阳性肿瘤更容易转化为鳞状细胞癌（squamous cell carcinoma，SCC）[19]。HPV16 和 HPV18 比其他亚型 HPV 表现出更高的恶变可能。HPV 基因 E6 和 E7 可以分别产生并结合 p53 和 pRb 的蛋白质，抑制这些抑癌基因被认为可以促进细胞的永生和生长[6]。研究表明，吸烟同样在肿瘤恶变中发挥作用[20]。

二、内翻性乳头状瘤的体检和辅助检查

大部分患者表现为非特异性症状，包括面部压迫感、鼻塞、流涕和（或）鼻出血。鼻内镜检查有助于评估肿瘤根基部位、血供、邻近结构的受累情况，同时有助于病理活检（图 17-2）。CT 被推荐为首要影像学检查。尽管没有特异的 CT 特征可用于诊断内翻性乳头状瘤，但 CT 可以大体评估肿瘤大小、肿瘤与邻近骨结构间的关系，如眼眶、颅底、额窦的前后壁及鼻中隔。

内翻性乳头状瘤通常会导致骨质重塑，但很少导致骨破坏；出现骨质破坏则应该考虑恶变可能。局灶骨质增生可高度预测肿瘤起源；然而并不是所有病例都能有此表现[21]（图 17-3）。此外，肿瘤中可

存在钙化灶，这可能会被误以为是肿瘤起源部位[22]。在 T₁ 磁共振成像序列中（MRI），内翻性乳头状瘤可表现为等信号或低信号。在 T₂ 加权 MRI 中，内翻性乳头状瘤表现为和肌肉类似的高信号，这有助于鉴别肿瘤阻塞引起的炎症[22]（图 17–4）。虽然大部分肿瘤是单灶的，但多灶病变并不少见。此外，在复发病例中肿瘤可能变为多灶性的，因为可能存在不连续的肿瘤生长区域。正电子放射断层扫描（positron

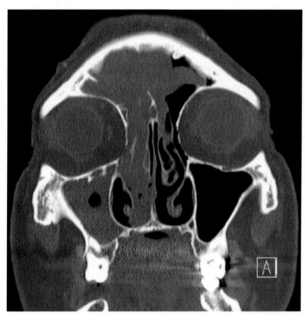

▲ 图 17–1　额窦内翻性乳头状瘤穿过额窦中隔向双侧扩展

emission testing，PET）实用性差。鳞状细胞癌的病灶在 PET 上可能表现为高度活跃，但是这个检查实用性差，在预测恶变的发生率上并不一致[23]。

三、手术策略

肿瘤切除应遵循基本的外科原则。手术应该获得充分的视野暴露，并且减少损伤。手术的具体步骤应基于 3 个原则。

- 安全清除病变，并能磨除肿瘤起源区域。
- 维持鼻窦引流功能。
- 能够观察鼻窦术后变化。

四、清除病变

外科医生必须能明确病变范围、起源，并在手术时能获得清晰的边缘。病变范围、解剖以及检查决定哪种手术方式是最好的。如果无法确定肿瘤的起源，则需考虑更大范围的手术。所有患者应评估额鼻嵴平面的额窦前后（A-P）径。这决定内镜手术的难易程度和安全性。A-P 径很小的患者很难通过内镜技术行手术治疗，因为器械可能无法到达额窦远端。如果病变高于额窦引流通道，则保持引流通道完整是明智之举，选择经外径路切除肿瘤，从而降低额隐窝狭窄和随后黏液囊肿形成的风险（图 17–5）。

表 17–1　内翻性乳头状瘤 Krouse 分期系统

分　期	肿瘤特征
T₁	肿瘤完全局限于鼻腔，没有侵及鼻窦。肿瘤可以位于鼻腔的某一壁或者区域，也可以体积巨大而广泛占据鼻腔，但未侵及鼻窦或鼻腔外区域。肿瘤无恶变
T₂	肿瘤累及窦口鼻道复合体、筛窦和（或）上颌窦内侧壁，伴有或不伴有鼻腔受累。肿瘤无恶变
T₃	肿瘤累及上颌窦的外壁、上壁、下壁、前壁、后壁，以及蝶窦和（或）额窦，伴或不伴有上颌窦内侧壁、筛窦或鼻腔受累。肿瘤无恶变
T₄	肿瘤累及鼻腔外或鼻窦外邻近结构，如眶内、颅内或翼腭窝。肿瘤恶变

表 17–2　内翻性乳头状瘤 Cannady 分期系统

分　期	肿瘤特征
A	内翻性乳头状瘤局限于鼻腔、筛窦、上颌窦内侧壁
B	内翻性乳头状瘤累及任何上颌窦壁（除内侧壁外其他部位），或累及额窦或蝶窦
C	内翻性乳头状瘤累及鼻窦外区域

额窦肿瘤切除的一般方法包括鼻内镜标准额窦开放术（Draf ⅡA 型或 Draf ⅡB 型），或者鼻内镜扩大额窦切开术（改良鼻内镜 Lothrop 手术或者 Draf Ⅲ型），或者行经鼻外径路的骨成形瓣术或钻孔术。在引流通道阻塞或者肿瘤位于高位或额窦外侧时，可以采取联合进路的方式；采取"上 – 下"联合技术，可以从外部行额窦钻孔以进入额窦上部，同时鼻内镜技术建立额窦引流通道。其他非传统的技术有改良鼻内镜 Lothrop 手术（Draf Ⅲ型额窦开放术）以及骨成形瓣径路，当患者有多灶性额窦病变或者病变位于额窦的前 / 外侧壁时，即用内镜无法到达根基部位时，可以考虑上述方式。采取上述各方式时

需注意筛前动脉的位置 [24]。推荐在骨成形瓣入路时采用影像导航技术，因为它有助于在额窦前壁勾画额窦轮廓。如果不使用影像导航技术，可以用带有刻度的额窦 X 线片，勾勒出额窦轮廓。平片需要消毒并在术中备用 [25]。这些手术方式将在具体章节中讨论。

当评估肿瘤为恶性时，手术伊始就需要送冰冻切片活检标本，若回报恶性肿瘤则可能会改变手术方式。内翻性乳头状瘤紧密附着于基底骨质，并可侵入骨质内（图 17-6）。因此，不仅需要切除整体肿瘤，而且需要系统地追踪到肿瘤根基部，清除骨质病变（图 17-7）。只剥离病变黏膜会使患者有复发风

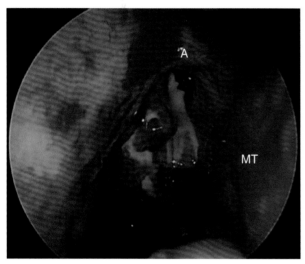

▲ 图 17-2 肿瘤源于右额窦（译者注：原文疑有误，已修改）

A. 穹窿；MT. 中鼻甲

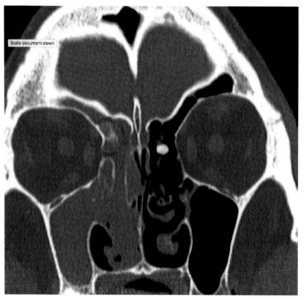

▲ 图 17-3 红圈指示局灶性骨质增生，左侧钙化灶则是偶发的筛窦骨瘤

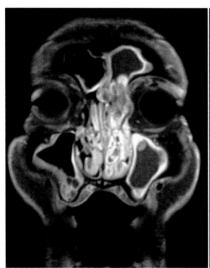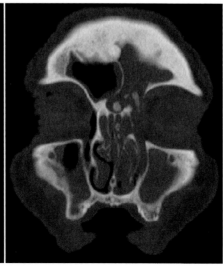

◀ 图 17-4 A. T₁ 增强 MRI 图像显示的是侵及左侧额隐窝的内翻性乳头状瘤。注意肿瘤和上颌窦、额窦内潴留液体信号的不同。B. 鼻窦冠状位非增强 CT。虽然显示了骨质的更多细节，但肿瘤及液体之间却没有明显差异

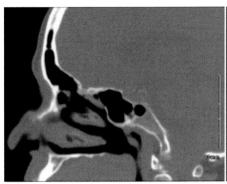
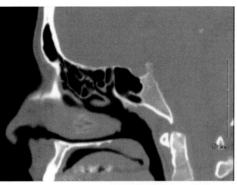

◀ 图 17-5　A. 患者有一个大的前 – 后径，可以允许合适的额窦器械通过。B. 患者有一个小的前 – 后径，相对突出的额鼻嵴限制器械进入额窦上部

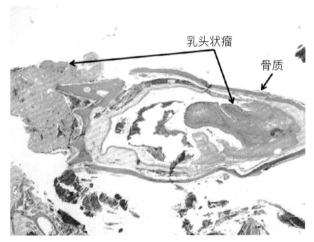

乳头状瘤

骨质

▲ 图 17-6　组织标本 HE 染色显示内翻性乳头状瘤内陷侵入骨质（Courtesy of Sharad Mathur，MD Chief，Pathology and Laboratory Medicine Service，Kansas City VA Medical Center）

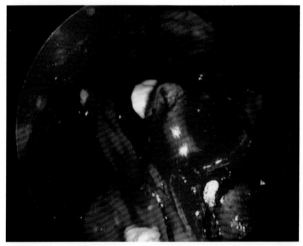

▲ 图 17-7　内翻性乳头状瘤根基部位于右侧额窦外侧壁，通过改良 Lothrop 术式观察

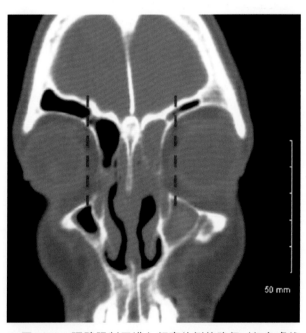

▲ 图 17-8　眶壁限制了进入额窦外侧的路径（红色虚线以外）。磨钻可以用于磨薄眶壁骨质，以便能获得更大的视野。如果肿瘤向额窦外侧生长但没有侵及，这仍有可能通过内镜切除

险。处理根基部骨质则通常需要磨除表层骨质。如果内翻性乳头状瘤累及眶骨膜，在无恶变的情况下可以用双极烧灼眶骨膜。如果肿瘤恶变，则广泛切除眶骨膜以获得阴性切缘。

　　肿瘤累及额窦外侧和前部的范围是决定内镜下可否彻底清除病变的最重要因素。很难通过内镜用带角度的器械经鼻清除眶内壁矢状面外侧的病变（图 17-8）。在额窦后壁施力会很危险，因为额窦后壁仅 0.1～0.4mm 厚[26]。此外，膨胀生长的肿瘤会使骨壁变薄。Draf Ⅲ 型术式通过对侧鼻腔有助于获得额窦外侧面视野，然而器械仍可能受到眶内壁的限制。同时，此术式可以获得更宽阔视野及更直接的入路，有助于处理额窦后壁病变。

　　气化良好的鼻窦可能会有更广泛的病变，这种病变可能更易清除，尤其当肿瘤附着在较低或者较后的位置时。使用弯头钻可以磨除肿瘤基底部骨质。医生需要注意钻头背侧，可能会发生误伤额窦后壁

的情况。应该取切缘黏膜送冰冻病理以排除隐匿性病变。

内翻性乳头状瘤内镜下切除和鼻外径路切除术的复发率分别为 12% 和 20%[27]。Meta 分析显示额窦内翻性乳头状瘤的复发率约为 22%，并且对于额窦病变，鼻外径路的复发率低于内镜入路[12]。

五、额窦引流通道处理

虽然清除病变很重要，但是鼻窦必须保持正常功能。在去除黏膜和暴露骨质的情况下很难实现，因为这会导致患者术腔狭窄的高风险。有 37% 患者在内翻性乳头状瘤切除术后发生医源性黏液囊肿[28]。医生需要避免行额窦颅腔融合或者窦腔封闭，尤其在良性病变中。额窦颅腔融合或者窦腔封闭后，通过影像学和内镜监测很难判断肿瘤是否复发。一旦复发后，手术治疗也将更加困难。

如果去除了额窦引流通道黏膜，有几种方式可以防止其狭窄。可以从下鼻道、鼻中隔或鼻甲获得黏膜移植物，放置于额窦引流通道，覆盖裸露骨质以防止狭窄。额窦挽救性黏膜瓣也可以选择用于窦腔再黏膜化。挽救性黏膜瓣中，可将中鼻甲内侧部的黏膜旋转到额窦引流通道的前部以覆盖骨质。最后，纱条、不可吸收的鼻腔填塞物或硅胶植入物都可以延长放置在额窦引流通道内，可以从上方或下面放置，以防止发生狭窄。除上述技术外，软组织狭窄 / 瘢痕也可以用球囊进行非创伤性扩张。

六、监护

目前尚缺乏有关术后观察的循证依据，显然早期发现肿瘤会更容易切除。早期发现可能会降低恶变风险。在首次手术切除时，同时采用外入路获得一个更大的额窦引流通道，或者行改良 Lothrop 术

式，会使内镜下评估肿瘤范围变得更容易。在肿瘤起源部位很难判断的情况下，需要用增强 MRI 作为观察手段。MRI 有助于观察软组织的变化，其准确性高于 CT[26]。大多数肿瘤复发发生在术后 2 年内[27]，而有 17% 发生在术后 5 年内，6% 发生在术后 10 年内[18]。考虑到肿瘤恶变的风险，美国国家综合癌症网络头颈部肿瘤筛查指南（National Comprehensive Cancer Network head and neck oncology screening guidelines）[29]为内翻性乳头状瘤的监控提供了一个良好参考；但对于良性病变而言检查可能过于频繁。指南建议术后第 1 年每 1～3 个月检查一次，第 2 年每 2～4 个月检查一次，第 3～5 年每 4～6 个月检查一次。对内镜下肿瘤起源部位不明确的患者，可以考虑在术后 3 个月、1 年、2 年行影像学检查，或者当症状有变化行影像学检查。对于次全切除、肿瘤 HPV 阳性和复发的患者，应实施更密切的监控方案。

对于特殊患者，尤其是那些不适合外科手术的患者，或者那些有多灶性 / 广泛性病变的患者，可以考虑内翻性乳头状瘤的替代治疗方案。以前放射治疗（radiation therapy，RT）由于可能诱发肿瘤恶变而不被采纳[30]。由于放射治疗和定位技术的发展[31]，加之其与恶变的相关性证据较差[32]，放射治疗可用于特殊患者。这些患者包括不适合外科手术的患者、多灶性 / 广泛性病变或具有相关组织学特征的患者，如高分裂指数、角化过度和鳞状上皮增生[33]。所有 SCCA 患者都应考虑放射治疗。如果有相关的恶变，或者担心切缘阳性或存在远端病变的，则应考虑化疗。抗病毒治疗在复发性呼吸道乳头状瘤的治疗中有一定效果。在一些零散的病例报告中，有成功使用抗病毒药物治疗内翻性乳头状瘤的经验，这被认为是实验性治疗[34, 35]。

参考文献

[1] Buchwald C, Franzmann M-B, Tos M. Sinonasal papillomas: a report of 82 cases in Copenhagen county, including a longitudinal epidemiological and clinical study. Laryngoscope. 1995;105(1):72–9.

[2] Vrabec DP. The inverted Schneiderian papilloma: a clinical and pathological study. Laryngoscope. 1975;85(1):186–220.

[3] Lawson W, Patel ZM. The evolution of management for inverted papilloma: an analysis of 200 cases. Otolaryngol Head Neck Surg. 2009;140(3):330–5.

[4] Califano J, Koch W, Sidransky D, Westra WH. Inverted Sinonasal Papilloma. Am J Pathol. 2000;156(1):333–7.

[5] Macdonald MR, Le KT, Freeman J, Hui MF, Cheung RK, Dosch HM. A majority of inverted sinonasal papillomas carries Epstein-Barr virus genomes. Cancer. 1995;75(9):2307–12.

[6] Madkan VK, Cook-Norris RH, Steadman MC, Arora A, Mendoza N, Tyring SK. The oncogenic potential of human papillomaviruses: a review on the role of host genetics and environmental cofactors. Br J Dermatol. 2007;157(2):228–41.

[7] Syrjänen K, Syrjänen S.Detection of human papillomavirus in sinonasal papillomas: systematic review and meta-analysis. Laryngoscope. 2013;123(1):181–92.

[8] Sham CL, Lee DLY, van Hasselt CA, Tong MCF. A case-control study of the risk factors associated with sinonasal inverted papilloma. Am J Rhinol Allergy. 2010;24(1):e37–40.

[9] Roh H-J, Mun SJ, Cho K-S, Hong S-L. Smoking, not human papilloma virus infection, is a risk factor for recurrence of sinonasal inverted papilloma. Am J Rhinol Allergy. 2016;30(2):79–82.

[10] Roh H-J, Procop GW, Batra PS, Citardi MJ, Lanza DC. Inflammation and the pathogenesis of inverted papilloma. Am J Rhinol. 2004;18(2):65–74.

[11] Shohet JA, Duncavage JA. Management of the frontal sinus with inverted papilloma. Otolaryngol Head Neck Surg. 1996;114(4):649–52.

[12] Walgama E, Ahn C, Batra PS. Surgical management of frontal sinus inverted papilloma: a systematic review. Laryngoscope. 2012;122(6):1205–9.

[13] Wright EJ, Chernichenko N, Ocal E, Moliterno J, Bulsara KR, Judson BL. Benign inverted papilloma with intracranial extension: prognostic factors and outcomes. Skull Base Rep. 2011;1(2):145–50.

[14] Vural E, Suen JY, Hanna E. Intracranial extension of inverted papilloma: an unusual and potentially fatal complication. Head Neck. 1999;21(8):703–6.

[15] Krouse JH. Development of a staging system for inverted papilloma. Laryngoscope. 2000;110(6):965–8.

[16] Cannady SB, Batra PS, Sautter NB, Roh H-J, Citardi MJ. New staging system for sinonasal inverted papilloma in the endoscopic era. Laryngoscope. 2007;117(7):1283–7.

[17] Krouse JH. Endoscopic treatment of inverted papilloma: safety and efficacy. Am J Otolaryngol. 2001;22(2):87–99.

[18] Mirza S, Bradley PJ, Acharya A, Stacey M, Jones NS. Sinonasal inverted papillomas: recurrence, and synchronous and metachronous malignancy. J Laryngol Otol. 2007;121(9):857–64.

[19] Zhao R-W, Guo Z-Q, Zhang R-X. Human papillomavirus infection and the malignant transformation of sinonasal inverted papilloma: a meta-analysis. J Clin Virol. 2016;79:36–43.

[20] Hong S-L, Kim B-H, Lee J-H, Cho K-S, Roh H-J. Smoking and malignancy in sinonasal inverted papilloma. Laryngoscope. 2013;123(5):1087–91.

[21] Bhalla RK, Wright ED. Predicting the site of attachment of sinonasal inverted papilloma. Rhinology. 2009;47(4):345–8.

[22] Chawla A, Shenoy J, Chokkappan K, Chung R. Imaging features of Sinonasal inverted papilloma: a pictorial review. Curr Probl Diagn Radiol. 2016;45(5):347–53.

[23] Jeon TY, Kim H-J, Choi JY, Lee IH, Kim ST, Jeon P, et al. 18F-FDG PET/CT findings of sinonasal inverted papilloma with or without coexistent malignancy: comparison with MR imaging findings in eight patients. Neuroradiology. 2009;51(4):265–71.

[24] Joshi AA, Shah KD, Bradoo RA. Radiological correlation between the anterior ethmoidal artery and the supraorbital ethmoid cell. Indian J Otolaryngol Head Neck Surg. 2010;62(3):299–303.

[25] Palmer JN, Chiu AG. Atlas of endoscopic sinus and skull base surgery: The Netherlands. Elsevier Health Sciences; 2013. 416 p. https://www.elsevier.com/books/ atlas-of-endoscopic-sinus-and-skull-base-surgery/palmer/978-0-323-04408-0

[26] Strong EB, Pahlavan N, Saito D. Frontal sinus fractures: a 28-year retrospective review. Otolaryngol Head Neck Surg. 2006;135(5):774–9.

[27] Busquets JM, Hwang PH. Endoscopic resection of sinonasal inverted papilloma: a meta-analysis. Otolaryngol Head Neck Surg. 2006;134(3):476–82.

[28] Verillaud B, Le Clerc N, Blancal J-P, Guichard J-P, Kania R, Classe M, et al. Mucocele formation after surgical treatment of inverted papilloma of the frontal sinus drainage pathway. Am J Rhinol Allergy. 2016;30(5):181–4.

[29] NCCN Clinical Practice Guidelines in Oncology (NCCN Guidelines® Head and Neck Cancers – NCCN 2014 head-and-neck.pdf [Internet]. [cited 2016 Nov 19]. Available from: http://entcancercare. com/pdf/for_dr/NCCN%202014%20head-and-neck. pdf.

[30] Mabery TE, Devine KD, Harrison EG. The problem of malignant transformation in a nasal papilloma: report of a case. Arch Otolaryngol Chic Ill 1960. 1965;82:296–300.

[31] Strojan P, Jereb S, Borsos I, But-Hadzic J, Zidar N. Radiotherapy for inverted papilloma: a case report and review of the literature. Radiol Oncol. 2013;47(1):71.

[32] Gomez JA, Mendenhall WM, Tannehill SP, Stringer SP, Cassisi NJ. Radiation therapy in inverted papillomas of the nasal cavity and paranasal sinuses. Am J Otolaryngol. 2000;21(3):174–8.

[33] Sauter A, Matharu R, Hörmann K, Naim R. Current advances in the basic research and clinical management of sinonasal inverted papilloma (review). Oncol Rep. 2007;17(3):495–504.

[34] Petersen BL, Buchwald C, Gerstoft J, Bretlau P, Lindeberg H. An aggressive and invasive growth of juvenile papillomas involving the total respiratory tract. J Laryngol Otol. 1998;112(11):1101–4.

[35] Woodcock M, Mollan SP, Harrison D, Taylor D, Lecuona K. Mitomycin C in the treatment of a Schneiderian (inverted) papilloma of the lacrimal sac. Int Ophthalmol. 2010;30(3):303–5.

第 18 章 额窦恶性肿瘤的治疗
Management of Frontal Sinus Malignancy

Aykut A. Unsal　Suat Kilic　Peter F. Svider　Jean Anderson Eloy　著

羡　慕　译　　王明婕　王成硕　校

一、背景

额窦恶性肿瘤较少见，常与良性疾病相混淆。根据美国疾病控制与预防中心（Centers for Disease Control and Prevention，CDC）的数据，美国每年约有 3000 万成年人诊断为鼻窦炎，包括急性鼻窦炎和慢性鼻窦炎。因为鼻窦炎的早期症状和体征难以同鼻窦恶性肿瘤区分，因此很难判断哪些患者需要进一步观察。尤其是在当今医疗环境之下，越来越关注"不必要的"诊疗策略相关的成本，识别潜在严重病例仍然是耳鼻咽喉科医生、初级保健人员、其他专业医生及政策制订者需要关注的重要问题。漏诊恶性病例不仅会带来医疗经济学的不利影响，还隐藏着潜在的法医学问题，相关费用终将转嫁到社会[1-4]。

虽然鼻窦恶性肿瘤的发病率因肿瘤来源不同而有差异，但其发病率在美国为每百万人口 10 例[5-8]。其中额窦恶性肿瘤仅占 1%[5, 9]。由于肿瘤接近颅内和眼眶的重要结构，且病变往往在晚期才被发现，这使得许多可切除的肿瘤患者必须采取特殊的术式。近几十年来的技术创新，带来了更为微创的技术手段[10, 11]；由于对这些手术技术的熟悉程度不同，加之额窦恶性肿瘤相对少见，因此很少有基于人群的数据能够对最佳的肿瘤治疗策略达成最终共识。

美国癌症联合委员会（American Joint Committee on Cancer，AJCC）没有额窦恶性肿瘤分期指南[12]。佛罗里达大学（University of Florida）分期系统是最常用的分期指南[13]。Ⅰ期包括局限于起源部位的肿瘤；Ⅱ期包括延伸到邻近部位的肿瘤，如眼眶、鼻旁窦、皮肤、鼻咽或翼腭窝；Ⅲ期包括侵蚀颅底或翼板和（或）颅内侵犯的肿瘤[13]。

历史上，额窦恶性肿瘤的治疗涉及开放性外科手术及其相关病变。尽管开放性额窦手术近年来已明显减少[14]，但恶性肿瘤仍是使用这些手术（包括额窦闭塞术）的少数情况之一。

二、流行病学

鼻窦恶性肿瘤较为罕见，额窦恶性肿瘤更是如此[5]。在美国，额窦恶性肿瘤约占所有鼻窦恶性肿瘤的 1.2%[5]，年发病率为每千万人 1.1 例[9]。根据最近的人群研究，这类恶性肿瘤的患者最常见在 70—79 岁发病，以男性为主[9]。这些研究中，白种人最常患病，但这可能是由于人口统计偏移造成的差异，因为不同种族间发病率相同[9]。吸烟是所有鼻窦恶性肿瘤的主要环境风险因素，吸烟可导致鼻窦恶性肿瘤的发病率增加 2～3 倍[15]。接触镭表盘漆、木屑、油漆、异丙醇油、二氧化钍、焊接材料也均与鼻腔恶性肿瘤有关[15]。

三、临床表现、诊断和检查

一般情况下，鼻窦恶性肿瘤出现临床症状时已为晚期，通常表现为非特异性症状[15]。因为额窦比其他鼻腔孤立，所以较难做出早期诊断。文献报道的早期症状包括流涕和鼻窦压迫感[16]。这些症状出现在疾病早期，可使额窦恶性肿瘤更易与常见的良性疾病相混淆。单侧鼻塞、嗅觉缺失和眼球突出应怀疑鼻窦肿瘤[16]。

随着肿瘤的生长，肿瘤可侵蚀额骨，导致额部或上眼睑内侧肿胀[16]。临床中大多数病例都是这样的表现，局部症状较少见[9]。这些患者经常被误诊为额窦炎合并骨髓炎，尤其是当伴有感染的迹象，如发热、蜂窝织炎或脓性鼻涕。感染可能继发于肿瘤引起的鼻窦阻塞，因此也可能造成误诊。如果肿瘤侵犯到眼眶，则出现眼球突出、上睑下垂、溢泪或复视。由于额窦的淋巴引流是通过表面皮肤和鼻背的淋巴管进行的，所以若肿瘤未累及表面皮肤或鼻前部黏膜，转移是很少见的。

计算机断层扫描（CT）和磁共振成像（MRI）在确定是否有肿瘤方面很重要。CT特别适合显示骨质侵蚀（图18-1），而MRI在鉴别病变软组织特征方面更为优越。磁共振成像在区分肿瘤和邻近软组织结构以确定病变范围方面特别有用（图18-2）。例如，具有钆增强和脂肪抑制的MRI可以区分肿瘤和脓性分泌物，或显示神经周围侵犯[16]。临床检查和影像学检查对额窦恶性肿瘤的鉴别都十分重要，但只有通过病理组织学检查才能确诊。因此，无论是手术前还是手术时活检都是十分重要的。

四、病理

这部分概述各组织学特异性的流行病学信息，以及诊断和治疗。仅描述了每种组织学亚型的独特方面。因为额窦恶性肿瘤非常罕见，许多讨论适用于一般的鼻窦恶性肿瘤。然而，当阐述额窦特有的信息时会加以强调。

（一）鳞状细胞癌

与其他鼻窦一样，鳞状细胞癌是最常见的额窦恶性肿瘤（FSSCC）[5]。在美国，几乎占额窦恶性肿瘤的40%[9]。吸烟是一个公认的危险因素，接触镍、砷、铬和黄曲霉毒素也与鼻腔鼻窦鳞状细胞癌（SNSCC）有关。面包师、糕点厨师、谷物磨坊工、纺织工人、建筑工人、木材制造工人及木工和细木工人也被认为存在更高的风险[17]。高危型人乳头瘤病毒（HPV）16型、31型和18型的感染也与这些恶性肿瘤有关[18]。此外，5%～10%的鼻窦内翻性乳头状瘤最终会发展为SNSCC[19]。

这些肿瘤的特征性表现为骨质侵蚀伴骨质增生[20, 21]。与液体相比，SNSCC具有中等的T_1信号强

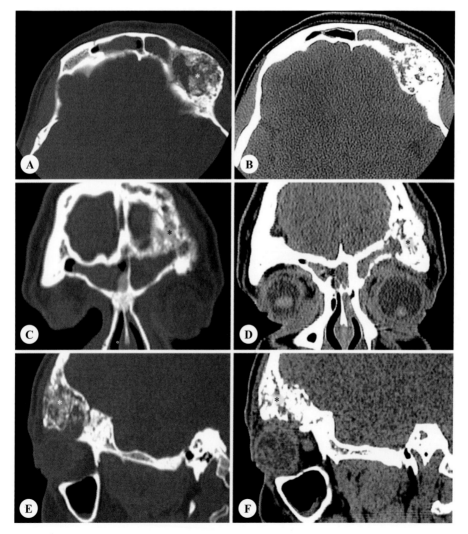

◀ 图18-1 术前轴位（A）骨窗和（B）软组织窗，冠状位（C）骨窗和（D）软组织窗，矢状位（E）骨窗和（F）软组织窗计算机断层扫描显示左额窦混浊，窦后壁破坏，并累及筛窦。注意左额窦外侧骨质呈溶骨性破坏（E和F中的星号）

度和 T_2 低信号强度。较小的病变在影像学上可能表现为信号均匀，而较大的病变由于组织坏死或出血而变得信号较不均匀[22]。晚期患者可以看到颅内侵犯，钆增强、脂肪抑制的 T_1 加权 MRI 是鉴别颅内侵犯的理想方法[22]。虽然这些影像学特征是典型的描述，但 SNSCC 的影像学表现通常是非特异性的。

通常，SNSCC 的治疗是手术后放疗[23]，局部晚期病变可考虑颈部放疗，术后有切缘阳性或恶性肿瘤侵犯神经或淋巴血管结构时，可采用以铂为基础的同步放化疗[23]。对于 FSSCC 没有推荐的特定治疗方案，但一项基于美国人群的研究表明，接近 59%的患者接受手术和放疗，约 21%的病例采用单一放疗，仅 4%的病例采用单一手术治疗[9]。

（二）鳞状细胞癌的变异

鳞状细胞癌的变异肿瘤是一组罕见的恶性肿瘤，具有独特的组织学和临床病理学特征。它们约占 SNSCC 的 7%，由 4 种组织学亚型组成，即疣状鳞状细胞癌（VSCC）、乳头状鳞状细胞癌（PSCC）、梭形细胞（肉瘤样）癌（SCSC）、和基底细胞样鳞状细胞癌（BSCC）[24]。然而，在额窦中，鳞状细胞癌的变异肿瘤非常罕见。最大规模的基于人群的鳞状细胞癌变异肿瘤的研究纳入了约 28%的美国人口，在40 年内只发现了 5 例病例[24]。

每种变异肿瘤都具有独特的特性。例如，与其他变异肿瘤相比，BSCC 往往恶性程度更高。它们可能表现为多灶性病变，并表现出更高的局部侵袭和远处转移倾向。另外，VSCC 传统上被描述为 SCC 的低级变异。无论其病理倾向如何，所有的鳞状细胞癌的变异肿瘤都应积极治疗，尤其是在额窦发现肿瘤时。

（三）腺癌

根据最近一项基于美国人群的研究[9]，腺癌是鼻腔鼻窦中第二或第三常见的恶性肿瘤[5]，也是额窦中第四常见的恶性肿瘤。大多数鼻窦腺癌（SNAC）起

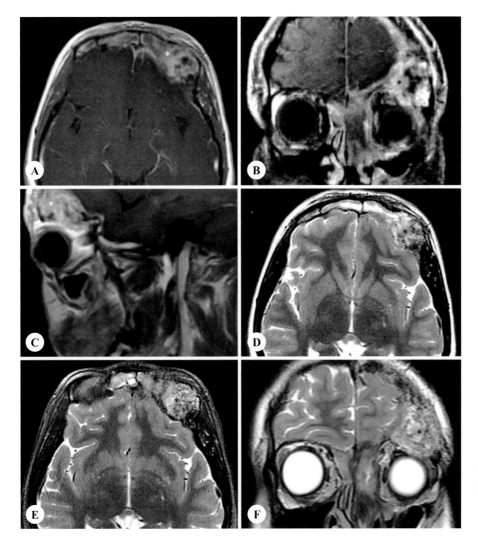

◀ 图 18-2　轴位（A）、冠状位（B）和矢状位（C）T_1 加权钆增强磁共振成像显示左额窦病变延伸至左额叶，硬脑膜明显强化。轴位（D 和 E）和矢状位（F）T_2 加权 MRI 显示病变伴有广泛的骨质破坏（星号）

源于唾液腺组织，但肠型腺癌也存在。在皮革行业工作增加了发生 SNAC 的风险，考虑是由于接触了单宁和铬酸盐。木材工人接触到甲醛基黏合剂、木屑和杂酚油（防腐剂）也会增加患 SNAC 的风险。这些环境暴露也被认为是造成 SNAC 多灶性的原因。由于这些职业过去通常是男性占主导地位，一些研究表明性别分布存在差异。在欧洲对 SNAC 的研究中发现了明显的男性优势[25, 26]，但在美国的研究中却没有发现（美国男性占 65.0%，欧洲男性占 83.6%）[27]。

对于早期低度恶性肿瘤（T_1、T_2），治疗方法是手术切除肿瘤。如果肿瘤出现在晚期，手术切缘呈阳性，或邻近重要结构（如硬脑膜、大脑或眼眶）受累，通常会加用辅助放疗。化疗在 SNAC 中的作用尚不清楚。一些研究表明，使用功能性 TP53 的初始化疗治疗筛窦肠型腺癌是成功的[28-30]。一项研究表明，外科手术后局部使用氟尿嘧啶是有效的[31]。不幸的是，目前还没有研究额窦特异性腺癌的文献，因此本文的讨论并非针对额窦。

（四）腺样囊性癌

鼻窦腺样囊性癌（SNACC）的发病率约为每年每百万人 0.5 例，也极为罕见[32]。然而，它是鼻腔中最常见的涎腺恶性肿瘤[32]。相反，只有 10%～25% 的腺样囊性癌发生在鼻腔。虽然这些恶性肿瘤进展缓慢，但局部破坏性强，有神经侵袭倾向。这对于额窦来说尤其重要，因为破坏邻近重要的结构会造成严重的后果。因此，头颈部的神经结构在影像学研究中值得特别关注。恶性肿瘤很少出现在额窦，一项基于人群的 SNACC 研究在 40 年的时间里只发现了 5 例（0.7%）[33]。

最近的一项系统回顾发现，在 88 位患者的数据中，只有 2 个病例位于额窦[32]。这一系统回顾还表明，SNACC 最常见的治疗方法是联合手术和放疗，但也有采用单一手术治疗或放疗[32]。有学者认为，由于 SNACC 有沿神经周围扩散的特性，SNACC 不太适合内镜下经鼻切除术，因此应首选开放手术[34]。然而，其他研究也证明了内镜方法的成功，没有不良后果[35]。虽然放射治疗对于某些病例是有效的，但单纯放疗并不能治愈该病。它作为单一疗法主要用于不能切除的 T_4 肿瘤，在手术前减小肿瘤的大小，或作为姑息性治疗。

（五）黏液表皮样癌

黏液表皮样癌是头颈部最常见的涎腺恶性肿瘤，但在鼻腔鼻窦中少见。它起源于鼻腔鼻窦的小黏液浆膜腺。一项对 149 例鼻窦黏液表皮样癌的研究发现只有 1 例发生在额窦[36]。大多数病例接受手术和放疗；但是，联合手术和放疗的生存率与单纯手术没有显著差异。

（六）嗅神经母细胞瘤

嗅神经母细胞瘤（ON）是一种起源于鼻腔嗅上皮的神经内分泌恶性肿瘤。然而，在额窦中很少发现。ON 的总发病率约为每年每百万人 0.5 例，性别分布不清。虽然一些研究表明男性略占优势，但另一些研究报告称，男性和女性的发病率大致相等。早期文献表明 ON 具有双峰型的年龄分布；然而，最近的研究表明，年龄为 50 岁或 60 岁的患者发病率最高。常见症状包括鼻塞、鼻出血、头痛、面部疼痛和嗅觉减退 / 嗅觉丧失。由于其神经内分泌起源，ON 与副肿瘤综合征相关，如 ADH 分泌不当综合征、异位 ACTH 综合征、恶性肿瘤体液性高钙血症、儿茶酚胺分泌引起的高血压、视阵挛 – 肌阵挛性 – 共济失调和副肿瘤性小脑退行性变[37]。

在 T_1 加权 MRI 中，ON 通常表现为低于脑灰质的低信号，而 T_2 加权 MRI 成像中，它通常表现为相对于脑灰质的中等到高信号[38]。当有颅内侵犯的证据时，颅内囊肿的存在高度提示了 ON[39]。应该对颈部进行 CT 以确定潜在的颈部淋巴结转移，这种情况可见于 20%～25% 的病例，并且预示着预后较差[40]。颈部淋巴结受累也增加了复发的风险。虽然 AJCC 分期标准可应用于鼻腔、上颌窦或筛窦的 ON 病例，但其独特的临床病理行为造成了 Kadish、Morita、Dulguerov 和 Biller 分别提出 4 种不同分期系统的局面[40]。

嗅神经母细胞瘤进行多模式治疗通常是必要的。目前，广泛接受的治疗方案是通过开放或鼻内镜手术切除肿瘤，然后进行术后放疗。虽然过去曾采用单一方式放射治疗，但最近的研究表明，联合手术和放疗的生存率更高。也有报道在手术前使用放疗作为新辅助治疗。选择性颈淋巴结清扫术并没有显示出更高的生存率，但术后颈部放疗是常见的做法。近年来，调强质子束放射治疗（IMPBRT）因其能使周围结构的辐射剂量最小化而备受青睐。

（七）未分化癌

鼻窦未分化癌（SNUC）与 ON 和神经内分泌癌（SNEC）一样，是神经内分泌癌的一种。在美国，SNUC 的发病率为每年每百万人 0.2 例，很少在额窦发现。患者通常为男性，年龄在 60 岁。一些研究表明与 EB 病毒（EBV）感染有关，但这是有争议的[41]。治疗包括一期手术切除，辅以放疗和（或）化疗。最近一项基于人群的 SNUC 分析表明，与手术联合放疗、单纯手术或单纯放疗相比，手术联合放化疗的患者有更好的生存率[42]。

（八）神经内分泌癌

鼻窦神经内分泌癌是一种少见的神经内分泌恶性肿瘤。它可分为 3 种亚型，即典型类癌、非典型类癌和小细胞癌。SNEC 的发病率为每年每百万人 0.12 例，占所有鼻腔恶性肿瘤的 5%。只有 2% 的 SNEC 位于额窦[43]。虽然对最佳治疗尚无共识，但在一项研究中，大多数患者接受了手术联合放疗的治疗方式[43]。与其他一些组织类型不同，SNEC 倾向对化疗治疗敏感，因此诱导化疗或辅助化疗也被采用。

（九）黏膜黑色素瘤

鼻窦黏膜黑色素瘤（SMM）仅占所有黑色素瘤的 1%，仅约 0.4% 的 SMM 发生于额窦[44]。SMM 是一种侵袭性肿瘤，预后普遍较差，甚至比皮肤黑色素瘤更严重。在影像学上，可能由于压力效应可出现骨质重塑的表现，并且可能具有平缓的骨质边缘[22]。此外，某些病例肿瘤组织可能有大量的黑色素或肿瘤内出血，出现 T_1 高信号；这一特征被认为具有相对特异性，但敏感性不高[22]。SMM 与 c-KIT 原癌基因的高比率相关，一些研究表明伊马替尼可能对此类病例有帮助[45]。最近一个抗 CTLA4 的单克隆抗体（易普利姆玛）已被证实在 III 期或 IV 期对其他治疗无反应的黑色素瘤患者有效[46]。治疗方式主要是手术切除。放射治疗已被证明可以改善局部区域控制，但不能提高生存率。

（十）横纹肌肉瘤

横纹肌肉瘤（RMS）是鼻腔鼻窦最常见的肉瘤[47, 48]。发病率约为每年每百万人 0.34 例[47]。超过一半的鼻窦 RMS（SRMS）患者年龄在 20 岁以下[47]。RMS 有几种不同的组织学亚型；胚胎型是最常见的类型，腺泡型是第二常见的类型。其他类型包括多形性 RMS、混合型 RMS 和神经节分化型 RMS。在成人中，腺泡型 SRMS 更常见[47, 49]，而胚胎型 SRMS 在儿童和青少年中更为常见[47]。这些是侵袭性恶性肿瘤，与累及身体其他部位的 RMS 相比，SRMS 预后较差。

磁共振成像有助于鉴别鼻窦癌和 SRMS。在 T_1 加权 MRI 中，与灰质相比，SRMS 可能表现为等强度；在 T_2 加权 MRI 中，与灰质相比，SRMS 可能表现为高信号。与之相对，鼻窦癌在 T_2 加权 MRI 上不太可能出现高信号[50]。对于 RMS，组间横纹肌肉瘤研究组（Intergroup Rhabdomyosarcoma Study Group，IRSG）建议多模式治疗，包括手术、化疗和放疗[51]。额窦的 RMS 极为罕见；一项基于人群的额窦恶性肿瘤研究在 40 年的时间里只发现了一例病例[9]。

（十一）纤维肉瘤

鼻窦纤维肉瘤（SNFS）是一种罕见疾病。在最近的一项基于人群的研究中，在 39 年的时间里只发现了 51 例病例。其中只有 2 个（约 4%）是在额窦内发现。诊断年龄的平均值和标准差分别为 54.5 岁和 19.8 岁。这些恶性肿瘤转移的可能性很低，而且这些患者在初次发病时远处转移并不常见。因此，与其他鼻腔恶性肿瘤相比，预后良好。外科手术是 SNFS 的主要治疗方式，放疗仅适用于不能切除的疾病，大约 1/3 的患者接受术后放疗。

（十二）血管肉瘤

文献中很少提到鼻窦血管肉瘤（SNAS），大多局限于病例报告和对少数患者的单中心回顾性报告。在一项对 10 例患者的研究中，平均确诊年龄为 47 岁。这些病例均未累及额窦，但文献中有少量额窦血管肉瘤病例报告[52-54]。

（十三）平滑肌肉瘤

鼻窦平滑肌肉瘤是一种罕见的平滑肌恶性肿瘤。文献报道至少有 63 例鼻窦平滑肌肉瘤病例[55]。报告的平均确诊年龄略高于 46 岁，性别分布大致相同。它可能与放疗、化疗或视网膜母细胞瘤的病史有关[55]。大多数病例都是手术切除肿瘤，然后放疗。化疗主要用于姑息性治疗[55]。

（十四）软骨肉瘤

鼻窦软骨肉瘤（SCS）是由透明软骨起源的恶性肿瘤。在一项系统回顾中有 161 例确诊病例，其中 69 例位于鼻中隔。据报道，确诊时的平均年龄约为 42 岁[56]。在研究中，几乎 75% 的病例主要接受手术治疗，而 20% 的病例接受手术和放疗。在 CT 影像中，SCS 通常表现为明显增强。与骨肉瘤所呈现的"日光放射征"不同，在影像学上，SCS 表现为缝线边缘和曲线样钙化[22]。SCS 转移的可能性很低，但局部复发率很高。在一项单中心的回顾性综述中，报告了 28 例头颈部软骨肉瘤病例，其中 1 例位于额窦。

（十五）弥漫性大 B 细胞淋巴瘤

在西方国家，鼻窦非霍奇金淋巴瘤（NHL）仅占所有 NHL 的 0.2%～2.0%[57]。最常见的组织学亚型是弥漫性大 B 细胞淋巴瘤（DLBCL）。确诊时的平均年龄约为 66 岁，性别分布似乎没有差异[58]。DLBCL 是额窦第二常见的恶性肿瘤[9]。虽然额窦是 DLBCL 最不常见的鼻窦发病部位，但 DLBCL 是额窦第二常见的恶性肿瘤。鼻窦淋巴瘤的影像学表现为骨重塑。在 T_1 MRI 上，鼻窦淋巴瘤与肌肉呈等信号强度，强化后通常至少有中度增强[22]。在 T_2 MRI 中，它们相对肌肉呈高信号，相对黏膜呈低信号[22]。治疗以放射治疗为主，晚期则以放化疗为主。根据一项研究，只有约 20% 的额窦 DLBCL 患者接受了单独手术。与其他额窦恶性肿瘤相比，额窦 DLBCL 的预后非常好[9]。

（十六）结外 NK/T 细胞淋巴瘤

鼻窦结外 NK/T 细胞淋巴瘤（SN-ENKTL）是起源于自然杀伤细胞或 T 细胞的 NHL。因为其在骨、软骨和软组织中具有侵袭性，因此曾被称为"致命中线肉芽肿"。SN-ENKTL 被认为是在 EBV 感染后发生的，研究表明 EBV 滴度越高，预后越差。平均确诊年龄约为 50 岁，比鼻腔 DLBCL 和鼻腔恶性肿瘤总体都要年轻得多。它很少发生在额窦，在一项持续 40 年的人群研究中只有 2 个病例被确诊。SN-ENKTL 是许多亚洲国家的地方病，因此在美国人口中的代表性可能不足。在影像学上，SN-ENKTL 比 DLBCL 更可能表现为溶解性破坏[22]。SN-ENKTL 的预后比鼻腔 DLBCL 差得多。

（十七）血管外皮细胞瘤

鼻窦血管外皮细胞瘤（SN-HPC）是一种罕见的血管恶性肿瘤，约占头颈部血管外皮细胞瘤的 1/5[59]。这些恶性肿瘤往往起源于小血管周围。据报道复发率高[60-63]。额窦血管外皮细胞瘤的发病率尚不清楚；然而，文献报道至少有一例这样的病例[64]。

（十八）浆细胞瘤

浆细胞瘤是单克隆 B 细胞恶性肿瘤。可分为 3 类，即髓外浆细胞瘤（EMP）、孤立性骨浆细胞瘤和多发性骨髓瘤。尽管 EMP 是一种罕见的恶性肿瘤，但它相对好发于头颈部，尤其是鼻腔。不同种族之间的发病率大致相同，男性占优势，男女比例超过

2∶1。联合手术和辅助放疗是最常用的治疗方法[65]，但由于这些肿瘤具有高度的放射敏感性，在大量病例中单独使用放疗是可行的[66]。无论选择何种治疗策略，预后似乎都很好。然而，由于只有约 1.4% 的鼻窦 EMP 出现在额窦，这些数据可能不能推广到额窦 EMP[65]。值得注意的是，这些恶性肿瘤可能发展为多发性骨髓瘤，因此在评估时应包括适当的检查。

五、治疗

由于鼻窦癌的罕见性，目前还没有基于随机临床试验证据的治疗方法。大多数建议是基于单中心的回顾性研究，这些研究所涉及的发病部位、病理学属性和治疗方式分布都很广泛。一项基于人群额窦恶性肿瘤的研究表明，约 49% 的病例接受手术和放疗，13% 的病例仅接受手术，20% 的病例仅接受放疗[9]。

对于以上讨论过的不同病理类型的额窦原发肿瘤，手术联合或不联合放化疗的治疗都是必不可少的。对于常见的病理类型，如鳞状细胞癌，单纯手术切除伴切缘阴性对于无局部浸润迹象的小的早期恶性肿瘤是足够的。不幸的是，大多数额窦肿瘤已是晚期，因此需要辅助放疗。普遍认为，局部控制对于改善远期效果至关重要[9]。单一放射治疗模式的 5 年疾病特异性生存率总体较低，因此通常仅适用于特定的病理类型（如淋巴瘤）[9, 16]。此外，放射治疗在过去有较高的视神经炎并发症发生率（8%），导致失明[67, 68]。然而，放疗常考虑用于晚期患者的姑息治疗。

由于转移到颈淋巴结的可能性很低，选择性颈淋巴结清扫术治疗额窦肿瘤尚未被证明能提高生存率，因此通常不被推荐。目前还没有足够的证据证明辅助化疗在治疗鼻窦肿瘤中的作用，因此不是常规使用的治疗模式[67]。

六、术前计划和手术入路

在进行手术计划之前，首先要评估患者是否适合切除。手术禁忌证包括远处转移和使患者不能耐受全身麻醉的基础病。另外，评估患者的年龄、预后和肿瘤对周围重要结构的侵袭也很重要。原发肿瘤侵犯额叶并不是手术的直接禁忌证。

一旦决定为患者施行手术，关键是要考虑手术的方法，无论是鼻内镜、开放式（颅面入路）还是联

合手术。一般情况下，单纯的内镜下额窦入路适用于良性肿瘤，因为它们对恶性疾病的疗效还没有很好的研究。最近，文献中对额窦 SCC 和嗅神经母细胞瘤的内镜下切除术进行了描述，其结果非常好[69]。然而，这些研究并不多见，颅面入路通过更好地控制局部疾病而显著提高了生存率[9, 16]。因此，本讨论侧重于鼻外入路。最终，实际应用中使用的方法将取决于所需切除的范围。对于任何基于内镜的手术，术前应进行适当的影像导航准备，以跟踪解剖部位。如果要使用外部入路，也可以行额窦的 Caldwell 平片。尽管基于 CT 的影像导航已经大大取代了对平片的依赖，平片可以决定外科医生的解剖范围，以防意外进入颅前窝。

七、手术技术

Lynch 型额筛切除术伴骨成形术可用于罕见的早期额窦肿瘤，肿瘤未累及骨壁、硬脑膜或眶周[70]。经典术式是，起自眉弓内侧的一个 2～3cm 的弧形切口，在鼻背和内眦之间沿着鼻面沟向内向下延伸。应注意保持靠近内侧，以免损伤眶上神经血管束。许多学者主张在邻近内眦时将直线切口中断，改为 W 形，以避免产生内眦部的"弓形"瘢痕畸形。切口向下深达骨膜，然后游离骨膜。额窦底可使用切割钻开放。侵犯额窦间隔的肿瘤需要更大范围的暴露，最好是在两侧各做一个 Lynch 切口，两者通过眉间水平切口呈"H"形相连[16, 67, 68, 70]。但这种方法需要切断两侧眶上神经，导致双侧额头麻木。额窦下壁外侧的肿瘤也可以通过 Lynch 型切口进入。此时，需要将切口向上向外延伸至眉弓，以便掀起额部皮肤。

位于额窦较外侧、体积较大的肿瘤，或侵犯骨壁的肿瘤需要采用双冠入路。这种入路可以获得最佳的额窦暴露。切口位于发际线以上，从头皮的中线顶点开始。切口在发际线内水平向两侧至耳屏的外侧。重要的是要保持这个切口接近头皮顶点的水平，以避免不慎损伤颞浅动脉前支。然后切口垂直向下至颧骨水平，最好隐藏在耳屏前面的耳前皱襞内[16, 67, 70]。头皮内切口应深达颅骨，以使骨膜及其浅层结构易于分离。掀起皮瓣时要注意保护眶上血管和滑车上血管，因为充足的血供在肿瘤切除后的重建中是有用的。外侧和垂直切口深达颞深筋膜，以免伤及分别位于颞顶筋膜和颞上肌腱膜系统（SMAS）

内的颞浅动脉和面神经颞支[16]。然后，将皮瓣大面积向下分离达眶上缘，骨膜仍保留在骨上。

皮瓣分离至眶上缘后，如果肿瘤局限于额窦内，可以掀起额窦前壁骨瓣开放额窦。然而，如果肿瘤累及窦后壁、额叶或其相关的硬脑膜，则应采用单侧或双侧开颅术以利于最佳暴露。需要切除受累的骨、硬脑膜和额叶脑组织以确保彻底切除肿瘤[67, 70]。

在肿瘤侵袭的情况下是否保留眼眶在文献中已引起广泛的争论。传统上，当观察到肿瘤穿透眶周或眼内容物受累时，如果有眶周受累的证据，即建议行眶内容物摘除术[71]，尤其是考虑到这些患者与没有眶壁侵犯的患者相比预后较差[72, 73]。然而，其他研究表明，如果只有眶周受累，并且切除后冰冻切片的边缘呈阴性，其术后生存率不受影响，因此在这种情况下，眼眶可以保留[71, 74]。

八、重建的选择

根据切除的范围来决定切除后缺损的重建，2cm或以下的皮肤缺损可以很容易地利用旋转推进皮瓣重建[16, 67, 68]。然而，由于头皮组织松弛度较差，较大的缺损可能需要使用颞浅动脉供血的游离皮瓣重建[67]。前壁缺损的重建可以通过在额叶开颅术中采集的骨片或采用削减厚度的颅骨移植片并使用金属或可吸收钢板固定来实现[16]。文献[68]中也有报道使用金属网片上覆盖羟基磷灰石骨水泥和甲基丙烯酸甲酯。后壁缺损需要切除剩余的鼻窦，同时完全闭塞额窦引流通道（剥离黏膜），以防止黏液囊肿的发生和脑脊液漏。硬脑膜的重建可通过颅周皮瓣与头皮瓣分离并旋转到位。通常，保存单个眶上蒂就足以使皮瓣成活[67]。在无法利用颅周组织的情况下，可以用尸体硬脑膜、颞肌筋膜或阔筋膜进行硬脑膜重建[16]。眼球摘除术后重建眼眶通常需要使用上覆中厚皮片的颅周皮瓣。肿瘤切除的系统化重建方案至关重要[75]。

九、手术并发症

额窦恶性肿瘤切除术常见的并发症包括伤口裂开和脑脊液漏[69, 70]。文献中报道的并发症发生率约为 20%[67]，手术切除范围和患者的并发症是出现并发症的影响因素。此外，既往手术 / 放疗后的瘢痕组织也会影响伤口愈合，并会增加总体并发症的发生率。切除颅内肿瘤也增加了术后发生脑膜炎的风险。

另外，值得注意的是，切除额叶脑组织或任何对脑组织的操作都可能导致精神状态的改变。

十、术后治疗和护理

对于晚期额窦肿瘤，一些学者主张常规使用辅助放疗[9]。其他学者建议术后放疗仅适用于侵犯窦壁外的额窦肿瘤（即Ⅱ期或Ⅲ期）、病理学侵袭性肿瘤或手术切缘不够的肿瘤[67]。对于辅助化疗的作用还没有达成共识，因为治疗的反应取决于肿瘤的病理类型。

额窦恶性肿瘤的术后监测应在手术或辅助放疗完成后3～4个月开始。钆强化磁共振成像是首选的影像学检查。对于惰性病理学类型肿瘤（如腺样囊性癌），随访时间建议每年1次，逐渐延长至4年或更长时间[67]。

结论

由于肿瘤很少原发于额窦，评估额窦恶性肿瘤治疗效果的资料非常少。尽管如此，以人口为基础的资源，如SEER数据库，使相关数据得以汇总，并提供了一些重要的参考意见。鳞状细胞癌约占额窦恶性肿瘤的一半，比其他部位鼻窦恶性肿瘤的比例要小[5]。疾病特异性生存率（DSS）5年时为41.5%，但必须注意的是，这并不衡定，10年时DSS下降到23.3%。尽管有几个小组报告了他们近年来内镜手术切除肿瘤的经验[69]，但目前仍缺乏针对额窦恶性肿瘤的开放式术式和内镜下切除术式疗效差异的大规模评价性研究。

参考文献

[1] Rayess HM, Gupta A, Svider PF, et al. A critical analysis of melanoma malpractice litigation: should we biopsy everything? Laryngoscope. 2017;127:134–9.

[2] Epstein JB, Kish RV, Hallajian L, Sciubba J. Head and neck, oral, and oropharyngeal cancer: a review of medicolegal cases. Oral Surg Oral Med Oral Pathol Oral Radiol. 2015;119:177–86.

[3] Lydiatt DD, Sewell RK. Medical malpractice and sinonasal disease. Otolaryngol Head Neck Surg. 2008;139:677–81.

[4] Svider PF, Husain Q, Kovalerchik O, et al. Determining legal responsibility in otolaryngology: a review of 44 trials since 2008. Am J Otolaryngol. 2013;34:699–705.

[5] Dutta R, Dubal PM, Svider PF, Liu JK, Baredes S, Eloy JA. Sinonasal malignancies: a population-based analysis of site-specific incidence and survival. Laryngoscope. 2015;125:2491–7.

[6] Turner JH, Reh DD. Incidence and survival in patients with sinonasal cancer: a historical analysis of population-based data. Head Neck. 2012;34:877–85.

[7] Kuijpens JH, Louwman MW, Peters R, Janssens GO, Burdorf AL, Coebergh JW. Trends in sinonasal cancer in the Netherlands: more squamous cell cancer, less adenocarcinoma. A population-based study 1973–2009. Eur J Cancer. 2012;48:2369–74.

[8] Youlden DR, Cramb SM, Peters S, et al. International comparisons of the incidence and mortality of sinonasal cancer. Cancer Epidemiol. 2013;37:770–9.

[9] Bhojwani A, Unsal A, Dubal PM, et al. Frontal sinus malignancies: a population-based analysis of incidence and survival. Otolaryngol Head Neck Surg. 2016;154:735–41.

[10] Eloy JA, Svider PF, Setzen M. Preventing and managing complications in frontal sinus surgery. Otolaryngol Clin N Am. 2016;49:951–64.

[11] Folbe AJ, Svider PF, Eloy JA. Anatomic considerations in frontal sinus surgery. Otolaryngol Clin N Am. 2016;49:935–43.

[12] Frederick L, Page DL, Fleming ID et al. AJCC cancer staging manual. New York: Springer Science & Business Media, 2002.

[13] Katz TS, Mendenhall WM, Morris CG, Amdur RJ, Hinerman RW, Villaret DB. Malignant tumors of the nasal cavity and paranasal sinuses. Head Neck. 2002;24:821–9.

[14] Svider PF, Sekhsaria V, Cohen DS, Eloy JA, Setzen M, Folbe AJ. Geographic and temporal trends in frontal sinus surgery. Int Forum Allergy Rhinol. 2015;5:46–54.

[15] Kilic S, Shukla PA, Marchiano EJ, et al. Malignant primary neoplasms of the nasal cavity and paranasal sinus. Curr Otorhinolaryngol Rep. 2016:1–10.

[16] Gourin CG, Terris DJ. Frontal sinus malignancies. In: The frontal sinus. Berlin/Heidelberg: Springer; 2005. p. 165–78.

[17] Luce D, Leclerc A, Morcet JF, et al. Occupational risk factors for sinonasal cancer: a case-control study in France. Am J Ind Med. 1992;21:163–75.

[18] Bishop JA, Guo TW, Smith DF, et al. Human papillomavirus-related carcinomas of the sinonasal tract. Am J Surg Pathol. 2013;37:185–92.

[19] Karligkiotis A, Lepera D, Volpi L, et al. Survival outcomes after endoscopic resection for sinonasal squamous cell carcinoma arising on inverted papilloma. Head Neck. 2016;38:1604–14.

[20] Zhang H-Z, Li Y-P, LEI S, et al. Primary carcinoma of the frontal sinus with extensive intracranial invasion: a case report and review of the literature. Oncol Lett. 2014;7:1915–8.

[21] Brownson RJ, Ogura JH. Primary carcinoma of the frontal sinus. Laryngoscope. 1971;81:71–89.

[22] Koeller KK. Radiologic features of sinonasal tumors. Head Neck Pathol. 2016;10:1–12.

[23] Lund VJ, Stammberger H, Nicolai P, et al. European position paper on endoscopic management of tumours of the nose, paranasal sinuses and skull base. Rhinol Suppl. 2010:1–143.

[24] Vazquez A, Khan MN, Blake DM, Patel TD, Baredes S, Eloy JA. Sinonasal squamous cell carcinoma and the prognostic implications of its histologic variants: a population-based study. Int Forum Allergy Rhinol. 2015;5:85–91. Wiley Online Library

[25] Bernardo T, Ferreira E, Silva JC, Monteiro E. Sinonasal adenocarcinoma—experience of an oncology center. Int J Otolaryngol Head Neck Surg. 2013;2(1):13–6.

[26] Cantu G, Solero CL, Mariani L, et al. Intestinal type adenocarcinoma of the ethmoid sinus in wood and leather workers: a retrospective study of 153 cases. Head Neck. 2011;33:535–42.

[27] D'Aguillo CM, Kanumuri VV, Khan MN, et al. Demographics and survival trends of sinonasal adenocarcinoma from 1973 to 2009. Int

Forum Allergy Rhinol. 2014;4:771–6. Wiley Online Library

[28] Licitra L, Suardi S, Bossi P, et al. Prediction of TP53 status for primary cisplatin, fluorouracil, and leucovorin chemotherapy in ethmoid sinus intestinal-type adenocarcinoma. J Clin Oncol. 2004;22:4901–6.

[29] Bossi P, Perrone F, Miceli R, et al. Tp53 status as guide for the management of ethmoid sinus intestinal-type adenocarcinoma. Oral Oncol. 2013;49:413–9.

[30] Kang JH, Cho SH, Kim JP, et al. Treatment outcomes between concurrent chemoradiotherapy and combination of surgery, radiotherapy, and/or chemotherapy in stage III and IV maxillary sinus cancer: multi- institutional retrospective analysis. J Oral Maxillofac Surg. 2012;70:1717–23.

[31] Knegt PP, Ah-See KW, vd Velden L-A, Kerrebijn J. Adenocarcinoma of the ethmoidal sinus complex: surgical debulking and topical fluorouracil may be the optimal treatment. Arch Otolaryngol Head Neck Surg. 2001;127:141–6.

[32] Husain Q, Kanumuri VV, Svider PF, et al. Sinonasal adenoid cystic carcinoma systematic review of survival and treatment strategies. Otolaryngol Head Neck Surg. 2013;148:29–39.

[33] Unsal AA, Chung SY, Zhou AH, Baredes S, Eloy JA. Sinonasal adenoid cystic carcinoma: a population- based analysis of 694 cases. Int Forum Allergy Rhinol. 2017;7(3):312–20.

[34] Poetker DM, Toohill RJ, Loehrl TA, Smith TL. Endoscopic management of sinonasal tumors: a preliminary report. Am J Rhinol. 2005;19:307–15.

[35] Nicolai P, Battaglia P, Bignami M, et al. Endoscopic surgery for malignant tumors of the sinonasal tract and adjacent skull base: a 10– year experience. Am J Rhinol. 2008;22:308–16.

[36] Patel TD, Vázquez A, Patel DM, Baredes S, Eloy JA. A comparative analysis of sinonasal and salivary gland mucoepidermoid carcinoma using population-based data. Int Forum Allergy Rhinol. 2015;5:78–84. Wiley Online Library

[37] Kunc M, Gabrych A, Czapiewski P, Sworczak K. Paraneoplastic syndromes in olfactory neuroblastoma. Contemp Oncol (Pozn). 2015;19:6–16.

[38] Dublin AB, Bobinski M. Imaging characteristics of olfactory neuroblastoma (esthesioneuroblastoma). J Neurol Surg B Skull Base. 2016;77:001–5.

[39] Som PM, Lidov M, Brandwein M, Catalano P, Biller HF. Sinonasal esthesioneuroblastoma with intracranial extension: marginal tumor cysts as a diagnostic MR finding. AJNR Am J Neuroradiol. 1994;15:1259–62.

[40] Ow TJ, Bell D, Kupferman ME, DeMonte F, Hanna EY. Esthesioneuroblastoma. Neurosurg Clin N Am. 2013;24:51–65.

[41] Cerilli LA, Holst VA, Brandwein MS, Stoler MH, Mills SE. Sinonasal undifferentiated carcinoma: immunohistochemical profile and lack of EBV association. Am J Surg Pathol. 2001;25:156–63.

[42] Kuo P, Manes RP, Schwam ZG, Judson BL. Survival outcomes for combined modality therapy for sinonasal undifferentiated carcinoma. Otolaryngol Head Neck Surg. 2016;0194599816670146

[43] Patel TD, Vazquez A, Dubal PM, Baredes S, Liu JK, Eloy JA. Sinonasal neuroendocrine carcinoma: a population-based analysis of incidence and survival. Int Forum Allergy Rhinol. 2015;5:448–53.

[44] Khan MN, Kanumuri VV, Raikundalia MD, et al. Sinonasal melanoma: survival and prognostic implications based on site of involvement. Int Forum Allergy Rhinol. 2014;4:151–5.

[45] Hodi FS, Corless CL, Giobbie-Hurder A, et al. Imatinib for melanomas harboring mutationally activated or amplified KIT arising on mucosal, acral, and chronically sun-damaged skin. J Clin Oncol. 2013;31:3182–90.

[46] Del Vecchio M, Di Guardo L, Ascierto PA, et al. Efficacy and safety of ipilimumab 3 mg/kg in patients with pretreated, metastatic, mucosal melanoma. Eur J Cancer. 2014;50:121–7.

[47] Sanghvi S, Misra P, Patel NR, Kalyoussef E, Baredes S, Eloy JA. Incidence trends and long-term survival analysis of sinonasal rhabdomyosarcoma. Am J Otolaryngol. 2013;34:682–9.

[48] Unsal AA, Chung SY, Unsal AB, Baredes S, Eloy JA. Sinonasal rhabdomyosarcoma: a populationbased analysis. Otolaryngol Head Neck Surg. 2017;157(1):142–9.

[49] Szablewski V, Neuville A, Terrier P, et al. Adult sinonasal soft tissue sarcoma: analysis of 48 cases from the French Sarcoma Group database. Laryngoscope. 2015;125:615–23.

[50] Wang X, Song L, Chong V, Wang Y, Li J, Xian J. Multiparametric MRI findings of sinonasal rhabdomyosarcoma in adults with comparison to carcinoma. J Magn Reson Imaging. 2017;45:998–1004.

[51] Raney RB, Maurer HM, Anderson JR, et al. The Intergroup Rhabdomyosarcoma Study Group (IRSG): major lessons from the IRS-I through IRS-IV studies as background for the current IRS-V treatment protocols. Sarcoma. 2001;5:9–15.

[52] Tomovic S, Kalyoussef E, Mirani NM, Baredes S, Eloy JA. Angiosarcoma arising from the frontal sinus. Am J Otolaryngol. 2014;35:806–9.

[53] Haferkamp C, Pressler H, Koitschev A. Angiosarcoma of the frontal sinus. Case report and review of the literature. HNO. 2000;48:684–8.

[54] Smith MT, Latella PD, Schnee I. Angio-fibrosarcoma of the ethmoid and frontal sinuses complicated by osteomyelitis of the frontal bone and epidural abscess. Ann Otol Rhinol Laryngol. 1950;59:650–6.

[55] Ulrich CT, Feiz-Erfan I, Spetzler RF, et al. Sinonasal leiomyosarcoma: review of literature and case report. Laryngoscope. 2005;115:2242–8.

[56] Khan MN, Husain Q, Kanumuri VV, et al. Management of sinonasal chondrosarcoma: a systematic review of 161 patients. Int Forum Allergy Rhinol. 2013;3:670–7.

[57] Quraishi MS, Bessell EM, Clark D, Jones NS, Bradley PJ. Non-Hodgkin's lymphoma of the sinonasal tract. Laryngoscope. 2000;110:1489–92.

[58] Kanumuri VV, Khan MN, Vazquez A, Govindaraj S, Baredes S, Eloy JA. Diffuse large B-cell lymphoma of the sinonasal tract: analysis of survival in 852 cases. Am J Otolaryngol. 2014;35:154–8.

[59] Dahodwala MQ, Husain Q, Kanumuri VV, Choudhry OJ, Liu JK, Eloy JA. Management of sinonasal hemangiopericytomas: a systematic review. Int Forum Allergy Rhinol. 2013;3:581–7.

[60] Compagno J, Hyams VJ. Hemangiopericytoma-like intranasal tumors. A clinicopathologic study of 23 cases. Am J Clin Pathol. 1976;66:672–83.

[61] Fletcher CD. Distinctive soft tissue tumors of the head and neck. Mod Pathol. 2002;15:324–30.

[62] Eichhorn JH, Dickersin GR, Bhan AK, Goodman ML. Sinonasal hemangiopericytoma. A reassessment with electron microscopy, immunohistochemistry, and long-term follow-up. Am J Surg Pathol. 1990;14:856–66.

[63] Tessema B, Eloy JA, Folbe AJ, et al. Endoscopic management of sinonasal hemangiopericytoma. Otolaryngol Head Neck Surg. 2012;146:483–6.

[64] Koscielny S, Bräuer B, Förster G. Hemangiopericytoma: a rare head and neck tumor. Eur Arch Otorhinolaryngol. 2003;260:450–3.

[65] Patel TD, Vázquez A, Choudhary MM, Kam D, Baredes S, Eloy JA. Sinonasal extramedullary plasmacytoma: a population-based incidence and survival analysis. Int Forum Allergy Rhinol. 2015;5:862–9. Wiley Online Library

[66] D'Aguillo C, Soni RS, Gordhan C, Liu JK, Baredes S, Eloy JA. Sinonasal extramedullary plasmacytoma: a systematic review of 175 patients. Int Forum Allergy Rhinol. 2014;4:156–63. Wiley Online Library

[67] Osguthorpe JD, Richardson M. Frontal sinus malignancies. Otolaryngol Clin N Am. 2001;34:269–81.

[68] Balikian RV, Smith RV. Frontal sinus malignancies. Oper Tech Otolaryngol Head Neck Surg. 2004;15:42–9.

[69] Selleck AM, Desai D, Thorp BD, Ebert CS, Zanation AM. Management

of frontal sinus tumors. Otolaryngol Clin N Am. 2016;49:1051–65.

[70] Catalano PJ, Sen C. Management of anterior ethmoid and frontal sinus tumors. Otolaryngol Clin N Am. 1995;28:1157–74.

[71] Imola MJ, Schramm VL Jr. Orbital preservation in surgical management of sinonasal malignancy. Laryngoscope. 2002;112:1357–65.

[72] Neel GS, Nagel TH, Hoxworth JM, Lal D. Management of orbital involvement in sinonasal and ventral skull base malignancies. Otolaryngol Clin N Am. 2017;50(2):347–64.

[73] Carrau RL, Segas J, Nuss DW, et al. Squamous cell carcinoma of the sinonasal tract invading the orbit. Laryngoscope. 1999;109:230–5.

[74] McCary WS, Levine PA, Cantrell RW. Preservation of the eye in the treatment of sinonasal malignant neoplasms with orbital involvement. A confirmation of the original treatise. Arch Otolaryngol Head Neck Surg. 1996;122:657–9.

[75] Lal D, Cain RB. Updates in reconstruction of skull base defects. Curr Opin Otolaryngol Head Neck Surg. 2014;22(5):419–28.

第 19 章 系统性炎症性疾病时额窦炎的治疗
Managing Frontal Sinusitis from Systemic Inflammatory Disease

Lester E. Mertz　Rohit Divekar　Matthew A. Rank　著

施云翰　李祖飞　译　马晶影　周　兵　校

缩略词

ACE	angiotensin-converting enzyme	血管紧张素转换酶
ACR	American College of Rheumatology	美国风湿病学院
AERD	aspirin-exacerbated respiratory disease	阿司匹林加重性呼吸系统疾病
AFS	allergic fungal sinusitis	变应性真菌性鼻窦炎
ANCA	anti-neutrophil cytoplasmic antibody	抗中性粒细胞胞浆抗体
Anti-MPO ab	anti-myeloperoxidase antibody	抗髓过氧化物酶抗体
Anti-PR3 ab	anti-proteinase 3 antibody	抗蛋白酶 3 抗体
BVAS	Birmingham vasculitis activity score	伯明翰血管炎活动性评分
BVAS/WG	BVAS for Wegener's granulomatosis (GPA)	BVAS 用于韦格纳肉芽肿
C-ANCA	cytoplasmic anti-neutrophil cytoplasmic antibody	细胞质抗中性粒细胞胞浆抗体
CF	cystic fibrosis	囊性纤维化
CHCC	Chapel Hill Consensus Conference	教会山会议共识
CIMDL	cocaine-induced midline destructive lesions syndrome	可卡因诱导的中线破坏性损伤综合征
CRP	C-reactive protein	C 反应蛋白
CRS	chronic rhinosinusitis	慢性鼻窦炎
CRSsNP	chronic rhinosinusitis without (sans) nasal polyp	慢性鼻窦炎不伴鼻息肉
CRSwNP	chronic rhinosinusitis with nasal polyp	慢性鼻窦炎伴鼻息肉
CVID	common variable immune deficiency	普通变异型免疫缺陷病
EGPA	eosinophilic granulomatosis with polyangiitis (Churg-Strauss syndrome)	嗜酸性肉芽肿伴多血管炎（Churg-Strauss 综合征）
EMA	European Medical Agency	欧洲医疗管理局
ENT	ear, nose, and throat	耳鼻喉
ESR	erythrocyte sedimentation rate	红细胞沉降率

EULAR	European League Against Rheumatism	欧洲抗风湿病联盟
GPA	granulomatosis with polyangiitis (Wegener's granulomatosis)	肉芽肿性多血管炎（韦格纳肉芽肿）
HEENT	head, eye, ear, nose, and throat	眼耳鼻喉头颈
HIV	human immunodeficiency virus	人体免疫缺损病毒
Ig	immunoglobulin	免疫球蛋白
IgG4-RD	IgG4-related disease	IgG4 相关疾病
MPA	microscopic polyangiitis	显微镜下多血管炎
P-ANCA	perinuclear anti-neutrophil cytoplasmic antibody	核周抗中性粒细胞胞浆抗体
PCD	primary ciliary dyskinesia	原发性纤毛运动障碍
TMP/SMX	trimethoprim/sulfamethoxazole	复方新诺明（磺胺甲噁唑 + 甲氧苄啶）
VDI	vasculitis damage index	血管炎损害指数

一、慢性鼻窦炎

在优化慢性鼻窦炎（CRS）的药物治疗之前，应认真考虑 CRS 的病因和分类。在本章中，我们将重点阐述表现为慢性额窦炎的 CRS，并特别关注自身免疫及肉芽肿相关的疾病。额窦炎的鉴别诊断非常广泛，但最常见原因是局限性 CRS［伴或不伴鼻息肉病（CRSwNP/CRSsNP）］。我们提倡从患者上呼吸道以外的症状开始评估，然后对内镜和影像学检查以及既往干预措施反应进行回顾，最终行常规的体格检查。并非所有 CRS 的患者都需要详尽的评估。例如，当患者仅有鼻塞和嗅觉减退的局部症状，影像学及内镜检查表现为全组鼻窦炎及鼻息肉，如果症状在内镜下鼻窦手术和局部应用皮质类固醇激素的治疗后好转，那么相比常规的病史和体格检查，患者更不可能受益于烦琐的系统性疾病评估。实际上，大多数表现为 CRS 的患者并无与 CRS 相关系统性疾病。学习 CRS 相关系统性疾病的一般特点和鉴别要点，将有助于决定何时进行额外的诊断评估。

二、慢性鼻窦炎的诊断

第一步是明确 CRS 的诊断。头痛疾病经常与 CRS 相似，因此，回顾所有先前的（包括在任何外科介入前的）额窦 CT 和 MRI 扫描图像，对诊断很有帮助[1]。除了明确诊断以外，在图像上的特征表现还可以帮助开始诊断流程。图 19-1 作为异常额窦成像表现的启动流程图。药物和手术治疗效果不佳的患者，或影像学表现为骨炎但没有既往手术史的患者应考虑额外的实验室检查，包括全血细胞五分类计数；C 反应蛋白（CRP）；红细胞沉降率（ESR）；免疫球蛋白（A、G、E、M）；血管紧张素转换酶（ACE）；抗中性粒细胞胞质抗体（ANCA）；维生素 D；破伤风、白喉、肺炎链球菌、人类免疫缺陷病毒（HIV）的特异性抗体反应；T 细胞、B 细胞计数；囊性纤维化（CF）试验［汗液氯化物和（或）遗传性］，以及葡萄球菌肠毒素的 IgE。对疾病顽固复发者应注重气源性过敏原检测。如手术时发现化脓性病灶，应在内镜引导下取标本进行需氧菌、厌氧菌或真菌培养。可以由鼻窦黏膜进行活组织检查以排除血管炎的特征。但必须指出，即使患者已证实患有系统性血管炎，典型的血管炎也常常无法在黏膜活检中发现，因此活检中缺乏血管炎表现并不能证明没有系统性血管炎。手术中切除的筛窦组织的病理报告有助于炎症的严重程度划分和特征展现[2]。

三、慢性额窦炎相关系统性疾病的识别模式

（一）自身免疫性和肉芽肿性疾病

1. 背景　变应性肉芽肿性多血管炎（EGPA，旧称 Churg-Strauss 综合征），肉芽肿性多血管炎（GPA，旧称韦格纳肉芽肿），IgG4 相关疾病（IgG4-RD），结节病及可卡因诱导的中线破坏性损伤（CIMDL）

综合征当中，包含了显著的耳鼻喉科的特征表现。耳鼻咽喉科医生应当熟悉这些病征，因为患者可能在获得正式诊断之前首先就诊于耳鼻喉科医生。其他的耳鼻喉科症状通常发生在之后的临床病程当中。这些综合征的严重多部位及系统性表现可能与耳鼻喉科症状同时或随后出现。CRS 是这些综合征最常见的耳鼻喉科表现。

对这些疾病的识别可能会很困难，因为其本身很少见，并且在日常的耳鼻咽喉科诊疗当中不常遇到。表 19-1 总结了最近这些疾病在一般人群当中发病率和患病率的估计值，尽管结节病相比于 EGPA或 GPA 更加常见，但 CRS 更多是 GPA 和 EGPA 的特征。IgG4-RD 是一种最近认定的系统性纤维炎性疾病，仅获得了日本的大致患病率估计值。CIMDL仅见于可卡因使用者当中。报道 EGPA 和 GPA 耳鼻咽喉科表现的论文数量远远超过了 CIMDL，结节病

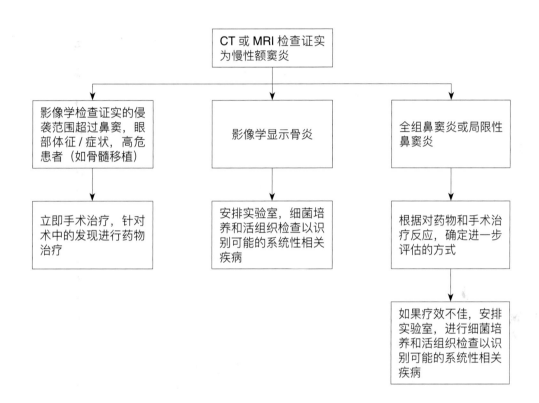

▲ 图 19-1　异常额窦影像学表现的启动流程图，当符合相应的临床状况应考虑额外检查

表 19-1　免疫介导的肉芽肿和 CRS 病因的流行病学				
疾　病	发病率 [a]		患病率 [a]	
EGPA	1.5	英国 [b]	10.7	法国 [c]
GPA	8.2	英国 [b]	23.7	法国 [c]
CIMDL	罕见（可卡因使用者）		罕见	
结节病	178	非洲裔美国人 [d]	1414	非洲裔美国人 [d]
	81	欧裔美国人 [d]	217	欧裔美国人 [d]
	100	美国 [e]		
IgG4-RD	未知		2.8～10.8	日本 [f]

a. 每 1 000 000 人口；b. 文献 [3]；c. 文献 [4]；d. 文献 [5]；e. 文献 [6]；f. 文献 [7]

和 IgG4-RD 的，并相对的反映在了下方的报道中。

2. 发病机制

(1) EGPA：ANCA 相关性血管炎包括 GPA、MPA（显微镜下多血管炎）及 EGPA。这些疾病的分类和流行病学最近得到了总结[8]。哮喘和变应性鼻炎在 90%～100% 的 EGPA 患者当中首先表现，代表了该疾病的第一个阶段[9]。尽管一般人群中很少发生 EGPA，但是在已存在哮喘和变应性鼻炎的患者当中，其发病率明显要高。第二阶段通常定义为进行性嗜酸性粒细胞增多伴嗜酸粒细胞组织浸润，可能影响到肺脏和心脏，并可能导致心肌病。当血管炎最常影响到皮肤，周围神经和肾脏时，患者便可能发展到第三阶段，其与 ANCA 的出现并不一致。并非每位有 ANCA 的患者都表现出血管炎，也并不是每位血管炎的患者都有 ANCA，尽管在一项涉及 31 个 EGPA 相关性肾病的患者的研究当中，所有 16 位新月体性坏死性肾血管炎患者均为 ANCA 阳性[10]。EGPA 发展的发病机制和演变机制仍是未知，但可能类似于 GPA（见下文），即血管炎和嗜酸性成分是同一个病理过程的不同方面[11]。一般情况下，嗜酸性粒细胞胞外诱捕细胞凋亡（ETosis）可能与嗜酸性粒细胞疾病有关[12]，但并未直接参与到 EGPA 的发病机制当中[13]。所有的血管炎性疾病，包括 EGPA 和 GPA，均表现出活动性炎症和不可逆的损害，分别由 BVAS（伯明翰血管炎活动性评分）[14] 和 VDI（血管炎损害指数）[15] 来量化。这两项评分均包括了耳鼻喉的特定子评分（表 19-2）。GPA 存在的特殊 BVAS（BVAS/WG），但没有针对 EGPA 的特殊 BVAS。由早期 EGPA 研究发展而来的五因素评分[18, 19] 可以在一些（不是全部）研究中预测死亡率[20-22]。有趣的是，有耳鼻喉表现的 EGPA 表现出了更低的发病率和死亡率。

(2) GPA：GPA 作为一个比 EPGA 更常见的疾病，已经得到了更加深入的研究，不像 EGPA，GPA 在发病前并没有非常清晰的临床前驱症状，尽管约 75% 的患者在初诊时表现为头部或鼻部症状，其中鼻窦炎约占 50%[23, 24]。携带和感染金黄色葡萄球菌的慢性鼻窦炎有更频繁的初始鼻窦 GPA 发作，更多的鼻窦 GPA 活动和更大的系统性复发风险[25-30]。有学者提出葡萄球菌中毒性休克综合征毒素 1 在其中具有一定作用[31]，这种超抗原或者其他葡萄球菌抗原被黏膜抗原提呈细胞发现时，会导致免疫系统的

表 19-2　ANCA 相关性血管炎的 ENT 活动和损伤子评分	
第 3 版 BVAS 的 ENT 子评分[14]	• 鼻血 / 硬结 / 溃疡 / 肉芽肿 • 鼻窦受累 • 声门下狭窄 • 传导性听力损失 • 感音神经性听力损失
BVAS/WG 的 ENT 子评分[16]	• 鼻血 / 硬结 / 溃疡 / 肉芽肿 • 鼻窦受累 • 唾液腺肿胀 • 声门下炎症 • 传导性耳聋 • 感音神经性耳聋
VDI 的 ENT 子评分[15]	• 听力损失 • 鼻塞 / 流涕 / 硬结 • 鼻梁塌陷或鼻中隔穿孔 • 慢性鼻窦炎或骨破坏的影像学证据 • 未经手术的声门下狭窄 • 手术伴声门下狭窄

刺激，以及产生 B 细胞（ANCA）和 T 细胞（肉芽肿）应答[32]。然而有趣的是，GPA 患者显示出相比于健康对照组更低的抗葡萄球菌抗体应答[33]。此外，在鼻活检标本中得到的与抗菌防御机制和上皮屏障功能有关的基因转录谱被发现与鼻金黄色葡萄球菌定植无关，证实了这种定植可能是鼻黏膜屏障受损的结果而非原因[34]。金黄色葡萄球菌在 GPA 的发病机制中的确切作用仍未明确，并且使用复方新诺明（TMP/SMX）预防缓解期 GPA 复发的机制仍不清楚[29]。但需强调，单用 TMP/SMX 或与泼尼松合用在维持病情缓解方面效果均不如甲氨蝶呤[35]。

抗中性粒胞浆抗体作为 ANCA 相关性血管炎的明确特征，在 MPA（主要是抗髓过氧化物酶抗体）和 EGPA 中被认为是致病的直接原因，但在 GPA（抗蛋白酶 3 抗体为主）中作用并不明晰，其 B 细胞和 T 细胞的炎症反应均是特异性的[36]（译者注：GPA 的还是 ANCA 相关血管炎）。抗髓过氧化物酶阳性和抗蛋白酶 3 阳性的血管炎患者不仅在遗传背景上有所区别，同时在对治疗的反应上也有所不同，表明了这 2 种自身抗体的患者有不同的发病机制[37]。重要的是，ANCA 的血清浓度并不总是可信赖的疾病严重程度或复发风险的预测指标，并且血浆置换（一种抗

体介导疾病的合理治疗）的益处尚未证实，仍是正在研究的课题[38]。

由于同时存在对免疫抑制有反应的炎症活动和对免疫抑制无反应的慢性炎症后损伤和继发感染，使得 GPA 的临床特征解释变得更加复杂[14, 15, 38, 39]。炎症活动的本质可能是血管炎或肉芽肿，并且这 2 种炎症反应可能对治疗的反应不尽相同，在一些但不是全部的研究中，肉芽肿对治疗的反应显得更加顽固[40-43]。EGPA 和 GPA 的血管炎活性由伯明翰血管炎活动性评分所总结，GPA 的评分进行了修改（BVAS/WG）[16]，而两者造成的损伤则由 VDI 总结。中性粒细胞胞外诱捕细胞凋亡（NETosis）可能参与了最初的 ANCA 免疫反应和随后的发病机制[44, 45]。与 EGPA 相似，伴随有耳鼻喉症状的 GPA 预测有较轻的病程和更长的生存期，这可能是因为疾病诊断较早或累及耳鼻喉的肉芽肿预示着更轻微的肺脏和肾脏的血管病变[46]。

（3）CIMDL：长期经鼻吸入可卡因会引起鼻窦和全身的炎症性并发症，并可能被可卡因当中的掺杂剂左旋咪唑所加重。局部的和广泛的组织损害都非常常见。当患者有已知的可卡因使用史时，CIMDL 的诊断相对直接。但是当使用史被隐瞒时，因其相似的鼻窦损害和 ANCA 的存在，CIMDL 可能会与 GPA 相混淆[47-49]。左旋咪唑是一种抗蠕虫药，同时也是一种免疫系统刺激剂和抗肿瘤药，在临床上可导致粒细胞缺乏。可卡因本身具有血管收缩和免疫刺激作用[49, 50]。理论上说，最初由可卡因造成的鼻黏膜损害可能导致遗传易感性个体当中 ANCA 的产生，而左旋咪唑的免疫刺激作用使其进一步恶化，并进一步受到局部金黄色葡萄球菌感染的影响。

（4）结节病：最能证实结节病诊断的，是在典型多器官受累的情况下，在其组织活检标本中识别出非干酪（几乎完全的非坏死性）肉芽肿性炎症，且没有替代的肉芽肿性疾病的可靠证据[51]。由于缺乏高特异性的诊断试验，结节病的确诊较为困难[52, 53]。结节病发病机制曾被怀疑与其他肉芽肿性疾病（如结核）相似，尽管高度怀疑结节病存在抗原刺激，但尚未鉴定出明确的微生物或环境抗原[54]。形成肉芽肿需要固有免疫和适应性免疫系统的共同参与，并涉及 T 淋巴细胞、树突状细胞、巨噬细胞、成纤维细胞、B 淋巴细胞和细胞因子[55]。结节病的耳鼻喉受累推测与其他解剖部位受累遵循相同的发病机制。对仅发于鼻窦的结节病的确切诊断是非常困难的，因为许多结节病患者并无症状，并且这种局限性疾病不会造成结节病典型的多器官受累表现。对鼻窦活组织检查中发现非干酪肉芽肿性炎症时，应开始调查其他器官的受累情况，以支持结节病或其他可能的肉芽肿性疾病的诊断[56]。因为许多临床无症状，识别出结节病患者可能是非常困难的，有时在偶然发现肺腺病时才得以诊断。

（5）IgG4-RD：与最近才定义的其他疾病不同，在 2003 年 IgG4-RD 便以 1 型自身免疫性胰腺炎背景下发生的多器官受累进行了第 1 次描述[57-59]。IgG4-RD 可同时或先后影响 1 个或多个器官，并且与结节病相似，一个明确的 IgG4-RD 诊断基于组织病理学，特别是活检证据表明存在密集的淋巴结细胞性炎症、斯托样纤维化、闭塞性静脉炎和嗜酸性浸润，以及伴有典型临床表现并排除其他临床相似疾病。组织病理学在一定程度上随着解剖活检部位和病变时间发生变化，如纤维化更多见于慢性损害当中。通常以嗜酸性细胞增多，血清 IgE 和 IgG4 的升高和循环中 IgG4 阳性浆母细胞来支持诊断。然而，最近的研究表明在出现耳鼻喉症状的患者中，只有组织病理学才能区分 GPA、CIMDL 和 IgG4-RD[60]。IgG4-RD 的诊断标准已经提出但还未证实[7]。头部和颈部的表现非常常见并具有特征性[61]。相比之下，鼻窦的 IgG4-RD 最近才得到了关注，似乎是一种罕见的疾病，与嗜酸性慢性鼻窦炎（ECRS）有类似之处，并且其病例报告和诊断均不明确[62-65]。已有学者提出 IgG4-RD 病因和发病机制与遗传、微生物和自身免疫因素有关，但尚未得到证实[66]。

（6）可能的 CRS 免疫介导和肉芽肿的原因：建议对难治性 CRSsNP（非 CRSwNP）的患者使用 CRS 诊疗流程图，评估潜在肉芽肿性疾病（如 GPA 和 EGPA）[67]。由于许多 EGPA 患者有鼻息肉，因此在我们的诊疗当中，不以是否存在鼻息肉决定 CRS 免疫介导和肉芽肿的原因的进一步评估，而是使用常规 CRS 治疗是否有效为主要因素。已有综述总结了对鼻窦肉芽肿性疾病的鉴别诊断，包括创伤、药物滥用、感染、肿瘤，以及炎性和自身免疫性疾病[68, 69]。

最近，一项基于人群的病例对照研究评估了初诊为 CRSsNP 和 CRSwNP 的患者 5 年新增疾病诊断的发生率，研究方案特别包括了对自身免疫性疾病的搜索[70]。相比于 CRSwNP 患者组，CRSsNP 患者组人数较多，其患上呼吸道疾病（包括扁桃体炎），下呼吸道消化道疾病（包括哮喘）和上皮疾病（包括特异性皮炎和高血压）的风险要更高。克罗恩病、溃疡性结肠炎、类风湿关节炎和系统性红斑狼疮在 CRSsNP 患者组和对照组中检出率相同，但是尚未比较两组间 GPA、EGPA、结节病或其他全身性疾病的发病率。

于大学的耳鼻喉科就诊的 CRS 患者更可能被诊断为肉芽肿性疾病（如 GPA、EGPA 或硬皮病）。在连续就诊的 49 位难治性 CRS 且具有鼻窦手术指征的患者当中，10%ANCA 阳性，其中 1 位诊断为 GPA，另一位似乎在演变为 EGPA[71]。通过分析 180 位 CRSsNP 和 200 位 CRSwNP 经历了内镜鼻窦手术的患者，以确定手术前临床诊断和术后组织病理诊断之间的相关性。其中 2 位 CRSsNP 患者和 1 位 CRSwNP 患者发现是结节病[72]。

(7) EGPA、GPA、CIMDL、结节病和 IgG4-RD 的临床表现：表 19-3 总结了初始和累计的头颈部及鼻窦的特征表现。这些表现并没有统一记录于每份报告当中，一些数值是通过提供的数据计算或估计得到的。EGPA 和 GPA 常被头颈部和特殊的鼻窦表现所预示。几乎所有的 CIMDL 患者都有鼻窦表现，许多还伴有额外的头颈部表现。在广泛的评估了不同学者的资料后认为，结节病很少发生头颈部表现。IgG4-RD 则相反，通常表现为头颈部的症状，但最近才有鼻窦受累的报道。

当特定的鼻窦症状与典型的异常检查结果，其他的眼耳鼻喉头颈表现，甚至存在或可疑（尚未诊断）的系统性疾病病史同时存在时，便应注意考虑这些疾病。表 19-4 展示了每种疾病的鼻窦，眼耳鼻喉头颈和系统症状。EGPA、GPA、CIMDL、结节病和 IgG4-RD 的鼻窦症状相似，但也可能存在有助于临床诊断评估的明显区别。鼻窦破坏性损害在 EGPA 中很少发生，而在 CIMDL、GPA、结节病和 IgG4-RD 中其严重程度依次递减。GPA 和 CIMDL 与鼻中隔穿孔和"鞍鼻"畸形有关（图 19-2），而 EGPA 和结节病很少发生这种情况，IgG4-RD 中则从未发生过。EGPA 和 IgG4-RD 都常有在其他表现之前发生或同时发生的过敏性鼻窦炎症状。新骨形成仅发生于 GPA 相关的慢性炎症（图 19-3）。鼻息肉常见于 EGPA（图 19-4：EGPA 患者内镜图像），偶发于结节病，很少发生在 IgG4-RD 上。唾液腺炎、泪腺炎、眶后炎和肿块就和下呼吸道和肺部肿块一样，是 GPA、结节病和 IgG4-RD 的特征。淋巴结病少见于 EGPA、GPA 和 CIMDL，但常见于结节病和 IgG4-RD 中。血管炎特征见于 EGPA、PGA 和 CIMDL。显著胃肠受累高度提示 IgG4-RD，而 EGPA 很少发生该症状。

表 19-3 EGPA、GPA、CIMDL、结节病和 IgG4-RD 的初始及累计的头颈部和鼻窦部表现				
疾 病	头颈部初始表现（%）	头颈部累计表现（%）	鼻窦初始表现（%）	鼻窦累计表现（%）
EGPA	46.4%[a]	75%[a]	46.4%[a]	75%[a]
GPA	90%[d]	95%[d]		
	63%[b]		41%[b]	
	82%[c]		68%[c]	
	73%[e]	92%[e]	50%[e]	85%[e]
CIMDL	未知	44%[f]	100%[g]	未知
结节病	罕见	1%～6%[h]	罕见	罕见
		10%[i]		
		30%[j]		
		38%[k]		
IgG4-RD	常见 [m, n, o]	常见 [m, n, o]	未知	55.7%[l]

参考文献：a. [17], b. [73], c. [74], d. [75], e. [23], f. [48], g. [47], h. [76], I. [77], j. [78], k. [79], l. [63], m. [80], n. [57], o. [61]

			表 19-4　常见自身免疫病理的鼻窦，眼耳鼻喉头颈和系统性表现		
疾　病	鼻 - 鼻窦症状	眼耳鼻喉头颈症状	系统性表现
EGPA[a, b, c, d, e, f, g]	鼻漏液、嗅觉减退、过敏性鼻窦炎、黏膜水肿和硬结、鼻塞和息肉、鼻粘连、鼻中隔穿孔（罕见）、继发感染	乳突炎、巩膜炎、缺血性视神经病变、中耳炎、传导性听力损失、感觉神经性听力损失、喉炎（罕见）	• 常见：发热，体重减轻，哮喘，血管炎性脑神经和周围神经病变，皮肤血管炎，寡免疫性肾小球肾炎，关节痛，关节炎 • 较少见：心包炎，心内膜炎，心肌炎，肺泡出血，嗜酸性粒细胞肠胃炎，胃肠道血管炎 • 罕见：淋巴结肿大，血管外坏死性肉芽肿，咳嗽变异性哮喘，中枢神经系统出血
GPA[i, j, k, l]	鼻漏、嗅觉减退，鼻窦炎、黏膜水肿和硬结、鼻塞、脆性和颗粒状黏膜糜烂、化脓性鼻黏膜溃疡、鼻出血、鼻软骨炎、鼻中隔穿孔、鼻梁塌陷（"马鞍鼻"）、骨性鼻窦糜烂、鼻窦新骨形成、继发感染	乳突炎、唾液腺炎、泪囊炎、溢泪、巩膜炎、巩膜外层炎、视网膜血管炎、缺血性视神经病变、眶后肿块、眼球突出、复视、中耳炎、耳漏、耳廓软骨炎、传导性听力损失、感觉神经性听力损失、牙龈炎、喉炎、咳嗽、呼吸困难、声门炎、声门下肿块、声门下狭窄、继发感染	• 常见：皮肤血管炎，低免疫性肾小球肾炎，肺泡出血；肺浸润，肺纤维化，肺结节或肿块；血管炎性脑神经和周围神经病变 • 较少见：发热，体重减轻，肉芽肿性肿块（任何部位），气管和支气管肿块和狭窄；纵隔和肺门淋巴结肿大，心包炎，心肌炎，关节痛，关节炎 • 罕见：周围淋巴结肿大，脑膜炎，中枢神经系统肿块，垂体炎，尿崩症，咳嗽变异性哮喘，胃肠道血管炎
CIMDL[m, n, o]	鼻漏、嗅觉减退、鼻窦炎、鼻塞、鼻出血、鼻黏膜溃疡、硬结和痂，鼻中隔穿孔、鼻梁塌陷（"马鞍鼻"）、离心性骨性鼻窦破坏、继发感染	面部疼痛、泪囊炎、软硬腭侵蚀和穿孔、眼眶破坏、面部中央紫癜、鼻和耳瘀斑、口咽溃疡、继发感染	• 常见：面部，躯干和四肢皮肤网状瘀斑和溃疡；血栓性和血管性紫癜，发热，出汗 • 少见：体重减轻，关节痛，肌痛 • 罕见：肺泡出血，肾小球肾炎
结节病[h, p, q, r, s]	狼疮、鼻漏、嗅觉减退、鼻窦炎、鼻塞、鼻出血、脆性和颗粒状黏膜糜烂、黏膜斑块结节和息肉、鼻中隔穿孔（罕见）鼻梁塌陷（罕见）、继发感染	唾液腺炎、泪腺炎、溢泪、角膜结膜炎、葡萄膜炎、眶后肿块、眼球突出、中耳炎、感音神经性听力损失（罕见）、口腔糜烂和瘘管（罕见）、吞咽困难、喉炎、咳嗽、呼吸困难、喉返神经压迫、气管狭窄（罕见）	• 常见：疲劳，肉芽肿性炎症（任何部位），洛夫格伦综合征，淋巴结肿大（任何部位），结节性红斑，皮肤斑块、结节和丘疹；肺门腺病，肺肉芽肿性支气管炎，肺结节和肿块；肺间质纤维化 • 较少见：狼疮，小气道阻塞，反应性气道疾病，支气管扩张，阻塞性肺不张，肺大疱，心律失常，心肌病 • 罕见：发热，Heerfordt 综合征（眼色素层腮腺炎），肝肿大，脾肿大，肾炎，肾结石，关节炎，肌炎，血管炎，溶骨性囊肿，脑膜炎，脑神经和周围神经病变，垂体炎
IgG4-RD[t, u, v, w, x, y, z]	过敏性鼻窦炎、黏膜硬结和糜烂、鼻息肉、鼻黏膜肿块（罕见）、骨性鼻窦破坏（罕见）	Mikulicz 病、Köttner 肿瘤、唾液腺炎、泪腺炎、唇唾液腺受累、眶后肿块、眼眶肌炎、鼻咽炎、鼻咽肿块、喉肿块、气管支气管肿块	• 常见：淋巴浆细胞性肿块（任何部位），淋巴结肿大（任何部位），胰腺炎，过敏，反应性气道疾病，皮肤斑块、丘疹和结节；胸膜炎，胸膜和肺肿块，间质纤维化，腹膜后肿块和纤维化，主动脉周炎，主动脉炎 • 较少见：发热，胆管炎，肠系膜炎，间质性肾炎 • 罕见：体重减轻，关节炎，心包炎，脑膜炎，慢性纤维性甲状腺炎和桥本甲状腺炎，垂体炎

(8) EGPA、GPA、CIMDL、结节病和 IgG4-RD 的影像学特征：鼻窦的影像学检查证实了临床和鼻内镜得到的特征，并且准确的展现了鼻窦炎症，黏膜增厚程度和可能存在的鼻及鼻窦破坏。新骨形成是 GPA 的特殊表现。计算机断层扫描（CT）准确地证实了讨论中所有系统性疾病的下呼吸道和肺部特征。结节病可能伴随有颅骨（包括鼻骨）的轻微溶骨性或硬化性病变有关（图 19-5），以及特征性的手指"指炎"。[67]Ga- 枸橼酸标记扫描和 ^{18}F-FDG PET/CT 可以识别出涉及泪腺，唾液腺和胸腔内淋巴结的炎症，这些都可能伴随结节病或是 IgG4-RD 出现，尽管并不是这 2 个疾病的特异性表现（表 19-5）。于 CT 或 MRI 增强扫描发现对比强化的息肉样病损应提高对肿瘤以及 IgG4-RD 的警惕，因为 IgG4-RD 的特征性病变便是肿瘤样损害（图 19-6）。

(9) EGPA、GPA、CIMDL、结节病和 IgG4-RD 的实验室特征：评估实验室诊断这些系统性疾病的准确性时，敏感性和特异性会因参与研究的人群（患者来自社区还是转诊中心，不同的种族分布），研究的病例入组标准、病变范围（局限还是广泛）及治疗史（治疗前还是治疗后）而存在显著差异。CIMDL 非常罕见，以至于并不存在大量用于分析的数据，

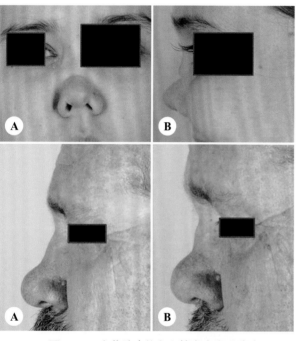

▲ 图 19-2 肉芽肿病伴多血管炎患者后遗症

A. 右侧慢性泪囊炎伴溢泪以及前视图的马鞍鼻畸形；B. 马鞍鼻畸形的侧视图；C 和 D. 一名中年男性患者在 10 个月内的马鞍鼻恶化情况

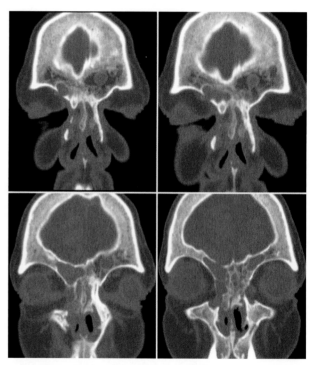

▲ 图 19-3 鼻窦 CT 冠状位平扫图像显示了广泛的骨炎，这是肉芽肿伴多血管炎的标志，该患者 10 年前经历了多次鼻窦手术，目前正以急性泪囊炎进行处理

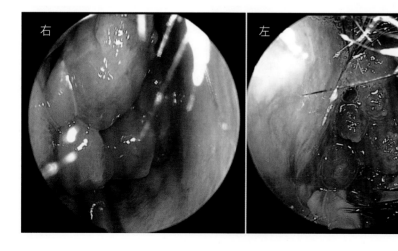

◀ 图 19-4 嗜酸性肉芽肿伴多血管炎患者双侧多个发亮的鼻息肉，该患者患有嗜酸性粒细胞增多和哮喘，之后 pANCA 检测呈阳性

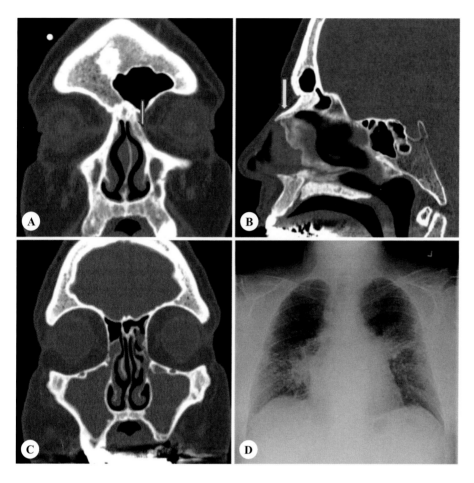

◀ 图 19-5　结节病患者的鼻窦 CT 成像

A 和 B. 结节病可能伴有颅骨（包括鼻骨）不对称的，无临床症状的溶骨性损害（箭头所示），形式多样的硬化性病变。C. CT 图像显示窦腔不清晰，没有结节病特定的影像学特征。D. 同一患者胸部 X 线表现为双侧肺门淋巴结肿大伴右气管旁淋巴结肿大

表 19-5　EGPA、GPA、CIMDL、结节病和 IgG4-RD 的影像学特征

疾　病	鼻窦 CT	普通影像学
EGPA	所有鼻窦黏膜增厚。中耳，乳突不透明。鼻中隔或鼻窦破坏（罕见）[a, b]	• 肺部：双侧间质和肺泡浸润和结节，胸腔积液[c] • 血管造影：中度血管狭窄，微动脉瘤[d]
GPA	黏膜增厚，鼻窦性骨炎，骨侵蚀和破坏，鼻窦新骨形成，鼻中隔或鼻窦破坏[e]	• 肺部：浸润/结节/空腔，纵隔和肺门腺病，胸腔积液[f, g, h] • 上呼吸道：气道周缘黏膜增厚，声门下狭窄，气道肿块 • 头部：眼眶肿块，基底膜脑膜炎，乳突炎，中耳炎 • 脑部：脑血管炎[e]
CIMDL	鼻窦炎伴离心性鼻窦软骨和骨破坏，扁桃体增大，中耳炎[i]	• 肺部：浸润提示肺泡出血（罕见）
结节病	黏膜增厚，鼻中隔和鼻甲结节，鼻窦不透明，鼻和鼻窦破坏，骨硬化症[j, k]	• 肺部：支气管内卵石病变，肺不张，肺大疱，肺纤维化，支气管扩张，空气滞留，肺门腺病 • 上呼吸道：喉或气管狭窄 • 镓扫描：熊猫征 • 18F-FDG PET/CT：λ 标志[l, m]
IgG4-RD	鼻息肉（罕见），黏膜增厚，鼻和鼻窦骨质破坏（罕见）	• 肺部：结节，支气管血管浸润，间质浸润，毛玻璃样混浊 • 头部：泪腺肿大，唾液腺肿大，EOM 肿大，胸腺肿大 • 腹部：腹膜后肿块，主动脉壁增厚，胰腺肿大 • 脑部：硬脑膜增厚，垂体肿大[n]

参考文献：a. [93], b. [94], c. [20], d. [81], e. [95], f. [96], g. [97], h. [98], I. [86], j. [76], k. [99], l. [100], m. [101], n. [66]

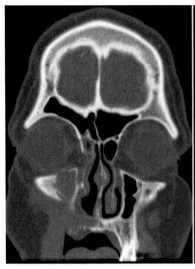
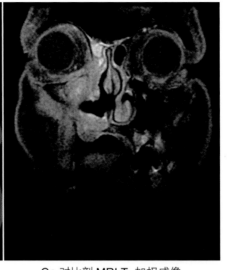

CT 平扫　　　　　　　Ga 对比剂 MRI T$_1$ 加权成像

◀ 图 19-6　为治疗早期和复发的"鼻息肉"而行多次鼻窦手术的患者

CT 图像主要体现了右侧筛骨和上颌骨病变，右侧的 MRI 图像显示右侧肿块中有对钆对比剂的摄取；该肿块的病理组织活检结果支持 IgG4-RD。类肿瘤病灶是 IgG4-RD 的特征，而其常常因为在 PET 上也表现为活跃的征象被误诊为肿瘤。活检及血清 IgG4 水平检查有助于鉴别诊断。发现不典型特征，侵犯眼眶或肿物时应提高对该肿物的怀疑。炎症性息肉不会因对比剂而在影像学图像上增强

而 IgG4-RD 是一种非常新兴的疾病，其可靠的数据才刚刚发布。表 19-6 展示了用于诊断这些疾病常用的实验室检查项目，并给出了敏感性评估。所有典型的系统性疾病存在多变的多器官临床表现，其可能先后出现，也可能同时存在。诊断通常最终依赖于临床、实验室、影像学和组织病理学结果的综合评估。

红细胞沉降率和 C 反应蛋白通常在各种情况下均会上升，具体取决于严重程度，但并非特异性的表明存在炎症状态。ANCA 试验阳性常见于 GPA 和 CIMDL，很少发生在 EGPA，罕见于结节病和 IgG4-RD。嗜酸性粒细胞增多通常发生于 EGPA，也会发生于 IgG4-RD。血清 IgE 和 IgG4 常在 EGPA 和 IgG4-RD 中升高。补体蛋白在 EGPA，GPA 和结节病的患者当中通常正常或升高（取决于炎症），但在 CIMDL 和 IgG4-RD 的患者当中偶尔会降低。在药物诱发的综合征中，CIMDL 患者可能表现出多种自身抗体。结节病患者存在特殊的实验室异常，这可能是组织细胞和巨噬细胞激活的结果。

每一项疾病都与典型的组织病理学特征相关，它在足够大的典型解剖部位的活检标本中显而易见，但很少出现在取样于鼻或鼻窦黏膜的小型组织标本中。然而，提示这些疾病之一的鼻黏膜活检标本可能在做出诊断方面至关重要，即使所有的典型病理学特征都未呈现。有时，随时间推移的重复活检最终获得了有帮助的病理学特征。坏死性肉芽肿性炎症是 EGPA 和 GPA 的典型特征，而非坏死性 / 非干酪性肉芽肿性炎症是结节病的典型特征。GPA 和

CIMDL 可能在鼻或鼻窦活检标本的组织病理学上很难鉴别，因为其均有坏死，而且在单个活组织标本中常常难以发现 GPA 的其他典型特征，如肉芽肿性炎症和血管炎。嗜酸性粒细胞在 EGPA 和 IgG4-RD 的组织病理学中常见，而少见于 GPA。大量 IgG4 浆细胞是 IgG4-RD 的特征型表现，但是也可见于 EGPA 和 GPA，但其嗜酸性粒细胞数量更接近于慢性鼻窦炎伴嗜酸性粒细胞增多症的数量。

（10）EGPA、GPA、CIMDL、结节病和 IgG4-RD 的诊断：疾病的定义、分类标准和诊断标准将临床表现与影像学，实验室和组织病理特征一起提炼为功能性的概述。已经存在 EGPA 和 GPA 的功能概述，IgG4-RD 正在初步研究，而结节病和 CIMDL 还未正式形成。表 19-7 整理了与这些定义和标准相关的参考文献。定义提供了一个概念性而非临床实用的框架，总结了关键的流行病学、临床、实验室、组织病理学及病原学特征，由此与一些相似的疾病区分开来。分类标准纳入了这些定义，但由于定义的主要目的为在相似疾病中选择高度同质的患者群体进行临床研究，这限制了它在临床上的使用。系统性疾病的诊断标准是最难建立的，因为通常这类疾病在同一诊断下的不同患者有不同的临床表现形式。诊断标准必须考虑到支持特定患者诊断的临床、影像学、实验室数据的所有排列组合情况[115]。实际上，由于没有为这类疾病定义诊断标准，分类标准通常用来替代，但需认识到分类标准排除了疾病早期或伴有临床表现不完全的患者。例如，教会山会议共识（CHCC）对 GPA 的定义是："累及上下呼吸道的

表 19-6　EGPA、GPA、CIMDL、结节病和 IgG4-RD 的实验室和组织病理学特征		
疾　病	实验室检查	组织病理学：常见部位
EGPA	• +C-ANCA/ 抗蛋白酶 3 抗体：5%～10% • +P-ANCA/ 抗髓过氧化物酶抗体：30%～40% • –C-ANCA /P-ANCA：60%～70%[a, b] • 嗜酸性粒细胞＞1500　80%～90%[c, d] • IgE 升高：90% • IgG4 升高：100%[e] • ESR 和 CRP 升高 • 补体：正常或升高 • 其他异常取决于特定器官受累情况	• 典型的组织病理学：坏死性嗜酸性粒细胞肉芽肿，血管炎 • 支气管：正常 • 鼻：嗜酸性浸润，无血管炎或血管外肉芽肿[f] • IgG4 浆细胞：ECRS＞GPA=CSS=CRSe • 神经肌肉：坏死性血管炎[a, b] • 肾：坏死性新月体性低免疫性肾小球肾炎，间质性嗜酸性粒细胞浸润，血管炎（稀有） • 皮肤：白细胞碎裂性血管炎，坏死性血管炎，血管外坏死性肉芽肿 • 肺：典型的组织病理学
GPA	• +C-ANCA/ 抗蛋白酶 3 抗体：70% • +P-ANCA/ 抗髓过氧化物酶抗体：15% • –C-ANCA /P-ANCA：15%[h, i, j] • （百分比值与疾病和活动程度相关） • 慢性病贫血 • ESR 和 CRP 升高 • 肌酐升高 • 蛋白尿 / 血尿 • 补体：正常或升高 • 其他异常取决于特定器官受累情况	• 典型的组织病理学：坏死性肉芽肿性血管炎，巨细胞，嗜酸性粒细胞 • 鼻：肉芽肿病 ± 坏死 ± 血管炎（灵敏度：50%[k]，53%[l]，16%～23%[m]，百分比值与定义有关），IgG4+ 浆细胞 [n] • 肾：坏死性新月体型低免疫性肾小球肾炎 • 皮肤：白细胞碎裂性血管炎 • 肺：典型的组织病理学
CIMDL	• C-ANCA：8% • P-ANCA：68% • –C-ANCA /P-ANCA：24% • 抗蛋白酶 3 抗体：48% • 抗髓过氧化物酶抗体：阴性 • 抗 HNE 抗体：68% • 混合结果或异常结果常见 • （HNE = 抗人类嗜中性粒细胞弹性蛋白酶） • 中性粒细胞减少症 • ESR 和 CRP：轻微升高 • 抗磷脂抗体 • 低补体血症 • 阳性 ANA 和抗 DNA[o, p, q, r]	• 典型的组织病理学：混合炎性浸润，血管壁微脓肿，微血管血栓形成和血管炎，纤维蛋白样坏死 • 鼻：典型的组织病理学 • 皮肤：白细胞碎裂性血管炎，微血管血栓形成，脂膜炎，坏死 • 肾：低免疫性肾小球肾炎 [p, q, r]
结节病	• P-ANCA：罕见 • ACE 升高：40%～60%[s, t] • （ACE= 血管紧张素转换酶） • 1, 25(OH)D 升高 • 高钙尿症＞高钙血症 • 高丙种球蛋白血症 • 可溶性 IL-2 受体升高 • 补充：正常 • RF：偶有阳性	• 典型的组织病理学：非干酪性（非坏死）性肉芽肿，星状小体，绍曼氏体，结晶包裹体（不完全典型） • 鼻窦：肉芽肿，混合性炎症浸润，巨细胞，细胞内包涵体 [u] • 皮肤：典型的组织病理学，结节性红斑 • （中隔脂膜炎）

（续表）

疾 病	实验室检查	组织病理学：常见部位
IgG4-RD	• C-ANCA / P-ANCA：阴性 • 抗 PR3 抗体 / 抗髓过氧化物酶抗体：阴性 • 血清 IgG4 升高：50%～80% • IgE 升高：58% • 嗜酸性粒细胞增多：34% • 低补体血症：25% • 血液 IgG4 浆细胞增高 • ANA：32% • 射频：20%[v, w]	• 典型的组织病理学：密集的淋巴浆细胞浸润，斯托样纤维化，闭塞性静脉炎，嗜酸性粒细胞常增多，IgG4+ 细胞＞10/HPF[x, y]（特征取决于活检的解剖部位） • 头颈部肿块病变：典型的组织病理学 • 泪腺，唾液腺：典型的组织病理学，但通常没有斯托样纤维化 • 唇唾液腺：仅有 IgG4 渗透 [z] • 鼻：非特异性 IgG4 浆细胞浸润，伴或不伴纤维化，无静脉炎 [aa, bb] • 淋巴结：典型的组织病理学，无斯托样纤维化 • 肾：IgG4 肾小管间质性肾炎伴纤维化，膜性肾病 • 皮肤，肺，胰腺：典型的组织病理学

参考文献：a. [21]；b. [22]；c. [81]；d. [20]；e. [102]；f. [17]；g. [10]；h. [103]；I. [104]；j. [105]；k. [106]；l. [107]；m. [108]；n. [109]；o. [110]；p. [48]；q. [47]；r. [49]；s. [111]；t. [6]；u. [56]；v. [92]；w. [59]；x. [112]；y. [113]；z. [114]；aa. [64]；bb. [63]

表 19-7 EGPA、GPA、CIMDL、结节病和 IgG4-RD 的正式定义，分类和诊断标准

疾 病	正式定义	分类标准	诊断标准
EGPA	2012 年修订的国际 CHCC 术语命名法 [a]	1990 年 ACR Churg-Strauss 综合征分类标准 [b] EMA ANCA 相关血管炎和 PAN 分类标准 [c]	血管炎诊断及分型标准（DCVAS）[d]（制订中）
GPA	2012 年修订的国际 CHCC 术语命名法 [a]	1990 年 ACR 韦格纳肉芽肿分类标准 [e] EMA ANCA 相关血管炎和 PAN 分类标准 [c]	血管炎诊断及分型标准（DCVAS）[d]（制订中）
CIMDL	无	无	仅临床 [f]
结节病	无	无	仅临床 [h]
IgG4-RD	仅有病理学的 [g]	无	诊断 [i]

参考文献：a. [115]；b. [116]；c. [117]；d. [118]；e. [119]；f. [49]；g. [112]；h. [53]；i. [7]

坏死性肉芽肿性炎症，以及主要影响中小血管（如毛细血管、小静脉、小动脉、动脉和静脉）的坏死性血管炎，常见坏死性肾小球肾炎。"这样的定义并不能为临床工作带来如美国风湿病学会（ACR）对韦格纳肉芽肿（GPA）的 4 个分类（并非诊断）标准一样的帮助。该分类标准如下。

• 鼻或口腔炎症定义：发生疼痛 / 无痛性口腔溃疡或脓性 / 血性鼻分泌物。

• 异常的胸部影像学定义：胸片显示存在结节，固定性浸润或空洞。

• 尿沉渣异常定义：微血尿（＞5RBC/HPF）或出现红细胞管型。

• 活检中肉芽肿性炎症定义：在动脉壁内、血管周围或血管外区域（动脉或小动脉）出现肉芽肿性炎症的组织学变化。

符合上述 2 项标准的患者被归类为韦格纳肉芽肿（GPA）。与其相近的诊断标准还有欧洲医疗管理局（EMA）为流行病学研究中制订的对 ANCA 相关性血管炎（EGPA、GPA、MPA）的一致性分类算法。遗憾的是，这项算法仅能在临床诊断原发性系统性血管炎已经至少 3 个月时使用。这项算法设计了纳入标准，包含了 CHCC 命名法，ACR 分类标准及排除标准和血管炎的替代标准。通过对 ACR/EULAR 的研究，开发血管炎的诊断及分型标准（DCVAS），使其同时满足临床医生和研究人员的需要，但该诊断和分型标准尚未完成。因此，这些疾病的诊断仍旧需要大量的临床经验和判断。表 19-8 是一份实用的特征指南，提示了可能导致 CRS 的系统性或自身免疫性的原因，但仍需要更多的检验和讨论。

3. 鉴别诊断注意事项

(1) 感染性疾病：当出现不同程度的炎症改变，化脓性溃疡和黏膜损伤时，需考虑到感染可能性，通过活检和培养可进行排除诊断。EGPA、GPA 或 CIMDL 对鼻窦黏膜造成的损伤，以及发病可能性较低的结节病或 IgG4-RD 可能会损害正常的免疫屏障功能，导致浅表黏膜感染叠加，也可致窦口阻塞和感染性鼻窦炎。鼻腔鼻窦葡萄球菌感染已被明确认为是 GPA 启动和维持免疫致病过程的一个原因。

(2) 恶性肿瘤：Epstein-Barr 病毒相关的 NK/T 细胞淋巴瘤也可能引起严重的鼻塞、黏膜糜烂和鼻出血。病毒离心性扩张进入鼻窦、眶后区和邻近区域，类似于 CIMDL 或侵袭性极强的 GPA。淋巴结肿大伴鼻

表 19-8　耳鼻喉科重要特征总结，提示 EGPA、GPA、CIMDL、结节病和 IgG4-RD

障碍	病史	专科检查	鼻窦 CT	鼻腔活检	实验室检查
EGPA	哮喘，过敏性鼻窦炎，听力损失，眼部炎症。全身性疾病（常见）	• 结痂，溃疡 • 粘连，鼻息肉，鼻中隔穿孔（罕见）	• 弥漫性黏膜增厚 • 乳突炎	非特异性嗜酸性炎症	嗜酸性粒细胞增多症，ESR 或 CRP 升高，肌酐升高，血尿，蛋白尿，ANCA 阳性
GPA	鼻窦炎，鼻出血，鼻或耳软骨炎，眼部炎症，溢泪，耳漏，听力损失，声嘶，喉喘鸣，呼吸困难。全身性疾病（常见）	• 结痂、易碎或颗粒状黏膜 • 化脓性溃疡 • 息肉缺乏 • 鼻中隔穿孔 • 鼻窦侵蚀 • 鼻软骨炎或"鞍鼻" • 涎腺炎，突眼，上呼吸道炎症或肿块	• 弥漫性黏膜增厚，乳突炎 • 鼻中隔穿孔 • 鼻窦结构破坏及骨质增生 • 眶后肿块	• 肉芽肿 • ± 坏死 • ± 血管炎	• 血沉或 CRP 升高，肌酐升高，血尿 • 蛋白尿，ANCA 阳性
CIMDL	• 可卡因的使用，鼻窦炎 • 鼻出血，面部疼痛。系统的疾病（罕见）	• 结痂，溃疡 • 鼻中隔穿孔 • 鼻窦侵蚀 / 破坏 • 硬腭和软腭穿孔，"鞍鼻" • 面部和耳周紫癜、瘀斑	• 离心型黏膜增厚 • 鼻窦和眼眶结构破坏 • 鼻中隔穿孔 • 眶后肿块	• 非特异性炎症浸润 • 血管壁微脓肿 • 微血管血栓和血管炎 • 纤维蛋白样坏死	• ANCA 呈阳性，形态异常 • 中性粒细胞减少症 • （左旋咪唑）
结节病	• 鼻窦炎 • 鼻出血，眼睛炎症，声音嘶哑，咳嗽，呼吸困难。全身性疾病（频繁）	• 黏膜结痂或易碎，黏膜斑块、结节和息肉，鼻中隔穿孔（罕见） • 鼻梁塌陷（罕见）。狼疮，涎腺炎，泪腺炎，突眼，声带麻痹，上呼吸道炎症和肿块	• 黏膜增厚和结节 • 鼻窦混浊 • 鼻腔和鼻窦破坏 • 骨硬化症 • 眶后肿块 • 涎腺炎	• 非特异性炎症浸润 • 血管壁微脓肿 • 微血管血栓和血管炎 • 纤维蛋白样坏死	• ACE 升高 • 高浓度 1, 25 羟基维生素 D • 高钙尿症 • 高钙血症
IgG4-RD	• 过敏性鼻窦炎 • 全身性疾病（频繁）	结痂，黏膜糜烂，息肉，鼻肿块（罕见），鼻窦糜烂（罕见），涎腺炎，泪腺炎，突眼，鼻咽部及喉气管肿块	• 黏膜增厚，鼻息肉 • 鼻窦骨质破坏（罕见），眶后肿块 • 涎腺炎	• 非特异性 IgG4 浆细胞浸润伴或不伴纤维化 • 无静脉炎	• 血清 IgG4 升高 • IgE 升高 • 嗜酸性粒细胞增多症 • 循环 IgG4 升高 • 浆母细胞

腔症状可提示 IgG4-RD[120, 121]。在 60%～70% 的 NK/T 细胞淋巴瘤病例中，鼻窦 CT 显示浸润型，无明显肿块，提示为非恶性过程，掩盖了对淋巴瘤的怀疑[122]。

(3) 嗜酸性粒细胞增多综合征（HES）：嗜酸性粒细胞增多症（HES）是 EGPA 的特征，但也可发生于反应性、肿瘤性和特发性疾病。哮喘、慢性过敏性鼻 - 鼻窦炎和鼻息肉的存在，以及 ANCA 阳性或血管炎的活检证据将证实 EGPA 的诊断。然而，在许多疑似 EGPA 的患者中，ANCA 是阴性的，而且难以对血管炎的组织进行确认。在这种情况下，淋巴细胞免疫表型、克隆性 T 细胞研究和 HES 肿瘤原因的分子分析可能有助于进行进一步鉴别诊断[123, 124]。

(4) AFS、AERD、CRSwNP、CRSsNP、CF 和 PCD：EGPA、GPA、CIMDL、结节病和 IgG4-RD 病程初期的症状表现类似于其他常见疾病，随着病程进展，局部和全身症状逐渐加重。这些疾病可表现为鼻腔黏膜结痂、黏膜溃疡及脓性分泌物，上述症状也可发生在 AFS、AERD、CF、PCD 和牙源性鼻窦炎

中，但症状没有 GPA 和 CIMDL 严重（图 19-7 和图 19-8）。EGPA、IgG4-RD、CF 和 AERD 常有鼻息肉症状，而 GPA 和 PCD 鼻息肉症状较少见。除牙源性鼻窦炎（典型的单侧和上颌窦炎）外，上述其他所有疾病均可在鼻窦 CT 上观察到炎症反应，如鼻窦炎的炎症表现为破坏性，应立即引起对 CIMDL、GPA 的怀疑，及较少见的 EGPA 和结节病。抗炎治疗无效，或存在其他头颈部症状或其他身体器官受累可能提示诊断为 EGPA、GPA、结节病、IgG4-RD 和复杂 CIMDL。鼻腔或鼻窦黏膜活检显示肉芽肿、巨细胞或血管炎与 EGPA、GPA、CIMDL 和结节病一致。有关 AERD、AFS、CRSwNP、CF 和 PCD 的其他内容将在本章后面部分讨论，并将有助于进一步区分 CRS 的自身免疫和肉芽肿原因。

（二）感染相关 CRS

1. 背景 感染相关的慢性额窦炎可与潜在的全身炎症性疾病重叠。例如，GPA 或各种嗜酸性鼻窦炎患者更容易出现葡萄球菌感染，且与葡萄球菌肠毒素有关[125]。原发性或继发性免疫缺陷患者更容易感

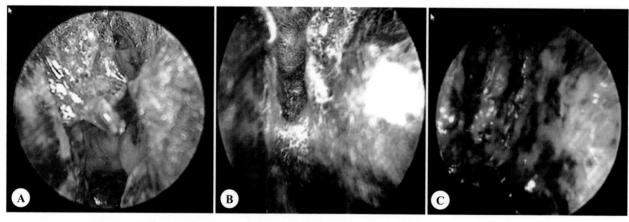

▲ 图 19-7 鼻黏膜广泛黏膜糜烂和结痂，应怀疑韦格纳肉芽肿。图 B 为一位喷砂工人的鼻腔黏膜，鼻腔黏膜状态被认为是从事喷砂工作受伤而使用抗生素治疗 6 个月

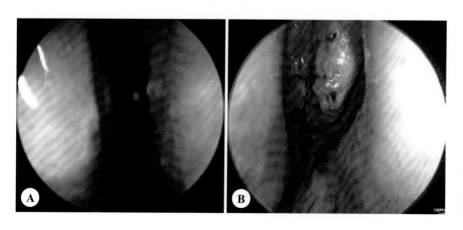

◀ 图 19-8 结节病的鼻内镜检查结果可能是轻微的或正常的，经典的"草莓"或"结节状外观"并不总是存在

A. 右鼻腔的鼻内镜检查结果，鼻中隔黏膜呈结节状。患者接受检查并被诊断为结节病。B. 一位有结节病和鼻窦炎病史的患者的右鼻内镜检查结果。只有中鼻甲结痂，为鼻干燥的非特异性表现

染并出现感染相关症状。在这一部分中，我们将探讨最常见的几种感染相关慢性额窦炎：原发性免疫缺陷、HIV、CF、原发性纤毛运动障碍（PCD）和侵袭性真菌性鼻窦炎。

2. 原发性和获得性免疫缺陷（包括艾滋病毒） 一小部分顽固性额窦炎患者存在原发性免疫缺陷。虽然在已知 HIV 诊断之前 CRS 在 HIV 中的流行率是未知的，但约 12% 的 HIV 患者合并有 CRS，因此，有必要对 CRS 患者进行 HIV 筛查[126]。考虑到 HIV 筛查的敏感性和特异性及在普通人群中的患病率，还可以对未患有 CRS 的一般低风险人群进行 HIV 筛查。

普通变异型免疫缺乏症（Common variable immune deficiency，CVID）在难治性 CRS 人群中的诊断率为 10%，选择性 IgA 缺乏症的诊断率为 6%[127]。此类患者的鼻窦炎通常是不伴鼻息肉的全组鼻窦炎［见图 19-9，CVID 患者的内镜图（图 A）和同一患者的CT（图 B）］。该项目组还进行了另一项研究，发现CVID 患者的免疫球蛋白（IgG 9%、IgA 3% 和 IgM 12%）较低，67% 的患者在＜7/14 的测试血清型中未能将肺炎球菌滴度提高 4 倍，被诊断为功能性抗体缺乏症[128]。

另有研究组发现 245 例 CRS 患者长期使用抗生素治疗无效，22 例患者（9%）免疫球蛋白水平低下，5 例患者（2%）出现 CVID。IgG 亚类缺乏者 17 例，其中 3 例对肺炎球菌疫苗免疫应答差[129]。在另一份关于 307 例难治性鼻窦炎患者的报告中，只有 2.2%的受试者有 IgA 缺乏症，没有一人患 CVID（19.9%的受试者发现 IgG 亚类缺乏）[130]。有研究人员对 13篇系统综述进行 Meta 分析，最终纳入 11 篇研究共

1418 例患者，得出结论：IgG、IgA 和 IgM 的综合缺陷在复发性鼻窦炎中为 13%，在难治性 CRS 中为23%[131]。然而，除了一项研究外，这些研究中对心血管疾病的定义并不明确，因此预估心血管疾病的患病率仍然具有挑战性。总之，在复发性或顽固性额窦炎患者中，HIV 和原发性免疫缺陷应予以高度重视。

需要进行的免疫缺陷试验包括 HIV、免疫球蛋白（IgG、IgA 和 IgM）、B 细胞和 T 细胞定量及特异性抗体检测（破伤风、白喉和肺炎球菌）。虽然在一部分顽固性额窦炎患者亚组中可发现 CVID 和特异性抗体缺乏的现象，对患者进行丙种球蛋白治疗等干预措施并不能一定改善患者的鼻窦炎症状，但可在一定程度上预防肺炎和延长患者的生存期[132, 133]。有关此类患者的治疗，本章后面会进行更详细地讨论。原发性免疫缺陷症除了鼻窦炎外还有许多全身性症状。最常见的相关免疫缺乏综合征为普通变异型免疫缺乏症（CVID），可合并有肺部疾病，如反复肺炎、支气管扩张、肉芽肿性淋巴细胞间质性肺病（GLILD）、菌血症 / 败血症、溶血性自身免疫性贫血、肠良性淋巴增生及淋巴瘤等肿瘤[132]。HIV 几乎可以在每个身体器官（中枢神经系统、肾脏、心脏、血液、皮肤等）出现并发症。免疫缺乏症的全身表现及比较见表 19-9。

3. 牙源性鼻窦炎 患者可能有来自牙感染（牙源性感染）相邻传播的感染相关的 CRS，最常见的是慢性或复发性单侧上颌窦炎伴恶臭分泌物[134]。牙源性鼻窦炎占慢性上颌窦炎病例的 10%～40%[135]。约 50% 可能延伸至前筛窦[136]，但文献中未提及对额

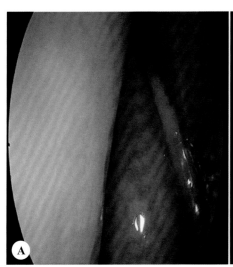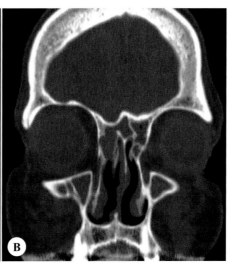

◀ 图 19-9 免疫缺陷患者鼻内镜检查结果，患者的左中鼻道可见脓性分泌物（A），对应的鼻窦 CT（B）

窦的描述。然而，有研究指出脑脓肿、硬膜下脓肿和硬膜外脓肿与牙源性鼻窦炎有关。普通牙片可能无法检测上颌牙感染，因此需要行 CT 检查[135]。鼻腔分泌物微生物学检查可提示厌氧和需氧菌感染，最常见的是厌氧链球菌、革兰氏阴性杆菌和肠杆菌科[137]。总之，双侧慢性额窦炎不太可能是牙源性鼻窦炎累及的；单侧额窦炎可能是由上颌窦及筛窦来源，也可能是牙源性的。

4. 囊性纤维化 囊性纤维化（CF）是一种常染色体隐性遗传性疾病，在美国新生儿人群中的发病率为 1/3500。CF 跨膜传导基因（CFTR）的突变是导致 CF 相关病理的原因。CF 新生儿筛查现在美国已是常规手段，也是大多数新诊断的方法。然而，未经筛查或仍有全身症状（包括严重鼻窦疾病）的儿童和成人仍应进行 CF 检查。CF 累及鼻窦（鼻息肉、中性粒细胞炎症）、肺部（支气管扩张、假单胞菌和其他感染）、肠道和肝脏。鼻窦炎的治疗对治疗肺部疾病很重要[138]。

5. 原发性纤毛运动障碍 PCD 是一种纤毛运动障碍，常染色体隐性遗传，患有这种疾病的患者几乎总伴有鼻窦炎[139]。CRS 的人群中 PCD 的患病率是未知的，估计的 PCD 患病率为 1/10 000 人[139]。鼻—氧化氮检查可用于筛查 PCD 相关的 CRS[140, 141]，该疾病诊断的金标准是用光镜和电子显微镜进行黏膜活检，以评估纤毛超微结构缺陷[20]。PCD 的全身表现包括 Kartagener 综合征，定义为鼻窦炎、支气管扩张和内脏转位三联征。此外，患有 PCD 的男性由于精子不活动而不育。在 PCD 中，上颌窦和筛窦最常受累，额窦和蝶窦常常不能发育。

6. 非细菌性感染 侵袭性真菌性鼻窦炎通常发生在免疫功能低下的患者身上，如骨髓移植、癌症和化疗治疗、糖尿病和全身皮质类固醇治疗。诊断依赖于高度怀疑和专家耳鼻喉科检查和治疗，包括外科清创和全身抗真菌治疗。全身表现包括免疫受损，合并其他感染。

非典型分枝杆菌或真菌感染可能表现为难治性，尽管这些感染在 CRS 中的流行率尚未确定，真菌和抗酸杆菌培养对治疗无效的 CRS 患者可能有助于其进一步诊断。

病毒在引发和持续慢性额窦炎中的作用目前尚不清楚，虽然流行病学模式表明了病毒可能与额窦炎之间存在一定的关系[142]，但尚未在大规模研究中对病毒进行检测，目前也没有特定的抗病毒疗法可用。

7. 肿瘤相关 CRS 上呼吸道肿瘤可表现为 CRS 症状。因此，对治疗无效的患者应进行鼻窦 CT 和鼻内镜检查，可疑发现应交由耳鼻咽喉科专家进行活检和处理。单侧发现（如单侧息肉）是转诊指征，需要考虑活检。内翻性乳头状瘤（最常见的鼻窦肿瘤）的估计发病率为每年每 100 000 人 1.5 例[143]。在一项研究中，380 名接受鼻内镜手术的患者都有多个活检样本，其中 5 名患者被诊断为内翻性乳头状瘤

表 19-9 CRS 相关疾病的局部和全身症状汇总		
病　种	**局部表现（鼻窦）**	**全身症状**
变应性真菌性鼻窦炎（AFS）	压力效应，局部黏膜腐蚀，鼻窦炎，鼻息肉	哮喘，吸入霉菌后出现过敏表现
阿司匹林加重性呼吸系统疾病（AERD）	鼻窦炎伴鼻息肉	哮喘，难以控制的哮喘，潜在致命的阿司匹林反应
普通变异型免疫缺陷（CVID）	脓性分泌物及中性粒细胞局部沉积，多组鼻窦炎	复发性肺炎、支气管扩张、肉芽肿性淋巴细胞间质性肺病（GLILD）、良性淋巴增生、复发性贾第虫病、肿瘤（尤其是淋巴瘤）、自身免疫性细胞减少症
嗜酸性肉芽肿伴多发性血管炎（EGPA）	多组鼻窦炎，鼻息肉，鼻腔堵塞，结痂和鼻中隔穿孔（少见）	哮喘、肺泡出血、发热、体重减轻、血管外坏死性肉芽肿、皮肤、中枢神经系统、脑神经和外周神经系统、胃肠道（少见）等系统的血管炎、心包炎、心肌炎、心内膜炎、免疫性肾小球肾炎、关节痛、关节炎

（续表）

病 种	局部表现（鼻窦）	全身症状
肉芽肿伴多发性血管炎（GPA）	• 多组鼻窦炎，黏膜结痂，易碎，颗粒状黏膜，糜烂和化脓性溃疡、鼻出血、鼻软骨炎、鼻中隔穿孔，鼻梁塌陷（"鞍鼻"） • 鼻窦骨质破坏或骨质增生、继发感染	• 任何解剖部位的肉芽肿性肿块、发热、体重减轻、淋巴结病（不常见）、皮肤、中枢神经系统、脑神经和外周神经系统血管炎 • 气管和支气管肿块和狭窄、肺浸润、纤维化、结节和肿块、肺泡出血性心包炎、心肌炎缺乏免疫性肾小球肾炎、关节痛、关节炎脑膜炎、中枢神经系统肿块病变、垂体、尿崩症
人类免疫缺陷病毒（HIV）	化脓性鼻窦炎	急性逆转录病毒综合征、发热、不适/疲劳、淋巴结病、恶心/腹泻/体重减轻、机会性感染，包括念珠菌病、肺孢子虫肺炎、禽分枝杆菌、卡波西肉瘤
IgG4 相关疾病（IgG4-RD）	广泛鼻窦炎伴鼻息肉、鼻黏膜结痂和腐蚀。少数情况下有鼻黏膜肿块和鼻窦骨质破坏	• 任何解剖部位的淋巴浆细胞团、发热、体重减轻（罕见）、淋巴结病、任何部位过敏（常见）、反应性气道疾病、皮肤斑块、丘疹、结节、胸膜和肺肿块、胸膜炎、间质纤维化 • 主动脉炎、动脉炎、心包炎（罕见） • 胰腺炎、胆管炎、肠系膜炎 • 腹膜后肿块、纤维化，间质性肾炎 • 关节炎（罕见）、脑膜炎、垂体炎 • 里德尔甲状腺炎（Riedel's and Hashimoto's thyroiditis）
牙源性鼻窦炎	单侧上颌窦炎	口腔牙病
囊性纤维化（CF）	多组鼻窦炎，约 30% 伴有鼻息肉［Ramsey B, Richardson MA, Impact of sinusitis in cystic fibrosis. J Allergy Clin Immunol 1992；90（3 Pt 2）：547］	肺炎/支气管扩张、胰腺功能不全伴脂肪热、回肠远端梗阻、进行性肝病（纤维化/肝硬化）、男性不育
原发性纤毛运动障碍（PCD）	脓性鼻窦炎	Kartagener 病：支气管扩张，内脏转位，男性不育
结节病	• 慢性鼻窦炎、红斑狼疮、黏膜易碎伴结痂和鼻出血、黏膜斑块和结节 • 罕见鼻中隔穿孔，鼻梁塌陷（"鞍鼻"）继发感染	• 任何解剖部位的肉芽肿性炎症；Lofgren 综合征，Heerfordt 综合征；发热（罕见）、疲劳 • 淋巴结病，任何部位 • 红斑狼疮、结节性红斑、皮肤 • 斑块、结节、丘疹 • 肉芽肿性支气管炎、结节、肿块、小气道阻塞、反应性气道疾病、支气管扩张、阻塞性肺不张、肺大疱、间质纤维化 • 心律失常、心肌病、肝脾肿大 • 肾炎、肾结石、关节炎、肌炎、溶骨性囊肿、血管炎 • 脑膜炎、脑和周围神经病变 • 垂体炎
可卡因诱发的中线破坏性病变（CIMDL）	• 慢性鼻窦炎，严重黏膜结痂，溃疡，结痂和鼻出血 • 鼻中隔穿孔 • 鼻梁坍塌（"鞍鼻"） • 离心性鼻窦骨质破坏 • 继发感染	• 发热、出汗、体重减轻 • 面部、躯干和四肢皮肤视网膜状瘀斑和溃疡、血栓性和血管性紫癜、肺泡出血（罕见） • 关节痛、肌痛 • Pauci 免疫性肾小球肾炎（罕见）

（占 CRS 手术病例的 1%）[72]。

（三）Th2 炎症相关 CRS

1. 阿司匹林加重性呼吸系统疾病（AERD） 阿司匹林加重性呼吸系统疾病（AERD）是一种被称为 Samter-Widal 综合征的疾病。AERD 是一种慢性持续性疾病，其特征是持续性上呼吸道炎症导致慢性鼻窦炎 – 鼻息肉病，持续性下呼吸道炎症表现为哮喘，以及阿司匹林过敏。据估计，约有 13% 的人患有慢性鼻窦炎，其中 15% 的慢性鼻窦炎伴鼻息肉病患者患有 AERD[144]。对 AERD 的怀疑取决于对四联症（鼻窦炎、鼻息肉病、哮喘和阿司匹林反应史）的认识。接触非甾体抗炎药或阿司匹林，并出现经典症状，可证实阿司匹林过敏。非侵入性诊断测试正在研究中，可能有助于正确评估 AERD 的存在[145-147]。

2. 变应性真菌性鼻窦炎（AFS） 虽然侵袭性真菌感染肯定会表现为全身症状，但局部真菌感染（如 AFS 形式）可能与并发的难以治疗的哮喘相关。局部侵犯眼眶或颅内结构因压力效应而迅速坏死，此时需要紧急外科手术治疗。在 AFS 组织样本中可发现许多真菌有机体，包括暗色（棕色色素）真菌。临床上可根据鼻窦腔中是否存在"典型过敏性"黏蛋白（图 19-6，过敏性黏蛋白的内镜图像）、黏液中是否存在真菌菌丝成分，以及是否对真菌过敏来进行进一步诊断[148, 149]。研究数据表明，虽然单侧受累可能常见于鼻息肉病（图 19-10），但 AFS 对任何一组鼻窦（包括额窦）的影响可能并不比其他组更大[150]。额窦受累并不少见[151-153]。

3. 其他嗜酸性鼻窦疾病，包括慢性鼻窦炎伴鼻息肉 嗜酸性粒细胞在慢性鼻窦炎炎症发展中起重要作用。一些全身性嗜酸细胞疾病，如嗜酸性粒细胞增多综合征（HES）可表现为慢性鼻窦炎。对特发性 HES 患者的一项大型多中心分析报道，在最初表现为鼻窦炎的 9 例患者中有 188 例（约 4.8%）[154]。EGPA 也可以表现为鼻窦炎、哮喘和外周嗜酸性粒细胞增多症，在本章其他地方讨论。有趣的是，慢性鼻窦疾病本身就可能有局部炎症的全身性表现，CRS 患者报道认知功能障碍和疲劳[155]。此外，对鼻窦相关疾病的治疗也可以改善睡眠相关的障碍和心理障碍[156, 157]。

（四）系统性疾病诊断鉴别小结

表 19-9 简要总结了 CRS 患者常见的局部和全身疾病模式。图 19-8 是额窦疾病类型及其相互关系的图表。同时使用表格和图表可以帮助建立一个鉴别诊断和计划更详细的实验室，放射学和组织水平评估。

四、慢性额窦炎合并全身性疾病的处理

（一）自身免疫性和肉芽肿相关 CRS 的处理

1. EGPA 和 GPA EGPA 和 GPA 将在专门研究血管炎的临床医学中心进行最佳诊断和治疗，在这些中心可以进行标准化、全面的、多系统的评估，且可以制订，测试和实施治疗指南[20, 158, 159]。ANCA 相关性血管炎（EGPA、GPA 和 MPA）的管理建议最近已经发表[38]。

在回顾有关血管炎治疗试验和结果的文献时，重要的是要认识到，由于统计原因，许多试验将 GPA 和 MPA 患者合并为"ANCA 相关血管炎"治疗组。而 EGPA 在绝大多数情况下被排除在这些临床试验之外，还有少数同类别临床试验只招募 GPA 患

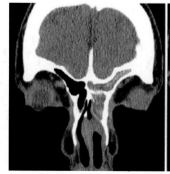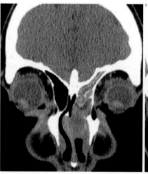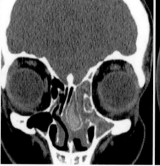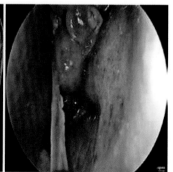

▲ 图 19-10 单侧 AFS 患者的 CT 和鼻内镜检查

AFS 的鼻窦 CT 通常表现为双侧鼻息肉和鼻窦混浊密度影。由于存在矿化碎屑，其混浊的密度影上具有特征性的不均匀表现。然而，AFS 通常表现为单侧性疾病。内镜图像显示息肉和特征性过敏黏蛋白的存在。在鉴别诊断时应考虑肿瘤，即使 CT 上有特征性的不均匀混浊，也应进一步的核磁共振检查或活检排除肿瘤

者。一项来自法国的血管炎研究组的研究中，EGPA 被包含在内 [18, 19]，该研究使用五因素评分作为死亡率的预测指标。试验对象专门为 EGPA 患者的临床研究包括 [10, 20-22, 81, 82]。主要或完全以 GPA 患者为试验对象的研究包括 [16, 24, 104, 160-166] 报告的试验。治疗 GPA 患者的 ENT 表现的相关研究已被报道 [42, 75, 84, 167-170]，并且 [171] 做了综述。

根据现有的这些研究数据，想要明确有关 "ANCA 相关血管炎" ENT 症状的治疗反应可能很难确定。许多 GPA 治疗研究适当地侧重于导致器官衰竭和过早死亡的疾病并发症，总结使用 BVAS 和 VDI 的结果，并常规记录 ENT 和鼻窦的表现，但对特定 ENT 表现的治疗结果往往没有单独研究或在研究中体现足够的细节，以便得出对临床治疗决策有用的结论。然而，BVAS 和 BVAS/WG 评分系统确实包括 ENT 特定活动分项评分（上文），这些评分在一些研究中被单独分析，并以 ENT 为重点。值得注意的是，GPA 患者一些公认的 ENT 临床特征并没有包括在 BVAS 或 VDI 中。进一步文献回顾分析显示，疾病分期的定义在不同的研究中有所不同，因此系统性疾病，全身性疾病，局限性疾病和有限的疾病意味着患者有一些不同的参与取决于研究 [85, 172, 173]。例如，欧洲血管炎研究组（EUVAS）将 GPA 的不同疾病阶段 定义为局限性、早期系统性、广泛性、重度和难治性，而血管炎临床研究联合会（VCRC）则只将其定义为局限性期和严重期。不论是 EUVAS 还是 VCRC，都没有对 GPA 只累及 ENT 区域时（"ENTLimited GPA"）有个明确的阶段定义。EUVAS 对局限性期的定义只包括 GPA 累及 ENT 和肺时。而 VCRC 对局限性期的定义包括甚至超过 ENT 和肺区域以外的器官或组织。疾病分期往往在疾病持续时间内发生变化，GPA 只累及局部时在 [174] 的患者中只有 3.2%。被定义为局限性期的患者，其中大多数有 ENT 表现，很少出现系统性和血管性特征，但其局部病变通常比较严重，随着病程进展，还会出现其他区域受累，加重病情 [175]。Taylor 等 [75] 评估了被转介到大学第三级护理 ENT 部门进行治疗的 24 名 GPA 患者，他们主要使用泼尼松、甲氨蝶呤和环磷酰胺治疗，随访 6.8 年后大多数患者都有进行性器官受累，其中伴鼻窦炎的 GPA 患者占比较基线水平从 65% 增加到 75%。

除了最近评估利妥昔单抗对 GPA 的 ENT 表现的

影响的研究外，目前还没有研究专门分析 GPA 的单个 ENT 表现对任何全身治疗的反应。不幸的是，免疫抑制治疗血管炎时通常导致 ENT 区域的不良反应。Robson 等 [39] 总结了 6 项 EUVAS 血管炎治疗的研究，这些研究对患者进行 6 个月的治疗并长期随访，结果发现，在 GPA 患者中，鼻塞和结痂症状从大约 30% 增加到 45%，听力损失从 22% 增加到 32%。Groot 等分析了 100 例早期系统性疾病（排除患有其他器官与危及生命的疾病）患者，使用甲氨蝶呤或环磷酰胺治疗 18 个月，并得出结论，甲氨蝶呤的有效性低于环磷酰胺，并导致更频繁的复发 [160]。甲氨蝶呤治疗 GPA 时可将患者的 ENT 症状从 90% 减少到大约 70%，环磷酰胺从 90% 减少到约 55%。利妥昔单抗是治疗 GPA 的最新有效药物，已在几项研究中进行了分析。Aries 等 [40] 对 8 名表现为难治性肉芽肿的 GPA 患者在进行泼尼松龙和环磷酰胺、甲氨蝶呤或霉酚酸酯等治疗无效后，再使用一个疗程的利妥昔单抗，并未发现其确切的疗效。Malm 等 [169] 报道了 11 例采用其他治疗方法治疗失败的 GPA 患者，用一个或多个剂量的利妥昔单抗治疗后，发现 ENT 的症状反而持续甚至加重。相反的是，Seo [170] 发现一个或多个疗程的利妥昔单抗在其 8 例表现为眼眶假瘤或声门下狭窄的难治性肉芽肿表现的 GPA 患者中是有效的。Lally [167] 报告了 99 例 GPA 治疗超过 10 年的患者，其中 51 例至少一次接受了利妥昔单抗治疗，发现这 92% 的患者在观察期内没有 ENT 相关症状，而在那些从未接受利妥昔单抗的患者中，只有 53.7% 的患者没有表现出 ENT 表现。在一项由 [42] 报道的研究中，34 例患有 GPA 难治性头颈部受累症状的患者接受了重复剂量的利妥昔单抗治疗，他们发现所有 ENT 症状都得到改善，包括眼眶后假瘤和声门下狭窄。未对利妥昔单抗做出反应的可能原因包括存在纤维化而不是炎症性疾病，以及在足够长的时间内未能重复多次进行利妥昔单抗治疗，特别是对于大的炎症病变。

系统性 GPA 最初采取诱导治疗方案，包括高剂量的经静脉或口服糖皮质激素和利妥昔单抗或环磷酰胺，很少使用血浆交换治疗，症状缓解时再予以维持治疗，将糖皮质激素减量，使用甲氨蝶呤，或霉酚酸酯替代利妥昔单抗或环磷酰胺与硫唑嘌呤。间歇性利妥昔单抗的维持治疗也是一种选择。维持治疗的持续时间是不确定的，一小部分患者在疾病缓解期可无须药物治疗。对于病灶只累及局部的、无器官威胁的 GPA 患者，只需予以糖皮质激素与甲氨蝶呤或霉酚酸酯治疗。

每天 2 次服用 160mg 甲氧嘧啶加磺胺甲噁唑 800mg 联合治疗可降低疾病复发的频率，并可预防肺炎。特殊情况下可予以静脉注射丙种球蛋白和来氟米特。局部鼻窦炎的治疗可包括鼻生理盐水进行鼻腔冲洗，亦可在生理盐水中混入适当比例的抗生素、糖皮质激素或者莫匹罗星进行鼻腔冲洗，感染较严重的患者可予以全身抗生素治疗，必要时予以清创和手术干预。没有临床试验评估局部治疗 GPA 相关鼻窦炎的疗效。如疾病早期就开始予以最佳的治疗，患者很少需要手术干预。

EGPA 的管理和治疗大致同 GPA，由于 EGPA 没有任何对照性的临床治疗试验，因此 EGPA 的治疗建议是受到限制的 [38]。GROH 等 [159] 发表了 EGPA 的具体评估和管理建议，主要是基于支持使用糖皮质激素和环磷酰胺治疗严重疾病和硫唑嘌呤或甲氨蝶呤治疗不太严重疾病和维持治疗的观察性研究。利妥昔单抗、血浆置换和 IVIG 在常规治疗中没有应用价值，Mepolizumab（抗白细胞介素 –5 单克隆抗体）和 Omalizumab（抗 IgE 单克隆抗体）正在研究中。可以明确的是，这些患者都需要长期持续治疗，包括小剂量糖皮质激素，以防止复发。EGPA 患者的 ENT 症状，特别是鼻窦炎，通常比 GPA 患者严重得多，这些症状可在使用糖皮质激素和免疫抑制治疗后得到缓解。鼻窦炎的局部治疗与 GPA[17, 176] 相似。

2. CIMDL 与任何药物引起的综合征一样，避免可卡因和左旋咪唑暴露是治疗成功的关键。治疗局部鼻窦炎和软组织或骨破坏的方法包括鼻腔生理盐水冲洗、清创，局部或全身应用抗生素。

糖皮质激素治疗可改善患者早期时轻度的临床症状，手术治疗包括鼻中隔穿孔修补、鼻皮肤、腭和颅骨缺损的闭合、鼻成形、重建和假体植入等 [49, 86]。出现全身症状和血管炎症状的患者可能需要糖皮质激素和免疫抑制治疗，特别是合并肺出血或肾小球肾炎 [50, 87] 时；患有严重系统性疾病和血管炎的患者即使不能完全戒断可卡因，免疫抑制治疗对其也可能具有一定的疗效。

3. 结节病 系统性结节病患者的对照治疗试验很少，ENT 和鼻窦结节病无对照，治疗建议主要基于回顾性病例系列。在 12 年期间观察并平均随访 42 个月的 1774 例结节病患者中，发现约 40% 的患者不需要任何治疗，而另外 60% 接受治疗的患者主要是对肺、神经、心脏、皮肤、眼睛和耳鼻喉等处受累进行的治疗 [77]。一般来说，鼻窦炎和耳鼻喉部受累症状通常对局部、病灶内或全身性糖皮质激素治疗有反应，无须使用其他额外治疗。使用生理盐水进行鼻腔冲洗和局部应用保持黏膜湿润的药物和可以改善鼻部结痂症状的药物。手术通常只针对阻塞性鼻窦炎。难治性或更严重的鼻窦疾病可能对通常用于全身疾病的药物有反应，包括氯喹、羟基氯喹、甲氨蝶呤、硫唑嘌呤或 TNF 拮抗药 [76, 78, 79, 89, 177, 178]。最近对系统性结节病治疗方案的回顾证实了糖皮质激素对任何解剖部位的症状均有效，对于严重的、危及器官的或持续的疾病，甲氨蝶呤、硫唑嘌呤、来氟米特、霉酚酸酯、TNF 拮抗药、利妥昔单抗或 Acthar 凝胶在许多患者中是有效的。双盲安慰剂对照随机试验表明，甲氨蝶呤、TNF（拮抗药和己酮可可碱 [179] 对患者治疗有益。

4. IgG4-RD 最近关于 IgG4-RD 的文献主要集中在对这种疾病的识别和诊断上，病例报告介绍了不断进展的治疗经验，但目前仍然没有对照的临床研究。在 79 例诊断为 IgG4-RD 的患者中，有 41 例患者的 CT 显示合并鼻窦炎，有 4 例患者的病理学检查发现与 IgG4-RD 一致的组织病理学证据。在这 41 例患者中，有 14 例患者的鼻窦炎症状在口服泼尼松龙治疗后获得改善 [63]。一篇以 ENT 为导向的文献回顾分析了 43 篇文章 484 名患者，这些患者除了需要活检诊断 ENT 相关的 IgG4-RD 肿块病变外，很少需要手术，在 129 例有治疗效果的患者中，90% 的患者只有偶尔需要 1 种或多种免疫抑制药物用于症状缓解 [80]。自身免疫性胰腺炎 1 型的治疗是 IgG4-RD 的首次和最广泛的描述表现，是大多数全身表现的治疗建议的基础。然而，对 125 例广泛器官受累患者的治疗结果的总结显示，仅对初始糖皮质激素有 86% 的应答率，但只有 23% 达到稳定的疾病缓解，其余 77% 需要用免疫调节剂、支架或放射治疗 [92] 等进一步治疗方案。已发表共识指南建议对无症状淋巴结肿大或轻度颌下腺受累的患者，只对其进行观察；可能发展为不可逆纤维化并发症的患者应予以早期及时治疗，包括那些患有自身免疫性胰腺炎和多唾液腺受累 [180] 的患者。这些指南还建议紧急治疗表现为主动脉炎、腹膜后纤维化、近端胆道狭窄、肾小管间质性肾炎、棘膜炎、胰腺肿大和心包炎的患者以及器官功能障碍或显著外观并发症的患者。治疗的一个重要目标是避免终末期和大的纤维化病变的发展，这些病变可能对药物治疗没有反应，需要外科手术干预。对有系统性症状的患者其药物治疗通常包括初始中等剂量的糖皮质激素药物治疗，许多患者需要使用小剂量糖皮质激素维持治疗，无论是否使用免疫抑制剂，如硫唑嘌呤、霉酚酸酯、6-巯基嘌呤、他克莫司、环磷酰胺或利妥昔单抗。根据最初的治疗方法，疾病复发可单独增加糖皮质激素治疗或加用免疫抑制药物或美罗华。在一项对30名患者使用美罗华1000mg分两次给药的疗效观察中，研究者评估了服用15天以上或不服用糖皮质激素的患者，结果显示，在12个月后，97%的患者出现了疾病缓解，40%的患者病情缓解[181]。需要额外的临床对照治疗试验，为糖皮质激素、免疫抑制剂和免疫调节药物的使用制订可靠的建议。

（二）感染相关CRS的管理

1. 原发性免疫缺陷和HIV 感染相关慢性额窦炎的管理可能因是否发现了潜在的系统性疾病而有所不同，对于艾滋病，最好的方法是使用基于证据的抗病毒方案治疗潜在疾病，以及当有脓性分泌物时使用抗生素。对于CVID，大多数患者应该开始更换丙种球蛋白输注（静脉注射或皮下注射），有些可能被认为是慢性或旋转抗生素疗程。调整替代丙种球蛋白剂量，以达到足够的低谷水平和减少下呼吸道感染是CVID治疗[182, 183]的关键。虽然丙种球蛋白治疗可以减少下呼吸道感染的证据很强，但对其对于鼻窦炎的疗效却不太确定。当发现CVID患者的脓性分泌物时，我们建议使用药敏试验确定敏感抗生素，类似于非CVID患者。

2. PCD和CF 对于PCD和CF，治疗将包括鼻内镜下鼻窦手术，以改善鼻窦引流，鼻腔冲洗治疗以缓解不动纤毛综合征的鼻腔清洁功能，对敏感致病菌感染予以药敏试验并确定抗生素使用。在对12项研究和701名患者的系统回顾中，阿法链道酶和局部糖皮质激素的使用对有CF的CRS患者有益处[184]。根据现有的医学证据，抗生素对CF患者鼻窦炎的疗效尚不确定[184]。然而，根据下呼吸道培养结果，抗生素通常被推荐用于治疗下呼吸道疾病的恶化。此外，对于具有特定基因型的CF患者，依伐卡托可改善鼻窦症状[185]。

3. 牙源性鼻窦炎 牙源性鼻窦炎最好是由牙科专家治疗，他们清除感染的牙齿连同抗生素和内镜下鼻窦手术。牙源性鼻窦炎很少与额窦炎有关，因此我们不会在本章中更详细地讨论它的治疗。

4. 感染相关并发症 如果没有具体的可能的诊断，且患者被归类为CRSsNP，则应处理与感染相关的并发症。阳性培养并不等同于临床疾病，对培养结果的解释可能具有挑战性。一般来说，我们建议只在脓性物质可见的情况下进行培养。先前对CRS患者的培养研究的结果已经被描述，并提供了从鼻窦中分离出的不同类型细菌的总体估计[186]。对于治疗无效的患者，可以考虑从中鼻道仔细取样进行细菌培养。这样的培养结果似乎会影响抗生素的选择，在一项研究中，52%的患者改变了抗生素的选择[187]。研究表明，内镜检查获得的培养物与来自胃窦穿刺的培养结果高度相关[188, 189]。CRS管理指南表明，长期使用大环内酯类抗生素治疗血清总IgE低的患者可能是有效的[190]。

细菌培养用于诊断和指导治疗可能对CRS患者有帮助，尽管支持这种方法的数据有限。我们无法确定任何高质量的比较培养导向和经验性使用抗生素在CRS中的应用的临床试验。最近的一系列病例报道发现，从内镜引导培养的培养物中最常见的微生物是金黄色葡萄球菌和铜绿假单胞菌，并且大多数患者使用培养物作为指导改善了患者报告的结果[2]。先前的研究也发现凝固酶阴性葡萄球菌的频繁生长[191]。尽管使用培养导向抗生素的前瞻性控制数据有限，但当检查中发现脓性分泌物时，我们仍建议采用这种方法。

（三）Th2炎症相关CRS的处理

Th2炎症相关的CRS往往有嗜酸性成分的炎症反应，反映在局部组织和全身血液嗜酸性粒细胞计数升高。虽然很吸引人，但这样的概括似乎过于简单，可能不适用于所有的临床情况。鉴别CRS中Th2相关炎症的关键是全身和局部皮质类固醇的反应。多年来，这种疗法一直是CRS治疗的主流。然而，最近对驱动表型差异的不同内因型的认识[192]导致人们致力于识别可调节以控制疾病的特定途径。因此，在临床研究中，特异性细胞因子阻断已被证明是有效的，包括IL-5拮抗药，如美泊利单抗[193]和瑞利珠单抗[194]，或最近使用Dupilumab的试验（通过共享异源受体联合阻断IL-4和IL-13[195]）。病例系列和一项临床试验也已发表，证明抗 IgE 治疗（奥马珠单抗）在 CRS 中的有效性[196, 197]。如果窦性疾病是顽固性的或如果合并疾病是难以控制的，如合并哮喘，我们建议考虑这些治疗。尽管在临床试验中，生物制剂美宝利珠单抗、白藜芦单抗和奥马利珠单抗在控制鼻窦症状方面可能是有效的，但截至 2019 年，它们仅被 FDA 批准用于难以控制的哮喘，而不是 CRSwNP。

除了传统的治疗方法，包括局部盐水冲洗加或不加皮质类固醇、局部鼻内皮质类固醇、抗组胺药物、全身性皮质类固醇和手术治疗外，特定的疾病表型确实会对特定的治疗产生影响。例如，已知 AERD 至少部分地受夸大和失调的花生四烯酸代谢途径的驱动，该代谢途径增加了白三烯和前列腺素代谢物的产生[198]。因此，白三烯受体拮抗剂

（CysLT1）如孟鲁司特和扎鲁司特或 5- 脂氧合酶抑制剂（zileuton）对这些患者的鼻窦疾病、哮喘和阿司匹林反应的症状治疗至关重要[199]。阿司匹林脱敏在减少鼻息肉病的复发和改善症状管理方面已经被证明是有用的[200]。

（四）慢性额窦炎系统性疾病的诊断与治疗小结

对于顽固性慢性额窦炎患者，采用逐步治疗方法将有助于改善患者的症状。对可能超出鼻窦的疾病做出准确诊断有助于考虑更广泛的治疗选择，尤其是伴随下呼吸道疾病时。使用本章中的表格和图表可以帮助识别与慢性额窦炎相关的系统性疾病的模式。应用特定于潜在系统疾病诊断的治疗有助于患者的整体预后改善，也可能有助于加强慢性额窦炎的局部治疗的疗效（图 19-11）。

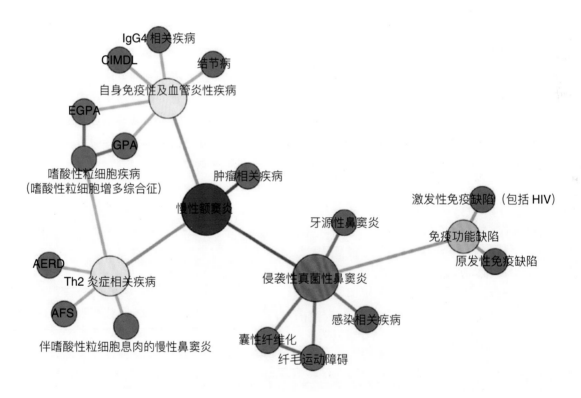

▲ 图 19-11　慢性额窦炎类型之间的关系

GPA. 肉芽肿性多血管炎（旧称韦格纳肉芽肿）；EGPA. 嗜酸性肉芽肿伴多血管炎（Churg-Strauss 综合征）；CIMDL. 可卡因诱导的中线破坏性损伤综合征；AERD. 阿司匹林加重性呼吸系统疾病；AFS. 变应性真菌性鼻窦炎

参考文献

[1] Rank MA, Hoxworth JM, Lal D. Sorting out "sinus headache". J Allergy Clin Immunol Pract. 2016;4(5):1013–4.

[2] Snidvongs K, McLachlan R, Sacks R, Earls P, Harvey RJ. Correlation of the Kennedy Osteitis Score to clinico- histologic features of chronic rhinosinusitis. Int Forum Allergy Rhinol. 2013;3(5):369–75.

[3] Pearce FA, Lanyon PC, Grainge MJ, Shaunak R, Mahr A, Hubbard RB, et al. Incidence of ANCA-associated vasculitis in a UK mixed ethnicity population. Rheumatology (Oxford). 2016;55(9):1656–63.

[4] Mahr A, Guillevin L, Poissonnet M, Ayme S. Prevalences of polyarteritis nodosa, microscopic polyangiitis, Wegener's granulomatosis, and Churg-Strauss syndrome in a French urban multiethnic population in 2000: a capture-recapture estimate. Arthritis Rheum. 2004;51(1):92–9.

[5] Baughman RP, Field S, Costabel U, Crystal RG, Culver DA, Drent M, et al. Sarcoidosis in America. Analysis based on health care use. Ann Am Thorac Soc. 2016;13(8):1244–52.

[6] Ungprasert P, Carmona EM, Crowson CS, Matteson EL. Diagnostic utility of angiotensin-converting enzyme in sarcoidosis: a population-based study. Lung. 2016;194(1):91–5.

[7] Umehara H, Okazaki K, Masaki Y, Kawano M, Yamamoto M, Saeki T, et al. Comprehensive diagnostic criteria for IgG4–related disease (IgG4–RD), 2011. Mod Rheumatol. 2012;22(1):21–30.

[8] Watts RA, Mahr A, Mohammad AJ, Gatenby P, Basu N, Flores-Suarez LF. Classification, epidemiology and clinical subgrouping of antineutrophil cytoplasmic antibody (ANCA)–associated vasculitides. Nephrol Dial Transplant. 2015;30(Suppl 1):i14–22.

[9] Lanham JG, Elkon KB, Pusey CD, Hughes GR. Systemic vasculitis with asthma and eosinophilia: a clinical approach to the Churg-Strauss syndrome. Medicine. 1984;63(2):65–81.

[10] Sinico RA, Di Toma L, Maggiore U, Tosoni C, Bottero P, Sabadini E, et al. Renal involvement in Churg-Strauss syndrome. Am J Kidney Dis. 2006;47(5):770–9.

[11] Chaigne B, Terrier B, Thieblemont N, Witko-Sarsat V, Mouthon L. Dividing the Janus vasculitis? Pathophysiology of eosinophilic granulomatosis with polyangiitis. Autoimmun Rev. 2016;15(2):139–45.

[12] Ueki S, Tokunaga T, Fujieda S, Honda K, Hirokawa M, Spencer LA, et al. Eosinophil ETosis and DNA traps: a new look at eosinophilic inflammation. Curr Allergy Asthma Rep. 2016;16(8):54.

[13] Khoury P, Grayson PC, Klion AD. Eosinophils in vasculitis: characteristics and roles in pathogenesis. Nat Rev Rheumatol. 2014;10(8):474–83.

[14] Mukhtyar C, Lee R, Brown D, Carruthers D, Dasgupta B, Dubey S, et al. Modification and validation of the Birmingham Vasculitis Activity Score (version 3). Ann Rheum Dis. 2009;68(12):1827–32.

[15] Exley AR, Bacon PA, Luqmani RA, Kitas GD, Gordon C, Savage CO, et al. Development and initial validation of the Vasculitis Damage Index for the standardized clinical assessment of damage in the systemic vasculitides. Arthritis Rheum. 1997;40(2):371–80.

[16] Stone JH, Hoffman GS, Merkel PA, Min YI, Uhlfelder ML, Hellmann DB, et al. A disease-specific activity index for Wegener's granulomatosis: modification of the Birmingham Vasculitis Activity Score. International Network for the Study of the Systemic Vasculitides (INSSYS). Arthritis Rheum. 2001;44(4):912–20.

[17] Bacciu A, Bacciu S, Mercante G, Ingegnoli F, Grasselli C, Vaglio A, et al. Ear, nose and throat manifestations of Churg-Strauss syndrome. Acta Otolaryngol. 2006;126(5):503–9.

[18] Guillevin L, Lhote F, Gayraud M, Cohen P, Jarrousse B, Lortholary O, et al. Prognostic factors in polyarteritis nodosa and Churg-Strauss syndrome. A prospective study in 342 patients. Medicine. 1996;75(1):17–28.

[19] Guillevin L, Pagnoux C, Seror R, Mahr A, Mouthon L, Le Toumelin P. The Five-Factor Score revisited: assessment of prognoses of systemic necrotizing vasculitides based on the French Vasculitis Study Group (FVSG) cohort. Medicine. 2011;90(1):19–27.

[20] Moosig F, Bremer JP, Hellmich B, Holle JU, Holl-Ulrich K, Laudien M, et al. A vasculitis centre based management strategy leads to improved outcome in eosinophilic granulomatosis and polyangiitis (Churg- Strauss, EGPA): monocentric experiences in 150 patients. Ann Rheum Dis. 2013;72(6):1011–7.

[21] Comarmond C, Pagnoux C, Khellaf M, Cordier JF, Hamidou M, Viallard JF, et al. Eosinophilic granulomatosis with polyangiitis (Churg-Strauss): clinical characteristics and long-term followup of the 383 patients enrolled in the French Vasculitis Study Group cohort. Arthritis Rheum. 2013;65(1):270–81.

[22] Durel CA, Berthiller J, Caboni S, Jayne D, Ninet J, Hot A. Long-term followup of a multicenter cohort of 101 patients with eosinophilic granulomatosis with polyangiitis (Churg-Strauss). Arthritis Care Res. 2016;68(3):374–87.

[23] Hoffman GS, Kerr GS, Leavitt RY, Hallahan CW, Lebovics RS, Travis WD, et al. Wegener granulomatosis: an analysis of 158 patients. Ann Intern Med. 1992;116(6):488–98.

[24] Villa-Forte A, Clark TM, Gomes M, Carey J, Mascha E, Karafa MT, et al. Substitution of methotrexate for cyclophosphamide in Wegener granulomatosis: a 12–year single-practice experience. Medicine. 2007;86(5):269–77.

[25] DeRemee RA. The treatment of Wegener's granulomatosis with trimethoprim/sulfamethoxazole: illusion or vision? Arthritis Rheum. 1988;31(8):1068–74.

[26] Leavitt RY, Hoffman GS, Fauci AS. The role of trimethoprim/ sulfamethoxazole in the treatment of Wegener's granulomatosis. Arthritis Rheum. 1988;31(8):1073–4.

[27] Rasmussen N, Petersen J, Remvig L, Andersen V. Treatment of Wegener's granulomatosis with trimethoprim-sulfamethoxazole. APMIS Suppl. 1990;19:61–2.

[28] Stegeman CA, Tervaert JW, Sluiter WJ, Manson WL, de Jong PE, Kallenberg CG. Association of chronic nasal carriage of Staphylococcus aureus and higher relapse rates in Wegener granulomatosis. Ann Intern Med. 1994;120(1):12–7.

[29] Stegeman CA, Tervaert JW, de Jong PE, Kallenberg CG. Trimethoprim-sulfamethoxazole (co-trimoxazole) for the prevention of relapses of Wegener's granulomatosis. Dutch Co-Trimoxazole Wegener Study Group. N Engl J Med. 1996;335(1):16–20.

[30] Laudien M, Gadola SD, Podschun R, Hedderich J, Paulsen J, Reinhold-Keller E, et al. Nasal carriage of Staphylococcus aureus and endonasal activity in Wegener s granulomatosis as compared to rheumatoid arthritis and chronic rhinosinusitis with nasal polyps. Clin Exp Rheumatol. 2010;28(1 Suppl 57):51–5.

[31] Popa ER, Stegeman CA, Abdulahad WH, van der Meer B, Arends J, Manson WM, et al. Staphylococcal toxic-shock-syndrome-toxin-1 as a risk factor for disease relapse in Wegener's granulomatosis. Rheumatology. 2007;46(6):1029–33.

[32] Lepse N, Abdulahad WH, Kallenberg CG, Heeringa P. Immune regulatory mechanisms in ANCA-associated vasculitides. Autoimmun Rev. 2011;11(2):77–83.

[33] Glasner C, van Timmeren MM, Stobernack T, Omansen TF, Raangs EC, Rossen JW, et al. Low antistaphylococcal IgG responses in granulomatosis with polyangiitis patients despite long-term Staphylococcus aureus exposure. Sci Rep. 2015;5:8188.

[34] Laudien M, Hasler R, Wohlers J, Bock J, Lipinski S, Bremer L, et al. Molecular signatures of a disturbed nasal barrier function in the primary tissue of Wegener's granulomatosis. Mucosal Immunol.

2011;4(5):564–73.

[35] de Groot K, Reinhold-Keller E, Tatsis E, Paulsen J, Heller M, Nolle B, et al. Therapy for the maintenance of remission in sixty-five patients with generalized Wegener's granulomatosis. Methotrexate versus trimethoprim/sulfamethoxazole. Arthritis Rheum. 1996;39(12):2052–61.

[36] Kallenberg CG. Pathogenesis and treatment of ANCA-associated vasculitides. Clin Exp Rheumatol. 2015;33(4 Suppl 92):S11–4.

[37] Cornec D, Cornec-Le Gall E, Fervenza FC, Specks U. ANCA-associated vasculitis – clinical utility of using ANCA specificity to classify patients. Nat Rev Rheumatol. 2016;12(10):570–9.

[38] Yates M, Watts RA, Bajema IM, Cid MC, Crestani B, Hauser T, et al. EULAR/ERA-EDTA recommendations for the management of ANCA-associated vasculitis. Ann Rheum Dis. 2016;75(9):1583–94.

[39] Robson J, Doll H, Suppiah R, Flossmann O, Harper L, Hoglund P, et al. Damage in the anca-associated vasculitides: long-term data from the European vasculitis study group (EUVAS) therapeutic trials. Ann Rheum Dis. 2015;74(1):177–84.

[40] Aries PM, Hellmich B, Voswinkel J, Both M, Nolle B, Holl-Ulrich K, et al. Lack of efficacy of rituximab in Wegener's granulomatosis with refractory granulomatous manifestations. Ann Rheum Dis. 2006;65(7):853–8.

[41] Holle JU, Dubrau C, Herlyn K, Heller M, Ambrosch P, Noelle B, et al. Rituximab for refractory granulomatosis with polyangiitis (Wegener's granulomatosis): comparison of efficacy in granulomatous versus vasculitic manifestations. Ann Rheum Dis. 2012;71(3):327–33.

[42] Martinez Del Pero M, Chaudhry A, Jones RB, Sivasothy P, Jani P, Jayne D. B-cell depletion with rituximab for refractory head and neck Wegener's granulomatosis: a cohort study. Clin Otolaryngol. 2009;34(4):328–35.

[43] Taylor SR, Salama AD, Joshi L, Pusey CD, Lightman SL. Rituximab is effective in the treatment of refractory ophthalmic Wegener's granulomatosis. Arthritis Rheum. 2009;60(5):1540–7.

[44] Kessenbrock K, Krumbholz M, Schonermarck U, Back W, Gross WL, Werb Z, et al. Netting neutrophils in autoimmune small-vessel vasculitis. Nat Med. 2009;15(6):623–5.

[45] Surmiak M, Hubalewska-Mazgaj M, Wawrzycka-Adamczyk K, Szczeklik W, Musial J, Brzozowski T, et al. Neutrophil-related and serum biomarkers in granulomatosis with polyangiitis support extracellular traps mechanism of the disease. Clin Exp Rheumatol. 2016;34(3 Suppl 97):S98–104.

[46] Bligny D, Mahr A, Toumelin PL, Mouthon L, Guillevin L. Predicting mortality in systemic Wegener's granulomatosis: a survival analysis based on 93 patients. Arthritis Rheum. 2004;51(1):83–91.

[47] Trimarchi M, Gregorini G, Facchetti F, Morassi ML, Manfredini C, Maroldi R, et al. Cocaine-induced midline destructive lesions: clinical, radiographic, histopathologic, and serologic features and their differentiation from Wegener granulomatosis. Medicine. 2001;80(6):391–404.

[48] McGrath MM, Isakova T, Rennke HG, Mottola AM, Laliberte KA, Niles JL. Contaminated cocaine and antineutrophil cytoplasmic antibody-associated disease. Clin J Am Soc Nephrol. 2011;6(12):2799–805.

[49] Trimarchi M, Sinico RA, Teggi R, Bussi M, Specks U, Meroni PL. Otorhinolaryngological manifestations in granulomatosis with polyangiitis (Wegener's). Autoimmun Rev. 2013;12(4):501–5.

[50] Ullrich K, Koval R, Koval E, Bapoje S, Hirsh JM. Five consecutive cases of a cutaneous vasculopathy in users of levamisole-adulterated cocaine. J Clin Rheumatol. 2011;17(4):193–6.

[51] Govender P, Berman JS. The diagnosis of sarcoidosis. Clin Chest Med. 2015;36(4):585–602.

[52] Judson MA, Baughman RP, Teirstein AS, Terrin ML, Yeager H Jr. Defining organ involvement in sarcoidosis: the ACCESS proposed instrument. ACCESS Research Group. A Case Control Etiologic Study of Sarcoidosis. Sarcoidosis Vasc Diffuse Lung Dis. 1999;16(1):75–86.

[53] Judson MA, Baughman RP. How many organs need to be involved to diagnose sarcoidosis?: an unanswered question that, hopefully, will become irrelevant. Sarcoidosis Vasc Diffuse Lung Dis. 2014;31(1):6–7.

[54] Lazarus A. Sarcoidosis: epidemiology, etiology, pathogenesis, and genetics. Dis Mon. 2009;55(11):649–60.

[55] Zissel G, Muller-Quernheim J. Cellular players in the immunopathogenesis of sarcoidosis. Clin Chest Med. 2015;36(4):549–60.

[56] deShazo RD, O'Brien MM, Justice WK, Pitcock J. Diagnostic criteria for sarcoidosis of the sinuses. J Allergy Clin Immunol. 1999;103(5 Pt 1):789–95.

[57] Inoue D, Yoshida K, Yoneda N, Ozaki K, Matsubara T, Nagai K, et al. IgG4–related disease: dataset of 235 consecutive patients. Medicine. 2015;94(15):e680.

[58] Yamamoto M, Takahashi H. IgG4–related disease in organs other than the hepatobiliary-pancreatic system. Semin Liver Dis. 2016;36(3):274–82.

[59] Stone JH, Brito-Zeron P, Bosch X, Ramos-Casals M. Diagnostic approach to the complexity of IgG4–related disease. Mayo Clin Proc. 2015;90(7):927–39.

[60] Lanzillotta M, Campochiaro C, Trimarchi M, Arrigoni G, Gerevini S, Milani R, et al. Deconstructing IgG4– related disease involvement of midline structures: comparison to common mimickers. Mod Rheumatol. 2016:1–8.

[61] Deshpande V. IgG4 related disease of the head and neck. Head Neck Pathol. 2015;9(1):24–31.

[62] Takano K, Yamamoto M, Kondo A, Himi T. A case of reversible hyposmia associated with Mikulicz's disease. Otolaryngol Head Neck Surg. 2009;141(3):430–1.

[63] Takano K, Abe A, Yajima R, Kakuki T, Jitsukawa S, Nomura K, et al. Clinical evaluation of cinonasal lesions in patients with immunoglobulin G4–related disease. Ann Otol Rhinol Laryngol. 2015;124(12):965–71.

[64] Ohno K, Matsuda Y, Arai T, Kimura Y. Nasal manifestations of IgG4–related disease: a report of two cases. Auris Nasus Larynx. 2015;42(6):483–7.

[65] Cain RB, Colby TV, Balan V, Patel NP, Lal D. Perplexing lesions of the sinonasal cavity and skull base: IgG4–related and similar inflammatory diseases. Otolaryngol Head Neck Surg. 2014;151(3):496–502.

[66] Stone JH, Zen Y, Deshpande V. IgG4–related disease. N Engl J Med. 2012;366(6):539–51.

[67] Peters AT, Spector S, Hsu J, Hamilos DL, Baroody FM, Chandra RK, et al. Diagnosis and management of rhinosinusitis: a practice parameter update. Ann Allergy Asthma Immunol. 2014;113(4):347–85.

[68] Fuchs HA, Tanner SB. Granulomatous disorders of the nose and paranasal sinuses. Curr Opin Otolaryngol Head Neck Surg. 2009;17(1):23–7.

[69] Kohanski MA, Reh DD. Chapter 11: Granulomatous diseases and chronic sinusitis. Am J Rhinol Allergy. 2013;27(Suppl 1):S39–41.

[70] Hirsch AG, Yan XS, Sundaresan AS, Tan BK, Schleimer RP, Kern RC, et al. Five-year risk of incident disease following a diagnosis of chronic rhinosinusitis. Allergy. 2015;70(12):1613–21.

[71] Goncalves C, Pinaffi JV, Carvalho JF, Pinna FR, Constantino GT, Voegels RL, et al. Antineutrophil cytoplasmic antibodies in chronic rhinosinusitis may be a marker of undisclosed vasculitis. Am J Rhinol. 2007;21(6):691–4.

[72] Busaba NY, de Oliveira LV, Kieff DL. Correlation between preoperative clinical diagnosis and histopathological findings in patients with rhinosinusitis. Am J Rhinol. 2005;19(2):153–7.

[73] Srouji IA, Andrews P, Edwards C, Lund VJ. Patterns of presentation and diagnosis of patients with Wegener's granulomatosis: ENT aspects. J Laryngol Otol. 2007;121(7):653–8.

[74] Sproson EL, Jones NS, Al-Deiri M, Lanyon P. Lessons learnt in the management of Wegener's granulomatosis: long-term follow-up of 60 patients. Rhinology. 2007;45(1):63–7.

[75] Taylor SC, Clayburgh DR, Rosenbaum JT, Schindler JS. Progression and management of Wegener's granulomatosis in the head and neck. Laryngoscope. 2012;122(8):1695–700.

[76] Morgenthau AS, Teirstein AS. Sarcoidosis of the upper and lower airways. Expert Rev Respir Med. 2011;5(6):823–33.

[77] Judson MA, Boan AD, Lackland DT. The clinical course of sarcoidosis: presentation, diagnosis, and treatment in a large white and black cohort in the United States. Sarcoidosis Vasc Diffuse Lung Dis. 2012;29(2):119–27.

[78] Aloulah M, Manes RP, Ng YH, Fitzgerald JE, Glazer CS, Ryan MW, et al. Sinonasal manifestations of sarcoidosis: a single institution experience with 38 cases. Int Forum Allergy Rhinol. 2013;3(7):567–72.

[79] Zeitlin JF, Tami TA, Baughman R, Winget D. Nasal and sinus manifestations of sarcoidosis. Am J Rhinol. 2000;14(3):157–61.

[80] Mulholland GB, Jeffery CC, Satija P, Cote DW. Immunoglobulin G4–related diseases in the head and neck: a systematic review. J Otolaryngol Head Neck Surg. 2015;44:24.

[81] Guillevin L, Cohen P, Gayraud M, Lhote F, Jarrousse B, Casassus P. Churg-Strauss syndrome. Clinical study and long-term follow-up of 96 patients. Medicine. 1999;78(1):26–37.

[82] Samson M, Puechal X, Devilliers H, Ribi C, Cohen P, Stern M, et al. Long-term outcomes of 118 patients with eosinophilic granulomatosis with polyangiitis (Churg-Strauss syndrome) enrolled in two prospective trials. J Autoimmun. 2013;43:60–9.

[83] Seccia V, Fortunato S, Cristofani-Mencacci L, Dallan I, Casani AP, Latorre M, Paggiaro P, Bartoli ML, Sellari-Franceschini S, Baldini C. Focus on audiologic impairment in eosinophilic granulomatosis with polyangiitis. Laryngoscope. 2016;126(12):2792–7. https://doi.org/10.1002/lary.25964. Epub 2016 Apr 14.

[84] Cannady SB, Batra PS, Koening C, Lorenz RR, Citardi MJ, Langford C, et al. Sinonasal Wegener granulomatosis: a single-institution experience with 120 cases. Laryngoscope. 2009;119(4):757–61.

[85] Stone JH. Limited versus severe Wegener's granulomatosis: baseline data on patients in the Wegener's granulomatosis etanercept trial. Arthritis Rheum. 2003;48(8):2299–309.

[86] Trimarchi M, Bertazzoni G, Bussi M. Cocaine induced midline destructive lesions. Rhinology. 2014;52(2):104–11.

[87] Carlson AQ, Tuot DS, Jen KY, Butcher B, Graf J, Sam R, et al. Pauci-immune glomerulonephritis in individuals with disease associated with levamisole- adulterated cocaine: a series of 4 cases. Medicine. 2014;93(17):290–7.

[88] Lawson W, Jiang N, Cheng J. Sinonasal sarcoidosis: a new system of classification acting as a guide to diagnosis and treatment. Am J Rhinol Allergy. 2014;28(4):317–22.

[89] Badhey AK, Kadakia S, Carrau RL, Iacob C, Khorsandi A. Sarcoidosis of the head and neck. Head Neck Pathol. 2015;9(2):260–8.

[90] Culver DA. Sarcoidosis. Immunol Allergy Clin N Am. 2012;32(4):487–511.

[91] Song BH, Baiyee D, Liang J. A rare and emerging entity: sinonasal IgG4–related sclerosing disease. Allergy Rhinol (Providence). 2015;6(3):151–7.

[92] Wallace ZS, Deshpande V, Mattoo H, Mahajan VS, Kulikova M, Pillai S, et al. IgG4–related disease: clinical and laboratory features in one hundred twenty-five patients. Arthritis Rheumatol. 2015;67(9):2466–75.

[93] Petersen H, Gotz P, Both M, Hey M, Ambrosch P, Bremer JP, et al. Manifestation of eosinophilic granulomatosis with polyangiitis in head and neck. Rhinology. 2015;53(3):277–85.

[94] Nakamaru Y, Takagi D, Suzuki M, Homma A, Morita S, Homma A, et al. Otologic and rhinologic manifestations of eosinophilic granulomatosis with polyangiitis. Audiol Neurootol. 2016;21(1):45–53.

[95] Pakalniskis MG, Berg AD, Policeni BA, Gentry LR, Sato Y, Moritani T, et al. The many faces of granulomatosis with polyangiitis: a review of the head and neck imaging manifestations. AJR Am J Roentgenol. 2015;205(6):W619–29.

[96] Cordier JF, Valeyre D, Guillevin L, Loire R, Brechot JM. Pulmonary Wegener's granulomatosis. A clinical and imaging study of 77 cases. Chest. 1990;97(4):906–12.

[97] Anderson G, Coles ET, Crane M, Douglas AC, Gibbs AR, Geddes DM, et al. Wegener's granuloma. A series of 265 British cases seen between 1975 and 1985. A report by a sub-committee of the British Thoracic Society Research Committee. Q J Med. 1992;83(302):427–38.

[98] Ikeda S, Arita M, Misaki K, Kashiwagi Y, Ito Y, Yamada H, et al. Comparative investigation of respiratory tract involvement in granulomatosis with polyangiitis between PR3–ANCA positive and MPOANCA positive cases: a retrospective cohort study. BMC Pulm Med. 2015;15:78.

[99] Braun JJ, Imperiale A, Riehm S, Veillon F. Imaging in sinonasal sarcoidosis: CT, MRI, 67Gallium scintigraphy and 18F-FDG PET/CT features. J Neuroradiol. 2010;37(3):172–81.

[100] Palmucci S, Torrisi SE, Caltabiano DC, Puglisi S, Lentini V, Grassedonio E, et al. Clinical and radiological features of extra-pulmonary sarcoidosis: a pictorial essay. Insights Imaging. 2016;7(4):571–87.

[101] Oksuz MO, Werner MK, Aschoff P, Pfannenberg C. 18F-FDG PET/CT for the diagnosis of sarcoidosis in a patient with bilateral inflammatory involvement of the parotid and lacrimal glands (panda sign) and bilateral hilar and mediastinal lymphadenopathy (lambda sign). Eur J Nucl Med Mol Imaging. 2011;38(3):603.

[102] Vaglio A, Strehl JD, Manger B, Maritati F, Alberici F, Beyer C, et al. IgG4 immune response in Churg-Strauss syndrome. Ann Rheum Dis. 2012;71(3):390–3.

[103] Hagen EC, Daha MR, Hermans J, Andrassy K, Csernok E, Gaskin G, et al. Diagnostic value of standardized assays for anti-neutrophil cytoplasmic antibodies in idiopathic systemic vasculitis. EC/BCR Project for ANCA Assay Standardization. Kidney Int. 1998;53(3):743–53.

[104] Wegener's Granulomatosis Etanercept Trial (WGET) Research Group. Etanercept plus standard therapy for Wegener's granulomatosis. N Engl J Med. 2005;352(4):351–61.

[105] Finkielman JD, Lee AS, Hummel AM, Viss MA, Jacob GL, Homburger HA, et al. ANCA are detectable in nearly all patients with active severe Wegener's granulomatosis. Am J Med. 2007;120(7):643.e9–14.

[106] Borner U, Landis BN, Banz Y, Villiger P, Ballinari P, Caversaccio M, et al. Diagnostic value of biopsies in identifying cytoplasmic antineutrophil cytoplasmic antibody-negative localized Wegener's granulomatosis presenting primarily with sinonasal disease. Am J Rhinol Allergy. 2012;26(6):475–80.

[107] Del Buono EA, Flint A. Diagnostic usefulness of nasal biopsy in Wegener's granulomatosis. Hum Pathol. 1991;22(2):107–10.

[108] Devaney KO, Travis WD, Hoffman G, Leavitt R, Lebovics R, Fauci AS. Interpretation of head and neck biopsies in Wegener's granulomatosis. A pathologic study of 126 biopsies in 70 patients. Am J Surg Pathol. 1990;14(6):555–64.

[109] Chang SY, Keogh KA, Lewis JE, Ryu JH, Cornell LD, Garrity JA, et al. IgG4–positive plasma cells in granulomatosis with polyangiitis (Wegener's): a clinicopathologic and immunohistochemical study on 43 granulomatosis with polyangiitis and 20 control cases. Hum Pathol. 2013;44(11):2432–7.

[110] Wiesner O, Russell KA, Lee AS, Jenne DE, Trimarchi M, Gregorini G, et al. Antineutrophil cytoplasmic antibodies reacting with human neutrophil elastase as a diagnostic marker for cocaine-induced midline destructive lesions but not autoimmune vasculitis. Arthritis Rheum. 2004;50(9):2954–65.

[111] Consensus conference: activity of sarcoidosis. Third WASOG meeting, Los Angeles, USA, September 8–11, 1993. Eur Respir J. 1994;7(3):624–7.

[112] Deshpande V, Zen Y, Chan JK, Yi EE, Sato Y, Yoshino T, et al.

Consensus statement on the pathology of IgG4–related disease. Mod Pathol. 2012;25(9):1181–92.

[113] Kamisawa T, Zen Y, Pillai S, Stone JH. IgG4–related disease. Lancet. 2015;385(9976):1460–71.

[114] Akiyama M, Kaneko Y, Hayashi Y, Takeuchi T. IgG4–related disease involving vital organs diagnosed with lip biopsy: a case report and literature review. Medicine. 2016;95(24):e3970.

[115] Jennette JC, Falk RJ, Bacon PA, Basu N, Cid MC, Ferrario F, et al. 2012 revised international Chapel Hill consensus conference nomenclature of vasculitides. Arthritis Rheum. 2013;65(1):1–11.

[116] Masi AT, Hunder GG, Lie JT, Michel BA, Bloch DA, Arend WP, et al. The American College of Rheumatology 1990 criteria for the classification of Churg-Strauss syndrome (allergic granulomatosis and angiitis). Arthritis Rheum. 1990;33(8):1094–100.

[117] Watts R, Lane S, Hanslik T, Hauser T, Hellmich B, Koldingsnes W, et al. Development and validation of a consensus methodology for the classification of the ANCA-associated vasculitides and polyarteritis nodosa for epidemiological studies. Ann Rheum Dis. 2007;66(2):222–7.

[118] Craven A, Robson J, Ponte C, Grayson PC, Suppiah R, Judge A, et al. ACR/EULAR-endorsed study to develop Diagnostic and Classification Criteria for Vasculitis (DCVAS). Clin Exp Nephrol. 2013;17(5):619–21.

[119] Leavitt RY, Fauci AS, Bloch DA, Michel BA, Hunder GG, Arend WP, et al. The American College of Rheumatology 1990 criteria for the classification of Wegener's granulomatosis. Arthritis Rheum. 1990;33(8):1101–7.

[120] Beasley MJ. Lymphoma of the thyroid and head and neck. Clin Oncol. 2012;24(5):345–51.

[121] Laudien M. Orphan diseases of the nose and paranasal sinuses: pathogenesis – clinic – therapy. GMS Curr Top Otorhinolaryngol Head Neck Surg 2015;14:Doc04.

[122] Hsu YP, Chang PH, Lee TJ, Hung LY, Huang CC. Extranodal natural killer/T-cell lymphoma nasal type: detection by computed tomography features. Laryngoscope. 2014;124(12):2670–5.

[123] Valent P, Gleich GJ, Reiter A, Roufosse F, Weller PF, Hellmann A, et al. Pathogenesis and classification of eosinophil disorders: a review of recent developments in the field. Expert Rev Hematol. 2012;5(2):157–76.

[124] Mouthon L, Dunogue B, Guillevin L. Diagnosis and classification of eosinophilic granulomatosis with polyangiitis (formerly named Churg-Strauss syndrome). J Autoimmun. 2014;48–49:99–103.

[125] Bachert C, van Steen K, Zhang N, Holtappels G, Cattaert T, Maus B, et al. Specific IgE against Staphylococcus aureus enterotoxins: an independent risk factor for asthma. J Allergy Clin Immunol. 2012;130(2):376–81.e8.

[126] Miziara ID, Araujo Filho BC, La Cortina RC, Romano FR, Lima AS. Chronic rhinosinusitis in HIV-infected patients: radiological and clinical evaluation. Braz J Otorhinolaryngol. 2005;71(5):604–8.

[127] Chee L, Graham SM, Carothers DG, Ballas ZK. Immune dysfunction in refractory sinusitis in a tertiary care setting. Laryngoscope. 2001;111(2):233–5.

[128] Alqudah M, Graham SM, Ballas ZK. High prevalence of humoral immunodeficiency patients with refractory chronic rhinosinusitis. Am J Rhinol Allergy. 2010;24(6):409–12.

[129] May A, Zielen S, von Ilberg C, Weber A. Immunoglobulin deficiency and determination of pneumococcal antibody titers in patients with therapy-refractory recurrent rhinosinusitis. Eur Arch Otorhinolaryngol. 1999;256(9):445–9.

[130] Vanlerberghe L, Joniau S, Jorissen M. The prevalence of humoral immunodeficiency in refractory rhinosinusitis: a retrospective analysis. B-ENT. 2006;2(4):161–6.

[131] Schwitzguebel AJ, Jandus P, Lacroix JS, Seebach JD, Harr T. Immunoglobulin deficiency in patients with chronic rhinosinusitis:

systematic review of the literature and meta-analysis. J Allergy Clin Immunol. 2015;136(6):1523–31.

[132] Park MA, Li JT, Hagan JB, Maddox DE, Abraham RS. Common variable immunodeficiency: a new look at an old disease. Lancet. 2008;372(9637):489–502.

[133] Quinti I, Soresina A, Spadaro G, Martino S, Donnanno S, Agostini C, et al. Long-term follow-up and outcome of a large cohort of patients with common variable immunodeficiency. J Clin Immunol. 2007;27(3):308–16.

[134] Wang KL, Nichols BG, Poetker DM, Loehrl TA. Odontogenic sinusitis: a case series studying diagnosis and management. Int Forum Allergy Rhinol. 2015;5(7):597–601.

[135] Patel NA, Ferguson BJ. Odontogenic sinusitis: an ancient but under-appreciated cause of maxillary sinusitis. Curr Opin Otolaryngol Head Neck Surg. 2012;20(1):24–8.

[136] Crovetto-Martinez R, Martin-Arregui FJ, Zabala-Lopez- de-Maturana A, Tudela-Cabello K, Crovetto-de la Torre MA. Frequency of the odontogenic maxillary sinusitis extended to the anterior ethmoid sinus and response to surgical treatment. Med Oral Patol Oral Cir Bucal. 2014;19(4):e409–13.

[137] Brook I. Sinusitis of odontogenic origin. Otolaryngol Head Neck Surg. 2006;135(3):349–55.

[138] Chang EH. New insights into the pathogenesis of cystic fibrosis sinusitis. Int Forum Allergy Rhinol. 2014;4(2):132–7.

[139] Barbato A, Frischer T, Kuehni CE, Snijders D, Azevedo I, Baktai G, et al. Primary ciliary dyskinesia: a consensus statement on diagnostic and treatment approaches in children. Eur Respir J. 2009;34(6):1264–76.

[140] Marthin JK, Nielsen KG. Choice of nasal nitric oxide technique as first-line test for primary ciliary dyskinesia. Eur Respir J. 2011;37(3):559–65.

[141] Mateos-Corral D, Coombs R, Grasemann H, Ratjen F, Dell SD. Diagnostic value of nasal nitric oxide measured with non-velum closure techniques for children with primary ciliary dyskinesia. J Pediatr. 2011;159(3):420–4.

[142] Rank MA, Wollan P, Kita H, Yawn BP. Acute exacerbations of chronic rhinosinusitis occur in a distinct seasonal pattern. J Allergy Clin Immunol. 2010;126(1):168–9.

[143] Outzen KE, Grontveld A, Jorgensen K, Clausen PP, Ladefoged C. Inverted papilloma: incidence and late results of surgical treatment. Rhinology. 1996;34(2):114–8.

[144] Chang JE, White A, Simon RA, Stevenson DD. Aspirin-exacerbated respiratory disease: burden of disease. Allergy Asthma Proc. 2012;33(2):117–21.

[145] Divekar R, Hagan J, Rank M, Park M, Volcheck G, O'Brien E, et al. Diagnostic utility of urinary LTE4 in asthma, allergic rhinitis, chronic rhinosinusitis, nasal polyps, and aspirin sensitivity. J Allergy Clin Immunol Pract. 2016;4(4):665–70.

[146] Laidlaw TM, Boyce JA. Platelets in patients with aspirin-exacerbated respiratory disease. J Allergy Clin Immunol. 2015;135(6):1407–14. quiz 15.

[147] Kowalski ML, Ptasinska A, Jedrzejczak M, Bienkiewicz B, Cieslak M, Grzegorczyk J, et al. Aspirin-triggered 15–HETE generation in peripheral blood leukocytes is a specific and sensitive Aspirin-Sensitive Patients Identification Test (ASPITest). Allergy. 2005;60(9):1139–45.

[148] Bent JP 3rd, Kuhn FA. Diagnosis of allergic fungal sinusitis. Otolaryngol Head Neck Surg. 1994;111(5):580–8.

[149] deShazo RD, Swain RE. Diagnostic criteria for allergic fungal sinusitis. J Allergy Clin Immunol. 1995;96(1):24–35.

[150] Wise SK, Rogers GA, Ghegan MD, Harvey RJ, Delgaudio JM, Schlosser RJ. Radiologic staging system for allergic fungal rhinosinusitis (AFRS). Otolaryngol Head Neck Surg. 2009;140(5):735–40.

[151] Chen IH, Chen TM. Isolated frontal sinus aspergillosis. Otolaryngol

Head Neck Surg. 2000;122(3):460–1.

[152] Panda NK, Ekambar Eshwara Reddy C. Primary frontal sinus aspergillosis: an uncommon occurrence. Mycoses. 2005;48(4):235–7.

[153] Gupta AK, Ghosh S. Sinonasal aspergillosis in immunocompetent Indian children: an eight-year experience. Mycoses. 2003;46(11–12):455–61.

[154] Ogbogu PU, Bochner BS, Butterfield JH, Gleich GJ, Huss-Marp J, Kahn JE, et al. Hypereosinophilic syndrome: a multicenter, retrospective analysis of clinical characteristics and response to therapy. J Allergy Clin Immunol. 2009;124(6):1319–25.e3.

[155] Soler ZM, Eckert MA, Storck K, Schlosser RJ. Cognitive function in chronic rhinosinusitis: a controlled clinical study. Int Forum Allergy Rhinol. 2015;5(11):1010–7.

[156] Levy JM, Mace JC, DeConde AS, Steele TO, Smith TL. Improvements in psychological dysfunction after endoscopic sinus surgery for patients with chronic rhinosinusitis. Int Forum Allergy Rhinol. 2016;6(9):906–13.

[157] El Rassi E, Mace JC, Steele TO, Alt JA, Smith TL. Improvements in sleep-related symptoms after endoscopic sinus surgery in patients with chronic rhinosinusitis. Int Forum Allergy Rhinol. 2016;6(4):414–22.

[158] Reinhold-Keller E, Beuge N, Latza U, de Groot K, Rudert H, Nolle B, et al. An interdisciplinary approach to the care of patients with Wegener's granulomatosis: long-term outcome in 155 patients. Arthritis Rheum. 2000;43(5):1021–32.

[159] Groh M, Pagnoux C, Baldini C, Bel E, Bottero P, Cottin V, et al. Eosinophilic granulomatosis with polyangiitis (Churg-Strauss) (EGPA) Consensus Task Force recommendations for evaluation and management. Eur J Intern Med. 2015;26(7):545–53.

[160] De Groot K, Rasmussen N, Bacon PA, Tervaert JW, Feighery C, Gregorini G, et al. Randomized trial of cyclophosphamide versus methotrexate for induction of remission in early systemic antineutrophil cytoplasmic antibody-associated vasculitis. Arthritis Rheum. 2005;52(8):2461–9.

[161] Langford CA, Monach PA, Specks U, Seo P, Cuthbertson D, McAlear CA, et al. An open-label trial of abatacept (CTLA4-IG) in non-severe relapsing granulomatosis with polyangiitis (Wegener's). Ann Rheum Dis. 2014;73(7):1376–9.

[162] Azar L, Springer J, Langford CA, Hoffman GS. Rituximab with or without a conventional maintenance agent in the treatment of relapsing granulomatosis with polyangiitis (Wegener's): a retrospective single-center study. Arthritis Rheumatol. 2014;66(10):2862–70.

[163] Hoffman GS. Immunosuppressive therapy is always required for the treatment of limited Wegener's granulomatosis. Sarcoidosis Vasc Diffuse Lung Dis. 1996;13(3):249–52.

[164] Cartin-Ceba R, Golbin JM, Keogh KA, Peikert T, Sanchez-Menendez M, Ytterberg SR, et al. Rituximab for remission induction and maintenance in refractory granulomatosis with polyangiitis (Wegener's): ten-year experience at a single center. Arthritis Rheum. 2012;64(11):3770–8.

[165] Stone JH, Tun W, Hellman DB. Treatment of non-life threatening Wegener's granulomatosis with methotrexate and daily prednisone as the initial therapy of choice. J Rheumatol. 1999;26(5):1134–9.

[166] Metzler C, Miehle N, Manger K, Iking-Konert C, de Groot K, Hellmich B, et al. Elevated relapse rate under oral methotrexate versus leflunomide for maintenance of remission in Wegener's granulomatosis. Rheumatology (Oxford). 2007;46(7):1087–91.

[167] Lally L, Lebovics RS, Huang WT, Spiera RF. Effectiveness of rituximab for the otolaryngologic manifestations of granulomatosis with polyangiitis (Wegener's). Arthritis Care Res. 2014;66(9):1403–9.

[168] Harabuchi Y, Kishibe K, Tateyama K, Morita Y, Yoshida N, Kunimoto Y, et al. Clinical features and treatment outcomes of otitis media with antineutrophil cytoplasmic antibody (ANCA)–associated vasculitis (OMAAV): a retrospective analysis of 235 patients from a nationwide survey in Japan. Mod Rheumatol. 2016:1–8.

[169] Malm IJ, Mener DJ, Kim J, Seo P, Kim YJ. Otolaryngological progression of granulomatosis with polyangiitis after systemic treatment with rituximab. Otolaryngol Head Neck Surg. 2014;150(1):68–72.

[170] Seo P, Specks U, Keogh KA. Efficacy of rituximab in limited Wegener's granulomatosis with refractory granulomatous manifestations. J Rheumatol. 2008;35(10):2017–23.

[171] Wojciechowska J, Krajewski W, Krajewski P, Krecicki T. Granulomatosis with polyangiitis in otolaryngologist practice: a review of current knowledge. Clin Exp Otorhinolaryngol. 2016;9(1):8–13.

[172] Mueller A, Holl-Ulrich K, Feller AC, Gross WL, Lamprecht P. Immune phenomena in localized and generalized Wegener's granulomatosis. Clin Exp Rheumatol. 2003;21(6 Suppl 32):S49–54.

[173] Hellmich B, Flossmann O, Gross WL, Bacon P, Cohen-Tervaert JW, Guillevin L, et al. EULAR recommendations for conducting clinical studies and/ or clinical trials in systemic vasculitis: focus on anti-neutrophil cytoplasm antibody-associated vasculitis. Ann Rheum Dis. 2007;66(5):605–17.

[174] Pagnoux C, Stubbe M, Lifermann F, Decaux O, Pavic M, Berezne A, et al. Wegener's granulomatosis strictly and persistently localized to one organ is rare: assessment of 16 patients from the French Vasculitis Study Group database. J Rheumatol. 2011;38(3):475–8.

[175] Holle JU, Gross WL, Holl-Ulrich K, Ambrosch P, Noelle B, Both M, et al. Prospective long-term follow- up of patients with localised Wegener's granulomatosis: does it occur as persistent disease stage? Ann Rheum Dis. 2010;69(11):1934–9.

[176] Goldfarb JM, Rabinowitz MR, Basnyat S, Nyquist GG, Rosen MR. Head and neck manifestations of eosinophilic granulomatosis with polyangiitis: a systematic review. Otolaryngol Head Neck Surg. 2016;155(5):771–8.

[177] Gulati S, Krossnes B, Olofsson J, Danielsen A. Sinonasal involvement in sarcoidosis: a report of seven cases and review of literature. Eur Arch Otorhinolaryngol. 2012;269(3):891–6.

[178] Knopf A, Lahmer T, Chaker A, Stark T, Hofauer B, Pickhard A, et al. Head and neck sarcoidosis, from wait and see to tumor necrosis factor alpha therapy: a pilot study. Head Neck. 2013;35(5):715–9.

[179] Baughman RP, Lower EE. Treatment of sarcoidosis. Clin Rev Allergy Immunol. 2015;49(1):79–92.

[180] Khosroshahi A, Wallace ZS, Crowe JL, Akamizu T, Azumi A, Carruthers MN, et al. International consensus guidance statement on the management and treatment of IgG4–related disease. Arthritis Rheumatol. 2015;67(7):1688–99.

[181] Carruthers MN, Topazian MD, Khosroshahi A, Witzig TE, Wallace ZS, Hart PA, et al. Rituximab for IgG4–related disease: a prospective, open-label trial. Ann Rheum Dis. 2015;74(6):1171–7.

[182] Orange JS, Belohradsky BH, Berger M, Borte M, Hagan J, Jolles S, et al. Evaluation of correlation between dose and clinical outcomes in subcutaneous immunoglobulin replacement therapy. Clin Exp Immunol. 2012;169(2):172–81.

[183] Orange JS, Grossman WJ, Navickis RJ, Wilkes MM. Impact of trough IgG on pneumonia incidence in primary immunodeficiency: a metaanalysis of clinical studies. Clin Immunol. 2010;137(1):21–30.

[184] Liang J, Higgins T, Ishman SL, Boss EF, Benke JR, Lin SY. Medical management of chronic rhinosinusitis in cystic fibrosis: a systematic review. Laryngoscope. 2014;124(6):1308–13.

[185] Chang EH, Tang XX, Shah VS, Launspach JL, Ernst SE, Hilkin B, et al. Medical reversal of chronic sinusitis in a cystic fibrosis patient with ivacaftor. Int Forum Allergy Rhinol. 2015;5(2):178–81.

[186] Brook I. The role of anaerobic bacteria in sinusitis. Anaerobe. 2006;12(1):5–12.

[187] Cincik H, Ferguson BJ. The impact of endoscopic cultures on care in rhinosinusitis. Laryngoscope. 2006;116(9):1562–8.

[188] Casiano RR, Cohn S, Villasuso E 3rd, Brown M, Memari F, Barquist E, et al. Comparison of antral tap with endoscopically directed nasal culture. Laryngoscope. 2001;111(8):1333–7.

[189] Gold SM, Tami TA. Role of middle meatus aspiration culture in the diagnosis of chronic sinusitis. Laryngoscope. 1997;107(12 Pt 1):1586–9.

[190] Fokkens WJ, Lund VJ, Mullol J, Bachert C, Alobid I, Baroody F, et al. EPOS 2012: European position paper on rhinosinusitis and nasal polyps 2012. A summary for otorhinolaryngologists. Rhinology. 2012;50(1):1–12.

[191] Nadel DM, Lanza DC, Kennedy DW. Endoscopically guided cultures in chronic sinusitis. Am J Rhinol. 1998;12(4):233–41.

[192] Bachert C, Akdis CA. Phenotypes and emerging endotypes of chronic rhinosinusitis. J Allergy Clin Immunol Pract. 2016;4(4):621–8.

[193] Gevaert P, Van Bruaene N, Cattaert T, Van Steen K, Van Zele T, Acke F, et al. Mepolizumab, a humanized anti-IL-5 mAb, as a treatment option for severe nasal polyposis. J Allergy Clin Immunol. 2011;128(5):989–95. e1–8.

[194] Gevaert P, Lang-Loidolt D, Lackner A, Stammberger H, Staudinger H, Van Zele T, et al. Nasal IL-5 levels determine the response to anti-IL-5 treatment in patients with nasal polyps. J Allergy Clin Immunol. 2006;118(5):1133–41.

[195] Bachert C, Mannent L, Naclerio RM, Mullol J, Ferguson BJ, Gevaert P, et al. Effect of subcutaneous dupilumab on nasal polyp burden in patients with chronic sinusitis and nasal polyposis: a randomized clinical trial. JAMA. 2016;315(5):469–79.

[196] Bachert C, Zhang L, Gevaert P. Current and future treatment options for adult chronic rhinosinusitis: focus on nasal polyposis. J Allergy Clin Immunol. 2015;136(6):1431–40. quiz 41

[197] Gevaert P, Calus L, Van Zele T, Blomme K, De Ruyck N, Bauters W, et al. Omalizumab is effective in allergic and nonallergic patients with nasal polyps and asthma. J Allergy Clin Immunol. 2013;131(1):110–6.e1.

[198] Laidlaw TM, Boyce JA. Aspirin-exacerbated respiratory disease – new prime suspects. N Engl J Med. 2016;374(5):484–8.

[199] Lee RU, Stevenson DD. Aspirin-exacerbated respiratory disease: evaluation and management. Allergy, Asthma Immunol Res. 2011;3(1):3–10.

[200] Simon RA, Dazy KM, Waldram JD. Update on aspirin desensitization for chronic rhinosinusitis with polyps in aspirin-exacerbated respiratory disease (AERD). Curr Allergy Asthma Rep. 2015;15(3):508.

第 20 章　额窦外科的术后处理
Postoperative Care of the Frontal Sinus

Jose Luis Mattos　Zachary M. Soler　著

王奎吉　译　羡　慕　校

一、背景

即使对于最有经验的鼻科医生而言，内镜额窦手术也具有挑战。狭窄的额隐窝限制及周围的重要结构使得此区域手术很棘手。此外，额隐窝解剖区域通常需要使用角度内镜和专用器械，这进一步增加了难度。尽管手术结束时额窦口是开放的，但在狭窄的额隐窝进行手术操作可导致黏膜水肿、上皮受损，引起肉芽组织形成、粘连、新骨生成，最终出现术后额窦引流通道闭塞[1]。在额隐窝狭窄或者有明显炎症的患者中，医源性的额窦引流通道闭塞尤其成问题[1, 2]。

考虑到额窦外科的技术和解剖学挑战，所报道的手术成功率各不相同，这就不足为奇了。额窦手术疗效通常以维持术后鼻窦开放和症状缓解为标准。对于 Draf Ⅱ 型额窦手术，据报道，初次手术后的总体开放率为 69%~92%[3-8]，在这些研究中其随访结果是不同的。在 2012 发表的一项最长随访时间、最大样本量的研究显示，术后 17 个月额窦开放率为 92%，78% 的患者症状完全缓解[8]。术中开口的最终大小与再狭窄率相关，额窦再狭窄与持续性症状相关[8]。显然，对于额窦外科医生来说，术后保持额窦引流通道的开放和功能是至关重要的。

在文献中，对于 Draf Ⅲ 型手术是否成功也有相似的定义，主要的结局指标为新窦口的开放和症状的缓解。最近的一项 Meta 分析中报道了 Draf Ⅲ 术后的远期结局[9]。平均而言，19% 的患者出现明显的再狭窄，14% 的患者需要进行修正性额窦手术；这相当于 Draf Ⅲ 型术后远期成功率为 86%[9]。而报道的 Draf Ⅲ 型术后远期成功率在 70%~95%[10, 11]。大多数 Draf Ⅲ 型手术失败的患者在术后 2 年内复发，但也

可在术后 10 年左右复发[12]。Tran 等报道，术中额窦开口大于 300mm²，76% 的患者可能在术后 1 年内保持开放；而术中开口大于 394mm²，则有 100% 保持开放[13]。虽然保持额窦充分开放与症状改善之间存在相关性，但也有部分窦口完全闭锁的患者不伴症状复发[9, 12, 14, 15]。与 Ⅱ 型额窦开放术相似，术中新开口的大小和开口尺寸的最长维持时间是影响 Draf Ⅲ 型手术结局最重要的预后因素。

对于术后维持额窦开放的挑战而言，术后处理是保持术后远期成功的关键。本章的每一节都将从鼻窦手术后的一般性术后处理的讨论开始，先有适用于所有鼻窦（包括额窦）的主题，然后是额窦特有的处理方法。因为 Draf Ⅱ 型手术和 Draf Ⅲ 型手术的术后处理不同，这些手术的术后处理将适时单独讨论，在可能的范围内，回顾有关具体技术的最高等级的证据。然而，由于缺乏与术后额窦处理相关的临床对照实验，故将鼻内镜鼻窦手术后处理研究作为推荐依据。

二、一般术后处理

在绝大多数情况下，额窦手术是作为范围更大的鼻窦手术的一部分。一般鼻窦术后的处理原则也同样适用于额窦手术。2011 年，Rudmik 等对鼻窦术后处理的现有文献进行循证回顾和推荐分析[16]。这项研究建议在术后早期应用局部类固醇、鼻腔生理盐水盥洗和术后清理。近期的一项关于慢性鼻窦炎治疗的国际共识声明支持这些研究结果[17]。虽然其他药物治疗如口服皮质类固醇和口服 / 局部抗生素也是术后处理的选择，但上述 3 种干预措施（局部类固醇、鼻腔生理盐水盥洗和术后清理）被认为是术后鼻窦处理的金标准。

（一）局部皮质类固醇

A 级证据支持鼻窦术后应用局部激素，其能改善症状、内镜表现及息肉复发情况[16, 17]。局部激素给药方法有很多种，包括鼻腔喷雾剂、雾化器、盥洗和滴剂。一项关于 CRS 应用鼻用激素的 Cochrane 综述发现，没有充分证据表明一种类型的鼻用激素比另一种更有效[18]。然而尸体研究表明，使用大容量的输送装置，如挤压瓶或重力依赖性灌洗（如 Neti Pot），比喷雾剂能更好地输送到鼻窦[19, 20]。我们的实践中发现大多数患者会接受术后盥洗。因此，我们经常将局部激素与生理盐水盥洗混合，从术后第 1 天开始应用（关于鼻腔鼻窦盥洗更详细的讨论，请参阅下面的盥洗部分）。

在额窦手术后提倡使用局部激素滴剂。理论上而言，这些滴剂可以提供浓度更高的激素溶液，能通过不同的头位将药物送至额窦，如头顶向地面或者头悬在床边上。有关激素滴剂的病例报告和临床试验表明，其术后维持额窦开放的成功率高达 80%，可能优于其他形式的激素给药方式[21, 22]。一项前瞻性随机研究表明，激素滴剂比鼻腔激素喷雾剂可能会获得更高的额窦开放率，但其结果并没有统计学的显著差异[16, 17]。

（二）鼻腔鼻窦盥洗

研究表明生理盐水盥洗可以改善症状及内镜下鼻窦表现，并且可以降低术后粘连率[16, 17]。总体而言，B 级证据支持鼻腔鼻窦盥洗。额窦术后盥洗有几个特殊注意事项。鼻腔鼻窦盥洗和局部药物可能由于重力作用而难以到达额窦引流通道。在未手术状态下，额窦是所有鼻窦中局部药物能够到达的最少的部位，而在术后局部用药作用明显改善[19]。最近的一项研究分析了术后盥洗液渗透进入额窦的影响因素[23]。作者的结论是，最重要的影响因素是手术范围，Draf Ⅲ 型明显比 Draf ⅡA 型有更好的盥洗通道[23]。无论手术方式如何，头顶向下的姿势（图 20-1）似乎能改善局部药物作用情况，高容量盥洗似乎比低容量盥洗更易到达窦腔[20, 23, 24]。在我们的实践中，患者术后立即开始盐水盥洗，每天 2 次，通常在盥洗液中加入局部激素。对于那些被认为有术后额窦狭窄高风险的患者，可以调整盥洗时头部位置以达到最大限度的冲洗。值得注意的是，术后盥洗的频率和时间尚未进行仔细研究。

（三）术后清理

B 级证据支持额窦术后清理。研究表明术后清理可以降低术后粘连和术后中鼻道粘连的发生率[16, 25]。额窦术后处理不同于标准的鼻窦术后清理，因为它需要角度内镜和弯头器械才能顺利清理（图 20-2）。目前尚未有高质量的证据来指导临床医生进行术后清理的最佳时机、频率、持续时间和范围[16]。一些作者建议在术后第 1 周内进行多次清理以达到最佳疗

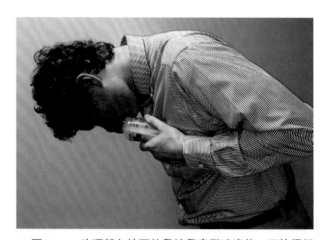

▲ 图 20-1　头顶朝向地面的鼻腔鼻窦盥洗姿势，可使得额窦冲洗作用最大化（引自 MUSC Rhinology）

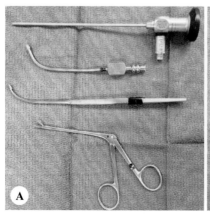
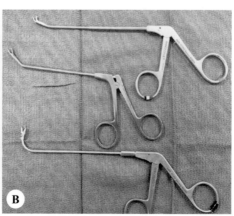

◀ 图 20-2　诊室内额窦换药器械
A. 额窦清理的基本器械，从上到下——角度内镜，弯头吸引器，额窦探针，直钳。B. 其他的额窦清理器械，虽然不是常规使用，但是带角度的咬钳和咬切钳有时需要用于更彻底地清理和松解粘连等（引自 MUSC Rhinology）

效[26]，而另一些作者则认为术后第 1 周内进行一次清理同样有效，并且这类患者术后坚持随访的依从性更好[27]。然而目前还没有专门针对额窦的此类研究。在我们实践中，在 Draf Ⅱ 型额窦开放术后 5~7 天进行首次术后清理和术后检查。再狭窄风险最高的患者可能需要每周复查，直至黏膜愈合，而其他患者通常在 2~4 周后进一步清理和再次评估。理想的情况是每次复查时都能看到开放的额窦口。在黏膜水肿或者有血液模糊的情况下，我们希望至少能用最细的弯头吸引器或者探针无阻碍的进入鼻窦。同时我们知道这种方法没有循证医学证据，但目前也没有证据来指导这些决策。

（四）生物材料

虽然生物材料通常是在手术过程中放入的，因此本身不是"术后"的，但其通常存在于术后阶段，需就其使用的范围和目的做出选择，因此将生物材料作为术后处理的一部分进行讨论。许多生物材料在内镜手术后推荐使用。除了局部激素外，唯一一项获得 A 级证据支持的干预措施是药物洗脱隔片和支架，在支架置入部分会详细讨论该内容。最近发表了一篇针对鼻科生物材料随机对照试验的系统综述，主要讨论中鼻道填塞敷料[28]。这篇综述重点讨论了材料的止血效果和促进伤口愈合的能力。在所有被讨论的生物材料中，壳聚糖、纤维蛋白胶和乳胶手套指套包裹的聚醋酸乙烯酯在这两个方面都有"主要是积极的"的疗效。在评估这些材料时，很少有临床试验只关注额窦。只有一项壳聚糖的随机试验显示术后额窦口的开放程度有所改善[29]。尚未有研究明确生物材料使用的理想适应证，何时以及哪类患者最宜使用。在我们的实践中，大多数患者通常用激素浸润的中鼻道壳聚糖敷料（图 20-4）。这种生物材料不一定要放置于额隐窝内。有趣的是，我

们发现这种材料可以明显促进术后愈合，并且在临床中容易被吸除，患者的不适感也最低。

三、额窦支架

除了上述提到的一般术后处理外，额窦支架置入是一种维持额窦口长期开放的技术。在这部分中，"支架置入术"泛指用把支撑材料置入额隐窝以增加其开放程度。Draf Ⅱ A 型或 Draf Ⅱ B 型鼻窦开放术和 Draf Ⅲ 型手术的支架置入术的方法和原理有所不同。支架置入术没有明确或绝对的适应证，在这些手术中支架的使用有很大的不同。许多作者认为，考虑到大范围骨质裸露和黏膜损伤，某些类型的支架置入术适合用于 Draf Ⅲ 型手术。此外，置入支架的类型和置入持续时间可能有很大差异，如从可吸收性药物支架到合成薄膜，通常可放置从几天到几周；或者硬性支架，可以无限期地放置。表 20-1 总结了常用的支架置入策略。

（一）Draf Ⅱ 型手术的支架置入

1. 适应证 Draf Ⅱ A 型或 Ⅱ B 型术后额窦支架置入的适应证尚无共识。额窦支架置入的选择通常是基于患者的解剖结构和疾病进程，以及医生的个人偏好。额窦引流通道的大小、广泛的息肉 / 炎症、严重的骨炎、黏膜剥脱伴有周围骨质暴露、中鼻甲漂移和额窦引流通道外伤性骨折都有可能增加再狭窄风险[1, 30]。Weber 表明新的额窦开口的直径<5mm 会使狭窄率翻倍，直径为 2mm 时会使狭窄率增加至 50%[2]。Rains 指出新的额窦开口<5mm 可能是支架置入的适应证之一[1, 30]。额窦支架置入的确切比例尚不清楚；然而，一项单中心研究报道，在 462 例接受额窦手术的患者中只有 2.2% 的患者需要支架置入，其中置入支架的适应证与上述相似[31]。然而，另一些医生通常在所有病例中都使用支架材料。目前任

表 20-1 额窦支架的选择			
支架类型	材 料	适用情况	置入持续时间
软性支架	硅胶薄膜	再狭窄高危患者，Draf Ⅲ 型术后骨质裸露	短期（几周到几个月）
硬性支架	硅树脂（最常见）、涤纶、钽等	再狭窄高危患者	长期（几个月到几年）
药物洗脱支架	生物可吸收，激素释放	再狭窄高危患者，鼻息肉患者	短期，在几周内溶解，但可能需要术后清理
黏膜移植物	鼻中隔或鼻底黏膜	Draf Ⅲ 型术后骨质裸露	永久性，与鼻腔融合

何一种方法都缺乏强有力的支持证据。Weber 等前瞻性地研究了额窦支架置入的远期效果，置入支架者的远期额窦开放率为 80%，而未置入支架者为 33%。然而这一结论很难解释，因为很多其他研究中的额窦口开放率远高于 33%。

2. 材料　很多材料都可以用于预防额窦术后狭窄，早期曾试过用金属材料如金、钽[32, 33]，到合成材料如涤纶、硅胶和硅橡胶[2, 30, 34-37]，到现今药物洗脱材料。Rains 硅胶支架为人们所熟悉，它远端由一个可压缩的篮状结构组成，其可以膨胀以维持支架的位置；可以作为盥洗入口，内镜也可经此通过，并且可以长期保留在位[1, 30]。据报道，置入这种支架后，在术后 46 个月时额窦口的开放率为 94%[1, 30]。另一种常使用的材料是硅胶薄膜，它可卷成圆柱形放入额窦内，并可于术后早期取出。在我们的实践中，当需要置入该支架时，我们会使用"飞镖"形状的软性硅胶薄膜支架（图 20-3 和图 20-4）。

使用硬性支架还是软性支架仍存在争议。但在一些动物研究中，与硬性支架相比，软性支架能促进术腔再上皮化并减少瘢痕形成[1, 35, 38]。针对患者的临床研究也显示了使用软膜支架有较高的成功率，与不使用支架相比，软膜支架可促进黏膜再生，减少纤维化，减少新生骨生成，并且术后额窦口的开放率更高[1, 35, 36]。

3. 支架置入持续时间　不同文献中报告的额窦支架置入的合适持续时间有很大的差异，合适的额窦支架置入维持时间尚未明确。研究表明，额窦内长期置入支架无明显不良反应。几位作者也报道了在支架置入后的 5 周到 6 年内，患者有较高的成功率[2, 31, 39-42]。即使在长期使用额窦支架的情况下，其并发症也极为罕见，但有一病例出现了额窦支架引发的中毒性休克综合征，这是一种可能致死的疾病[43]。目前的临床实践中，长期置入支架（即几个月到几年）并不常见。大多数外科医生常在快速愈合期使用支架置入（通常是 1 周或几周），然后再取出支架。在这种情况下，取出支架时通常也有助于清除血痂和结痂。那些需要长期支架置入以维持额窦口开放的患者可能更需要行 Draf Ⅲ 型手术，而不是

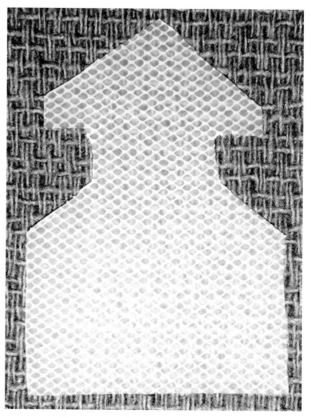

▲ 图 20-3　额窦的"飞镖"形的硅胶支架

这是一个可用于额窦的"飞镖"形的软性硅胶支架，是作者的首选。飞镖的尖端插入额窦内，锥形的形状有助于其固定到位。理想的情况下，飞镖的颈部位于额窦引流通道内；飞镖的主体能在需要时提供更大覆盖面，并方便移除。飞镖的不同组成部分的大小和形状可以根据解剖形态的变化进行调整

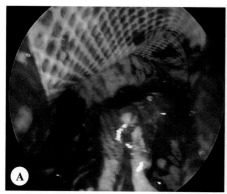 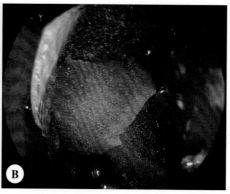

◀ 图 20-4　术中视野：带硅胶支架的 Draf Ⅲ 型术腔

A. 术中视野：Draf Ⅲ 型鼻窦开放术后置入硅胶薄膜。注意硅胶置入额窦内，覆盖前方裸露的骨质部位。B. 壳聚糖或其他可吸收材料既可用于在内部支撑硅胶薄膜，也可用作额隐窝和中鼻道敷料（引自 MUSC Rhinology）

永久性地使用支架。

4. 药物洗脱支架 局部或者口服激素长期以来都被用于治疗 CRS。在上文中也提到，局部激素是鼻窦术后处理金标准的一部分。目前已有几款激素洗脱支架问世。动物模型研究表明，地塞米松洗脱支架可减少术后鼻窦内新骨形成，减少肉芽组织生成，减少基质增厚，促进再上皮化进程[44, 45]。在几项临床研究中，其中包括一项前瞻性、随机、双盲、多中心研究[46-48]。这些研究结果显示，和对照鼻窦相比较，使用激素洗脱支架的鼻窦术后炎症减轻、息肉形成减少、粘连减少、需要术后干预的次数减少、中鼻甲外侧移位减少，且无明显的副作用[46-49]。此外，对于应用激素洗脱支架的患者，其患者自报疾病特异性结局（patient-reported disease-specific outcomes）也有改善[47]。

很少有只针对额窦的药物洗脱支架研究。近期一项前瞻性、多中心、随机、盲法试验研究了激素洗脱植入物的疗效，其主要关注了术后额窦口的开放情况[50]。这项研究显示了激素洗脱植入物减少了术后再狭窄、术后干预、术后炎症和口服类固醇用药[50]。虽然，更多的研究关注的是术中支架的置入，一些作者报道了在门诊诊室成功放置额窦类固醇激素洗脱支架[51]。值得注意的是，其他用于支架的药物试验正在进行中，如多西环素，它可能改善术后愈合，但需要进一步研究[52]。

（二）鼻内镜下 Draf Ⅲ 型额窦手术的支架置入

Draf Ⅲ 型手术需要大范围去除及磨钻除骨质，以确保得到最大的新额窦开口。这会导致大范围骨质暴露，使得新建的术腔容易再狭窄。因此作者们提倡在 Draf Ⅲ 型手术中使用一些支架材料和填充物。此外，黏膜移植术被提倡用于 Draf Ⅲ 型术腔，来改善术后愈合情况及减少再狭窄，尽管不能完全称为支架置入术，这些黏膜移植物通常会用一些支架或者填充物来支撑。

考虑到 Draf Ⅲ 型术后骨质显露程度，置入支架来预防再狭窄是一种合理的治疗方法。然而目前缺乏高等级证据支持 Draf Ⅲ 型术后的填充物或支架置入。如 Toffel 所述，用指套包裹聚醋酸乙烯海绵填充术腔 7 天是一种有用的技术，可以产生良好的结果[53]。软性硅胶薄膜是 Draf Ⅲ 型术腔最常用支架材料之一（图 20-3 和图 20-4）。在一项包含了 72 例患者的回顾性研究中，使用软性硅胶支架并没有使额

窦口远期开放的情况更好[14]，这可能是因为 Draf Ⅲ 型手术在没有支架置入的情况下已经具有很高的成功率。事实上，一项研究表明，通过对 229 例患者（最大的一组样本量）的长期预后情况分析得出，在没有使用填充物或者支架的情况下 Draf Ⅲ 型额窦手术的成功率为 95%[54]。支架便于术后伤口处理，似乎对术后过程没有负面影响[14]。目前也没有公认的支架置入的持续时间，但有一项研究报道术后持续置入支架 2 个月效果良好[14]。目前没有关于 Draf Ⅲ 型术后药物洗脱支架的研究；但它们可能会与上述提到小范围的额窦开放术疗效类似。一般而言，我们会在 Draf Ⅲ 型术腔内置入硅胶薄膜支架，并用浸润了激素的壳聚糖固定，然后置入大约 3 周左右。事实上，许多外科医生都有不同的支架/填充方法，但到目前为止还没有证据支持哪种方法更好。

（三）Draf Ⅲ 型术后新额窦口的黏膜移植物

用游离黏膜移植物覆盖 Draf Ⅲ 型术后的裸露骨质可用于降低额窦口狭窄的发生率。裸露骨质可导致骨炎，并可作为黏膜水肿增生及瘢痕形成的来源之一，最终导致手术失败[12]。黏膜移植物通常来自于计划切除的鼻中隔部位的黏膜[12]。如果没有足够的鼻中隔黏膜，或者是因为修正性 Draf Ⅲ 型手术，或者是因为肿瘤侵犯鼻中隔黏膜，则可以使用鼻甲黏膜替代[12]。如果有必要的话，可以削薄黏膜移植物以获得更好的贴附性。通常会用支架材料如硅胶薄膜来支撑黏膜移植物。纤维蛋白胶也可用于促进黏膜移植物贴附[12]。

一项研究对 96 例接受 Draf Ⅲ 型手术伴黏膜移植术的患者进行了研究，平均随访 34 个月，结果表明，术后额窦口前后径维持在术中测量值的 50% 以上比率达到 97%[12]。在这项研究中，有 2 例再狭窄率超过 50% 的患者，其额窦口仍保持开放，并且额窦口狭窄对他们并没有临床影响。在这项研究中，没有因为额窦口狭窄而需要行修正性手术的患者。在其他的研究中，黏膜移植的成功率相似[55, 56]。虽然该技术的研究数据有限，但与传统的 Draf Ⅲ 型手术结果相比，采用黏膜移植可能会明显降低长期再狭窄率和修正性手术率。

四、额窦术后处理的其他技术

钻孔术

额窦手术的鼻外入路可以追溯到 100 多年前

Lynch 最初的描述。在大多数情况下，内镜手术在很大程度上取代了鼻外入路。但仍有一些情况下推荐使用鼻外入路，如钻孔术。钻孔术通过眉弓内侧切口在额窦前壁表面形成小骨窗，能到达额窦更外侧和上方区域。虽然钻孔术的适应证和手术技术已超出了本章的讨论范围，但钻孔术在术后处理中是有用的[57]。通过钻孔口可以将一根导管固定在前额。通过导管可进行额窦盥洗，或在感染的情况下局部应用抗生素。如果额窦引流通道明显水肿，局部滴注减充血剂或皮质类固醇滴剂是维持术后额窦口开放和充分引流的有效工具。

结论

额窦术后的处理对维持额窦长期开放有至关重要的作用。除了标准的鼻窦术后处理外，如局部激素、生理盐水盥洗和术腔清理，额窦还有其特殊考量。通过采用"头顶向地板"的头位，可以改善局部药物以及盥洗液到达额窦的程度，有效的门诊清理需要角度内镜和弯头器械。使用生物材料和支架可以改善特定患者的远期预后。类固醇激素洗脱支架装置是最近研发出来的，能改善术后情况。在 Draf Ⅲ 型术后，黏膜移植也可以改善额窦口的开放程度和缓解症状。

参考文献

[1] Hunter B, Silva S, Youngs R, Saeed A, Varadarajan V. Long-term stenting for chronic frontal sinus disease: case series and literature review. J Laryngol Otol. 2010;124(11):1216–22. https://doi.org/10.1017/S0022215110001052.

[2] Weber R, Mai R, Hosemann W, Draf W, Toffel P. The success of 6–month stenting in endonasal frontal sinus surgery. Ear Nose Throat J. 2000;79(12):930–2. 934, 937–8 passim. http://www.ncbi.nlm.nih.gov/pubmed/11191431.

[3] Chandra RK, Palmer JN, Tangsujarittham T, Kennedy DW. Factors associated with failure of frontal sinusotomy in the early follow-up period. Otolaryngol Head Neck Surg. 2004;131(4):514–8. https://doi.org/10.1016/j.otohns.2004.03.022.

[4] Friedman M, Landsberg R, Schults RA, Tanyeri H, Caldarelli DD. Frontal sinus surgery: endoscopic technique and preliminary results. Am J Rhinol. 2000;14(6):393–403. http://www.ncbi.nlm.nih.gov/pubmed/11197116.

[5] Hosemann W, Kuhnel T, Held P, Wagner W, Felderhoff A. Endonasal frontal sinusotomy in surgical management of chronic sinusitis: a critical evaluation. Am J Rhinol. 1997;11(1):1–9.

[6] Friedman M, Bliznikas D, Vidyasagar R, Joseph NJ, Landsberg R. Long-term results after endoscopic sinus surgery involving frontal recess dissection. Laryngoscope. 2006;116(4):573–9. https://doi.org/10.1097/01.MLG.0000202086.18206.C8.

[7] Chan Y, Melroy CT, Kuhn CA, Kuhn FL, Daniel WT, Kuhn FA. Long-term frontal sinus patency after endoscopic frontal sinusotomy. Laryngoscope. 2009;119(6):1229–32. https://doi.org/10.1002/lary.20168.

[8] Naidoo Y, Wen D, Bassiouni A, Keen M, Wormald PJ. Long-term results after primary frontal sinus surgery. Int Forum Allergy Rhinol. 2012;2(3):185–90. https://doi.org/10.1002/alr.21015.

[9] Anderson P, Sindwani R. Safety and efficacy of the endoscopic modified lothrop procedure: a systematic review and meta-analysis. Laryngoscope. 2009;119(9):1828–33. https://doi.org/10.1002/lary.20565.

[10] Ting JY, Wu A, Metson R. Frontal sinus drillout (modified Lothrop procedure): long-term results in 204 patients. Laryngoscope. 2014;124(5):1066–70. https://doi.org/10.1002/lary.24422.

[11] Naidoo A, Naidoo K, Yende-zuma N, Gengiah TN. Changes to antiretroviral drug regimens during integrated TB-HIV treatment: results of the SAPiT trial. Antivir Ther. 2015;19(2):161–9. https://doi.org/10.3851/IMP2701.Changes.

[12] Illing EA, Cho DY, Riley KO, Woodworth BA. Draf III mucosal graft

technique: long-term results. Int Forum Allergy Rhinol. 2016;6(5):514–7. https://doi.org/10.1002/alr.21708.

[13] Tran KKN, Beule AAG, Singal D, Wormald P-J. Frontal ostium restenosis after the endoscopic modified Lothrop procedure. Laryngoscope. 2007;117(8):1457–62. https://doi.org/10.1097/MLG.0b013e31806865be.

[14] Casiano R, Banhiran W, Sargi Z, Collins W, Kaza S. Long-term effect of stenting after an endoscopic modified Lothrop procedure. Am J Rhinol. 2006;20(6):595–9. https://doi.org/10.2500/ajr.2006.20.2912.

[15] Wei CC, Sama A. What is the evidence for the use of mucosal flaps in Draf III procedures? Curr Opin Otolaryngol Head Neck Surg. 2014;22(1):63–7. https://doi.org/10.1097/MOO.0000000000000023.

[16] Rudmik L, Soler ZM, Orlandi RR, et al. Early postoperative care following endoscopic sinus surgery: an evidence-based review with recommendations. Int Forum Allergy Rhinol. 2011;1(6):417–30. https://doi.org/10.1002/alr.20072.

[17] Orlandi RR, Kingdom TT, Hwang PH, et al. International consensus statement on allergy and rhinology: rhinosinusitis. Int Forum Allergy Rhinol. 2016;6:S22–S209. https://doi.org/10.1002/alr.21695.

[18] Chong LY, Head K, Hopkins C, Philpott C, Burton MJ, Schilder AGM. Different types of intranasal steroids for chronic rhinosinusitis. Cochrane Database Syst Rev. 2016;2016(4) https://doi.org/10.1002/14651858.CD011993.pub2.

[19] Harvey RJ, Goddard JC, Wise SK, Schlosser RJ. Effects of endoscopic sinus surgery and delivery device on cadaver sinus irrigation. 2008;139:137–42. https://doi.org/10.1016/j.otohns.2008.04.020.

[20] Thomas WW, Harvey RJ, Rudmik L, Hwang PH, Schlosser RJ. Distribution of topical agents to the paranasal sinuses : an evidence-based review with recommendations. 2013;3(9):691–703. https://doi.org/10.1002/alr.21172.

[21] DelGaudio JM, Wise SK. Topical steroid drops for the treatment of sinus ostia stenosis in the postoperative period. Am J Rhinol. 2006;20(6):563–7. http://www.ncbi.nlm.nih.gov/pubmed/17181093.

[22] Hong SD, Jang JY, Kim JH, et al. The effect of anatomically directed topical steroid drops on frontal recess patency after endoscopic sinus surgery: a prospective randomized single blind study. Am J Rhinol Allergy. 2012;26(3):209–12. https://doi.org/10.2500/ajra.2012.26.3758.

[23] Barham HP, Ramakrishnan VR, Knisely A, et al. Frontal sinus surgery and sinus distribution of nasal irrigation. 2016;6(3):238–42. https://doi.org/10.1002/alr.21686.

[24] Beule A, Athanasiadis T, Athanasiadis E, Field J, Wormald PJ. Efficacy

of different techniques of sinonasal irrigation after modified Lothrop procedure. Am J Rhinol Allergy. 2009;23(1):85–90. https://doi.org/10.2500/ajra.2009.23.3265.

[25] Bugten V, Nordgård S, Steinsvåg S. The effects of debridement after endoscopic sinus surgery. Laryngoscope. 2006;116(11):2037–43. https://doi.org/10.1097/01.mlg.0000241362.06072.83.

[26] Kemppainen T, Sepp?J, Tuomilehto H, Kokki H, Nuutinen J. Repeated early debridement does not provide significant symptomatic benefit after ESS. Rhinology. 2008;46(3):238–42.

[27] Lee JY, Byun JY. Relationship between the frequency of postoperative debridement and patient discomfort, healing period, surgical outcomes, and compliance after endoscopic sinus surgery. Laryngoscope. 2008;118:1868–72. https://doi.org/10.1097/MLG. 0b013e31817f93d3.

[28] Massey CJ, Suh JD, Tessema B, Gray ST, Singh A. Biomaterials in rhinology. Otolaryngol Head Neck Surg. 2016;154:606. https://doi.org/10.1177/0194599815627782.

[29] Ngoc Ha T, Valentine R, Moratti S, Robinson S, Hanton L, Wormald PJ. A blinded randomized controlled trial evaluating the efficacy of chitosan gel on ostial stenosis following endoscopic sinus surgery. Int Forum Allergy Rhinol. 2013;3:573–80. https://doi.org/10.1002/alr.21136.

[30] Rains B. Frontal sinus stenting. Otolaryngol Clin N Am. 2001;34(1):101–10.

[31] Orlandi RR, Knight J. Prolonged stenting of the frontal sinus. Laryngoscope. 2009;119(1):190–2. https://doi.org/10.1002/lary.20081.

[32] Ingals E. New operation and instruments for draining the frontal sinus. Tr Am Laryng Rhino Otol Soc. 1905;11:183–9.

[33] RL G. Ten years' experience in the use of tantalum in frontal sinus surgery. Laryngoscope. 1954;64(2):65–72. https://doi.org/10.1288/00005537-195402000-00001.

[34] Barton R. Dacron prosthesis in frontal sinus surgery. Laryngoscope. 1972;82(10):799–805.

[35] Neel HB, Whicker JH, Lake CF. Thin rubber sheeting in frontal sinus surgery: animal and clinical studies. Laryngoscope. 1976;86(4):524–36. https://doi.org/10.1288/00005537-197604000-00008.

[36] Amble FR, Kern EB, Neel B, Facer GW, McDonald TJ, Czaja JM. Nasofrontal duct reconstruction with silicone rubber sheeting for inflammatory frontal sinus disease: analysis of 164 cases. Laryngoscope. 1996;106(7):809–15. http://www.ncbi.nlm.nih.gov/pubmed/8667974.

[37] Dubin MG, Kuhn FA. Preservation of natural frontal sinus outflow in the management of frontal sinus osteomas. Otolaryngol Head Neck Surg. 2006;134(1):18–24. https://doi.org/10.1016/j.otohns.2005.09.020.

[38] Hosemann W, Schindler E, Wiegrebe E, Göpferich A. Innovative frontal sinus stent acting as a local drug-releasing system. Eur Arch Otorhinolaryngol. 2003;260(3):131–4. https://doi.org/10.1007/s00405-002-0534-2.

[39] Lin D, Witterick IJ. Frontal sinus stents: how long can they be kept in? J Otolaryngol Head Neck Surg. 2008;37(1):119–23. https://doi.org/10.2310/7070.2008.0017.

[40] Weber R, Hosemann W, Draf W, Keerl R, Schick B, Schinzel S. Endonasal frontal sinus surgery with permanent implantation of a place holder. Laryngorhinootologie. 1997;76(12):728–34. https://doi.org/10.1055/s-2007-997515.

[41] Yamasoba T, Kikuchi S, Higo R. Transient positioning of a silicone T tube in frontal sinus surgery. Otolaryngol Head Neck Surg. 1994;111(6):776–80. http://www.ncbi.nlm.nih.gov/pubmed/7991258.

[42] Schneider JS, Archilla A, J a D. Five "nontraditional" techniques for use in patients with recalcitrant sinusitis. Curr Opin Otolaryngol Head Neck Surg. 2013;21(1):39–44. https://doi.org/10.1097/MOO.0b013e32835bf65b.

[43] Chadwell JS, Gustafson LM, Tami TA. Toxic shock syndrome associated with frontal sinus stents. Otolaryngol Head Neck Surg. 2001;124(5):573–4. doi:S0194599801603760 [pii].

[44] Beule AG, Steinmeier E, Kaftan H, et al. Effects of a dexamethasone-releasing stent on osteoneogenesis in a rabbit model. Am J Rhinol Allergy. 2009;23(4):433–6. https://doi.org/10.2500/ajra.2009.23.3331.

[45] Beule AG, Scharf C, Biebler K-E, et al. Effects of topically applied dexamethasone on mucosal wound healing using a drug-releasing stent. Laryngoscope. 2008;118(11):2073–7. https://doi.org/10.1097/MLG.0b013e3181820896.

[46] Han JK, Marple BF, Smith TL, et al. Effect of steroid-releasing sinus implants on postoperative medical and surgical interventions: an efficacy meta-analysis. Int Forum Allergy Rhinol. 2012;2(4):271–9. https://doi.org/10.1002/alr.21044.

[47] Forwith KD, Chandra RK, Yun PT, Miller SK, Jampel HD. ADVANCE: a multisite trial of bioabsorbable steroid-eluting sinus implants. Laryngoscope. 2011;121(11):2473–80. https://doi.org/10.1002/lary.22228.

[48] Marple BF, Smith TL, Han JK, et al. Advance II: a prospective, randomized study assessing safety and efficacy of bioabsorbable steroid-releasing sinus implants. Otolaryngol Head Neck Surg. 2012;146(6):1004–11. https://doi.org/10.1177/0194599811435968.

[49] Murr AH, Smith TL, Hwang PH, et al. Safety and efficacy of a novel bioabsorbable, steroid-eluting sinus stent. Int Forum Allergy Rhinol. 2011;1(1):23–32. https://doi.org/10.1002/alr.20020.

[50] Smith TL, Singh A, Luong A, et al. Randomized controlled trial of a bioabsorbable steroid-releasing implant in the frontal sinus opening. Laryngoscope. 2016;126:1–6. https://doi.org/10.1002/lary.26140.

[51] Janisiewicz A, Lee JT. In-office use of a steroid-eluting implant for maintenance of frontal ostial patency after revision sinus surgery. Allergy Rhinol (Providence). 2015;6(1):68–75. https://doi.org/10.2500/ar.2015.6.0104.

[52] Huvenne W, Zhang N, Tijsma E, et al. Pilot study using doxycycline-releasing stents to ameliorate postoperative healing quality after sinus surgery. Wound Repair Regen. 2008;16(6):757–67. https://doi.org/10.1111/j.1524–475X.2008.00429.x.

[53] Toffel PH. Secure endoscopic sinus surgery with middle meatal stenting. Oper Tech Otolaryngol Head Neck Surg. 1995;6(3):157–62. https://doi.org/10.1016/S1043–1810(06)80006–0.

[54] Naidoo Y, Bassiouni A, Keen M, Wormald PJ. Long-term outcomes for the endoscopic modified lothrop/ draf III procedure: a 10–year review. Laryngoscope. 2014;124(1):43–9. https://doi.org/10.1002/lary.24258.

[55] Hildenbrand T, Wormald PJ, Weber RK. Endoscopic frontal sinus drainage Draf type III with mucosal transplants. Am J Rhinol Allergy. 2012;26(2):148–51. https://doi.org/10.2500/ajra.2012.26.3731.

[56] Seyedhadi S, Mojtaba MA, Shahin B, Hoseinali K. The Draf III septal flap technique: a preliminary report. Am J Otolaryngol – Head Neck Med Surg. 2013;34(5):399–402. https://doi.org/10.1016/j.amjoto.2013.01.019.

[57] Seiberling K, Jardeleza C, Wormald PJ. Minitrephination of the frontal sinus: indications and uses in today's era of sinus surgery. Am J Rhinol Allergy. 2009;23(2):229–31. https://doi.org/10.2500/ajra.2009.23.3298.

第 21 章　额窦支架术：术中和术后应用
Frontal Sinus Stenting: Intraoperative and Postoperative Use

Erin K. O'Brien　著

王明婕　译　　马晶影　周　兵　校

一、背景

额窦手术会因术后额窦口狭窄或额窦引流通道阻塞而变得复杂，RC Lynch 医生因此说"许多额窦手术结果令人心痛，与我的理想相去甚远"[1]。自从 1921 年 Lynch 医生发表关于额窦手术入路的文章以来，为了保持额窦手术后额隐窝的通畅，文章多次描述额窦手术中应用额窦支架。在本章中，我们将回顾开放性或鼻外入路额窦手术中支架的使用历史，以及在内镜鼻窦手术中和术后使用支架的情况和证据。

二、额窦支架的应用历史

Lynch 医生描述了通过鼻外入路到达额窦并切除了眶壁，以及上颌骨上方的额突、鼻骨的下外侧缘、泪骨和眶纸板[1]。他将一根橡胶引流管（直径 3/8 英寸，即 0.9525cm）置入额隐窝，5 天后取出。术后护理包括每天用一个大扩张子或医用探子进入鼻窦，连续 10 天。因为眶纸板和上颌骨上部被切除，导管有助于防止因眶内容物脱垂而阻塞额隐窝。

其他早期报告在额窦手术中使用的支架还包括 1905 年报道的 Ingalls 金质导管，1940 年 Anthony 医生再次报告，他认为金质导管可以防止因其他医生使用过橡胶导管而引起的异物反应[2, 3]。1972 年，Barton 医生在他的系列文章中描述了 Lynch 术后放置的另一种额隐窝支架是涤纶编织的动脉支架[4]。支架用金属丝固定，单独放置于额隐窝，术后部分患者出现结痂、异味或分泌物增多，此时需要加用抗生素治疗。

Neel 医生和梅奥诊所的同事改良了 Lynch 手术，保留上颌骨额突，防止眶内容物进入额窦外侧和额窦引流通道[5, 6]。他们还描述了将菲薄的硅胶薄膜卷入管内，通过鼻外切口进入鼻额连接部插入鼻窦，然后缝合到中隔上。术后 6 周或更久取出硅胶片。在鼻外入路改良 Lynch 手术的狗模型中，术中制造了一个大的鼻额开口，他们比较了薄硅胶板支架和硬质的 3/8 英寸硅胶管作用效果的差异[6]。术后 2 个月取出支架和导管，4 个月动物牺牲。组织病理检查发现，放置硬质导管的仅少量达到上皮化，而纤维化和新骨生成增加，并伴有窦内纤维化。鼻窦内放置薄硅胶片的可见额窦引流通道内有一层正常的黏膜，少量纤维化，成骨活动很轻微甚至没有，而且额窦引流通道比使用硬质导管的更加宽大。在临床中，他们发现用薄硅胶片卷成一根管子，比用更厚更硬的橡胶管的效果更好。他们推测，较硬的橡胶管会导致局部黏膜缺血、阻塞和感染，从而导致伤口愈合不良。因此，他们建议在可能的情况下尽量保留额隐窝和额窦内的黏膜，这也对切除病变黏膜的概念提出了挑战。1996 年，他们回顾分析了 1972—1992 年采用鼻外入路改良 Lynch 手术和植入 6～8 周管状薄硅胶片支架[7] 的术后效果，尽管术后复发率为 18%，但据报道，应用薄硅胶片支架的平均成功率为 96%。

三、鼻内镜鼻窦手术中额窦支架植入术

（一）适应证

医源性黏膜损伤、潜在的疾病或感染、额窦的大小或额窦引流通道的解剖结构可能是引起额窦狭窄和阻塞的主要原因。术前必须进行 CT 以了解额隐窝和筛窦气房的解剖结构，包括鼻丘气房、鼻丘上额气房或窦间隔气房、眶上筛房和筛泡上气房。切除这些气房的间隔非常必要，此操作可确定和最大

限度开放额窦。但是，应尽可能保留额隐窝的黏膜。环形切除额隐窝内黏膜可增加额窦引流通道狭窄的风险。

鼻内镜下额窦开放术后新额窦口的大小与术后额隐窝狭窄的发生率有关。Hosemann 报道说，手术时新额窦口的平均直径为 5.6mm，但术后平均直径减小到 3.5mm[8]。直径＞5mm 的新额窦口有16% 的狭窄率，但直径＜5mm 的额窦口有 33% 的狭窄率，手术时新额窦口直径＜2mm 时通畅率只有50%。Naidoo 发现保持长期额窦引流通道通畅的最小额窦口直径需＞4.8mm，而直径＜3.7mm 则易发生狭窄[9]。

尽管目前没有研究比较额隐窝内放置支架与未放置支架之间疗效的差异，但普遍认为额窦支架有助于预防鼻内镜术后额窦口狭窄。使用额窦支架的适应证包括小额窦口，额窦脓性感染或骨炎，血管炎性肉芽肿，既往失败的鼻窦手术后再狭窄，中鼻甲反张，或额隐窝内的黏膜剥离等，以上均可导致额窦狭窄率增加。额窦口直径＜5mm 时可考虑放置支架。

（二）非溶解性额窦支架：材料和持续时间

文献包括了各种支架材料的报告以及支架使用的建议时间。1990 年，Schaefer 和 Close 回顾了 36例单侧或双侧额窦开放术病例，描述了使用 4mm硅胶管作为额窦支架的效果[10]。作者将硅胶管插入额窦口，其中 4 例患者额窦开放术后额窦直径只有4～6mm。硅胶导管缝合于鼻中隔并放置 6 周。4 例患者中只有 2 例额窦口保持通畅。1992 年，Metson也报告了额窦开放术后使用 4mm 硅胶引流管；导管被缝合于鼻中隔或鼻腔外侧壁，放置 1～8 周（平均3.2 周）[11]，取出支架后，额窦口逐渐减小，但直径保持在 2～4mm。

另一种不需要缝线来固定导管的支架是 Rains 支架，1996 年获得专利[12]。4mm 或 6mm 支架由硅胶制成，其尖端呈锥形，可自行固定于额窦内（图 21-1）。将额窦探针插入支架内，锥形球头伸入额窦。取出探针，支架末端可以修剪到高于中鼻甲下缘的水平。据 Rains 报道，102 个支架中有 5 个被长期保留；大多数支架在 6～130 天（平均 35 天）被移除。他报告在 8～48 个月的随访中有 94% 的通畅率[12]。2000—2006 年，Orlandi 在 462 例接受额窦开放术的患者中10 例患者使用了 Rains 支架[13]，当出现额窦口有环

形黏膜缺损且直径＜5mm 或额窦引流通道狭窄时使用了支架，其中 9 例长期放置于原位。9 例中 1 例因不适于术后 11 个月移除，另 1 例在术后 61 个月时因持续感染而移除，其余 7 人在文章发表时仍保留于原位。作者评论说，为避免额窦狭窄置入支架的最佳持续时间尚不清楚。Lin 和 Witterick 报道了使用 Parell 额窦 T 形支架（Medtronic ENT, Jacksonville, FL）进行长期额窦支架植入（＞3 个月）[14]。10 例患者置入 21 枚支架，其中取出 11 枚，平均放置 16.3个月，10 枚保留原位。支架植入并发症或失败率小于 20%。患者需要每 2～6 个月进行鼻腔吸引，并每日用生理盐水冲洗，总体耐受性良好。Weber 等建议支架放置可持续 6 个月，与早期取出的支架相比，额窦口再狭窄率降低[15]。然而，Perloff 和 Palmer 在鼻窦手术后 1～4 周从 6 例患者取出的硅胶支架上发现了细菌生物膜形成的证据[16]。细菌生物膜的形成对支架愈合和额窦口长期通畅的影响尚不清楚。

硅胶薄片最初由 Neel 等使用，通过鼻外入路将额窦支架固定并缝合到位[5, 6]。内镜下鼻窦手术的改进是将硅胶片切成 T 形，用额窦长颈钳将较宽的横行硅胶片放入额窦，使其固定不用缝合（图 21-2）。在 Draf Ⅲ 型或改良 Lothrop 术后，可以使用一块更大的薄硅胶片来填充窦腔，在这个过程中，去除了窦间隔、鼻中隔上段和额鼻嵴形成了一个大的裸露骨腔。然而，Banhiran 等在 Draf Ⅲ 型手术后，将 25 例置入硅胶支架患者与 72 例未置入支架的患者相比，双侧额窦贯通开口的通畅性或症状没有差异[17]。

放置在鼻窦内的异物可能是出现术后并发症的原因，其可成为感染灶，也可能被清除，然后被吸入或吞下。最早可在植入额窦 1 周后的硅胶支架上发现细菌生物膜[16]。Neel 等在鼻外入路额筛切除术后，额窦放置硅胶或硅树脂支架，再将硅胶片缝至鼻中隔，尽管支架设计用于留置于额窦内，但最初并未设计固定在鼻腔内[5-7]。虽然目前尚无误吸未固定鼻窦支架的报告，但必须注意确保支架不松动且不易脱落，并告知患者异物吸入的可能性。

（三）可溶性额窦支架

虽然有一些证据支持在鼻窦手术后使用硅胶或硅树脂支架可维持额窦口的通畅，但这些支架往往需要去除，移除支架的时间也尚存在争议。手术中放置可溶解支架不仅可减少粘连形成，还可在愈合过程中使血液和黏液易于从鼻窦排出，同时不

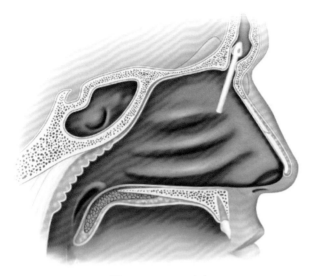

▲ 图 21-1 **Rains** 支架

软硅胶管有一个较大的篮状开口，可置入额窦。导管可放置在适当的位置，以便引流

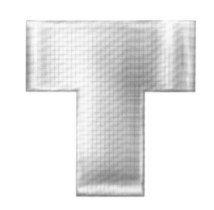

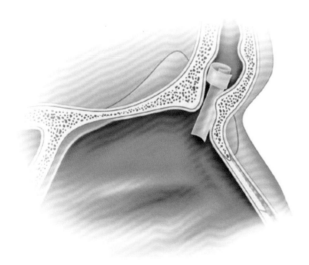

▲ 图 21-2 硅胶片

将柔软的硅胶片切成 T 形，将较大的支架放入额窦作为临时支架。较软的硅胶支架比较硬的支架具有更好的愈合效果

需要外科医生再次取出。一种经美国食品药品管理局批准可用于额窦的支架是一种莫米松洗脱植入物，该支架由生物可吸收聚乳酸乙交酯聚合物制成（PROPEL Mini-sinus 植入物，Intersect-ENT，Menlo Park，CA）。一项研究使用传统内镜技术或额隐窝球囊扩张术检查了放置于额窦的莫米松支架对额窦手术后额窦通畅性的作用[18]。双侧额窦手术患者随机在一侧额窦内放入支架，另一侧未放置支架（对照组）。植入物在第 21 天移除，一名临床医生和一名独立审查员分别在第 30 天和第 90 天对额窦口的肉芽、瘢痕、息肉样水肿以及额窦通畅程度进行分级评估。结果显示，30 天时，与对照组相比，植入侧的干预措施较少（38.8% vs. 62.7%），植入侧出现感染、闭塞或再狭窄的情况也较少，窦口直径也较宽。该研究中第 90 天的数据分析显示两组间差异仅为植入侧术后干预减少。鼻内镜下修正性额窦手术使额窦口扩大后，在门诊将莫米松洗脱支架放置在额窦引流通道以保持通畅[19]。

镁钕合金（MgNd2）支架在鼻窦手术后的动物模型中进行了试验，研究结果证实该支架可生物降解并可保持鼻窦引流通畅长达 180 天[20-23]。但到目前为止还没有人体试验的报道，术后镁支架也仅可短时放置在额窦引流通道中。

结论

开放性或内镜下鼻窦手术后额隐窝和额窦引流通道放置支架有助于预防额窦口的瘢痕狭窄。动物模型和临床研究都表明，软性材料如硅胶在预防瘢痕和改善通畅性方面更具有优越性。虽然目前已开发和使用了许多可移除的额窦支架，并取得了良好的治疗效果，但最近开发出的可降解支架，尤其是一些含有可吸收药物的支架，已经被证实对改善额窦手术的预后更为有利。

利益冲突　无相关商业或金融利益或基金来源。

参考文献

[1] Lynch RC. The technique of a radical frontal sinus operation which has given me the best results. (original communications are received with the understanding) that they are contributed exclusively to the laryngoscope.). Laryngoscope. 1921;31(1):1–5.

[2] Anthony DH. Use of Ingalls gold tube in frontal sinus operations. South Med J. 1940;33:949–55.

[3] Ingals EF. XXXII. New operation and instruments for draining the frontal sinus. Ann Otol Rhinol Laryngol. 1905;14(3):513–9.

[4] Barton RT. Dacron prosthesis in frontal sinus surgery. Laryngoscope. 1972;82(10):1799–805.

[5] Neel HB 3rd, McDonald TJ, Facer GW. Modified Lynch procedure for chronic frontal sinus diseases: rationale, technique, and long-term results. Laryngoscope. 1987;97(11):1274–9.

[6] Neel HB, Whicker JH, Lake CF. Thin rubber sheeting in frontal sinus surgery: animal and clinical studies. Laryngoscope. 1976;86(4):524–36.

[7] Amble FR, et al. Nasofrontal duct reconstruction with silicone rubber sheeting for inflammatory frontal sinus disease: analysis of 164 cases. Laryngoscope. 1996;106(7):809–15.

[8] Hosemann W, et al. Endonasal frontal sinusotomy in surgical management of chronic sinusitis: a critical evaluation. Am J Rhinol. 1997;11(1):1–9.

[9] Naidoo Y, et al. Long-term results after primary frontal sinus surgery. Int Forum Allergy Rhinol. 2012;2(3):185–90.

[10] Schaefer SD, Close LG. Endoscopic management of frontal sinus disease. Laryngoscope. 1990;100(2 Pt 1):155–60.

[11] Metson R. Endoscopic treatment of frontal sinusitis. Laryngoscope. 1992;102(6):712–6.

[12] Rains BM 3rd. Frontal sinus stenting. Otolaryngol Clin N Am. 2001;34(1):101–10.

[13] Orlandi RR, Knight J. Prolonged stenting of the frontal sinus. Laryngoscope. 2009;119(1):190–2.

[14] Lin D, Witterick IJ. Frontal sinus stents: how long can they be kept in? J Otolaryngol Head Neck Surg. 2008;37(1):119–23.

[15] Weber R, et al. The success of 6–month stenting in endonasal frontal sinus surgery. Ear Nose Throat J. 2000;79(12):930–2. 934, 937–8 passim.

[16] Perloff JR, Palmer JN. Evidence of bacterial biofilms on frontal recess stents in patients with chronic rhinosinusitis. Am J Rhinol. 2004;18(6):377–80.

[17] Banhiran W, et al. Long-term effect of stenting after an endoscopic modified Lothrop procedure. Am J Rhinol. 2006;20(6):595–9.

[18] Smith TL, et al. Randomized controlled trial of a bioabsorbable steroid-releasing implant in the frontal sinus opening. Laryngoscope. 2016;126:2659.

[19] Janisiewicz A, Lee JT. In-office use of a steroid-eluting implant for maintenance of frontal ostial patency after revision sinus surgery. Allergy Rhinol (Providence). 2015;6(1):68–75.

[20] Durisin M, et al. Biodegradable nasal stents (MgF2–coated Mg-2 wt %Nd alloy)–A long-term in vivo study. J Biomed Mater Res B Appl Biomater. 2017;105(2):350–65.

[21] Eifler R, et al. MgNd2 alloy in contact with nasal mucosa: an in vivo and in vitro approach. J Mater Sci Mater Med. 2016;27(2):25.

[22] Durisin M, et al. A novel biodegradable frontal sinus stent (MgNd2): a long-term animal study. Eur Arch Otorhinolaryngol. 2016;273(6):1455–67.

[23] Weber CM, et al. Biocompatibility of MgF2–coated MgNd2 specimens in contact with mucosa of the nasal sinus – a long term study. Acta Biomater. 2015;18:249–61.

第22章 额窦炎并发症
Complications of Frontal Sinusitis

Shiayin F. Yang　Chirag Rajan Patel　James A. Stankiewicz　著

王慧君 译　胡 蓉 韩德民 校

一、骨性并发症

（一）黏液囊肿

黏液囊肿（Mucocele）是以上皮为内衬，内含潴留黏液的囊肿。大多数囊肿为特发性，但也可继发于鼻窦手术、创伤或慢性鼻窦疾病[1, 2]。慢性鼻窦炎引起的持续炎症会导致窦口瘢痕形成和阻塞。鼻窦引流受阻后，窦液浑浊，窦壁随着时间的推移变薄或膨胀。黏液囊肿可分为原发性和继发性。原发性黏液囊肿为黏液潴留囊肿，而继发性黏液囊肿常继发于窦口阻塞[3]。以额窦受累最为常见，其次是筛窦[1, 2]。黏液囊肿可随时间推移逐渐膨胀进而导致邻近骨质变薄和重塑。其最常见的临床表现为眼部受累的症状和体征，如眼球突出、眼眶周围肿胀、上睑下垂和复视，其原因主要为囊肿压迫纸样板或眶上缘致眼眶受压引起。黏液囊肿也可侵蚀颅底骨质向颅内延伸（图 22-1）[2, 4]。CT 可用于评估病变的大小和位置，未发生感染的黏液囊肿 CT 表现为中等密度影，增强后内容物无强化[3]。MRI 对

病变累及眶内或颅内的诊断具有一定价值。黏液囊肿的早期治疗提倡完整切除病变及其内衬上皮组织。但最近的研究表明，鼻内镜下造袋术术后效果良好，且复发率低，已成为首选的治疗方法。该手术的目标是拓宽囊肿引流通道，防止复发并降低狭窄风险[1, 2, 4]。治疗完成后建议常规随访以监测复发情况。

（二）骨髓炎

骨髓炎（Osteomyelitis）是病变直接扩展或血栓性静脉炎引起的额骨感染。头痛是最常见的症状。^{99m}Tc- 过锝酸盐和镓 –67 柠檬酸盐（Ga-67）骨扫描有助于诊断。治疗包括长期抗生素静脉应用（通常为 6 周）和坏死骨清创治疗。镓扫描可用于监测治疗效果[5]。持续性感染或瘢痕形成时可能需要进行额窦手术，包括鼻内镜和成骨瓣手术。

（三）波特膨胀瘤

波特膨胀瘤（Pott's puffy tumor）是指是由额骨潜在的骨髓炎引起的骨膜下脓肿。该疾病通常是由

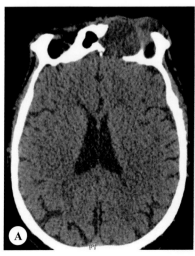
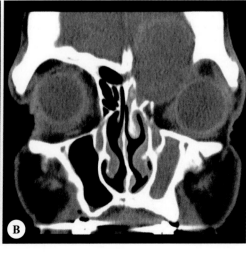

◀ 图 22-1　轴位（A）和冠状位（B）CT 显示额部黏液囊肿已侵犯眼眶和额窦后壁，并向颅内扩展。黏液囊肿的影像学表现为均匀等密度病变

复杂的额窦炎引起，也可以见于头部创伤，最常见于青少年[6]。主要症状包括头痛、发热、流涕和前额肿胀。前额肿胀由波动的骨膜下脓肿引起，呈现"浮肿"的外观。波特膨胀瘤很少见，但感染可通过额窦板障静脉引流或骨质直接蔓延导致高危的颅内并发症，包括硬膜下脓肿、脑脓肿、静脉窦血栓形成和硬膜外脓肿，发生率为29%~85%[7, 8]。由于颅内并发症的风险高，及时诊断和治疗至关重要。神经系统检查、鼻内镜检查、CT 静脉造影和 MRI 检查可用于评估颅内病变（图 22-2 和图 22-3）。治疗包括手术治疗和药物治疗。无论是鼻内镜手术还是外径路手术，目的均在于开放脓肿和额窦引流，并去除感染骨和组织。术后推荐静脉应用抗生素 6 周。大多数感染由多种细菌引起，最常见的致病菌为链球菌、葡萄球菌和厌氧菌。因此，起初可使用广谱抗生素，然后根据药敏结果缩小范围[7]。反复进行影像学检查可用于评估治疗的有效性，并监测无症状患者及初步治疗后患者的颅内并发症。

二、眶并发症

急性全组鼻窦炎最常见的并发症类型为眶并发症（orbital complications）[9, 10]。该并发症的发生与其解剖位置有关，多继发于筛窦病变，其次为额窦病变。炎症可以通过纸样板的骨裂扩展，或者通过血栓性静脉炎经无瓣膜的眼静脉逆行感染。并发症的严重程度因受累的解剖部位而异。眶隔是一层结缔组织结构，它起源于眼眶边缘的骨膜，起到阻挡感染由眼睑表面组织扩散到眼眶的作用。眶隔前组织的感染被归为间隔前感染，而眶隔后的组织感染被归为间隔后感染。通常使用 Chandler 分类从解剖受累及严重程度对眶并发症进行描述（表 22-1）[11]。

（一）眶隔前蜂窝织炎

眶隔前蜂窝织炎（preseptal cellulitis）（Chandler Ⅰ级）占所有眶并发症的 70%~80%[9, 10]。其定义

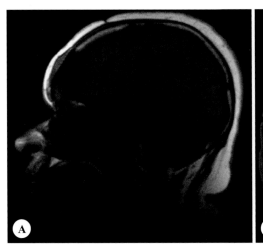
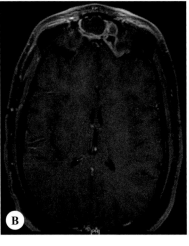

◀ 图 22-2　矢状位（A）和轴位（B）MRI T$_1$ 图像显示波特膨胀瘤由额窦经前壁扩展。病变表现为边缘强化的低信号

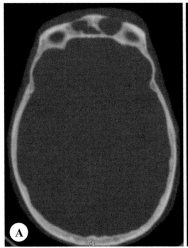
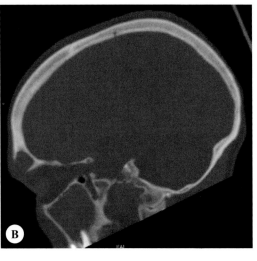

◀ 图 22-3　轴位（A）和矢状位（B）CT 图像显示额窦透过度下降，前壁受侵，波特膨胀瘤向周围软组织扩展

表 22-1　眼眶感染的 Chandler 分类	
Ⅰ级	眶隔前蜂窝织炎
Ⅱ级	眶蜂窝织炎
Ⅲ级	眶骨膜下脓肿
Ⅳ级	眶脓肿
Ⅴ级	海绵窦血栓形成

是仅限于眶隔前方的软组织感染，表现为眼睑红肿，无眼球运动受限或视力障碍[11]。病史询问和鼻内镜检查用于诊断，同时完善眼科会诊，以评估眼部结构的完整性和视力状况。如怀疑后间隔受累或药物治疗 48h 无效者，应行 CT 增强扫描，其影像学表现为眼睑及结膜增厚、密度增高。大多数病例经静脉应用抗生素、鼻腔减充血剂和生理盐水冲洗治疗后痊愈。使用抗生素的抗菌谱应包括金黄色葡萄球菌和化脓性链球菌[12]。经 24～48h 抗生素治疗无效或视力恶化者应进行手术干预治疗[10]。

（二）眶蜂窝织炎

眶蜂窝织炎（orbital cellulitis）（Chandler Ⅱ级）是一种眶隔后感染，往往在感染扩散至眶隔后发生。症状包括眶周水肿、眼球突出、眼眶疼痛和球结膜水肿。患者可能伴有眼球运动受限，但视力往往正常[9]。视力下降或眼肌麻痹预示着疾病进展和眼眶脓肿形成。对于疑似眶隔后感染的患者应进行全面的病史询问和体格检查，包括鼻内镜检查和眼科检查，需评估视力、眼球运动和瞳孔对光反射。疑似病例在就诊时建议进行眼眶和鼻窦增强 CT，以确

定疾病严重程度[12]。此外，MRI 可提示颅内并发症发生（图 22-4）。最初的治疗与眶隔前蜂窝织炎相似，如抗生素静脉应用、鼻腔减充血剂和生理盐水冲洗。伴有脓肿形成、20/60 视敏度、视力下降或眼球运动受限，或 48～72h 内症状无缓解者，建议手术治疗[10, 13]。

（三）眶骨膜下脓肿

眶骨膜下脓肿（ubperiosteal abscess）（Chandler Ⅲ级）是眶骨膜和骨性眶壁之间的脓肿。最常发生于内侧眶骨膜和纸样板之间[13]。其特点是眶周水肿、眼球突出、眼球活动受限和视力改变。检查同眶蜂窝组织炎。CT 的典型表现为邻近纸样板的低密度影，边缘强化，伴有眼眶内容物移位（图 22-5）[14]。推荐的治疗方法是静脉应用抗生素同时进行脓肿切开

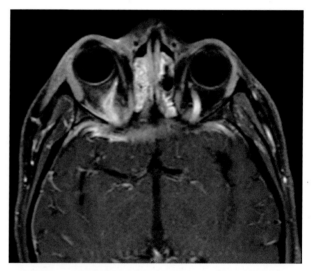

▲ 图 22-4　眶蜂窝织炎的轴位 MRI T_1 增强扫描表现为眶内脂肪强化

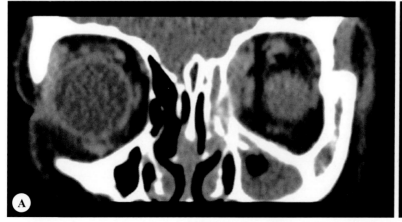
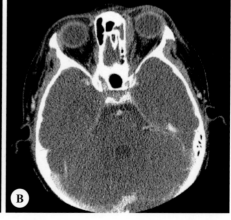

▲ 图 22-5　眶骨膜下脓肿（左）冠状位（A）和轴位（B）CT 图像，特征为邻近纸样板的低密度区强化，伴眼眶内容物移位

引流。部分学者建议仅使用静脉注射抗生素作为合并较小脓肿者的初步治疗，手术在保守治疗无效后进行[13,15]。可经 Lynch 切口入路或鼻内镜进行手术引流。

（四）眶脓肿

眶脓肿（orbital abscess）（Chandler Ⅳ级）是由于眶蜂窝组织炎进展或眶骨膜下脓肿感染扩散而形成的眼眶组织内的脓肿。主要表现包括眼球突出、球结膜水肿、眼肌麻痹和视力障碍。CT 表现为边缘强化的低密度影。治疗包括静脉应用抗生素和手术引流。

（五）海绵窦血栓形成

海绵窦血栓形成（cavernous sinus thro-mbosis）（Chandler Ⅴ级）由感染经无瓣膜静脉逆行扩散到海绵窦时引起。其症状和体征包括发热、头痛、眼眶痛、球结膜水肿、眼球突出和眼肌麻痹。此外，海绵窦受累可导致第Ⅲ、Ⅳ、V_1、V_2 和Ⅵ对脑神经受损[16]。早期，可只出现单侧眼部症状，但随着病情的发展，症状可能波及对侧眼，这是海绵窦血栓形成的标志。通常经 MRI 检查（图 22-6）[5]确诊。治疗包括静脉注射可透过血脑屏障的抗生素，而使用抗凝药物来控制血栓进展尚有争议。应手术治疗充分引流感染的鼻窦，但手术时机仍存在争议[16]。

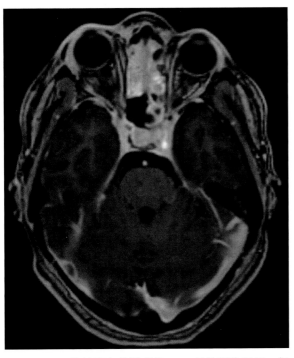

▲ 图 22-6　海绵窦血栓形成的 MRI 轴位图像显示，与左侧相比，右侧海绵窦未强化

三、颅内并发症

颅内并发症是额窦炎并发症中最严重的[17,18]。其发病机制有 2 种，第 1 种是炎症经颅骨骨裂、血管神经孔、额窦后壁骨髓炎直接扩展；第 2 种是血栓性静脉炎经引流鼻窦及颅内结构的无瓣膜板障静脉血源性逆行播散[19]。

颅内并发症的类型包括硬膜外脓肿、硬膜下脓肿、脑实质脓肿、静脉窦血栓形成和脑膜炎，各文献报道的常见并发症不尽相同[15,17,18]。患者出现一种以上颅内并发症的情况并不少见，超过 1/3 的患者可同时出现 2 种或 2 种以上并发症[15,17]。青春期男性颅内并发症发生率最高可能与该年龄段额窦快速生长和丰富的板障静脉交通有关[15,17,18,20]。

各种颅内并发症的临床表现和病程有所不同[17]。患者可无近期鼻窦感染史。其中儿童近期患急性鼻窦炎和成人患有慢性鼻窦炎病史更为常见[17,20]。症状通常是非特异性的，头痛和发热最为常见[17,18,20,21]。体格检查结果也因颅内并发症的类型而异。患者可能出现神经症状，如嗜睡、精神状态改变、癫痫发作和脑神经麻痹[17,18]。然而，多数患者在就诊时神经系统检查往往正常，这使诊断变得困难[18]。因此，即使患者没有神经系统症状，也应高度怀疑合并颅内并发症。此类患者眶并发症的发生率也很高，常出现眶周水肿、眼球突出、视力下降和眼肌麻痹等眼部症状。

由于颅内并发症进展迅速，发病率和死亡率均很高，及时诊断至关重要。25%～38% 的病例会出现永久性神经系统后遗症[15,21,22]。据报道，鼻窦炎颅内并发症引起的永久性神经系统缺陷包括视力障碍、听力损失、脑神经麻痹、失语、癫痫发作、认知障碍、脑积水和偏瘫；其死亡率高达 4%，死因多为颅内压升高、小脑幕疝、脑梗死和脓毒血症[17]。

影像学检查对于确诊颅内并发症必不可少。CT 增强扫描常用于疑似鼻窦炎或具有鼻窦炎病史的患者，明确骨性解剖结构有助于制订手术计划。在诊断颅内病变方面，MRI 灵敏度更高[15]。与 CT 相比，MRI 在显示软组织结构和检测脑膜炎方面更有优势，且对鼻窦炎的诊断与 CT 一样准确[17,23]。因此，如果疑似颅内受累，应首选 MRI 检查。如需进行鼻内镜手术治疗，CT 仍然是必要的影像学检查。

鼻窦炎颅内并发症一经确诊，应立即使用可透过血脑屏障的抗生素进行治疗[17]，然后可根据药敏结果进行调整。细菌培养结果通常是多种细菌共同感染，最常见的致病菌是链球菌和葡萄球菌[15, 17]。请感染科会诊将有助于抗生素种类选择及治疗疗程的制订。

除药物治疗外，手术干预对于治疗颅内并发症也极其重要。及时请神经外科会诊有助于辅助治疗。手术方式和时机取决于颅内并发症的类型，在下文进一步讨论。如果对颅内并发症进行手术干预，可同期谨慎处理感染的鼻窦。鼻窦手术治疗的延迟可能会导致住院时间的延长[18]。

（一）硬膜外脓肿

硬膜外脓肿（epidural abscess）是硬脑膜和颅骨之间的脓肿。额窦是最常见的感染灶[24]。由于硬脑膜与骨质紧密结合，硬膜外脓肿倾向于缓慢扩展并导致非特异性症状，如前额肿胀、头痛、发热或眼眶炎症。患者神经系统检查通常正常[17, 24]。此类患者眶并发症的发生率很高。如果脓肿增大，可导致局灶性神经功能障碍、癫痫发作和颅内压升高[17]。影像学上，硬膜外脓肿表现为轴外、双凸、低密度肿块（图22-7）[25]。治疗包括静脉应用抗生素和神经外科开颅脓肿引流[5]。同期可进行感染鼻窦的引流手术。与其他颅内并发症相比，硬膜外脓肿往往预后较好。

（二）硬膜下脓肿

硬膜下脓肿（subdural empyema）是指感染扩散到硬膜下间隙。与硬脑膜外脓肿相比，由于该间隙缺乏解剖屏障，感染扩散更快。病情进展迅速是硬膜下脓肿的特点。主要症状包括高热、头痛、颈项强直、癫痫、视盘水肿、偏瘫和脑神经麻痹[24]。可快速进展至意识模糊至昏迷。MRI T_1加权像显示硬膜下间隙具有占位效应的低信号区域，T_2加权图像显示高信号区域[23]。及时诊断和干预是治疗硬膜下脓肿的关键。治疗包括神经外科手术清除硬膜下脓肿和引流感染的鼻窦。应尽快静脉应用可透过血脑屏障的抗生素，然后根据培养结果进行调整。硬膜下脓肿是神经外科急症，具有极高的发病率和死亡率[17, 21, 25]。

（三）脑实质脓肿

脑实质脓肿（intraparenchymal abscess）是脑实质内脓肿的总称。额叶因与额窦解剖距离近，最常受累[21, 24]。在最初的脓肿形成过程中，患者可能完全没有症状。随着脓肿的扩展，患者可能会出现头痛、嗜睡和精神状态改变等症状[21]。大面积脓肿可导致颅内压升高、癫痫发作和局灶性神经功能缺损。如果治疗延误，患者可因脓肿破裂脓液进入脑室而死亡。脑实质脓肿在MRI T_2加权像上表现为低信号病变并有强化的包膜（图22-8）。治疗取决于病情以及脓肿的大小和位置。据报道，小脓肿可仅通过药物治疗治愈[17, 18]。较大的脓肿需要定位抽吸或行开颅手术完全切除[17]。

（四）脑膜炎

脑膜炎（meningitis）是指炎症从鼻窦向颅内扩散，导致脑膜炎症。患者可出现严重头痛、发热、颈部疼痛、畏光和精神状态改变。腰椎穿刺常用于确诊脑膜炎。腰椎穿刺的脑脊液结果显示蛋白质升高，葡萄糖降低，细菌培养呈阳性[15]。行腰椎穿刺前必须进行头部影像学检查，以排除颅内压

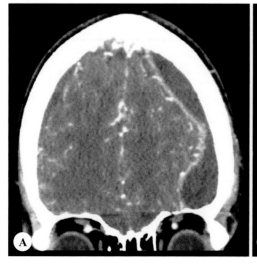
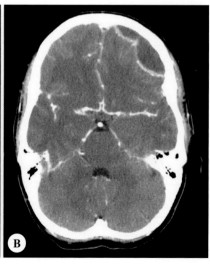

◀ 图22-7 硬膜外脓肿的轴位（A）和冠状位（B）CT图像，特征为边缘低密度强化的液性暗区，导致中线移位

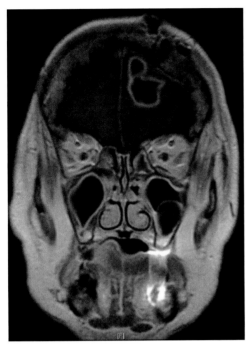

▲ 图 22-8 左额叶脓肿 MRI 冠状位 T₁ 增强扫描显示低信号病灶，周围环形强化，右上颌窦透过度下降，左上颌窦含有黏膜潴留囊肿

升高并预防脑疝发生。静脉应用抗生素是治疗的主要手段。抗惊厥药可作为辅助用药。使用类固醇激素来治疗脑水肿尚有争议。如果药物治疗 24～48h 后症状无改善，可以考虑手术治疗，行鼻窦开放引流[21]。

（五）静脉窦血栓形成

静脉窦血栓形成（venous sinus throm-bosis）是指血栓性静脉炎逆行感染引起硬脑膜窦内急性血栓形成。矢状窦是额窦炎患者最常受累的硬脑膜窦。静脉窦血栓常合并其他颅内并发症[26]。其临床表现多变，患者常主诉头痛、高热和恶心。其中毒症状明显，并且有局灶性神经系统症状缺失[16]。MRI 和 MRI 静脉造影等影像学检查检测静脉窦内血栓形成和无流空现象的敏感度较高[5]。治疗常采用药物治疗，包括静脉应用抗生素和抗凝治疗。

结论

• 额窦炎并发症的临床表现可能是非特异性的，如头痛、发热和前额肿胀。

• CT 增强扫描是评价眶并发症的首选影像学检查方法。

• MRI 增强扫描是评价颅内并发症的首选影像学检查方法。

• 药物治疗无效且的症状持续的患者应进行眼眶及颅脑影像学检查。

• 眶隔前蜂窝织炎和眶蜂窝织炎通常通过静脉应用抗生素可治愈，而眶骨膜下脓肿和眶脓肿需要手术引流。

• 眶并发症与颅内并发症常常并存。

• 硬膜外脓肿、硬膜下脓肿和脑实质脓肿需要立即静脉应用抗生素和神经外科治疗。

• 鼻窦炎的颅内并发症具有较高的发病率和死亡率。25%～38% 的患者会出现永久性的神经系统后遗症。

参考文献

[1] Dhepnorrarat RC, Subramaniam S, Sethi DS. Endoscopic surgery for frontoethmoidal mucoceles: a 15–year experience. Otolaryngol Head Neck Surg. 2012;47:345–35.

[2] Har-El G. Endoscopic management of 108 sinus mucoceles. Laryngoscope. 2001;111(12):2131–4.

[3] Stankiewicz JA, Park AA, Newell DJ. Complications of sinusitis. Curr Opin Otolaryngol. 1996;4:17–20.

[4] Lee TJ, Li SP, Fu CH, et al. Extensive paranasal sinus mucoceles: a 15–year review of 82 cases. Am J Otolaryngol. 2009;30(4):234–8.

[5] Goldberg AN, Oroszlan G, Anderson TD. Complications of frontal sinusitis and their management. Otolaryngol Clin N Am. 2001;34:211–25.

[6] Karaman E, Hacizade Y, Isildak H, et al. Pott's puffy tumor. J Craniofac Surg. 2008;19:1694–7.

[7] Akiyama K, Karaki M, Mori N. Evaluation of adult Pott's puffy tumor: our five cases and 27 literature cases. Laryngoscope. 2012;122:2382–8.

[8] Ketenci I, Unlu Y, Tucer B, et al. The Pott's puffy tumor: a dangerous sign for intracranial complications. Eur Arch Otorhinolaryngol. 2011;268:1755–63.

[9] Jackson K, Baker SR. Clinical implications of orbital cellulitis. Laryngoscope. 1986;96(5):568–74.

[10] Schramm VL, Myers EN, Kennerdell JS. Orbital complications of acute sinusitis: evaluation, management, and outcome. Otolaryngology. 1978;86(2): ORL221–30.

[11] Chandler JR, Langenbrunner DJ, Stevens ER. The pathogenesis of orbital complications in acute sinusitis. Laryngoscope. 1970;80:1414.

[12] Botting AM, McIntosh D, Mahadevan M. Paediatric pre- and post-septal peri-orbital infections are different diseases: a retrospective review of 262 cases. Int J Pediatr Otorhinolaryngol. 2007;72:377–83.

[13] Oxford LE, McClay J. Medical and surgical management of subperiosteal orbital abscess secondary to acute sinusitis in children. Int J Pediatr Otorhinolaryngol. 2006;70:1853–61.

[14] Blumfield E, Misra M. Pott's puffy tumor, intracranial, and orbital complications as the initial presentation of sinusitis in healthy adolescents, a case series. Emerg Radiol. 2011;18(3):203–10.

[15] Herrmann BW, Chung JC, Eisenbeis JF, et al. Intracranial complications of pediatric frontal rhinosinusitis. Am J Rhinol.

2006;c20(3):320–4.

[16] Morgan PR, Morrison WV. Complications of frontal and ethmoid sinusitis. Laryngoscope. 1980;90:661–6.

[17] Germiller JA, Monin DL, Sparano AM, et al. Intracranial complications of sinusitis in children and adolescents and their outcomes. Arch Otolaryngol Head Neck Surg. 2006;132(9):969–76.

[18] Clayman GL, Adams GL, Paugh DR, et al. Intracranial complications of paranasal sinusitis: a combined institutional review. Laryngoscope. 1991;101:234–9.

[19] Weing BL, Goldstein MN, Abramson AL. Frontal sinusitis and its intracranial complications. Int J Pediatr Otorhinolaryngol. 1983;5:285.

[20] Hicks CW, Wever JG, Reid JR, et al. Identifying and managing intracranial complication of sinusitis in children: a retrospective series. Pediatr Infect Dis J. 2011;30(3):222–6.

[21] Giannoni CM, Stewart MG, Alford EL. Intracranial complications of sinusitis. Laryngoscope. 1997;107: 863–7.

[22] DelGaudio JM, Evans SH, Sobol SE, et al. Intracranial complications of sinusitis: what is the role of endoscopic sinus surgery in the acute setting. Am J Otolaryngol. 2010;31(1):25–8.

[23] Mafee MF, Tran BH, Chapa AR. Imaging of rhinosinusitis and its complications: plain film, CT, and MRI. Clin Rev Allergy Immunol. 2006; 30(3):165–86.

[24] Singh B, Dellen Van J, Ramjettan S, et al. Sinogenic intracranial complications. J Laryngol Otol. 1995;109:945.

[25] Brook I, Friedman EM, Rodriguez WJ, et al. Complications of sinusitis in children. Pediatrics. 1980;66:568–72.

[26] Remmler D, Boles R. Intracranial complications of frontal sinusitis. Laryngoscope. 1980;90:1814–24.

第 23 章　额窦手术并发症
Complications of Frontal Sinus Surgery

Conner J. Massey　Vijay R. Ramakrishnan　著

魏洪政　译　　齐欣萌　韩德民　校

一、术前评估

（一）患者因素

安全和成功地进行额窦手术，首先需要对可能影响手术效果的患者因素进行全面的了解，这包括病变因素和解剖因素。对于大多数有额窦疾病的患者，在考虑手术治疗之前，应先尝试内科治疗方案。详细的了解患者既往的内科治疗和手术史是非常重要的。应密切注意可能导致出血的情况，如患者凝血功能障碍或者需要治疗性抗凝，以及术后出血的风险。还应该注意可能与解剖异常有关的病史，例如，面部外伤、前期鼻窦手术以及甲状腺眼病[1-3]。

鼻内镜检查是另一个重要的术前评估项目。在未做过鼻窦手术的患者，直接观察额隐窝可能是很困难的或者是不可能的。尽管存在这些局限性，仍然可以在这些患者的鼻内镜检查中发现一些重要的信息，例如是否存在鼻息肉以及明显的鼻中隔偏曲。对于那些接受修正手术的患者，很重要的是要注意额隐窝的通畅程度、中鼻甲是否被切除或者存在外移，以及其他手术解剖标志的变形。

（二）术前影像学

保障额窦手术安全最为关键的一点是在术前对患者进行适当的影像学检查并仔细阅片。在各种的影像学检查中，鼻窦的高分辨率计算机断层扫描（CT）因为具有良好的解剖分辨率和辨别力而成为首选的检查方法。CT也有助于显示某些骨质变化，这些改变可以是继发于长期的鼻窦炎，也就是骨质侵蚀和（或）新骨形成（图23-1）。额隐窝区明显的骨性狭窄可能需要在术中进行复杂的手术切除，而这也是手术失败的一个危险因素。

在规划额窦手术时，应该通过术前CT评估一

些重要的结构。对于额窦本身，外科医生应该注意到额窦内分隔的存在，如果术中没有有效的去除，可能导致术后病变的持续存在。额隐窝的结构需要仔细的辨别，特别是前后和横向的解剖范围（图23-2）。一些解剖变异可以改变额隐窝的解剖结构，其已经在这本书的其他部分有详细描述。额隐窝的外侧与纸样板相连接，在存在比较严重的病变时，它可能会开裂或被侵蚀。破坏这一结构可能导致眼看损伤。筛板的深度通常使用Keros分类法分级[4]（图23-3），是另一个重要的安全考虑因素。筛板特别深的患者通常更容易发生颅底损伤和医源性脑脊液（CSF）漏。最后，重要的是要注意可能在手术区域内或附近的血管结构。在额窦手术中，最危险的血管是筛窦前动脉（AEA），它通常沿着颅底和纸样板的边界向前走行。在一些患者中，这条动脉可能会通过隔膜穿行，因此更容易受伤（图23-4）[5]。仔细了解上述的解剖变异，特别是系统性的了解，是预防并发症的关键步骤（表23-1）。

二、鼻内镜手术的并发症

这部分将重点介绍鼻内镜额窦手术中常见的并发症。考虑到鼻内镜下额窦入路是最近才被广泛应用[6]，因此很少有文献研究额窦相关的并发症。一项单中心的对于298例额窦手术总结发现总体并发症发生率约为10%，其中2.7%为严重并发症[7]。该文章作者发现在额窦修正手术和应用扩大额窦手术技术时并发症的发生率增加。

尽管仔细的进行了患者筛选和手术规划，即使是有经验的外科医生，仍然可能出现并发症。在简要讨论关键技术要点后，本章将介绍鼻内镜额窦手术中遇到的重要并发症的预防和处理，包括如下。

- 瘢痕和再狭窄。
- 形成黏液囊肿。
- 出血和血管损伤。
- 眼眶损伤。

- 脑脊液漏和颅内损伤。

表 23-2 总结了这些并发症及其他与鼻内镜额窦手术相关的并发症。

（一）关注基本技术

与任何外科手术一样，预防并发症一定程度上是通过对解剖的全面理解、仔细的手术规划和精细的手术技术来实现的。在额窦手术中，充分的了解鼻丘气房及其与周围结构的关系，对于安全开放额隐窝至关重要[8]，这些结构应该在术前阅读影像学检

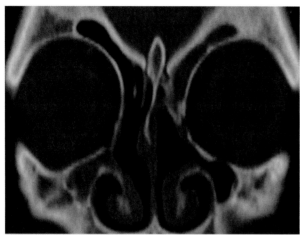

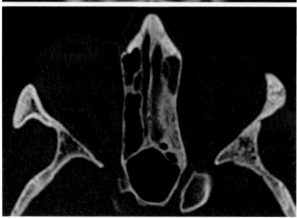

▲ 图 23-1　慢性感染、炎症，或者前期的手术操作可以引起额窦及其引流通道的新生骨形成，这种情况在术中很难处理，是手术失败的一个危险因素，这些在术前应予以认识

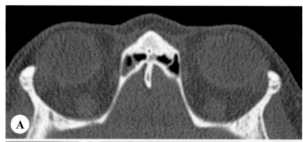

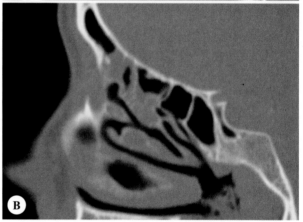

▲ 图 23-2　同一患者的轴位（**A**）和矢状位（**B**）非增强 CT 显示额隐窝狭窄，前 - 后径受限于前方突出的额鼻脊和后方的筛板前方的位置

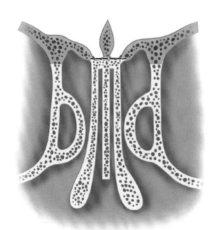
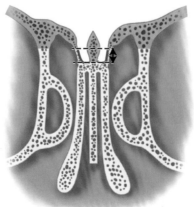
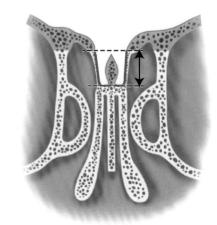

▲ 图 23-3　筛板深度的 **Keros** 分级（Ⅰ级，0～3mm；Ⅱ级 4～7mm；Ⅲ级，>7mm），这只是检查鼻窦与颅前窝底关系时需要评估的几个特征之一

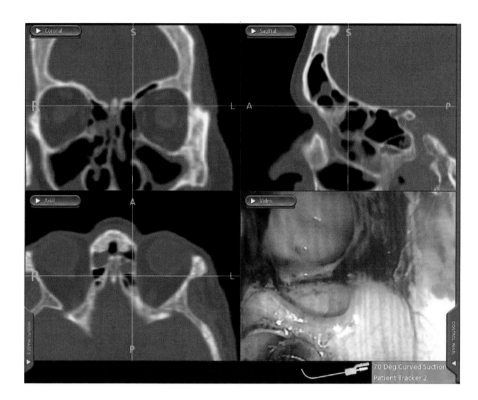

◀ 图 23-4　应用 **45°** 鼻内镜开放额隐窝时，术中影像导航下左侧筛前动脉开口的的快照，这条动脉就在颅底外的一个薄骨管里穿过颅底向前走行

表 23-1　额窦手术 CT 核查表
• 眶纸板的完整性
• 颅底完整性
• 筛板 Keros 分类法
• 颅底高度、坡度、不对称性
• 筛前动脉的走行
• 钩突附着方式
• 鼻丘气房和额窦附属气房的气化方式
• 额窦引流通道的通畅性
• 额窦口前后径和左右径的距离
• 额窦气化程度
• 额窦后壁是否受侵

查时加以确定。一旦确定以后，包括组成鼻丘气房和泡上气房的骨间隔必须按顺序切除以开放额窦引流通道。未能开放这些气房可能导致额窦病变复发或者迁延不愈，不完全开放也容易导致瘢痕和狭窄。在这个区域的手术开放过程中需要仔细的应用黏膜保护技术，以防止瘢痕、粘连和迟发新骨形成[9]。

对于初次额窦手术失败的患者，可以采用扩大的额窦入路方式，如 Draf ⅡA/B 型和Ⅲ型额窦开放术。尽管这种扩大额窦开放的规范手术技术会在本书的其他部分讨论，但在这里还是应该提醒注意这些技术可以增加颅底损伤、脑脊液漏和眼眶并发

症的风险。

（二）瘢痕和额窦口狭窄

保持额窦开口通畅是额窦手术远期成功的关键。手术后额窦口狭窄的患者存在着疾病复发和症状反复的风险。对于初次额窦开放术（Draf ⅡA 型），回顾性滴眼剂显示远期的通畅率为 92%[10]。初次额窦手术失败的危险因素主要与额窦口大小有关[11]，但是其他一些因素也被逐渐确认，比如鼻息肉、哮喘、病变负荷重、存在骨炎或新骨形成[12, 13]。

扩大的额窦手术，如 Draf ⅡB 型或 Draf Ⅲ 型手术，可以用来构建尽可能大的额窦开口。尽管这些技术已经比较激进扩大额窦引流通道，但是可以出现症状的窦口狭窄仍然经常发生。Draf Ⅲ 型手术失败而需要修正手术的概率为 13.9%[14]。超出预期的失败率可能与已存在病变的严重程度、手术造成骨质暴露的程度以及术后的狭窄有关[15]。利用黏膜瓣移植技术可以促进创面快速愈合而减少狭窄的发生[16]。

为了预防额窦口狭窄，已经开发出了许多鼻用的生物材料，尽管其成功达到预防效果的程度各有不同。非吸收性额窦支架用来预防术后窦口狭窄的效果似乎是好坏参半。虽然短期（如 2 个月）的额窦支架在远期并没有显示出有效性[17]，但是长时间（如至少半年）维持额窦支架似乎可以很好的耐受[18]。然而由于存在支架相关慢性感染和炎症的风险，从

表 23-2 内镜鼻窦手术的并发症

并发症	危险因素	预防方案	处理措施
瘢痕和窦口狭窄	• 窦口狭小 • 鼻息肉，哮喘 • 严重的病变负荷 • 中鼻甲外移位 • 新骨形成	• 黏膜保护技术 • 一般不建议使用额窦支架 • 扩大额窦手术的游离黏膜瓣移植技术 • 精心的术后护理	• 可能情况下门诊修正处理 • 球囊鼻窦成形术 • 必要时采用扩大额窦手术（Draf Ⅱ B 型，Ⅲ型）进行修正手术
黏液囊肿形成	• 额窦引流通道阻塞 • 新骨形成 • 额窦闭塞手术史	• 黏膜保护技术 • 保持窦口通畅	鼻内镜下造袋术
出血和血管损伤	• 出血倾向 • 抗凝治疗 • 高血压病 • 筛前动脉破裂	• 反向 Trendelenburg 体位 • 全静脉麻醉 • 术前使用皮质类固醇激素 • 使用局部 / 注射性血管收缩剂 • 不常规使用鼻腔填塞	• 双极电凝术 • 术后出血鼻腔填塞 • 避免使用促炎性止血药物（如凝血酶）
眼眶并发症	• AEA 开裂 • 纸样板开裂 • 使用动力器械 • 滑车附近磨削 / 电凝	术前了解影像资料	• 双极电凝术 • 眼科会诊 • 外眦切开 / 韧带松解术 • 眶内壁减压术
颅底损伤与颅内并发症	• 筛骨颅底高度较低 • Keros 3 级 • 倾斜型颅底 • 额窦后壁受侵蚀	术前了解影像资料	• 术中脑脊液漏：修补 • 术后怀疑脑脊液漏：β_2 转铁蛋白测定，影像学检查 • 颅内感染：神经外科会诊 • 颅内出血：紧急神经外科会诊

而增加新骨形成的可能性，因此很少需要或是建议这样做（图 23-5）。

壳聚糖凝胶是一种从甲壳类动物外骨骼提取研制而成的新型的生物可吸收材料，已经被开发用来作为止血剂和组织间防粘连隔板。尽管还没有长期的随访结果，但是与对照组相比，该产品在应用于术后窦口时发现在术后 12 周时显示改善了额窦开口的通畅性[19]。虽然生物可吸收类固醇释放支架在应用于筛窦手术时显示可以有效地预防粘连，但是这些支架最近才被 FDA 批准用于额窦手术。

（三）黏液囊肿形成

黏液囊肿是一种内衬鼻窦黏骨膜的囊肿样的扩张生长的病变，内含浓缩的黏液。当鼻窦引流通道阻塞时，导致黏液在受限的空间内积聚而形成黏液囊肿。当黏液囊肿扩大或者侵蚀到邻近结构时，包括眼眶和前颅底，必须进行手术治疗。当存在感染时其又被称为黏液脓囊肿，因为存在颅内或眶内感染扩散的风险，所以需要更紧急的关注。额窦黏液囊肿患者通常会出现眼眶症状，包括眼球突出、复视、眼肌麻痹，以及慢性鼻窦炎的主要症状，即鼻塞、面部压力和疼痛以及鼻漏（图 23-6）。回顾性分析显示黏液囊肿的诊断最常发生在鼻内镜手术后 5 年[20]。

在鼻内镜额窦手术中，预防额窦黏液囊肿最关键的因素是术中黏膜的保存和术后窦口的通畅。如前所述，额窦引流通道周围黏膜的不小心损伤会增加再狭窄和阻塞的风险。

在过去，额窦黏液囊肿最有效的治疗方法是通过外部入路完全切除囊肿，同时封闭周围窦腔。但是现在对于绝大多数病例来说，鼻内镜下黏液囊肿造袋术被认为是首选的治疗方式。由于可以保留额窦正常生理功能，因此认为鼻内镜入路手术优于鼻外入路鼻窦封闭术。同时应用鼻内镜技术也易于监测黏液囊肿术后是否复发。即使对于伴有明显颅内或眶内累及的"巨大"黏液囊肿，鼻内镜入路和鼻外入路的手术效果是大致相当的[21]。对于医源性黏液囊肿的鼻内镜手术，建议至少进行 Draf Ⅱ A 型的额窦开放手术。

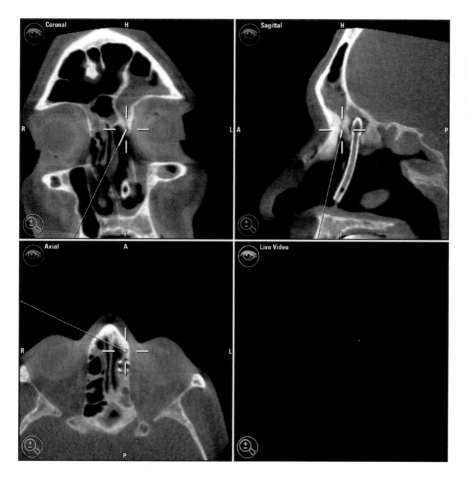

◀ 图 23-5　曾经接受过尝试额窦
支架手术患者的术中三维 CT 影像
注意支架周围有明显的新骨形成，
提示目前存在的慢性炎症，在这种
情况下从额隐窝取出支架很可能会
导致快速的再狭窄

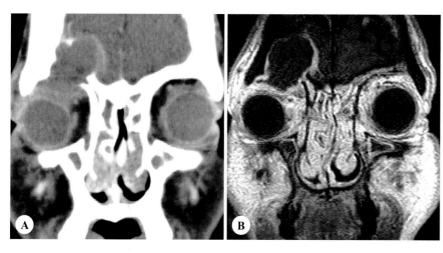

◀ 图 23-6　结合非增强冠状位
CT（A）和增强后冠状位 T_1 MR（B）
显示额眶黏液囊肿形成。需要注意
眶壁顶壁的破坏和右眼球的受累的
部位，以及液体积聚边缘强化的颅
内扩展

（四）出血和血管损伤

术中充分的止血是保持良好手术视野的必要条件，从而提高了手术安全性和手术效率。预防出血必须考虑各种不同因素。除了之前所述的患者因素（如抗凝状态）以外，影响因素还包括麻醉类型、术前类固醇激素的使用、局部麻醉的使用和患者的体位。反向 Trendelenburg 体位已被证实可以减少 FESS 期间的术中出血[22]，与此同时关于一些其他的优化因素还存在一些争论。最近的一项 Meta 分析显示，与复合麻醉相比，使用全静脉麻醉时失血明显减少。同时研究还显示术前使用类固醇激素时术中出血更少[23]。使用局部或注射用血管收缩剂如肾上腺素的好处是显而易见的，但必须权衡潜在的心血管副作用[24]。

研究显示术后出血的比例不到 1%[1, 2]。令人关注的是，鼻腔填塞物的使用并不能降低这种风险[25]。考虑到局部止血剂与术后瘢痕的关系，仅在绝对必要时在手术结束时使用局部止血剂[26]。虽然术后静脉注射非甾体抗炎药（如酮咯酸）在其他常见的头颈部手术中通常是禁忌证，但没有证据表明它们会增加术后出血的风险[27]。

除了这些一般的预防措施外，对易受损伤的血管结构的全面了解也是必要的。如前所述，额窦手术中损伤风险最大的血管是 AEA。如果受损伤，这条血管会迅速出血，并有缩入眼眶的危险，这可能导致眼眶血肿的形成。即时的识别 AEA 和处理出血，理想的情况下是用双极电凝止血，是在进一步并发症出现之前解决这个问题的首选方法。

（五）眼眶并发症

在额隐窝区手术时，由于眼眶距离手术野很近，而且纸样板相对容易穿透，因此眼眶仍然特别容易发生医源性损伤。当使用动力器械时，受损伤的风险会增加[28]。眼眶并发症的严重程度可能有很大的不同，可以从相对不严重的眶周脂肪疝出到更严重的并发症，如眼外肌断裂和眼眶血肿，如若处理不当，后者可能导致失明（图 23-7）。

通过术前周密的手术计划，眼眶损伤是可以预防的。手术医生应该仔细了解术前 CT 以确定纸样板的完整性以及 AEA 的走行。AEA 管有 6%～66% 的可能性被损伤的[29]。损伤 AEA 可能导致眶内血肿，这是一种需要紧急处理的严重并发症。重要的一点是术中不要遮盖眼睛。可以用透明胶带代替遮盖眼睛，这样手术医生可以定期的检查和触诊眼球。如果出现眼部张力升高和眼球突出，或者出现球结膜水肿和瘀斑，应当怀疑眼眶血肿。当眶内压超过视神经灌注压时可能会导致失明，这种情况可能在动脉出血 30min 内发生[30]。检查方法包括眼眶冲击触诊，检查传入性瞳孔反射障碍和眼压测量。一旦怀疑眶内血肿应立即进行眼科会诊，以便获得客观的眼内压测量结果。如果眼科医生不能即时会诊，鼻科医生应该做好眶减压的准备。

眶减压术最有效的方法是外眦切开术和下眦松解术（图 23-8）。手术首先用剪刀在外眦处做一个小的水平切口，然后径直向下剪切直达眶缘，这样下外眦韧带可以被完全切断。在韧带切断后眶减压术才可以完成，理解这一点很重要。由于可能损伤泪腺和上睑提肌，应避免通过切断外眦韧带上脚来尝试眶减压。

如果外眦切开术和韧带松解术后仍然存在眼眶张力升高，可以通过眶内壁减压术来进一步降低眼

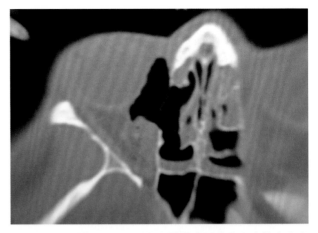

▲ 图 23-7　轴位 CT 显示在内镜鼻窦手术中发生的令人吃惊的显微吸切钻损伤，可以观察到一直到眼球层面的眶内侧内容物被清除

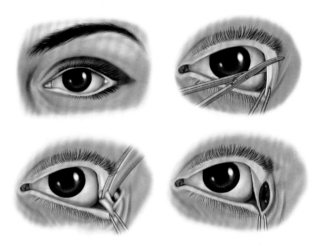

▲ 图 23-8　外眦切开和韧带松解术的图解

在首先完成外眦切开术切口后，分离韧带下脚（下眦松解术）是左眼最佳眶减压手术的关键环节

内压。这种方法在降低眼内压方面的效果较差，应该只能在外眦切开术后效果不佳后实施。在实施眶内壁减压时，需要识别眶纸板并沿着前后筛窦开放术腔的长度去除。不应使用动力装置以免损伤眶脂肪和眼外肌。一旦眶骨膜暴露后，用镰状刀沿从后向前方向在眶骨膜上做多个平行切口，使眶周脂肪疝入筛窦腔从而使眼眶张力降低。

当眶减压完成以后，如果有必要，注意力应该转移到解决持续的 AEA 出血的问题上来。虽然在很少的情况下需要，但最好可以通过夹子完成动脉结扎或双极电凝止血。不应在眼眶范围使用单极电凝止血术，以避免这一精细的区域有受到热损伤的风险。不应使用鼻腔填塞止血，以防止对眼眶造成额外的压力。

当有一条眼外肌受损伤时，复视是另一个潜在的眶部并发症。在滑车周围钻孔或者烧灼有损伤内直肌和上斜肌的风险（图 23-9）。患者会出现复视，以及患侧眼球不能内收或内旋。有眼外肌损伤的患者应转诊眼科进一步治疗。

（六）颅底损伤与颅内并发症

鼻窦手术中由于损伤颅底骨质而造成的后遗症包括脑脊液鼻漏，其出现可以是即刻的，也可能是迟发的，以及由此引起的并发症，如脑膜炎和其他颅内感染。有限的病例资料表明这种并发症的发生率与额窦手术有关。某些解剖学的变异，比如筛窦颅底的高度较低[31]，会增加医源性损伤的风险，如前所述应在术前规划期间仔细了解这些解剖变异。在额窦后壁骨质受侵蚀的病例中，无论是膨胀性黏液囊肿还是长期鼻窦炎患者，脑脊液漏发生的可能性更大。当颅内穿透损伤出现时，动力装置的使用可能会导致更大的缺损或者更严重的损伤[32]。

要意识到颅底损伤所致的脑脊液漏可以在术中发生或者迟发性出现。在术中，颅底损伤最初可能经常表现为明显的出血，随后手术医生可以看到透明液体流出或硬脑膜的搏动。据估计约有 50% 可能发生迟发性表现[33]。患者可能会出现位置性稀薄清亮鼻漏、咸味的鼻后滴漏或头痛，或者出现颅内感染的证据，包括颅内脓肿（图 23-10）。

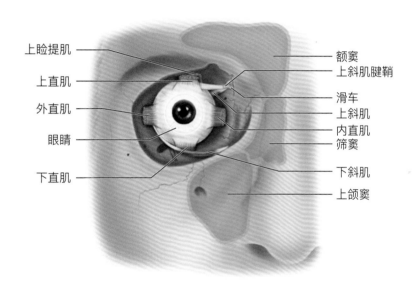

▲ 图 23-9　呈现了滑车和上斜肌的关系，以及其与额窦引流通道相毗邻，虽然很少见，不过在这个区域过激的磨削和电烧可能导致暂时性或永久性复视

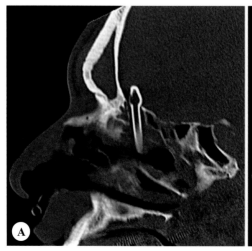

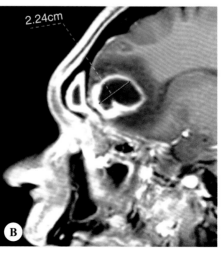

◀ 图 23-10　**A.** 矢状位鼻窦 **CT** 显示，在内镜额窦手术中，额窦支架错误放置导致颅内穿透，但是在迟发的术后表现而被发现。**B.** 相应的术后钆造影 **MR** 显示相关的脑脓肿

如果在术中就诊断了脑脊液漏，应该在手术结束前修补缺损。当术后怀疑迟发性脑脊液漏时，可能需要进一步的检查来做出诊断，包括鼻内镜检查，β_2- 转铁蛋白检测和颅底骨质 CT 来评估是否存在缺损。对于迟发性病例，当确认有颅内感染的风险时，应该立即修复持续性的脑脊液漏。

医源性脑脊液漏可以采用不同的材料和技术以单层或者多层方式修补。这些方法的差异通常取决于手术医生的偏好，以及颅底缺损的大小和位置。颅底重建和脑脊液漏修补技术方面的内容在这本书的其他地方有详细讨论。位于额隐窝区的颅底缺损通常需要手术医生采用扩大的额窦手术方式来暴露术区，这样额窦引流通道在植入移植物后不会被阻塞。文献不支持常规使用预防性抗生素或术后放置腰椎引流管[34]。对于出现更严重颅底损伤后遗症的患者，如脑膜炎、颅内脓肿、血管损伤或者脑卒中，需要进行紧急神经外科评估。

颅底损伤和脑脊液漏是鼻内镜额窦手术中罕见且潜在的严重并发症。术前影像学阅片是预防该并发症的最重要的组成部分。除极低量的渗漏以外，这些损伤应该修复以防止颅内感染。

三、外进路并发症

虽然目前额窦的外入路手术比过去少用了，但在鼻内镜手术失败的情况下，它们仍然有用。与额窦手术相关的开放式手术包括外入路额筛窦切除术、额窦环钻术和骨成形瓣手术。表 23-3 总结了常见的并发症，并在后面概述了特定手术相关的并发症。

（一）外入路额筛窦切除术

尽管在一些复杂的额眶沟通肿瘤的病例中仍然可以使用外入路额筛窦切除术，但是由于一些明显的缺点，相比于常规的鼻内镜手术目前只有很少的情况需要使用此种术式。在许多方面，该手术的并发症与鼻内镜额隐窝手术相似，包括 AEA 断裂引起的出血和眶内血肿、脑脊液漏和额窦引流通道阻塞。但是由于这种术式的手术视野的视觉效果较差，这些并发症可能更严重，也更不容易处理。

这种术式用到的改良的 Lynch 切口可能会造成瘢痕从而影响容貌。在眼眶前部过度的剥离可能导致内眦损伤，造成眼距过宽。在分离解剖至鼻窦的过程中，也可能损伤鼻泪管系统。掌握这个区域的解剖结构是避免并发症的必要条件。对于发生了任意

后两种并发症之一的患者，应该考虑转诊至眼整形科医生进行进一步治疗。

（二）额窦环钻术

额窦环钻术是一种辅助性技术，可以用于鼻内镜难以达到的额窦病变。这个术式需要在眉毛的内上方做一个小切口，通过这个小切口，可以采用切削钻经额窦前壁钻孔进入额窦。

如果操作正确，这种手术的并发症通常很小。与在面部做的任何切口一样，瘢痕的形成和影响容貌都是有可能的。手术医生应该小心不要在眉毛毛囊做切口，因为在愈合后你会出现明显的脱眉。滑车上神经损伤可以导致前额麻木，这可以是暂时性的，也可能是永久的。一些其他潜在的严重并发症，如眼眶损伤和意外的穿颅，通常可以通过使用影像导航系统或者详细的解剖规划来避免。

（三）骨成形瓣

骨成形瓣手术曾经被认为是额窦疾病治疗的金标准，不过随着扩大的鼻内镜技术的发展，其达到了与骨成形瓣手术相似的效果，但同时又可以保持额窦正常的引流，因此骨成形瓣手术已逐渐不是首选的治疗方式。据估计这种外入路手术的修正手术率约为 17%，在患有炎症性疾病的患者中这一比例可能更高[35]。然而，即使是在当今鼻内镜手术占主导地位的时代，骨成形瓣也可以用于肿瘤、脑膜脑膨出、额窦外侧病变，或者反复尝试鼻内镜治疗失败的病例。

表 23-3　外入路相关并发症

术 式	并发症
开放式（经面）额筛窦切除术	眼距过宽（内眦韧带损伤）
	溢泪（鼻泪管系统损伤）
	影响容貌：瘢痕
额窦环钻术	滑车上神经损伤
	影响容貌：瘢痕、脱发
骨成形瓣手术	影响容貌：瘢痕、额头突出 / 凹陷、脱发
	面神经（颞支）无力
	黏液囊肿形成

简要地讲，骨成形瓣手术通过冠状切口来进行，并将皮瓣向下翻起。应用导航技术勾勒出额窦轮廓，并用电锯在额窦骨质前壁切开（图 23-11）。病变的处理取决于其病理学和术前的规划。这个手术是通过额窦闭塞的方式完成的，即通过仔细的剥除所有的窦腔黏膜，阻塞额窦引流通道，然后用脂肪填充窦腔来完成闭塞额窦。然后骨壁和皮肤层复位。

骨成形瓣手术肯能出现的并发症分为 3 类。

- 容貌方面。
- 颅内或眼眶损伤。
- 黏液囊肿形成。

这个手术中有许多方面可能会导致影响患者容貌。在发际线内做适当的冠状切口时通常可以很好地掩饰伤口，虽然在有明显脱发的患者可能会产生不可接受的瘢痕。翻起皮瓣也会有损伤面神经颞支的风险，如果其受损可能会导致眉毛和额窦的不对称。应该在颞顶筋膜深部解剖，使得面神经额部的分支可以在皮瓣的浅层得以保留。如果额窦前壁骨质复位时放置不合适，可以观察到前额突出或凹陷的畸形。可以对经典技术进行修正设计来克服这个问题[36]。

在额窦范围外进行解剖，尤其是当掀起骨瓣时，可能会造成眼眶或颅内损伤。这种情况可以通过仔细的划分额窦的边界来预防。在历史上确定额窦范围是通过覆盖一张 6 英尺（约 1.8m）高的柯氏位 X 线片来实现的，不过现在这几乎已经完全被计算机影像导航系统所取代。如果额骨切开的方向错误导致硬脑膜损伤，颅内的穿透可以导致脑脊液漏。如果遇到这种情况，如前所述可以通过多层修复的方

式修补硬脑膜的撕裂。这种情况建议进行神经外科会诊。也可能发生眼眶上部损伤，导致眶周脂肪暴露或眼外肌受损。如果发生后一种并发症，建议进行眼科会诊。

最后，接受额窦骨成形瓣手术的患者术后有形成黏液囊肿的风险。最好的预防措施是确保在手术闭塞的部分剥离所有黏膜，这可以通过动力磨钻打磨窦腔来实现。或者，如果额窦窦腔不需要闭塞，额窦引流通道的黏膜可以全部完整予以保留以保持正常的鼻窦生理。由于容易感染，应避免在闭塞窦腔过程中使用骨水泥[35]。对于接受闭塞手术的患者，用 CT 和（或）来监测疾病复发可能比较困难。当术后出现黏液囊肿时，可能需要进行修正手术，这包括重新行骨成形瓣手术或者鼻内镜"非闭塞"手术[37,38]。

与目前鼻内镜扩大额窦手术的治疗模式相比，虽然骨成形瓣技术应用较少，但是在一些选择性的额窦病变患者仍然可以应用。这种术式各种固有的并发症，即容貌问题、复发的风险和术后黏液囊肿的形成，可能很难预防。因此，该术式通常被认为只适用于那些不适合鼻内镜手术的病例或者微创联合入路。

四、额窦球囊成形术的并发症

由于球囊鼻窦成形术的使用相对容易，以及其可以在门诊实施，球囊成形术已经成为治疗轻中度额窦炎性疾病时常规鼻内镜手术的一种流行的替代方法。虽然这种手术方式疗效的讨论不在本章的范围内，门诊球囊鼻窦成形术并发症的发生率似乎较

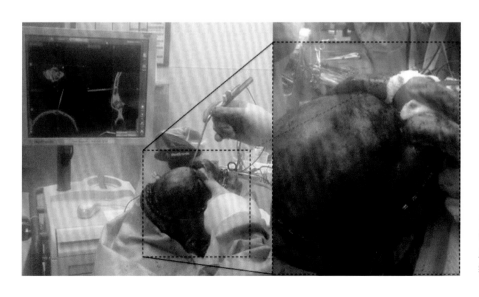

◀ 图 23-11　影像导航可以用于帮助勾勒额窦的边界，进而为骨成形瓣手术做准备，这个病例是额窦大骨瘤

低，回顾性分析显示术后出血发生率为1.1%，眼眶并发症发生率为0.3%[39]。遗憾的是没有关于额窦的数据。

额窦球囊成形术的并发症可能是由于扩张了错误的区域所致。如果额隐窝附属的气房被扩张，或者狭窄的额窦引流通道受创伤，错误的套管植入术和不正确的扩张可能导致症状无法解决，或者额窦引流变得更糟糕的风险。额隐窝解剖变异的患者，而这可以由于先前的筛窦开放术而进一步加剧，可能会增加假通道和手术失败的风险[40]。比较严重的并发症，比如脑脊液漏极为罕见，尽管有病例报告文献中已经提到了这些并发症[41]。

与常规的内镜鼻窦手术一样，所有的患者需要做术前CT检查，术前CT可以提醒手术医生额隐窝区存在的可能使球囊扩张操作困难的解剖变异（如新生骨质形成），也可以提示一些不适合球囊扩张的病例，诸如严重的疾病负荷。在手术过程中，应该仔细确认位置是否正确；这可以通过直接观察额窦引流通道、用发光导线透照鼻窦或者使用与计算机复杂导航系统连接的球囊器械来完成。

额窦球囊成形术如果操作正确，其并发症发生率低。并发症和手术效果不佳源于错误的套管插入术，这通常可以通过术前了解额窦引流通道解剖和确定正确的放置位置来避免。

结论

尽管手术技术和设备不断进步，额窦手术仍然是鼻科学最具技术挑战性的领域之一。额窦手术的并发症可以影响手术的成功率，并可能会导致病态甚至危及生命。仔细了解术前CT，以及其他的患者因素，仍然是预防严重并发症的最重要的方法之一。无论采用何种手术方法，这一点都是成立的。即使是最有经验的手术医生，也可能会发生手术并发症。虽然严重并发症很少发生，但是手术医生必须准备好迅速解决这些问题。最后，认识到自己在技术上和经验上的局限性对手术安全至关重要。对于额窦病变广泛或者解剖复杂的患者，应该由在这方面有适当的专业技能和培训的医生来治疗。

参考文献

[1] Ramakrishnan VR, Kingdom TT, Nayak JV, Hwang PH, Orlandi RR. Nationwide incidence of major complications in endoscopic sinus surgery. Int Forum Allergy Rhinol. 2012;2(1):34–9.

[2] Krings JG, Kallogjeri D, Wineland A, Nepple KG, Piccirillo JF, Getz AE. Complications of primary and revision functional endoscopic sinus surgery for chronic rhinosinusitis. Laryngoscope. 2014;124(4):838–45.

[3] Hahn S, Palmer JN, Purkey MT, Kennedy DW, Chiu AG. Indications for external frontal sinus procedures for inflammatory sinus disease. Am J Rhinol Allergy. 2009;23(3):342–7.

[4] Keros P. On the practical value of differences in the level of the lamina cribrosa of the ethmoid. Z Für Laryngol Rhinol Otol Ihre Grenzgeb. 1962;41:809–13.

[5] Hoang JK, Eastwood JD, Tebbit CL, Glastonbury CM. Multiplanar sinus CT: a systematic approach to imaging before functional endoscopic sinus surgery. AJR Am J Roentgenol. 2010;194(6):W527–36.

[6] Psaltis AJ, Soler ZM, Nguyen SA, Schlosser RJ. Changing trends in sinus and septal surgery, 2007 to 2009. Int Forum Allergy Rhinol. 2012;2(5):357–61.

[7] Hoskison E, Daniel M, Daudia A, Jones N, Sama A. Complications of endoscopic frontal sinus surgery. Otolaryngol Head Neck Surg. 2010;143(2 Suppl):P272–P272.

[8] Wormald PJ. The agger nasi cell: the key to understanding the anatomy of the frontal recess. Otolaryngol Head Neck Surg. 2003;129(5):497–507.

[9] Moriyama H, Yanagi K, Ohtori N, Asai K, Fukami M. Healing process of sinus mucosa after endoscopic sinus surgery. Am J Rhinol. 1996;10(2):61–6.

[10] Naidoo Y, Wen D, Bassiouni A, Keen M, Wormald PJ. Long-term results after primary frontal sinus surgery. Int Forum Allergy Rhinol. 2012;2(3):185–90.

[11] Hosemann W, Kühnel T, Held P, Wagner W, Felderhoff A. Endonasal frontal sinusotomy in surgical management of chronic sinusitis: a critical evaluation. Am J Rhinol. 1997;11(1):1–9.

[12] Chandra RK, Palmer JN, Tangsujarittham T, Kennedy DW. Factors associated with failure of frontal sinusotomy in the early follow-up period. Otolaryngol Head Neck Surg. 2004;131(4):514–8.

[13] Naidoo Y, Bassiouni A, Keen M, Wormald P-J. Risk factors and outcomes for primary, revision, and modified Lothrop (Draf III) frontal sinus surgery. Int Forum Allergy Rhinol. 2013;3(5):412–7.

[14] Anderson P, Sindwani R. Safety and efficacy of the endoscopic modified Lothrop procedure: a systematic review and meta-analysis. Laryngoscope. 2009;119(9):1828–33.

[15] Tran KN, Beule AG, Singal D, Wormald P-J. Frontal ostium restenosis after the endoscopic modified Lothrop procedure. Laryngoscope. 2007;117(8):1457–62.

[16] Conger BT, Riley K, Woodworth BA. The Draf III mucosal grafting technique: a prospective study. Otolaryngol Head Neck Surg. 2012;146(4):664–8.

[17] Banhiran W, Sargi Z, Collins W, Kaza S, Casiano R. Long-term effect of stenting after an endoscopic modified Lothrop procedure. Am J Rhinol. 2006;20(6):595–9.

[18] Orlandi RR, Knight J. Prolonged stenting of the frontal sinus. Laryngoscope. 2009;119(1):190–2.

[19] Ngoc Ha T, Valentine R, Moratti S, Robinson S, Hanton L, Wormald P-J. A blinded randomized controlled trial evaluating the efficacy of chitosan gel on ostial stenosis following endoscopic sinus surgery. Int Forum Allergy Rhinol. 2013;3(7):573–80.

[20] Scangas GA, Gudis DA, Kennedy DW. The natural history and clinical characteristics of paranasal sinus mucoceles: a clinical review. Int Forum Allergy Rhinol. 2013;3(9):712–7.

[21] Stokken J, Wali E, Woodard T, Recinos PF, Sindwani R.

Considerations in the management of giant frontal mucoceles with significant intracranial extension: a systematic review. Am J Rhinol Allergy. 2016;30(4):301–5.

[22] Hathorn IF, A-RR H, Manji J, Javer AR. Comparing the reverse Trendelenburg and horizontal position for endoscopic sinus surgery: a randomized controlled trial. Otolaryngol Head Neck Surg. 2013;148(2):308–13.

[23] Khosla AJ, Pernas FG, Maeso PA. Meta-analysis and literature review of techniques to achieve hemostasis in endoscopic sinus surgery. Int Forum Allergy Rhinol. 2013;3(6):482–7.

[24] Higgins TS, Hwang PH, Kingdom TT, Orlandi RR, Stammberger H, Han JK. Systematic review of topical vasoconstrictors in endoscopic sinus surgery. Laryngoscope. 2011;121(2):422–32.

[25] Eliashar R, Gross M, Wohlgelernter J, Sichel J-Y. Packing in endoscopic sinus surgery: is it really required? Otolaryngol Head Neck Surg. 2006;134(2):276–9.

[26] Chandra RK, Conley DB, Haines GK, Kern RC. Long-term effects of FloSeal packing after endoscopic sinus surgery. Am J Rhinol. 2005;19(3):240–3.

[27] Moeller C, Pawlowski J, Pappas AL, Fargo K, Welch K. The safety and efficacy of intravenous ketorolac in patients undergoing primary endoscopic sinus surgery: a randomized, double-blinded clinical trial. Int Forum Allergy Rhinol. 2012;2(4):342–7.

[28] Bhatti MT, Giannoni CM, Raynor E, Monshizadeh R, Levine LM. Ocular motility complications after endoscopic sinus surgery with powered cutting instruments. Otolaryngol Head Neck Surg. 2001;125(5):501–9.

[29] Jang DW, Lachanas VA, White LC, Kountakis SE. Supraorbital ethmoid cell: a consistent landmark for endoscopic identification of the anterior ethmoidal artery. Otolaryngol Head Neck Surg. 2014;151(6):1073–7.

[30] Stankiewicz JA. Blindness and intranasal endoscopic ethmoidectomy: prevention and management. Otolaryngol Head Neck Surg. 1989;101(3):320–9.

[31] Ramakrishnan VR, Suh JD, Kennedy DW. Ethmoid skull-base height: a clinically relevant method of evaluation. Int Forum Allergy Rhinol. 2011;1(5):396–400.

[32] Church CA, Chiu AG, Vaughan WC. Endoscopic repair of large skull base defects after powered sinus surgery. Otolaryngol Head Neck Surg. 2003;129(3):204–9.

[33] Bedrosian JC, Anand VK, Schwartz TH. The endoscopic endonasal approach to repair of iatrogenic and noniatrogenic cerebrospinal fluid leaks and encephaloceles of the anterior cranial fossa. World Neurosurg. 2014;82(6 Suppl):S86–94.

[34] Oakley GM, Orlandi RR, Woodworth BA, Batra PS, Alt JA. Management of cerebrospinal fluid rhinorrhea: an evidence-based review with recommendations. Int Forum Allergy Rhinol. 2016;6(1):17–24.

[35] Ochsner MC, DelGaudio JM. The place of the osteoplastic flap in the endoscopic era: indications and pitfalls. Laryngoscope. 2015;125(4):801–6.

[36] Healy DY, Leopold DA, Gray ST, Holbrook EH. The perforation technique: a modification to the frontal sinus osteoplastic flap. Laryngoscope. 2014;124(6):1314–7.

[37] Javer AR, Sillers MJ, Kuhn FA. The frontal sinus unobliteration procedure. Otolaryngol Clin N Am. 2001;34(1):193–210.

[38] Hwang PH, Han JK, Bilstrom EJ, Kingdom TT, Fong KJ. Surgical revision of the failed obliterated frontal sinus. Am J Rhinol. 2005;19(5):425–9.

[39] Sillers MJ, Lay KF. Balloon catheter dilation of the frontal sinus Ostium. Otolaryngol Clin N Am. 2016;49(4):965–74.

[40] Heimgartner S, Eckardt J, Simmen D, Briner HR, Leunig A, Caversaccio MD. Limitations of balloon sinuplasty in frontal sinus surgery. Eur Arch Oto-Rhino- Laryngol Off J Eur Fed Oto-Rhino-Laryngol Soc EUFOS Affil Ger Soc Oto-Rhino-Laryngol – Head Neck Surg. 2011;268(10):1463–7.

[41] Tomazic PV, Stammberger H, Koele W, Gerstenberger C. Ethmoid roof CSF-leak following frontal sinus balloon sinuplasty. Rhinology. 2010;48(2):247–50.

第 24 章　额部头痛的治疗
Management of Frontal Headaches

Andrew Thamboo　John M. DelGaudio　Zara M. Patel　著

王慧君　译　　胡　蓉　韩德民　校

一、背景

额部头痛，通常被患者、初级保健医生和大众媒体称为"鼻窦性头痛"，该术语并不准确，常引起治疗不当。鉴于这一术语的广泛性，耳鼻咽喉科医生充分了解"鼻窦性头痛"的病因及选择不同治疗方法至关重要。耳鼻咽喉科医生需要充分掌握国际头痛协会（International Headache Society，IHS）提供的多种诊断标准，将有助于"鼻窦性头痛"患者的治疗。

二、急性和慢性鼻窦炎的诊断标准

美国耳鼻咽喉头颈外科协会（the American Academy of Otolaryngology-Head and Neck Surgery Foundation，AAO-HNSF）为急性和慢性鼻窦炎的治疗提供了基于循证医学的指南。这些标准最早于 1997 年确立，于 2014 年更新并详细阐述[1]。面部疼痛合并脓涕是急性鼻窦炎（acute rhinosinusitis，ARS）的主要症状。面部疼痛合并 1 种以上鼻部症状且鼻内镜和（或）鼻窦 CT 检查有阳性发现，可诊断慢性鼻窦炎（chronic rhinosinusitis，CRS）（表 24-1）。

包括加拿大和欧洲在内的国际组织也制订了 ARS 和 CRS 的诊断指南。加拿大指南与 AAO-HNSF 类似，提出急性鼻窦感染时的面部疼痛与脓涕有关，但也可能与鼻塞有关[2]。加拿大指南 CRS 中面部疼痛的诊断类似于 AAO-HNSF。欧洲 CRS 指南也提出，患者出现面部疼痛伴脓涕或鼻塞是诊断鼻窦疾病的证据[3]。所有指南均指出，伴有鼻部其他症状的面部疼痛是诊断鼻窦炎的证据，但是 IHS 不认为 CRS 与面部疼痛存在关联性，其认为"除非急性发作，否则 CRS 不能作为头痛或面部疼痛的原因"[4]（表 24-2）。

表 24-1　急、慢性鼻窦炎的 AAO-HSNSF 诊断标准[1]

急性鼻窦炎

- 长达 4 周的脓涕［向前和（或）向后流出］，伴有鼻塞和（或）面部压痛[a]
  - 与病毒性上呼吸道感染中典型的透明分泌物相比，患者自诉或体格检查发现鼻腔内浑浊或有色的脓性分泌物
  - 患者自诉或体格检查发现鼻腔堵塞或充血
  - 面部和眶周压痛或局限性 / 弥漫性头痛

慢性鼻窦炎

- 以下 2 种或 2 种以上体征且症状持续至少 12 周
  - 黏脓涕［向前和（或）向后流出］
  - 鼻塞（充血）
  - 面部压痛
  - 嗅觉减退
- 以下 1 种或 1 种以上炎症表现
  - 中鼻道或前组筛窦可见脓涕（浑浊）或水肿
  - 中鼻道或鼻腔息肉
  - 影像学检查显示鼻窦炎症

a. 无化脓性鼻分泌物的面部压痛不足以诊断急性鼻窦炎

表 24-2　鼻窦炎相关头痛的 IHS 诊断标准[4]

- 伴有面部、耳部、牙齿的 1 个或以上区域的额部头痛，符合标准 3 和 4
- 临床、鼻内镜、CT 和（或）MRI 和（或）实验室检查证据证实急性鼻窦炎或慢性鼻窦炎急性发作[a]
- 头痛和面部疼痛与鼻窦炎的出现或急性加重同时发生
- 治疗 7 天后，急性或慢性鼻窦炎急性发作缓解或治愈，头痛和面部疼痛消失

a. 临床证据：脓涕、鼻塞、嗅觉减退、嗅觉丧失和（或）发热

三、额部头痛的诊断方法

耳鼻咽喉科医生需完善额部头痛患者的病史及头颈部检查，以确定其症状是否由鼻窦疾病引起。大多数耳鼻咽喉科医生通过常规询问鼻部相关症状病史即可排除鼻窦疾病。除外单窦感染，鼻窦相关疼痛常为双侧压痛或者钝痛，且多伴随鼻窦炎的其他症状和体征[5]。鼻窦疼痛通常持续数天，与恶心、呕吐、视力障碍、畏声或畏光无关[5]。内镜下见鼻窦脓性分泌物，或影像学检查发现额窦病变，即可确诊为鼻窦炎，应进行相关治疗。急、慢性鼻窦炎的治疗已于其他章详阐，本章不做介绍。本章的目的在于阐明额部头痛其他病因的鉴别诊断，这对于正确认识和治疗额部头痛十分关键。医生应掌握额部头痛的常见神经性病因，以便更好地为患者提供咨询、教育及指导，不能仅告知患者其症状与鼻窦疾病无关。耳鼻咽喉科医生应熟练掌握导致额部头痛的神经性病因及其他病因的病史采集方法。让患者了解额部头痛的其他原因将有助于患者转诊至其他专科，以免延误治疗。

在患者出现"鼻窦头痛/疼痛"症状时及时进行鼻内镜检查或 CT 有助于确定或排除鼻窦感染或炎症。当患者看到鼻内镜检查结果并获得阴性 CT 结果时，会更确信疼痛与鼻窦疾病无关。阳性的 CT 结果常难以使患者确信存在其他病因导致其额部疼痛。此时需告知患者影像学检查与面部疼痛的位置和严重程度无明显相关性，应进一步排查潜在的致病原因[6-8]。

大量证据表明，额部头痛通常没有明确的鼻源性病因。如图 24-1 所示，许多病因可引起与鼻窦炎相似的头痛。接下来的部分将描述额部头痛的神经学病因，这将有助于指导耳鼻咽喉科医生进行适当的病史采集进而判断病因，并在患者等待转诊时，为其提供可能的治疗方案。

四、额部头痛的神经源性病因的诊断标准

第 2 版"国际头痛疾病分类"[4]是一本内容丰富的出版物，尽管耳鼻咽喉科医生尚不能完全了解每种疾病诊断标准的确切细节，但应对以下情况有大致了解，同时参考相关文献。

（一）偏头痛

偏头痛（migraines）是导致额部头痛的最常见原因之一。但大量偏头痛患者并没有得到基于 IHS 标准的诊断[9]。因此，经转诊的患者易被误诊为鼻窦性头痛。将偏头痛误诊为鼻窦性头痛的研究总结如表 24-3 所示。鼻窦、过敏和偏头痛研究（the sinus，allergy，and migraine study，SAMS）招募了 100 名自我诊断为鼻窦性头痛的成年人，根据 IHS 标准，63% 的患者应诊断为偏头痛[10]。此外，在三级鼻科诊所中，58% 的患者缺少鼻窦疾病或黏膜接触点的证据，且 CT 正常，转诊至神经内科后被诊断为偏头痛[11]。将偏头痛误诊为鼻窦性头痛的可能原因为对头痛期间颅内自主神经症状存在认识偏差，这些症状可能包括鼻塞、眼睑水肿、流涕、结膜充血和流泪[10]。因此，若鼻内镜和 CT 结果为阴性，偏

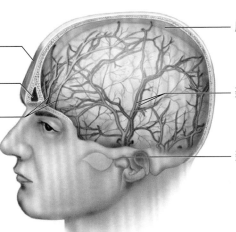

枕肌/额肌-紧张性头痛

额窦-额窦炎

眶上/滑车上神经-三叉神经痛

脑/硬脑膜血管-偏头痛/丛集性头痛

颞上动脉/静脉-巨细胞动脉炎

颞下颌关节-颞下颌关节紊乱病

▲ 图 24-1 与额窦头痛类似的头痛

头痛可能为最正确的诊断且可进行药物治疗试验，并应转诊至神经内科（表 24-4，IHS 偏头痛诊断标准）。

偏头痛的初步治疗对耳鼻咽喉科医生来说很容易掌握，但预防性和长期治疗应由精通偏头痛治疗的神经科医生或初级保健医生完成。耳鼻咽喉科医生应在鼻内镜检查及 CT 结果显示阴性后、患者等待转诊至神经内科的同时，对额部头痛者进行治疗。曲普坦是患者在使用 NSAID 等非特异性药物无效后治疗急性偏头痛的最有效药物[12]。曲普坦是一类选择性的 5- 羟色胺受体激动药，可导致脑血管收缩，从而抑制促炎神经肽的释放。越来越多的证据表明，曲普坦也可作用于周围神经，特别是抑制三叉神经[13]。该药物已被证实治疗轻度至重度偏头痛有效，特别能够缓解恶心、呕吐、畏声和畏光等症状[14, 15]。除心血管疾病患者禁用外[16]，该药无其他绝对禁忌证。多项研究表明，曲普坦对"鼻窦性头痛"的经验性治疗有效[17-19]。

（二）三叉神经痛

三叉神经痛（trigeminal neuralgia，TN）曾称为抽搐，常单侧发病，可能累及三叉神经的 1 个或多个分支。患者可感觉到短暂的电击样疼痛，多为突发和突止。疼痛通常为自发性，可在洗脸、刮胡和说话时诱发。V_1 的刺激可引起额部头痛[4]。由于 TN 所引起的疼痛与鼻窦疼痛明显不同，密切关注病史将有助于临床医生做出诊断（表 24-5）。告知患者鼻内镜检查和 CT 阴性结果有助于教育和说服患者了解其疼痛的来源。

TN 患者中 V_1 病变不足 5%[4]。结构性原因压迫神经（症状性）或神经自身因素（典型性）可致三叉神经分支受累。典型性 TN 患者在发作期之间有不应期，而症状性 TN 在发作期之间可能存在持续性疼痛。是否存在结构性病因可用来区分典型性和症状性 TN，但 MRI 和颅后窝探查手术显示，部分典型性 TN 也可由迂曲或变异血管压迫三叉神经根引起[4]。

一线治疗药物是卡马西平，它也可以作为一种诊断工具。患有 TN 的患者往往对卡马西平有良好的反应[20]。其他可供选择的药物包括奥卡西平、巴氯芬、拉莫三嗪和加巴喷丁[21]。此外，消融手术也可用于治疗 TN，包括射频消融、伽马刀手术和球囊压迫。射频是药物治疗无效后最常用的手术方法。因疼痛而导致身体虚弱，且应用所有其他形式的药物和消融治疗均失败的患者可进行外科微血管减压术（surgical microvascular decompression，MVD）。由于患者须接受开颅手术，其并发症发生概率高于其他形式的治疗，但手术效果良好，约 71% 的患者治愈[22]。当患者等待转诊至神经科时，耳鼻咽喉科医生应对 TN 患者进行一线药物治疗。

（三）巨细胞动脉炎

巨细胞性动脉炎（giant cell arteritis，GCA）通常表现为单侧头痛，最常见于颞区，也可以累及额区。其头痛症状较 TN 持续时间更长，且可在咀嚼时因下颌运动障碍导致疼痛加剧。患者常出现一过性黑矇的头痛典型症状而进行急诊检查。医生应高度怀疑 60 岁以上伴有该症状的女性患有 GCA（GCA 的诊断标准见表 24-6）。GCA 的主要风险为前部缺血性视神经病变导致的失明，可累及双眼。双眼视力丧失的时间间隔约为 1 周。立即使用类固醇药物可

表 24-3 偏头痛中"鼻窦性头痛"的误诊研究

研　究	设　计	证据级别	样本数量	结　论
Barbanti 等[46]	前瞻性队列研究	2b	177	约 1/2 的偏头痛患者有单侧自主脑神经症状
Perry 等[11]	前瞻性队列研究	2b	36	在三级鼻科诊所就诊的大多数患者都有偏头痛
Schreiber 等[47]	前瞻性队列研究	2b	2991	大多数被诊断为鼻窦性头痛的患者都有偏头痛
Eross 等[10]	前瞻性队列研究	1b	100	最常见的误诊原因与头痛诱因、头痛部位及其特点有关
Mehle 和 Kremer 等[48]	前瞻性队列研究	2b	35	大多数鼻窦性头痛患者被诊断为偏头痛。有阳性偏头痛病史者仍需要耳鼻咽喉科检查
Foroughipour 等[49]	前瞻性队列研究	2b	58	大多数鼻窦性头痛患者被诊断为偏头痛

表 24-4　偏头痛的 IHS 诊断标准 [4]

- 有先兆偏头痛
  - 若存在先兆，则至少有 2 次发作符合标准 2～4
  - 头痛持续 4～72h
  - 至少具备以下 2 种特点的头痛：单侧性、搏动性、中或重度疼痛强度，日常体力活动会加重头痛或因头痛不能从事日常体力活动
  - 头痛期间出现以下症状之一：恶心、呕吐、畏光、畏声
  - 头痛不能归因于其他疾病
- 无先兆偏头痛
  - 在无预兆的情况下，至少有 5 次发作符合标准 2～4
  - 头痛持续 4～72h
  - 有以下两种症状之一的头痛：单侧、搏动性、中度或重度疼痛强度，日常体力活动会加重头痛或因头痛不能从事日常体力活动
  - 头痛期间出现以下症状之一：恶心、呕吐、畏光、畏声
  - 头痛不能归因于其他疾病

表 24-5　经典三叉神经痛的 IHS 诊断标准 [4]

- 阵发性疼痛发作，持续时间从瞬时至 2min，累及三叉神经的 1 个或多个分支区域，并符合标准 2 和 3
- 疼痛至少具有以下特征之一
  - 剧烈的、尖锐的、浅表的、针刺样疼痛
  - 轻微刺激患侧面部"扳机点"可瞬间触发
- 在个体患者中疾病发作固定
- 临床上没有明显的神经缺陷
- 不能归因于另一种疾病

有效预防该病的发生。患有 GCA 的患者也有患脑缺血和痴呆症的风险。

GCA 的初步血液检查显示血沉（ESR）和 C 反应蛋白（CRP）升高；确诊的金标准是颞动脉活检。组织学上，GCA 的位置是多变的，呈跳跃性病变；因此，切取一段较长的颞动脉进行活检，或多次活检高度可疑的区域至关重要。

GCA 的主要治疗药物是类固醇，但最佳剂量和治疗时间尚不清楚。基于共识的推荐剂量为 40～60mg/d，需制订个体化药物使用时间和逐渐递减的剂量 [23]。该病的进一步治疗应该由风湿科医生完成，其他辅助治疗包括甲氨蝶呤（已被证明可减少

表 24-6　巨细胞动脉炎的 IHS 诊断标准 [4]

- 符合标准 3 和 4 的任何新发的持续性头痛
- 至少符合以下 1 项
  - 头皮动脉肿胀，伴血沉或 C 反应蛋白升高
  - 颞动脉活检显示 GCA
- 头痛的发生与 GCA 的其他症状和体征有密切的时间关系（这些症状和体征可能包括下颌运动障碍、风湿性多发性肌痛、最近反复发作的一过性黑矇）ª
- 头痛在大剂量类固醇治疗 3 天后消失

a. 体征和症状可能是多变的，60 岁以上新发持续性头痛的患者都应怀疑该病。通过立即使用类固醇药物可以预防失明的风险，由单眼视力丧失进展至双眼的视力丧失的时间间隔通常不到 1 周

类固醇的累积剂量）和托珠单抗（已被证明可降低缓解率）[24, 25]。

（四）颞下颌关节紊乱病

颞下颌关节紊乱病（temporomandibular joint disorder，TMD）是耳鼻咽喉科常见疾病，因此，将其与鼻源性病因区分至关重要。该病最初的疼痛起源于颞下颌关节，但由于附着的肌肉覆盖在关节之上，疼痛常可辐射到额窦 / 太阳穴。颞下颌关节紊乱病可分为 3 种亚型：关节内型、肌肉（肌筋膜）型和关节炎型。张口"咔嗒"声病史提示患有关节内型颞下颌关节紊乱病，查体时可触及捻发音。肌肉型较难诊断，其疼痛与颌骨错位有关，导致咀嚼肌持续紧张。骨关节炎是 TMD 最常见的原因，这一病史有助于关节炎亚型的诊断 [26]。具有咬合、磨牙、进食、说话或打哈欠时疼痛的病史、张口活动范围受限或具有尖牙嵴变平的征象，提示 TMD 为额部头痛的可能原因（表 24-7，TMD 的诊断标准）。

TMD 的初始治疗为保守治疗。对患者进行颞下颌关节及其附着肌肉解剖结构的讲解可以提高患者保守治疗的依从性。非甾体抗炎药（NSAID），如布洛芬或萘普生，可以帮助缓解轻度或重度 TMD 的急性疼痛。若疼痛加重或非甾体抗炎药对疼痛控制不佳，可口服类固醇。对疼痛部位进行热敷或冰敷、按摩和功能锻炼有助于减轻疼痛 [27]。专业 TMD 理疗对需要长期治疗的患者有益。此外，可选择口腔矫治器及手术治疗，也可考虑转诊至口腔科继续治疗。

（五）紧张性头痛

紧张性头痛（tension-type headache，TTH）是

表 24-7　与颞下颌关节紊乱病相关头痛的 IHS 诊断标准 [4]

- 头部和（或）面部一个或多个区域反复疼痛，符合标准 3 和 4
- X 线、MRI 或核素骨显像显示颞下颌关节紊乱病（TMD）
- 支持疼痛由 TMD 引起的证据，应至少满足以下一项
  - 疼痛由下颌运动和（或）咀嚼坚硬的食物引起
  - 下颌张开程度减小或不规则
  - 下颌活动期间一侧或两侧发出的异响
  - 一侧或两侧关节囊压痛
- 成功治疗 TMD 后头痛在 3 个月内消退，不再复发

表 24-8　紧张性头痛的 IHS 诊断标准 [4]

- 头痛持续 30min 至 7 天（如果诊断为慢性 TTH，头痛持续时间更长）
- 头痛至少具备以下 2 个特征
  - 双侧性
  - 压迫 / 紧缩（非搏动）性
  - 轻、中度疼痛
  - 不会因日常体力活动（如走路或爬楼梯）而加重
- 包括以下 2 项
  - 无恶心或呕吐（可有厌食症状）
  - 无畏声或畏光，或仅有其中之一
- 不能归因于其他疾病

表 24-9　丛集性头痛的 IHS 诊断标准 [4]

- 至少有 5 次发作符合标准 2-4
- 未经治疗者重度或极重度的单侧眶部、眶上和（或）颞部疼痛持续 15～180min
- 头痛至少伴随下列中的一项
  - 同侧结膜充血和（或）流泪
  - 同侧鼻塞和（或）流涕
  - 同侧眼睑水肿
  - 同侧额面部出汗
  - 同侧瞳孔缩小和（或）上睑下垂
  - 躁动或不安
- 发作频率从隔天 1 次至每天 8 次
- 不能归因于其他疾病

最常见的头痛类型，常为间歇发作，可不需治疗，但慢性 TTH 患者往往至医院就诊。除慢性 TTH 患者，可不治疗。发作性 TTH 患病率为 21.6%～34%，慢性 TTH 患病率为 0.9%～2%[28, 29]。患有 TTH 的患者主诉其额部或颞区的双侧带状挤压性头痛，可延伸至顶枕区（表 24-8，TTH 的诊断标准）。常被误诊为额窦头痛、偏头痛和颈源性头痛。TTH 不具备偏头痛特有的搏动性疼痛特征，而颈源性头痛的患者往往有颈部病史，可由此与 TTH 进行鉴别。TTH 患者可能有潜在的焦虑或抑郁障碍[30]。

　　TTH 的主要治疗药物是 NSAID，可用于急性发作期。必须注意限制非甾体抗炎药的使用，因其可能导致药物过度使用后头痛（后文中讨论）。对于慢性 TTH 患者来说，改变生活方式将会改善 TTH 的严重程度和发作频率，包括缓解潜在的压力，拥有充足的睡眠和定期锻炼。三环类抗抑郁药和肌肉松弛药已被证实有效，但患者应在神经科医生的指导下使用[31, 32]。

（六）丛集性头痛

　　丛集性头痛（tension-type headaches，CH），又称"自杀性头痛"，呈间歇发作性或慢性，其中约 85% 的 CH 是间歇性的[33]。发作性 CH 至少间隔 24h 发生 1 次，每次持续数周，在之后数周至数年内缓解（表 24-9，CH 的诊断标准）。其发作常为单侧性，很少更换侧别。疼痛发生毫无征兆，患者形容这种感觉就像"眼睛被挤出来了"[33]。当出现疼痛时，患者会坐立不安，不愿躺下，大多数人更喜欢来回摇晃。疼痛位于眼睛和眼眶周围，并辐射至太阳穴、额头和面颊[33]。患者还伴有自主神经症状，包括流泪和结膜充血[34]。只有 3% 的患者没有自主神经症状[35]。

　　耳鼻咽喉科医生可对进行基本的宣教和治疗。有效的丛集性头痛治疗包括预防性治疗和对症药物治疗。由于症状发生快，治疗应迅速。吸氧和皮下注射舒马曲普坦可有效缓解症状。通过面罩以 7～10ml/min 的速度给氧有助于患者在 15min 内缓解症状[36]。舒马普坦可由患者自行皮下给药。研究发现，6mg 剂量舒马普坦可以使高达 74% 的患者在 15min 内得到缓解[37]。患者也可于急诊科静脉注射双氢麦角碱，以达到快速缓解症状的目的[33]。

（七）药物过度使用性头痛

　　不加选择地使用药物治疗原发性头痛可能会导致额外的继发性头痛，即药物过度使用性头痛（medication overuse headaches，MOH）（表 24-10，MOH

的诊断标准）。MOH 在普通人群中的总患病率为 0.5%~2.6%[38]。约 80% 的 MOH 患者有潜在的偏头痛，此外可患有 TTH 或创伤后头痛[39, 40]。MOH 最常见于过度使用阿片类药物，也见于过度使用曲普坦者[41]。MOH 的病理生理学机制尚不清楚，可能与潜在的易感性和（或）遗传危险因素有关[42]。

表 24-10　药物过度使用性头痛的 IHS 诊断标准[4]

- 头痛发生时间每个月 ≥15 天，符合标准 3 和 4
- 规律过量服用一种或多种用于急性和（或）对症治疗头痛的药物 ≥3 个月
- 在药物过量使用期间，头痛进展或明显恶化
- 头痛在停用过量药物后 2 个月内缓解或恢复到原先头痛的形式

　　MOH 的治疗较复杂，主要治疗包括停用诱发 MOH 的药物。部分患者需要住院进行撤药治疗，期间可以使用静脉药物来控制戒断引起的疼痛症状。作为耳鼻咽喉科医生，进行患者宣教可以显著改善 MOH 患者症状。挪威的一项前瞻性队列研究显示，仅通过患者宣教可以显著减少药物的过度使用[43]。在患者等待神经科就诊时，MOH 的患者宣教可能是有益的。

（八）黏膜接触点

　　鼻源性黏膜接触点（Mucosal Contact Points）是引起局灶性头痛的一个有争议的病因。由于许多研究缺乏对照组，缺失术后药物治疗信息及患者选择不明确，导致病因证据匮乏。但这一病因不应被忽视。其病理生理学改变尚不清楚，许多患者可在内镜或影像学检查中偶然发现接触点而无局灶性疼痛，但有观点认为部分患者特定的接触点会产生过量的

P 物质和降钙素基因相关肽释放，可能引起局部的神经刺激[44]。由于中鼻甲前部由三叉神经眼支（V₁）筛前神经支配，患者可出现放射至 V₁ 皮肤分布区域的局灶性额部头痛。潜在的触发因素包括尖锐的鼻中隔骨棘、泡状中鼻甲、钩突气化或其他引起黏膜接触的解剖学改变。

　　鼻源性黏膜接触点的治疗涉及多学科。考虑到 50% 有黏膜接触点的患者在对侧鼻腔有接触点[45]，不建议立即进行手术治疗。药物选择包括鼻喷激素以及鼻喷抗组胺药，以减少接触点间的炎症。应对患者彻底检查评估是否患有原发性头痛疾病；患者可进行门诊手术，对黏膜接触点的受激惹神经进行麻醉。最佳的方式为在黏膜接触点局部放置混有去氧肾上腺素及利多卡因的棉片并于 5min 后取出。患者通常会感到头痛显著减轻，甚至完全缓解。有经验的医生会对诊断试验阳性的患者于不同时间多次进行操作以确保改善效果可以重复。若患者在局部鼻腔治疗和对原发性头痛疾病的治疗中无任何改善，且明确通过重复在接触点上精确地应用麻醉药，面部疼痛明显减轻，则可以考虑手术切除。在知情同意过程中，应告知并使患者意识到即使局部麻醉药诊断试验结果阳性是预后良好的预测指标，手术可能有助于改善其症状，但仍存在症状改善不佳或没有改善的可能。

结论

　　额部头痛可由各种鼻源性和非鼻源性原因引起。合理的病史采集和体格检查，在有适应证的情况下进行影像学检查，是做出正确诊断的关键[50]。若额部头痛的病因为非鼻源性因素，耳鼻咽喉科医生应根据相关的知识储备，在将患者转诊的同时，开始合理的初步治疗。

参考文献

[1] Rosenfeld RM, Piccirillo JF, Chandrasekhar SS, et al. Clinical practice guideline (update): adult sinusitis. Otolaryngol Head Neck Surg. 2015;152(2 Suppl):S1–S39.

[2] Desrosiers M, Evans GA, Keith PK, et al. Canadian clinical practice guidelines for acute and chronic rhinosinusitis. J Otolaryngol Head Neck Surg. 2011;40(Suppl 2):S99–193.

[3] Fokkens WJ, Lund VJ, Mullol J, et al. EPOS 2012: European position paper on rhinosinusitis and nasal polyps 2012. A summary for otorhinolaryngologists. Rhinology. 2012;50(1):1–12.

[4] Headache Classification Subcommittee of the International Headache S. The international classification of headache disorders: 2nd edition.

Cephalalgia. 2004;24 Suppl 1:9–160.

[5] Tarabichi M. Characteristics of sinus-related pain. Otolaryngol Head Neck Surg. 2000;122(6):842–7.

[6] Falco JJ, Thomas AJ, Quin X, et al. Lack of correlation between patient reported location and severity of facial pain and radiographic burden of disease in chronic rhinosinusitis. Int Forum Allergy Rhinol. 2016;6(11):1173–81.

[7] Hansen AG, Stovner LJ, Hagen K, et al. Paranasal sinus opacification in headache sufferers: a population-based imaging study (the HUNT study-MRI). Cephalalgia. 2016;37(6):509–16.

[8] DelGaudio JM, Wise SK, Wise JC. Association of radiological evidence

of frontal sinus disease with the presence of frontal pain. Am J Rhinol. 2005;19(2):167–73.

[9] Lipton RB, Diamond S, Reed M, Diamond ML, Stewart WF. Migraine diagnosis and treatment: results from the American migraine study II. Headache. 2001;41(7):638–45.

[10] Eross E, Dodick D, Eross M. The sinus, allergy and migraine study (SAMS). Headache. 2007;47(2):213–24.

[11] Perry BF, Login IS, Kountakis SE. Nonrhinologic headache in a tertiary rhinology practice. Otolaryngol Head Neck Surg. 2004;130(4):449–52.

[12] Bigal ME, Bordini CA, Antoniazzi AL, Speciali JG. The triptan formulations: a critical evaluation. Arq Neuropsiquiatr. 2003;61(2A):313–20.

[13] Goadsby PJ. The pharmacology of headache. Prog Neurobiol. 2000;62(5):509–25.

[14] Silberstein SD. Practice parameter: evidence-based guidelines for migraine headache (an evidence-based review): report of the quality standards subcommittee of the American academy of neurology. Neurology. 2000;55(6):754–62.

[15] Diener HC, Limmroth V. Advances in pharmacological treatment of migraine. Expert Opin Investig Drugs. 2001;10(10):1831–45.

[16] Welch KM, Mathew NT, Stone P, Rosamond W, Saiers J, Gutterman D. Tolerability of sumatriptan: clinical trials and post-marketing experience. Cephalalgia. 2000;20(8):687–95.

[17] Cady RK, Schreiber CP. Sinus headache or migraine? Considerations in making a differential diagnosis. Neurology. 2002;58(9 Suppl 6):S10–4.

[18] Kari E, DelGaudio JM. Treatment of sinus headache as migraine: the diagnostic utility of triptans. Laryngoscope. 2008;118(12):2235–9.

[19] Dadgarnia MH, Atighechi S, Baradaranfar MH. The response to sodium valproate of patients with sinus headaches with normal endoscopic and CT findings. Eur Arch Otorhinolaryngol. 2010;267(3):375–9.

[20] Bagheri SC, Farhidvash F, Perciaccante VJ. Diagnosis and treatment of patients with trigeminal neuralgia. J Am Dent Assoc. 2004;135(12):1713–7.

[21] Cruccu G, Gronseth G, Alksne J, et al. AAN-EFNS guidelines on trigeminal neuralgia management. Eur J Neurol. 2008;15(10):1013–28.

[22] Sarsam Z, Garcia-Finana M, Nurmikko TJ, Varma TR, Eldridge P. The long-term outcome of microvascular decompression for trigeminal neuralgia. Br J Neurosurg. 2010;24(1):18–25.

[23] Waldman CW, Waldman SD, Waldman RA. Giant cell arteritis. Med Clin North Am. 2013;97(2):329–35.

[24] Carbonella A, Berardi G, Petricca L, et al. Immunosuppressive therapy (Methotrexate or Cyclophosphamide) in combination with corticosteroids in the treatment of Giant cell arteritis: comparison with corticosteroids alone. J Am Geriatr Soc. 2016;64(3):672–374.

[25] Regent A, Redeker S, Deroux A, et al. Tocilizumab in Giant cell arteritis: a multicenter retrospective study of 34 patients. J Rheumatol. 2016;43(8):1547–52.

[26] Stegenga B, de Bont LG, Boering G. Osteoarthrosis as the cause of craniomandibular pain and dysfunction: a unifying concept. J Oral Maxillofac Surg. 1989;47(3):249–56.

[27] Ager JW. Discussion: statistical analysis in treatment and prevention program evaluation. NIDA Res Monogr. 1992;117:31–40.

[28] Russell MB. Tension-type headache in 40–year-olds: a Danish population-based sample of 4000. J Headache Pain. 2005;6(6):441–7.

[29] Russell MB, Levi N, Saltyte-Benth J, Fenger K. Tension-type headache in adolescents and adults: a population based study of 33,764 twins. Eur J Epidemiol. 2006;21(2):153–60.

[30] Puca F, Genco S, Prudenzano MP, et al. Psychiatric comorbidity and psychosocial stress in patients with tension-type headache from headache centers in Italy. The Italian collaborative group for the study of psychopathological factors in primary headaches. Cephalalgia. 1999;19(3):159–64.

[31] Cerbo R, Barbanti P, Fabbrini G, Pascali MP, Catarci T. Amitriptyline is effective in chronic but not in episodic tension-type headache: pathogenetic implications. Headache. 1998;38(6):453–7.

[32] Bettucci D, Testa L, Calzoni S, Mantegazza P, Viana M, Monaco F. Combination of tizanidine and amitriptyline in the prophylaxis of chronic tension-type headache: evaluation of efficacy and impact on quality of life. J Headache Pain. 2006;7(1):34–6.

[33] Dodick DW, Rozen TD, Goadsby PJ, Silberstein SD. Cluster headache. Cephalalgia. 2000;20(9):787–803.

[34] Lance JW, Anthony M. Migrainous neuralgia or cluster headache? J Neurol Sci. 1971;13(4):401–14.

[35] Nappi G, Micieli G, Cavallini A, Zanferrari C, Sandrini G, Manzoni GC. Accompanying symptoms of cluster attacks: their relevance to the diagnostic criteria. Cephalalgia. 1992;12(3):165–8.

[36] Fogan L. Treatment of cluster headache. A double-blind comparison of oxygen v air inhalation. Arch Neurol. 1985;42(4):362–3.

[37] Treatment of Acute Cluster Headache with Sumatriptan. The sumatriptan cluster headache study group. N Engl J Med. 1991;325(5):322–6.

[38] Westergaard ML, Hansen EH, Glumer C, Olesen J, Jensen RH. Definitions of medication-overuse headache in population-based studies and their implica- tions on prevalence estimates: a systematic review. Cephalalgia. 2014;34(6):409–25.

[39] Shand B, Goicochea MT, Valenzuela R, et al. Clinical and demographical characteristics of patients with medication overuse headache in Argentina and Chile: analysis of the Latin American section of COMOESTAS project. J Headache Pain. 2015;16:83.

[40] Heyer GL, Idris SA. Does analgesic overuse contribute to chronic post-traumatic headaches in adolescent concussion patients? Pediatr Neurol. 2014;50(5):464–8.

[41] Radat F, Creac'h C, Guegan-Massardier E, et al. Behavioral dependence in patients with medication overuse headache: a cross-sectional study in consulting patients using the DSM-IV criteria. Headache. 2008;48(7):1026–36.

[42] Diener HC, Holle D, Solbach K, Gaul C. Medication-overuse headache: risk factors, pathophysiology and management. Nat Rev Neurol. 2016;12:575.

[43] Grande RB, Aaseth K, Benth JS, Lundqvist C, Russell MB. Reduction in medication-overuse headache after short information. The Akershus study of chronic headache. Eur J Neurol. 2011;18(1):129–37.

[44] Stammberger H, Wolf G. Headaches and sinus disease: the endoscopic approach. Ann Otol Rhinol Laryngol Suppl. 1988;134:3–23.

[45] Baroody FM, Brown D, Gavanescu L, DeTineo M, Naclerio RM. Oxymetazoline adds to the effectiveness of fluticasone furoate in the treatment of perennial allergic rhinitis. J Allergy Clin Immunol. 2011;127(4):927–34.

[46] Barbanti P, Fabbrini G, Pesare M, Vanacore N, Cerbo R. Unilateral cranial autonomic symptoms in migraine. Cephalalgia. 2002;22(4):256–9.

[47] Schreiber CP, Hutchinson S, Webster CJ, Ames M, Richardson MS, Powers C. Prevalence of migraine in patients with a history of self-reported or physician-diagnosed "sinus" headache. Arch Intern Med. 2004;164(16):1769–72.

[48] Mehle ME, Kremer PS. Sinus CT scan findings in "sinus headache" migraineurs. Headache. 2008;48(1):67–71.

[49] Foroughipour M, Sharifian SM, Shoeibi A, Ebdali Barabad N, Bakhshaee M. Causes of headache in patients with a primary diagnosis of sinus headache. Eur Arch Otorhinolaryngol. 2011;268(11):1593–6.

[50] Lal D, Rounds AM, Dodick DW. Comprehensive management of patients presenting to the otolaryngologist for Sinus pressure, pain, or headache. Lar yngoscope. 2015;125(2):303–10.

第 25 章　额窦手术的结果和生活质量
Outcomes and Quality of Life from Frontal Sinus Surgery

Jessica E. Southwood　Todd A. Loehrl　David M. Poetker　著

高　翔　译　　郑　铭　王成硕　校

一、前言

药物难治性额窦炎外科手术治疗的目标是提高药物治疗失败患者的生活质量（quality of life，QOL）。是否手术应考虑以下几个问题：应了解额窦炎的病理学基础是炎症性还是肿瘤性的；正确认识额窦狭窄边界固有的解剖学限制，以及通常便于术后长期随访窦口充分开放的必要性。由于额窦引流通道及毗邻解剖结构错综复杂且常存在变异，尤其在额隐窝纤维瘢痕组织粘连时，额窦手术风险高。

经典的额窦术式如 Lynch 和 Lothrop 手术短期内具有良好的额窦通畅率，但是长期的失败率达 30%[1]。因此经鼻外进路的骨成形瓣填充术更受欢迎。然而其术后诸多并发症，包括眶上神经痛，额部肿胀，以及充填物妨碍术后对额窦复发病变的观察这使其失去原本的优势[2]。技术的发展和创新为术式的选择增加了设备方面的支持，特别是内镜鼻窦手术（endocopic sinus surgery，ESS）的出现，逐渐替代了开放术式。额窦手术器械的独有特性使 Draf 提出的更标准的内镜技术普及开来[3]，其范围从不使用额隐窝器械的全筛窦开放术（Draf Ⅰ 型），保留中鼻甲的额隐窝结构切除（Draf Ⅱ A 型），包括中鼻甲前上附着处和额窦底的额隐窝结构切除（Draf Ⅱ B 型），到广泛轮廓化手术，包括切除鼻中隔上部、额嵴、额窦间隔（Draf Ⅲ 型）（表 25-1）。除内镜下开放外，球囊导管扩张术（balloon catheter dilation，BCD）是另一种扩大开放额窦的手段。与内镜鼻窦手术不同的是，BCD 不能去除组织。对于伴有鼻息肉或嗜酸性粒细胞型的慢性鼻窦炎（chronic rhinosinusitis，CRS）患者，通常不建议使用 BCD，

在这种情况下，内镜下去除额隐窝气房来去除病变组织并最大程度上扩大引流通道，这也便于术后局部有效给药[4]。如果怀疑或证实有肿瘤性疾病，则禁止使用 BCD[5]。除额窦手术的各种器械和技术外，对于反复狭窄的侵袭性额窦炎患者或存在高复发风险的特殊首发病例或患有其他合并症不建议多种手术的患者，可考虑使用额窦支架[6]。

表 25-1　额窦开放术解释	
Draf Ⅰ 型	不使用额隐窝器械的全筛窦开放术
Draf Ⅱ A 型	黏膜保留的额隐窝结构切除
Draf Ⅱ B 型	包括中鼻甲前上附着处和额窦底的额隐窝结构切除
Draf Ⅲ 型	轮廓化手术，包括双侧 Draf Ⅱ B 型，切除鼻中隔上部、额嵴、额窦间隔

本章的目的是总结额窦手术的证据，并特别关注与此类手术相关的结局和生活质量。本章将特别注意评估额窦手术结局的研究，主要包括以患者为中心的生活质量评估，额窦开放术后的疗效，以及各种方法的安全性。

在药物难治性 CRS 患者中，ESS 与药物疗效的对照研究支持 ESS 干预的必要性[7-9]。在缺乏 ESS 对 CRS 的总体疗效的情况下，很难基于生活质量来评估额窦开放术的疗效。在额窦通畅术时同时处理其他窦腔，生存质量评估可能会掩盖额窦手术的不同影响[10]。预后指标不仅包括生活质量的主观评估，还应涵盖内镜或影像学在内的关于额窦引流通畅情况的客观评估方法以及有无修正性手术的情况。

二、Draf ⅡA 型额窦开放术

由经验丰富的鼻科医生进行内镜下额窦手术治疗药物难治性额窦炎通常疗效显著[11]。DeConde 和 Smith 最近综述了 Draf ⅡA 型额窦开放术的疗效，并讨论了既往研究的局限性，例如患者基线特征的缺乏以及很少使用针对该疾病的高特异度的诊断方法，尽管这些方法在当时已经得到充分验证及广泛应用[12]。考虑到这些注意事项，最近 10 年的文献发现，大多数患者的额窦开放术后确实出现了症状改善（68.5%～92%），大多数研究报告内镜通畅率在 80% 左右（67.6%～92%）[12-15]。Naidoo 等对 109 例行初次额窦开放术（Draf ⅡA 型）的患者进行了回顾性研究，通过内镜评估鼻窦通畅情况以及患者的主观评价来评估手术疗效[11]。额窦口通畅率达到 92%，修正性手术少于 9%，症状完全缓解且长期获益的患者比例占 78%。有趣的是，该研究中的患者因素，如嗜酸性黏蛋白、哮喘、息肉病或吸烟时，与通畅率或症状缓解没有显著相关性。术中测得的额窦口的大小与狭窄的风险具有较高相关性。狭窄组的额窦口在统计学上较小（$P<0.0068$），而最小直径 > 4.8mm 是维持长期通畅的关键指标。Naidoo 等[11] 的研究通畅与 Chandra 等结论相似[16]，后者认为直径 4～5mm 有助于保持额窦通畅。Hosemann 等研究表明，当窦口的直径降至 5mm 以下时，额窦的狭窄率从 16% 增加到 30%[17]。

在狭窄的解剖结构下实现额窦的充分开放是我们追求的目标，但这不应以黏膜过度损伤为代价。此类医源性创伤可能会导致瘢痕形成并增加手术失败的风险，既往额窦外入路[1] 以及 Draf ⅡA 型手术早期采用金刚砂钻引起黏膜损伤最终导致手术高失败率都证明了这一点[18]。术前通过影像学方法仔细评估额隐窝的解剖学边界可能有助于识别出额窦解剖狭窄即手术失败率更高的患者[12]。前后方向和（或）内外方向引流通道相对狭窄的患者更可能需要修正性手术或挽救性 Draf Ⅲ 型手术。患有持续性额窦炎的患者更有可能出现持续性鼻窦症状[11]，而那些保留额窦气房和（或）中鼻甲粘连或外移的患者则更可能需要修正性手术[19]。

三、Draf ⅡB 型额窦开放术

尽管术中进行黏膜保留以及对额隐窝进行精细解剖提高了手术技巧，但额窦狭窄仍可能发生且是 ESS 的难处理的并发症。术腔粘连，固有狭窄的解剖结构以及潜在的病理过程都容易导致额窦狭窄。额窦扩大手术技术往往可以提高长期额窦通畅率及手术效果[20, 21]。Draf ⅡB 型在 Draf ⅡA 型的基础上，通过切除同侧额窦底来扩大额窦口。这也可能包括去除额嵴，从而导致暴露。一些研究认为，慢性鼻窦炎的暴露的骨质和潜在的炎症会导致术后瘢痕形成甚至狭窄，Draf ⅡB 型手术应该用于无其他鼻窦炎的孤立性额窦疾病，或扩大入路以切除额窦小型肿瘤[22, 23]。其他研究认为 Draf ⅡB 型手术适用于难治性鼻窦炎患者[24]。

Draf ⅡB 型包含中鼻甲切除，从而减少中鼻甲反复外移和粘连形成的可能性。Turner 等对药物治疗无效后术中同时行 Draf ⅡB 型额窦开放术的患者进行了回顾性研究[24]。所有手术均由一个机构的一名外科医生完成。主要结局包括 SNOT-20 和鼻窦通畅度（直径≥3mm），后者根据术后内镜检查是否能够通过标准的弯头吸引器进行判断。在他们的队列中，有 18 位患者接受了 Draf ⅡB 型手术，其中 5 例先前曾接受过额窦手术。扩大手术的最常见适应证为单侧中鼻甲外移或粘连或中鼻甲残余（8 位患者），黏液囊肿或黏膜脓肿[6]，以及术后粘连[5]。对患者平均随访了 16.2 个月（1～64 个月），采用内镜评估方法，90% 以上的病例中额窦通畅度良好，其中包括 6 例初次手术中的 5 例和 16 例修正性手术中的 15 例。接受首次 Draf ⅡB 型手术的患者，其 SNOT-20 得分显著改善（2.64 至 1.15，$P=0.02$），而接受修正性手术的患者则改善不明显（1.89 至 1.46，$P=0.46$）。虽然 Turner 等[24] 的研究显示，在使用 Draf ⅡB 型手术后平均 16 个月的随访期间额窦通畅，但一些研究[22] 认为如果慢性鼻窦炎患者术中磨削鼻嵴裸露骨质，会引起严重的炎性纤维化，从而术后粘连狭窄更容易发生，因此 Draf Ⅲ 型的术后疗效比 Draf ⅡB 型更好。

四、Draf Ⅲ 型额窦开放术

尽管既往研究报道了 Draf ⅡA 型和 Draf ⅡB 型手术术后良好的额窦通畅率，但在某些临床情况下，这些技术无效或容易出现术后再次狭窄。先前已报道，额窦口的大小可作为 Draf ⅡA 型和 Draf ⅡB 型手术失败的危险因素[11, 16, 17]。孔径越小，粘连形成或息肉复发的风险就越高，从而导致额窦口完全闭塞。

较小的窦口使得盐水冲洗或其他局部治疗的效果很差。对于药物治疗无效的患者，已建议采用分级手术方法[25]。额窦封闭术作为最后一级，通过骨成形瓣和利用脂肪和其他物质将额窦封闭完成。骨成形瓣充填术显示 8 年内的成功率高达 93%[26]。然而，该手术高达 20% 的严重并发症的发生率使其成为较不理想的手术选择[27]。诸如硬脑膜暴露，硬脑膜撕裂合并脑脊液漏（CSF），和眶壁损伤等并发症均与误伤额窦以外的骨相关[27, 28]。Draf[3]、Close[29]，和 Gross[21] 描述了替代额窦封闭术的另一种鼻内镜手术方式，该手术从 1914 年的 Lothrop 手术改良而来，目的是恢复额窦的正常通气和引流，结合使用外和内入路的方法来切除额窦底和鼻中隔。鼻内镜改良 Lothrop 手术（EMLP），也称为 Draf Ⅲ 型额窦开放术或额窦轮廓化手术，通过实现大的融合额窦腔经共同的中央通路完成引流，这也是额窦开放术或 Draf Ⅱ B 型失败后的补救方法。内镜 Lothrop 手术边界已被很好地描述出来。额骨的眶板和上颌骨额突表面的骨膜是外侧界。嗅球的第一个嗅丝标志着后界。额窦的前壁标志了解剖的前界。

Anderson 和 Sindwani[30] 对 EMLP 手术的安全性和有效性进行了系统回顾和 Meta 分析[30]，其中包括 18 项研究，涵盖 612 例患者的数据。严重并发症诸如脑脊液漏，张力性气颅和后壁裂开少于 1%，轻微并发症如结痂形成，鼻衄，失嗅 / 嗅觉减退，鼻骨裂开，压疮和一过性视物模糊合并占 4%。在 394 例病例中，内镜下 81% 患者的额窦通畅良好；在 430 例患者中，有 82% 的患者症状得到改善。在 612 例患者中，单次手术与修正性手术的总体手术成功率分别为 86% 和 14%。在 612 例患者中，85 例（14%）接受修正性手术，其中 80% 进行了修正性 EMLP 手术，20% 进行了骨成形额窦封闭术。合并症可能作为 EMLP 后再狭窄的潜在因素，一些合并症已经被研究，包括阿司匹林不耐受、胃食管反流病、过敏、哮喘、鼻息肉和嗜酸性黏蛋白慢性鼻窦炎。然而，在 Tran 等的一项研究中，只有嗜酸性黏蛋白慢性鼻窦炎与窦口再狭窄相关[31]。

Naidoo 等回顾了 EMLP 的长达 10 年的远期疗效，该研究纳入了 FESS 手术失败以及最大药物治疗无效的 229 名患者[32]。患者术前平均经历 3.8 次的标准 ESS 手术，超过一半的患者（135/229）患有慢

性鼻窦炎伴鼻息肉（CRSwNP）。在 EMLP 之后，所有患者均报告总体术后症状评分有所改善，包括鼻塞、面部疼痛、失嗅、流涕和鼻后滴漏感。在平均 45 个月的随访期间，221/229 额窦通畅程度良好。只有 12 例患者出现疾病复发和症状持续存在，需要进行修正性 EMLP。在 7/12 例患者中出现了残存的真菌和息肉病并阻塞额窦，因此变应性真菌性鼻窦炎（AFRS）是 EMLP 失败的重要危险因素。其他因素，例如，耐药性金黄色葡萄球菌在鼻窦定植繁衍，加上抗生素敏感性，环境和免疫因素的影响，最终导致组织粘连或骨质增生，从而诱发额窦口再次狭窄。

与标准 ESS 相比，EMLP 术后的患者需要再次手术的风险更低，特别是在哮喘和阿司匹林不耐受的 CRSWNP 的患者中[33]。在 Bassiouni 和 Wormald 进行的一项回顾性队列研究中，修正性手术在 ESS 和 EMLP 的发生率分别为 37% 和 7%（$P<0.001$）。生存分析表明，EMLP 显著降低了修正性手术的风险（RR=0.258，$P=0.0026$）。

五、球囊导管扩张

在修正性病例中，额窦引流通道处应用球囊导管扩张可使阻塞的额气房的内上壁骨折及向外侧移位，将窦间隔气房向内侧移位，以扩张狭窄的软组织[4]。球囊扩张术可在门诊环境下进行，且无全身麻醉相关风险。对于禁用于组织病理学怀疑肿瘤的患者、额骨密质骨骨质增生（壁不易充分骨折和移位）的患者及广泛息肉病患者[5]。在一项纳入 115 名患者的多中心试验中，没有脑脊液漏、眼眶损伤或严重鼻衄的并发症发生，肯定了额窦球囊扩张的安全性[34]。同样，在一项纳入 203 名患者的多中心前瞻性研究中，仅报道了 1 例不良事件，即眼眶周围性肿胀[35]。临床试验排除了具有大量息肉病史、大量鼻窦手术史、严重的密质骨质增生、鼻窦恶性肿瘤或面部外伤史的病例，与此不同的是，OpenFDA 数据库报告了"真实世界"中与球囊扩张相关的不良事件，包括鼻窦解剖结构变形和严重的炎症性疾病（如囊性纤维化）。Prince 和 Bhattacharyya 回顾性分析了 2006—2014 年 OpenFDA 数据库关于球囊扩张术的不良事件，114 种不良事件中，有 17 例颅底损伤，其中 15 例发生了 CSF 外漏[36]，并认为额窦球囊扩张术与这些损伤显著相关。OpenFDA 数据库中观察到

的不同程度的不良事件与先前研究之间的差异强调：重视患者选择以及外科医生的经验可以减少球囊扩张术的并发症。

一项对 107 名接受 BCD 手术的患者进行的非随机前瞻性试验表明，在 24 周时 98% 的病例的窦口通畅度良好，1 年和 2 年时仍然保持通畅[34, 37, 38]。Plaza 等对 CRS 患者进行了额窦球囊扩张与 Draf Ⅰ型手术治疗的双盲随机对照试验，12 个月后由 CT 检查以及内镜检查判断额窦通畅情况进行随访，结果显示接受球囊扩张的患者 Lund-Mackay 评分显著改善，内镜检查窦口通畅良好[39]。Hathorn 等采用混合的方法，先使用标准额窦器械暴露额隐窝，紧接着随机对同一患者的一侧鼻腔行球囊扩张术，另一侧鼻腔行传统 Draf ⅡA 型手术，评估 30 例患者的手术时间，和失血量情况[40]，术后 5 周、3 个月和 1 年时通过内镜评估窦口通畅率和大小。随访结果示所有额窦口在 1 年时通畅良好，没有患者需要进行修正性手术。与标准 ESS 相比，该混合方法所用的手术时间和失血量更低（分别为 P=0.03 和 P=0.008）[40]。迄今为止，门诊行额窦 BCD 的一项最大的多中心试验表明，268 个额窦中，251 个（93.7%）额窦口通畅良好，仅 5 个额窦需要进行修正手术（2%）[35]。在 24 周时 SNOT-20 评估及 Lund-Mackay 计算机断层扫描评分表明较术前显著改善（P<0.0001），且临床 QOL 显著提高，其中，这项研究不仅纳入了接受额窦球囊扩张的病例，还纳入了接受了上颌窦和蝶窦扩张的患者。

除了应用于初次额窦开放术和扩张术，学者还对球囊扩张术在修正性病例中的应用进行了探索。小病例连续研究显示，在有限的随访期内，对额窦术后行球囊扩张治疗的患者，额窦口通畅率高[41]。Wycherly 报道了 13 例额窦术后接受球囊扩张术的患者，平均随访 12 个月后，24 例额窦口其中有 21 例保持通畅[42]。尽管较短的随访时间不能得出长期疗效的结论。但 Weiss 等研究表明，球囊扩张术后的 QOL 在 6 个月至 2 年内是稳定的[34]。

大多数队列研究表明，与标准 ESS 相比，额窦球囊扩张术的疗效不稳定。然而，鼻窦炎不同的严重程度或亚型不同，额窦球囊扩张术的疗效和可行性也不尽相同[22]。在进行额窦手术的鼻科医生和耳鼻喉科医生中，使用球囊治疗额窦炎仍存在争议。但是，在轻度至中重度疾病以及某些特定的修正性

病例中，球囊扩张术是一种安全有效的器械，存在将来进行内镜手术的应用价值。

六、额窦支架

额窦支架的作用是有争议的。支架置入术的潜在好处包括：分离黏膜边缘防止粘连及后续狭窄；填充潜在的死腔防止阻塞性血凝块和碎屑阻塞额隐窝；以及创建支架利于黏膜上皮化形成[22]。我们必须在这些获益因素与额窦内放置植入体带来的不良影响之间权衡。已有研究表明仅在 1～6 周后支架上就会形成细菌生物膜[43]。CRS 和生物膜的相互作用由来已久[44-46]，其假定支架可增加慢性感染[22]。最严重的感染情况是，Chadwell 等讨论的一个病例报告，该患者在 ESS 放置额窦支架术后 18 天，尽管术后应用了抗生素，但仍出现了中毒性休克综合征[47]。另外，如果支架太短，则可在支架周围形成肉芽组织，并将支架嵌入瘢痕组织中。如果支架太长，鼻腔出现大量硬痂，导致鼻臭。

对于额窦支架置入的适应证尚无共识。相反，外科医生必须评估基于再狭窄的风险，评估额窦支架的必要性，其可能包括如下因素：①额窦引流通道窦口直径大小（直径小于 5mm 可使再狭窄率增加 1 倍，直径小于 2mm 可使狭窄率增加 50%）；②广泛的严重性息肉病；③黏膜去除后，骨质外露；④修正性额窦手术中发现大量纤维瘢痕组织粘连；⑤额隐窝骨炎；⑥中鼻甲和额窦创伤性骨折病史[6, 17]。存在一些对不受控制的案例的研究。Weber 等回顾性分析了 12 例接受了 21 个额窦支架患者，支架放置了 6 个月[48]。术前 8 例患者有复发性多组鼻窦炎伴息肉病史且引流通道有瘢痕粘连形成，2 例患者的额窦骨瘤伴骨质裸露，其余 2 例鼻窦术后患者因严重瘢痕而出现黏液囊肿。以鼻内镜检查见通畅的额隐窝或影像学见气化的额窦以作为成功结果标准，9 例患者术后见额窦口通畅良好，这表明在大多数难治的修正性病例中，支架置入术可阻止瘢痕组织形成引起的再狭窄。Draf Ⅲ型鼻窦开放术后使用 Silastic 支架的患者，与不放置支架的患者在通畅性或症状改善方面未显示出显著差异[49]。

几项研究表明，与安慰剂支架相比，使用莫米松洗脱的生物可吸收支架可减少术后窦腔的炎症以及瘢痕形成[50-52]，最近 FDA 批准将其用于额窦引流通道。其他生物材料，如类固醇可溶解浸渍鼻敷料

和新型壳聚糖凝胶促进止血及伤口愈合[53-55]，已在ESS 研究中采用。

壳聚糖是由甲壳素制备的，甲壳素是一种在甲壳类、真菌、昆虫、肢体动物、软体动物和腔肠动物中发现的聚合物[56]。壳聚糖是一种可生物降解的物质，以各种物理形式制造，包括溶液状、细丝状、粉末状、薄膜状和水凝胶[55]，不仅改善止血效果，而且具有改善 ESS 后鼻窦通畅程度的潜力。Ha 等进行了一项前瞻性，双盲，随机对照试验，以量化壳聚糖凝胶对 ESS 后鼻窦口周围瘢痕形成的影响[54]。所有 26 例患者均接受了双侧完全 FESS，共进行了10 例 CRS 首次手术和 16 例修正性手术。患者作为自身对照，一侧接受壳聚糖凝胶，另一侧不接受鼻凝胶或填充剂。壳聚糖凝胶和对照侧的术中额窦口面积相当（$P>0.05$）。术后测量结果显示，与基线额窦口面积相比，壳聚糖凝胶在 12 周时显著改善了额窦口的通畅率（$P<0.001$）。壳聚糖发挥其良好的伤口愈合作用的潜在机制尚不完全清楚。然而，从理论上讲，壳聚糖具有足够的时间抑制成纤维细胞的迁移和增殖，从而可以在没有胶原蛋白沉积和粘连的情况下进行上皮化和纤毛化[57]。

结论

ESS 可改善难治性鼻窦疾病患者的生活质量。尽管如此，由于眼眶和颅底在解剖学上的紧密联系，额窦疾病的外科治疗仍然富有挑战。另外，个体解剖因素可能使某些患者的窦腔术后更容易狭窄。Draf ⅡA 型研究表明，黏膜保留的窦口直径至少为4.5mm，术后窦口通畅率更高。作为难治性疾病的补救手术，Draf Ⅲ 型手术表现出较高的主观症状改善和客观窦口通畅。BCD 在临床试验中显示出良好的安全性和有效性。支架置入术可帮助降低狭窄的风险。与外科手术的所有技术和适应证一样，患者的选择仍然是最重要的。

参考文献

[1] Chiu AG. Frontal sinus surgery: its evolution, present standard of care, and recommendations for current use. Ann Otol Rhinol Laryngol Suppl. 2006;196:13–9.

[2] Wormald PJ. Salvage frontal sinus surgery: the endoscopic modified lothrop procedure. Laryngoscope. 2003;113(2):276–83.

[3] Draf W. Endonasal micro-endoscopic frontal sinus surgery: the fulda concept. Oper Tech Otolaryngol Head Neck Surg. 1991;2(4):234–40.

[4] Sillers MJ, Lay KF. Balloon catheter dilation of the frontal sinus ostium. Otolaryngol Clin N Am. 2016;49(4):965–74.

[5] Heimgartner S, Eckardt J, Simmen D, Briner HR, Leunig A, Caversaccio MD. Limitations of balloon sinuplasty in frontal sinus surgery. Eur Arch Otorhinolaryngol. 2011;268(10):1463–7.

[6] Hunter B, Silva S, Youngs R, Saeed A, Varadarajan V. Long-term stenting for chronic frontal sinus disease: case series and literature review. J Laryngol Otol. 2010;124:1216–22.

[7] Smith TL, Kern R, Palmer JN, et al. Medical therapy vs surgery for chronic rhinosinusitis: a prospective, multi-institutional study with 1–year follow-up. Int Forum Allergy Rhinol. 2013;3(1):4–9.

[8] DeConde AS, Mace JC, Alt JA, Soler ZM, Orlandi RR, Smith TL. Investigation of change in cardinal symptoms of chronic rhinosinusitis after surgical or ongoing medical management. Int Forum Allergy Rhinol. 2015;5(1):36–45.

[9] DeConde AS, Mace JC, Alt JA, Schlosser RJ, Smith TL, Soler ZM. Comparative effectiveness of medical and surgical therapy on olfaction in chronic rhinosinusitis: a prospective, multi-institutional study. Int Forum Allergy Rhinol. 2014;4:725–33.

[10] DeConde AS, Suh JD, Mace JC, Alt JA, Smith TL. Outcomes of complete vs targeted approaches to endoscopic sinus surgery. Int Forum Allergy Rhinol. 2015;5(8):691–700.

[11] Naidoo Y, Wen D, Bassiouni A, Keen M, Wormald PJ. Long-term results after primary frontal sinus surgery. Int Forum Allergy Rhinol. 2012;2(3):185–90.

[12] DeConde AS, Smith TL. Outcomes after frontal sinus surgery: an evidence-based review. Otolaryngol Clin N Am. 2016;49(4):1019–33.

[13] Friedman M, Bliznikas D, Vidyasagar R, Joseph NJ, Landsberg R. Long-term results after endoscopic sinus surgery involving frontal recess dissection. Laryngoscope. 2006;116(4):573–9.

[14] Chan Y, Melroy CT, Kuhn CA, Kuhn FL, Daniel WT, Kuhn FA. Long-term frontal sinus patency after endoscopic frontal sinusotomy. Laryngoscope. 2009;119(6):1229–32.

[15] Askar MH, Gamea A, Tomoum MO, Elsherif HS, Ebert C, Senior BA. Endoscopic management of chronic frontal sinusitis: prospective quality of life analysis. Ann Otol Rhinol Laryngol. 2015;124(8):638–48.

[16] Chandra RK, Palmer JN, Tanqsujarittham T, Kennedy DW. Factors associated with failure of frontal sinusotomy in the early follow-up period. Otolaryngol Head Neck Surg. 2004;131(4):514–8.

[17] Hosemann W, Kuhnel T, Held P, Wagner W, Felderhoff A. Endonasal frontal sinusotomy in surgical management of chronic sinusitis: a critical evaluation. Am J Rhinol. 1997;11(1):1–9.

[18] Wigand ME, Hosemann WG. Endoscopic surgery for frontal sinusitis and its complications. Am J Rhinol. 1991;5(3):85–9.

[19] Valdes CJ, Bogado M, Samaha M. Causes of failure in endoscopic frontal sinus surgery in chronic rhinosinusitis patients. Int Forum Allergy Rhinol. 2014;4(6):502–6.

[20] Weber R, Draf W, Kratzsch B, Hosemann W, Schaefer SD. Modern concepts of frontal sinus surgery. Laryngoscope. 2001;111(1):137–46.

[21] Gross WE, Gross CW, Becker D, Moore D, Phillips D. Modified transnasal endoscopic lothrop procedure as an alternative to frontal sinus obliteration. Otolaryngol Head Neck Surg. 1995;113(4):427–34.

[22] Chen PG, Wormald PJ, Payne SC, Gross WE, Gross CW. A golden experience: fifty years of experience managing the frontal sinus. Laryngoscope. 2016;126:802–7.

[23] Eloy JA, Friedel ME, Kuperan AB, Govindaraj S, Folbe AJ, Liu JK. Modified mini-lothrop/extended draf IIB procedure for contralateral frontal sinus disease: a case series. Int Forum Allergy Rhinol.

2012;2:321–4.

[24] Turner JH, Vaezeafshar R, Hwang PH. Indications and outcomes for draf IIB frontal sinus surgery. Am J Rhinol Allergy. 2016;30(1):70–3.

[25] Metson R, Sindwani R. Endoscopic surgery for frontal sinusitis–a graduated approach. Otolaryngol Clin North Am. 2004;37:411–22.

[26] Hardy JM, Montgomery WW. Osteoplastic frontal sinusotomy: an analysis of 250 operations. Ann Otol Rhinol Laryngol. 1976;85(4 pt 1):523–32.

[27] Weber R, Draf W, Keerl R, et al. Osteoplastic frontal sinus surgery with fat obliteration: techniques and long term results using MRI in 82 operations. Laryngoscope. 2000;110:1037–44.

[28] Sindwani R, Metson R. The impact of image-guidance on osteoplastic frontal sinus obliteration surgery. Otolaryngol Head Neck Surg. 2004;131:150–5.

[29] Close LG, Lee NK, Leach JL, Manning SC. Endoscopic resection of the intranasal frontal sinus floor. Ann Otol Rhinol Laryngol. 1994;103:952–8.

[30] Anderson P, Sindwani R. Safety and efficacy of the endoscopic modified lothrop procedure: a systematic review and meta-analysis. Laryngoscope. 2009;119:1828–33.

[31] Tran KN, Beule AG, Singal D, Wormald PJ. Frontal ostium restenosis after the endoscopic modified lothrop procedure. Laryngoscope. 2007;117:1457–62.

[32] Naidoo Y, Bassiouni A, Keen M, Wormald PJ. Long-term outcomes for the endoscopic modified lothrop/ draf Ⅲ procedure: a 10–year review. Laryngoscope. 2014;124(1):43–9.

[33] Bassiouni A, Wormald PJ. Role of frontal sinus surgery in nasal polyp recurrence. Laryngoscope. 2013;123(1):36–41.

[34] Weiss RL, Church CA, Kuhn FA. Long-term outcome analysis of balloon catheter sinusotomy: two year follow up. Otolaryngol Head Neck Surg. 2008;139:S38–46.

[35] Karanfilov B, Silvers S, Pasha R, et al. Office-based balloon sinus dilation: a prospective, multicenter study of 203 patients. Int Forum Allergy Rhinol. 2013;3(5):404–11.

[36] Prince A, Bhattacharyya N. An analysis of adverse event reporting in balloon sinus procedures. Otolaryngol Head Neck Surg. 2016;154(4):748–53.

[37] Bolger WE, Brown CL, Church AC, et al. Safety and outcomes of balloon catheter sinusotomy: a multicenter 24–week analysis in 115 patients. Otolaryngol Head Neck Surg. 2007;137:10–20.

[38] Kuhn FA, Church CA, Goldberg AN, et al. Balloon catheter sinusotomy: one-year follow-up – outcomes and role in functional endoscopic sinus surgery. Otolaryngol Head Neck Surg. 2008;139:S27–37.

[39] Plaza G, Eisenberg G, Montojo J, Onrubia T, Urbasos M, O'Connor C. Balloon dilation of the frontal recess: a randomized clinical trial. Ann Otol Rhinol Laryngol. 2011;120:511–8.

[40] Hathorn IF, Pace-Asciak P, Habib AR, Sunkaraneni V, Javer AR. Randomized controlled trial: hybrid technique using balloon dilation of the frontal sinus drainage pathway. Int Forum Allergy Rhinol. 2015;5(2):167–73.

[41] Eloy JA, Friedel ME, Eloy JD, Govindaraj S, Folbe AJ. In-office balloon dilation of the failed frontal sinusotomy. Otolaryngol Head Neck Surg. 2012;146(2):320–2.

[42] Wycherly BJ, Manes RP, Mikula SK. Initial clinical experience with balloon dilation in revision frontal sinus surgery. Ann Otol Rhinol Laryngol. 2010;119(7):468–71.

[43] Perloff J, Palmer J. Evidence of bacterial biofilms on frontal recess stem in patients with chronic rhinosinusitis. Am J Rhinol. 2004;18:377–80.

[44] Bendouah Z, Barbeau J, Hamad WA, Desrosiers M. Biofilm formation by staphylococcus aureus and pseudomonas aeruginosa is associated with an unfavorable evolution after surgery for chronic sinusitis and ansal polyposis. Otolaryngol Head Neck Surg. 2006;134(991):996.

[45] Foreman A, Wormald PJ. Different biofilms, different disease? A clinical outcomes study. Laryngoscope. 2010;120:1701–6.

[46] Psaltis AJ, Weitzel EK, Ha KR, Wormald PJ. The effect of bacterial biofilms on post-sinus surgical outcomes. Am J Rhinol. 2008;22:1–6.

[47] Chadwell JS, Gustafson LM, Tami TA. Toxic shock syndrome associated with frontal sinus stents. Otolaryngol Head Neck Surg. 2001;124(5):573–4.

[48] Weber R, Mai R, Hosemann W, Draf W, Toffel P. The success of 6–month stenting in endonasal frontal sinus surgery. Ear Nose Throat J. 2000;79(12):930–2.

[49] Banhiran W, Sargi Z, Collins W, Kaza S, Casiano R. Long term effect of stenting after an endoscopic modified lothrop procedure. Am J Rhinol. 2006;20(6):595–9.

[50] Murr AH, Smith TL, Hwang PH, et al. Safety and efficacy of a novel bioabsorbable, steroid-eluting sinus stent. Int Forum Allergy Rhinol. 2011;1(1):23–32.

[51] Marple BF, Smith TL, Han JK, et al. Advance II: a prospective, randomized study assessing safety and efficacy of bioabsorbable steroid-releasing sinus implants. Otolaryngol Head Neck Surg. 2012;146(6):1004–11.

[52] Han JK, Marple BF, Smith TL, et al. Effect of steroid-releasing sinus implants on postoperative medical and surgical interventions: an efficacy meta-analysis. Int Forum Allergy Rhinol. 2012;2(4):271–9.

[53] Valentine R, Athanasiadis T, Moratti S, Robinson S, Wormald PJ. The efficacy of a novel chitosan gel on hemostasis after endoscopic sinus surgery in a sheep model of chronic rhinosinusitis. Am J Rhinol Allergy. 2009;23(1):71–5.

[54] Ngoc Ha T, Valentine R, Moratti S, Robinson S, Hanton L, Wormald PJ. A blinded randomized controlled trial evaluating the efficacy of chitosan gel on ostial stenosis following endoscopic sinus surgery. Int Forum Allergy Rhinol. 2013;3(7):573–80.

[55] Valentine R, Athanasiadis T, Moratti S, Hanton L, Robinson S, Wormald PJ. The efficacy of a novel chitosan gel on hemostasis and wound healing after endoscopic sinus surgery. Am J Rhinol Allergy. 2010;24(1):70–5.

[56] Muzzarelli A. Chitin and chitosan: unique cationic polysaccharides. In: Mark H, Bikales N, Overberger CG, Menges G, Kroschwitz J, editors. In encyclopedia of polymer science and engineering, vol. 430. Hoboken: Wiley Interscience; 1990.

[57] Athanasiadis T, Beule AG, Robinson BH, Robinson SR, Shi Z, Wormald PJ. Effects of a novel chitosan gel on mucosal wound healing following endoscopic sinus surgery in a sheep model of chronic rhinosinusitis. Laryngoscope. 2008;118:1088–94.

第 26 章　儿童额窦外科
Pediatric Frontal Sinus Surgery

Brian D'Anza　Janalee K. Stokken　Samantha Anne　著

刘承耀　译　　胡　蓉　校

一、简介

因儿童的额窦在 8 岁左右才开始发育，且气化程度不一，所以 8 岁之前的儿童群体，很少对额窦进行手术干预。即使出现儿童额窦炎，也往往可以通过处理腺样体和（或）筛上颌窦而解决。尽管儿童额窦手术并不常见，但由于额窦炎可导致急性鼻窦炎相关的并发症且需及时治疗，因此全面掌握额窦解剖、病变病理及治疗方法，对耳鼻咽喉科医生而言非常重要。

二、胚胎学

妊娠发育的第 4～5 周，额窦开始发育，并持续至青春期发育完好。约在妊娠第 4 周时，胚胎开始发育出鳃弓和咽囊，额鼻突自脑神经嵴间充质发生。随后，额鼻突下缘，从两侧外胚层增厚区发育为鼻基板。鼻基板侵入间充质，进一步分化为内侧及外侧鼻突，内外侧鼻突中间称为鼻窝。双侧的内侧鼻突形成初始的鼻中隔、上唇中部及上颌前突。最终，双侧鼻突共同参与鼻腔和鼻后孔的发育。额鼻突向尾部延伸，和中胚层融合，进而形成鼻中隔[1, 2]。

胚胎发育的第 25～28 周，鼻腔外侧壁形成 3 个向内的凸起。前、下突隆起形成鼻丘、下鼻甲和上颌窦。上突形成上鼻甲、中鼻甲和筛窦气房。鼻道的形成起始于 2 个鼻甲之间侧向憩室的形成。中鼻道形成于下鼻甲和中鼻甲之间，并向侧方扩展形成筛漏斗。筛漏斗继续向上气化，最终形成额鼻隐窝，其继续气化生长形成额窦。当气化生长开始时，额隐窝处为增厚的软骨区域。该区域被复杂的褶皱和沟壑所取代，并包含了几个筛气房。约 2 岁时，额骨开始气化，它会继续发育至青春期，直至额窦完全气化[1, 2]。

三、急性鼻窦炎

上呼吸道疾病（upper respiratory illness，URI）在儿童中非常常见，其症状可能难以与急性鼻窦炎区分。儿童急性鼻窦炎的症状包括脓性鼻分泌物、白天及夜间咳嗽、鼻塞、发热、涕倒流和（或）头痛。美国儿科学会（AAP）儿童鼻窦炎临床诊断和管理实践指南将以下情况定义为急性鼻窦炎：URI 症状持续 10 天以上无改善，初次症状改善后再次加重（二次发病）或出现严重症状，如连续 3 天发热伴脓性鼻分泌物[3]。

鼻窦炎的诊断主要基于病史和体格检查。查体如发现鼻黏膜水肿、鼻分泌物颜色改变及下眼睑或上颌区肿胀则提示感染可能[3]。鼻内镜检查可用于评估鼻分泌物的性状及是否合并鼻息肉；但儿童可能难以耐受该检查[4]。鼻窦计算机断层扫描（CT）可对鼻窦进行精确的评估。但鉴于放射暴露的风险，CT 应用于绝对需要影像学检查的情况（如术前扫描）。AAP 指南反对将鼻窦 CT 用于儿童急性鼻窦炎的诊断[3]。此外，当考虑眶内或颅内感染时，可以使用核磁共振成像（MRI）。

儿童急性鼻窦炎的初始治疗是针对最常见病原体的抗生素治疗。这些病原体与导致急性上呼吸道感染的病原体相同，即肺炎链球菌、流感嗜血杆菌和卡他莫拉菌[5]。因此，对于 2 岁及以上 1 个月内未使用抗生素的单纯性急性细菌性鼻窦炎患儿，推荐的抗生素是阿莫西林（45mg/kg，分 2 次服用）。如果考虑社区耐药菌发生率较高，则推荐使用高剂量的阿莫西林［90mg/(kg·d)，分 2 次服用］。如为中至重度感染，有既往抗生素使用史，或者患儿不足 2 岁，建议使用阿莫西林 – 克拉维酸。此外，在治疗的过程中推荐使用盐水鼻冲洗，尽管有报道称儿童对其依从性欠佳[6]。

额窦炎通常可在治疗急性上颌窦炎或筛窦炎之后得到适当缓解。但额窦炎确实有扩散到眼眶和颅内，引起相关并发症的风险。额窦炎引起的常见颅内并发症为脑膜炎、硬膜外脓肿、硬膜下脓肿、脑脓肿和静脉窦血栓形成[7]。累及眼眶的感染按 Chandler 分型进展，包括眶隔前蜂窝织炎、眶蜂窝织炎、眶骨膜下脓肿、眶脓肿和海绵窦血栓形成[8]。当额窦炎出现并发症时，儿童额窦手术对控制疾病进展和预防后遗症至关重要。

四、慢性鼻窦炎

儿童慢性鼻窦炎（CRS）的定义与成人相似。目前已发现 CRS 与腺样体炎的症状类似，且与病毒性上呼吸道感染、过敏性鼻炎的症状有相当大的重叠。CRS 的症状包括鼻塞、流涕、面部疼痛或涨感、咳嗽，其中鼻塞或鼻涕为必须的症状之一。CRS 的诊断依据为 2 个或 2 个以上的症状持续至少 12 周，鼻内镜检查或 CT 检查与 CRS 一致。

内镜检查在年龄较小的患者中较难进行，但在年龄较大的儿童的评估中则十分必要。内镜检查如发现鼻息肉，需进行全面评估以除外囊性纤维化。此外，应检查腺样体是否肥大及表面是否有脓性分泌物。其他内镜检查可能还包括源于中鼻道的黏脓性分泌物、黏膜水肿或中鼻道阻塞（EPOS 2012）。普通 X 线对儿童 CRS 的诊断没有明确帮助。仅在计划进行外科手术时才行 CT 影像学检查。

五、额窦解剖

一般情况下，由于儿童鼻腔未发育完全且狭窄的特征，儿童鼻窦解剖结构很难简单的通过内镜探查。在儿童额窦区域，由于筛气房的多样性及气化方式的差异，内镜检查的挑战会更大。在成人的鼻窦手术中应用影像导航已很常见，该方法对于小儿也同样适用。然而，由于儿童头部较小及期望暴露放射剂量较低可能导致成像精细度不足，在儿童患者中依靠术中导航技术亦较为困难。小儿鼻窦体积较小，且由于鼻道有限而难以可视化，如果外科医生对基本解剖结构知识体系掌握不牢，儿童鼻窦外科手术可能会充满并发症的风险。

（一）正常解剖

额窦位于额骨前、后两层骨板之间，即额骨上及外侧板，中间常以窦间隔分开[1, 2, 9]。窦间隔分开双侧额窦，其最下界和鸡冠后缘、额骨鼻嵴前缘以及筛骨垂直板的下缘相延续。其下界比较复杂，但常常涉及眶顶及靠近中线的额窦窦口。额窦口引流至更为复杂的额漏斗或额窦引流道和引流径路。这些基本解剖结构所在的位置是高度可变的，其变异程度取决于鼻窦气化的程度和儿童的年龄[1, 2, 9]。

额窦的大小将随着儿童年龄的增长及气化程度的进展而变化。从 1—4 岁始，二次气化将发生。而且，尽管额窦在出生时就存在，但直到 3—8 岁后，才在放射扫描中逐渐变得明显[1, 9]。通常在 6 岁左右的时候，额窦的上界位于眶上缘[10]。二次气化将持续至青春期，最终在 18 岁左右的时候完成气化过程[1, 7]。

据推测，额窦气化的程度受多种因素影响，包括纤毛清除功能、合并症、气候以及地理位置等[11, 12]。囊性纤维化患者的黏液纤毛清除功能受损，会影响鼻窦的形成，有近 50% 的患者额窦形成受限[13]。这种现象被认为是因为 CFTR 跨膜受体基因缺陷对纤毛功能产生了负面影响，从而导致额窦的气化不良[7]。此外，此类患者的蝶窦发育也小，且筛窦窦腔黏膜充血，导致筛顶处于颅底低位。掌握这些知识对于儿童鼻窦外科及其重要。

成人的额窦引流途径边界非常复杂，儿童则更复杂。额窦引流道，或称"筛漏斗"，可被认为是一个漏斗状的结构，通常向后内侧走行，指向筛泡，但其口径、位置和最终的引流路径可能会高度变异。在青春期前的儿童中，该引流通道因额窦的气化有限而通常较短[13, 14]，因此，儿童出现解剖性阻塞的概率比成人低[13, 14]。在儿童群体中，该引流通道可能存在多种解剖学变异，例如，钩突附着部位、是否有鼻丘及大小，或是存在筛泡上气房。

（二）解剖变异

额窦区域的正常解剖结构有多种变异，这在成人额窦相关文献和其他文献中都有详尽的描述。变异的类型包括额窦气房的 Kuhn 分型（Ⅰ～Ⅳ）以及嗅窝深度的 Keros 分型[15, 16]。了解这些解剖变异很重要，且其也适用于儿童额窦手术，但在此我们不对其进行详细定义，而是对回顾了适用于儿童额窦手术的解剖变异的文章进行探讨。

2015 年，一项放射学病例研究以探究儿童群体中额筛气房出现的频率为目的，评估了 5—14 岁患者额隐窝的解剖结构[17]。研究发现，97% 的患者有边界完整的鼻丘气房，86% 的患者至少有 1 个额气房[17]。作者认为该结果提示儿童额筛气房出现率很高，很可能是发育过程中解剖结构变化的结果。必须指出的是，该研究纯粹是放射学检查，患者是否患有鼻窦疾病或是否进行手术并没有说明。

Kim 等回顾性研究了 113 例持续性慢性鼻窦炎且对药物治疗无效的儿童患者（平均年龄 11.2 岁）[14]，他们根据 CT 所见记录了鼻窦解剖结构的变异，发现最常见的解剖变异是出现了作为早期气化形式的鼻丘气房（69.1%）[14]。此外，他们发现额窦可能是发生疾病最少的部位，发生率为 47.6%[14]。他们认为鼻丘气房与额窦疾病的发生频率或位置之间没有关联。作者认为，他们研究的儿童慢性鼻窦炎主要是由于各种环境、全身或局部因素引起的功能性黏膜问题所引起。

Silvasli 等完成的一项关于鼻腔外侧壁解剖学变化的观察研究，也支持了这一观点[18]。他们报道了 47 位年龄在 2—16 岁的患者，平均年龄为 10 岁[18]。其中最常见的解剖变异是泡状鼻甲和鼻丘气房。他们发现儿童群体中筛泡发育不完善，且不如成年人显著[18]。作者认为，该数据不支持儿童的解剖变异与慢性鼻窦疾病之间的关系。由于缺乏这种重要关系，作者不建议在儿童人群中进行积极的外科治疗[18]。

六、手术治疗的适应证和禁忌证

（一）适应证

儿童额窦手术被证实是有效的，最近美国耳鼻咽喉科学院（AAO）临床共识声明亦支持手术治疗。儿童 CRS 的手术可以采取多种形式，从腺样体切除术到局部内镜鼻窦手术（ESS），从上颌窦冲洗术到额窦开放术。然而手术所采用的具体操作方式及其适应证存在争议，而关于什么是适当的外科手术干预，观点亦各不相同。这些关注点将稍后在本章详细介绍。简而言之，文献普遍认为，应该为合并并发症的急性鼻窦炎患者和有严重症状的慢性鼻窦疾病的难治性病例提供手术治疗[3, 7, 9, 19]。表 26-1 列出了涉及额窦或额窦引流通道的儿童内镜手术的公认指征。基于肿瘤可完全切除的解剖优势，额窦内和

额窦周围肿瘤的患儿可能是内镜手术的候选指征。额窦内脑脊液鼻漏通常很少见，但在先天性脑膨出、早先外伤史或鼻皮样窦道及囊肿等有关的儿童群体中较为常见。

表 26-1　与儿童额窦炎有关的手术适应证

适应证	具体描述
额窦疾病相关急性眼眶并发症：眶骨膜下脓肿，眶脓肿	内镜手术可解决对药物治疗无效的解剖学异常
急性神经系统并发症：硬膜外脓肿，硬膜下脓肿，脑膜炎，静脉窦血栓形成，脑脓肿	前组筛窦开放术、钩突切除术或上颌窦开放术通常已足够
对最大量药物治疗无效的慢性额窦炎伴或不伴鼻息肉和症状持续状态	建议上颌窦开放术和前组筛窦开放术作为初始手术；额窦开放术可考虑用于难治性病例
额骨骨髓炎，骨膜下脓肿（波特膨胀瘤）	可能需要进行环钻术或切开引流；鼻内镜下前组筛窦开放术和上颌窦开放术可能足够
额窦黏液囊肿	需要内镜下额窦开放排出黏液
额窦良性肿瘤	骨纤维异常增殖症，骨化性纤维瘤，骨瘤，畸胎瘤，内翻性乳头状瘤
脑脊液鼻漏修补	可能与先天性脑膨出、脑膜膨出、鼻皮样窦道等有关

（二）禁忌证

额窦外科手术的主要禁忌证包括围术期合并症或不能耐受全身麻醉；合并出血性疾病或重病儿童亦属此列。同样，对于一些因相对适应证（如 CRS）而接受手术的患儿中，手术医生必须了解家庭情况，因为患儿需要良好的术后护理、定期随访，并可能需要在全身麻醉下反复手术清创。首先，务必告知家属认识到术后干预的必要性。如果他们的期望不合理，则应推迟手术计划，直到家属做出正确、合理的知情同意。

值得注意的是，对儿童行 ESS 的早期顾虑之一

为手术可能会干扰其面部骨骼的生长发育。一项关于小猪模型的早期报道提示手术可导致一些面部生长发育障碍[20]。但是，之后的几项研究关注了儿童患者随时间的仿生测量，结果显示并不存在与鼻窦手术相关的生长障碍[21, 22]。

七、手术技巧及策略

已有多种手术方法应用于儿童额窦外科，且各外科医生采用的方法可能大不相同。既往对于眶骨膜下脓肿或额骨骨髓炎等急性鼻窦炎相关并发症，是经由眉弓切口通过环钻术切开并处理的。如今，与急性额窦炎相关的许多并发症可以通过内镜手术治疗。该手术的目的是开放引流，从而控制感染源。如果无法找到正确的额窦引流通道，则可以使用微环钻经眉弓切口开放额窦，置入相关器械或从上方直接用冲洗液冲洗额窦，引导开放额隐窝。除少量病例报告外，该领域的文献很少。因此，我们将把大部分讨论集中在慢性鼻窦炎的手术上。

目前研究表明，药物治疗无效的儿童慢性鼻窦炎可采取多种手术方法进行治疗。包括较为保守的治疗如腺样体切除术到较为激进的内镜鼻窦手术[1, 3, 9, 19, 23]。青春期治疗与儿童期治疗之间也存在差异[19, 23]。研究表明，6—12 岁的儿童能从腺样体切除术中获得较多的长期效益；而对于 13—18 岁患者，相关数据很少[19, 23]。

但目前文献中尚无专门针对儿童慢性额窦炎的大规模随机对照研究。部分原因是儿童额窦疾病的外科治疗极为罕见[7, 14]。由于空间狭窄，且发育情况随年龄而定，开放额窦通道通常存在技术难题。术中往往不能获取足够的可视化空间，且较小内镜的使用将使手术视野受限。此外，在狭小空间内操作，也存在术后瘢痕形成的问题。因此，在现有的数据框架下，我们仅能从那些包含额窦疾病的研究中获取结果。

2014 年，AAO 发布了一系列有关儿童 CRS 的临床共识声明[19]。除其他主题外，他们还根据文献综述和专家小组讨论评估了腺样体切除术和功能性 ESS 的有效性。下面我们列出了推荐的外科治疗方案和 AAO 共识声明。我们亦回顾了与外科治疗主题相关的其他文献。

（一）腺样体切除术

AAO 关于儿童 CRS 共识声明的目的之一是了解腺样体切除术的益处[19]。因为没有文献支持，故没有关于额窦的特定陈述。尽管如此，该临床仍强烈共识推荐将腺样体切除术作为 12 岁及以下儿童 CRS 的一线手术治疗方法[19]。微生物学研究表明，无论腺样体肥大与否，腺样体切除术都会显著减少儿童 CRS 相关的鼻咽病原体[24, 25]。基于该原因，采用腺样体切除术同样可能改善药物治疗无效的儿童额窦疾病。与药物治疗相比，高达 70% 的患者行腺样体切除术后其症状结局评分显著提高，从而获益[26]。目前尚无专门评估腺样体切除术在额窦疾病临床改善方面的前瞻性研究。将来的研究应涉及这一领域。

（二）内镜下鼻窦手术

由于适应证尚不明确，儿童鼻窦疾病行 ESS 常常成为一个备受争论的话题。ESS 的范围包括钩突切除术、上颌窦开放术、前组筛窦开放术和（或）额窦开放术。对儿童额窦炎患者应给予充分的药物治疗，如治疗无效，ESS 外科治疗将起重要作用。AAO 关于儿童 CRS 的共识声明回顾了一项儿童患者 ESS 成功率为 82%～100% 的研究[19, 27]。同时，一项涉及了 15 项研究共 1301 例患者的 Meta 分析提出，ESS 可改善与鼻窦相关的症状和生存质量[28]。

Ramadan 的一项研究进行了腺样体切除术与 ESS 手术疗效的比较[23]。这是一项为期 10 年的前瞻性非随机研究，涉及 202 例患者，其中 183 例至少随访 1 年[23]。入选患者分为 3 组，即单纯腺样体切除术、单纯 ESS 手术、腺样体切除术联合 ESS 手术。结果发现，腺样体切除联合 ESS 手术组的再手术率最低，为 7.6%[23]。另外两组患者在控制症状后的再手术率分别为 12.5%（ESS）和 25%（腺样体切除术）[23]。结果还显示，哮喘患者、年龄较大的儿童在腺样体切除术后需要再行 ESS 手术的比率较高。因此，作者认为，无哮喘的 6 岁及以下儿童可从单纯腺样体切除术中获益，可将腺样体切除术作为主要术式。同时，建议合并哮喘和香烟暴露的 6 岁以上儿童，同时进行 ESS 术和腺样体切除术。该样本中的所有 ESS 均被定义为前组筛窦开放和上颌窦开放术。约 28% 的患者进行了内镜下后组筛窦开放术。现有的研究中暂无患者行额窦开放术。

极少小儿患者行内镜下额窦开放或额窦探查术。虽有报道在青少年和囊性纤维化患者中曾行此术，但由于其可导致额窦气化延迟及有一定的技术困难，因此一般情况下仍建议避免[7]。从上述文献可发现，目前尚无足够的前瞻性数据来研究儿童内镜下额窦开放引流术的疗效，包括将其对最终结局的影响及其与其他保守方法的对比。

（三）球囊扩张术

近年来，球囊扩张术（BCT）已作为 ESS 的替代方法被应用于扩张鼻窦。该技术在儿童患者中的使用非常简便、微创，可将其放置于狭窄的鼻窦流出道进行扩张成形，减少对周围组织的损害。同样，已有研究证明它在成人治疗中亦具有出色的安全性[29-31]。

一些研究评估了 BCT 对儿童患者鼻窦引流道的扩张效果。有证据表明其在所有鼻窦治疗中均具有可行性和有效性；遗憾的是，这些试验并未提供有关额窦球囊扩张的更多数据。2010 年，Ramadan 等比较了 30 名行鼻窦球囊扩张术与腺样体切除术患儿的手术疗效[32]。BCT 组（平均年龄 7.7 岁）平均年龄明显高于腺样体切除术组（平均年龄 4.8 岁）[32]。仅有 2 例患者进行了额窦球囊扩张术。然而，与单纯行腺样体切除术相比，多变量分析结果显示使用 BCT 进行扩张能获得更好的效果[32]；此外，他们认为年龄并不是一个重要的混杂因素。

Ference 等的横断面研究回顾了国家外科数据库相关数据，比较了传统功能性 ESS 技术和 BCT 手术的平均手术时间和费用[33]。发现使用 BCT 收费更高，但手术时间并无变化。该研究提出患儿是否能从常规使用 BCT 中获益的问题。因此未来的研究需要进一步确定儿童患者中的合适人群和适应证。

八、并发症

小儿内镜鼻窦手术已被证明是安全的；据报道其并发症发生率为 1.4%。Makary 和 Ramadan 回顾了 1990 年至 2012 年发表的 11 篇文章，发现在 440 名接受 ESS 治疗 CRS 的患儿中有 6 例出现并发症（有

鼻息肉、囊性纤维化、原发性纤毛运动障碍和原发性免疫缺陷患儿被排除在外）[27]。并发症中 3 例为眼眶损伤，2 例眶周瘀斑，1 例为鼻出血，需要输血治疗。无关于脑脊液鼻漏或大范围眶内容损伤导致视力改变或丧失的报道。该研究未报告鼻腔粘连或轻度鼻出血等轻度并发症的发生率，也未报道难治性鼻窦炎的发生率。

Krings 等对儿童及成人的并发症发生率进行了比较（约 3000 例患者），发现两者并无差异，且未出现颅底并发症。在所有的年龄组中，与仅累及上颌窦和（或）筛窦的病例（0.28%）相比，累及蝶窦（0.45%）、额窦（0.53%）或所有鼻窦（0.44%）的病例出现并发症的可能性更高。影像导航的使用与较低的并发症发生率无相关性[34]。

了解患者的额窦解剖结构并据其选择适当的干预措施是避免小儿额窦手术并发症的最佳方法。涉及额隐窝区域的手术时，矢状位 CT 是最好的术前评估方法。对于额窦气化正常而阻塞点位于额气房或筛泡上气房的患者，球囊扩张术可能较为合适，未来的研究将有助于明确球囊扩张技术在此类人群中应用的意义。避免中鼻甲漂移、中鼻甲穿窿处黏膜剥离损伤以及在中鼻道放置可溶解吸收的隔块有助于防止中鼻甲外移及粘连。如果必须通过鼻内镜下解剖额隐窝以确保解决所有阻塞性前组筛气房，则应使用影像导航系统，因为残存的鼻丘气房和残存的筛气房分别是导致 13% 和 53% 额窦再次手术失败的原因[35]。

结论

额窦开放术极少应用于小儿。但是，对于罕见的适应证，包括危及生命的并发症，则可能需要对该类患儿进行手术。因此，临床医生必须熟悉额窦手术的适应证、该年龄段小儿的解剖学特点以及处理儿童难治性额窦炎的必要技术。

参考文献

[1] Duque CS, Casiano RS. Surgical anatomy and embryology of the frontal sinus. In: Kountakis SE, Senior BA, Draf W, editors. The frontal sinus. Berlin\ Heldelberg: Springer; 2005. p. 21–32.

[2] Rontal M, Anon JB, Zinreich SJ. Embryology and anatomy of the paranasal sinuses. In: Bluestone CD, Stool SE, Alper CM, editors. Pediatric otolaryngology, vol. 2. 4th ed. Philadelphia: Saunders; 2003. p. 861.

[3] Wald ER, Applegate KE, Bordley C, et al. Clinical practice guideline for the diagnosis and management of acute bacterial sinusitis in children aged 1 to 18 years. Pediatrics. 2013;132(1):e262–80.

[4] Lusk RP. Pediatric rhinosinusitis. In: Johnson JT, Rosen CA, Bailey BJ, editors. Bailey's head and neck surgery— otolaryngology. Philadelphia: Wolters Kluwer Health/Lippincott Williams & Wilkins. p. 1456–66.

[5] Wald ER, Milmoe GJ, Bowen A, Ledesma-Medina J, Salamon N, Bluestone CD. Acute maxillary sinusitis in children. N Engl J Med. 1981;304(13):749–54.

[6] Kassel JC, King D, Spurling GK. Saline nasal irrigation for acute

upper respiratory tract infection. Cochrane Database Syst Rev. 2010;3:CD006821.

[7] Gross CW, Han JK. Pediatric frontal sinusitis. In: Kountakis SE, Senior BA, Draf W, editors. The frontal sinus. Berlin\Heldelberg: Springer. p. 127–32.

[8] Chandler JR. The pathogenesis of orbital complications in acute sinusitis. Laryngoscope. 1970;80:1414–28.

[9] Wise SK, Orlandi RR, Delgaudio JM. Sinonasal development and anatomy. In: Kennedy DW, Hwang PH, editors. Rhinology: diseases of the nose, sinuses, and skull base. New York: Thieme Medical Publishers; 2012. p. 1–20.

[10] Ahmed A. Imaging of the paediatric paranasal sinuses. S Afr J Rad. 2013;17(3):91–7.

[11] Aydinhoglu A, Kavakli A, Erdem S. Absence of frontal sinus in Turkish individuals. Yonsei Med J. 2003;44(2):215–8.

[12] Lang J. Clinical anatomy of the nose, nasal cavity and paranasal sinuses. New York: Thieme Medical Publishers; 1989. p. 1–3.

[13] Eggesbo HB, Sovik S, Dolvik S, et al. CT characterization of developmental variations of the paranasal sinuses in cystic fibrosis. Acta Radiol. 2001;42:482–93.

[14] Kim HJ, Jung Cho M, Lee JW, Tae Kim Y, Kahng H, Sung Kim H, Hahm KH. The relationship between anatomic variations of paranasal sinuses and chronic sinusitis in children. Acta Otolaryngol. 2006;126(10):1067–72.

[15] Bent J, Kuhn FA, Cuilty C. The frontal cell in frontal recess obstruction. Am J Rhinol. 1994;8:185–91.

[16] Stammberger HR, Kennedy DW, Anatomic Terminology Group, et al. Paranasal sinuses: ana- tomic terminology and nomenclature. Ann Otol Rhinol Laryngol Suppl. 1995;177:7–16.

[17] Al-Qudah M, Mardini D. Computed tomographic analysis of frontal recess cells in pediatric patients. Am J Rhinol Allergy. 2015;29(6):425–9.

[18] Sivasli E, Sirikçi A, Bayazyt YA, et al. Anatomic variations of the paranasal sinus area in pediatric patients with chronic sinusitis. Surg Radiol Anat. 2003;24:400–5.

[19] Brietzke SE, Shin JJ, Choi S, et al. Clinical consensus statement: pediatric chronic rhinosinusitis. Otolaryngol Head Neck Surg. 2014;151(4):542–53.

[20] Mair EA, Bolger WE, Breisch EA. Sinus and facial growth after pediatric endoscopic sinus surgery. Arch Otolaryngol Head Neck Surg. 1995;121(5):547–52.

[21] Senior B, Wirtschafter A, Mai C, Becker C, Belenky W. Quantitative

impact of pediatric sinus surgery on facial growth. Laryngoscope. 2000;110:1866–70.

[22] Bothwell MR, Piccirillo JF, Lusk RP, Ridenour BD. Long-term outcome of facial growth after functional endoscopic sinus surgery. Otolaryngol Head Neck Surg. 2002;126:628–34.

[23] Ramadan HH. Surgical management of chronic sinusitis in children. Laryngoscope. 2004;114:2103–9.

[24] Tallat AM, Baghat YS, El-Ghazzawy E, et al. Nasopahryngeal bacterial flora before and after adenoidectomy. J Laryngol Otol. 1989;103:372–4.

[25] Lee D, Rosenfeld RM. Adenoid bacteriology and sinonasal symptoms in children. Otolaryngol Head Neck Surg. 1997;116:301–7.

[26] Brietzke SE, Brigger MT. Adenoidectomy outcomes in pediatric rhinosinusitis: a meta-analysis. Int J Pediatr Otorhinolaryngol. 2008;72:1541–5.

[27] Makary CA, Ramadan HH. The role of sinus surgery in children. Laryngoscope. 2013;123:1348–52.

[28] Vlastarakos PV, Fetta M, Segas JV, et al. Functional endoscopic sinus surgery improves sinus-related symptoms and quality of life in children with chronic rhinosinusitis: a systematic analysis and meta-analysis of published interventional studies. Clin Pediatr. 2013;52:1091–7.

[29] Bolger WE, Vaughan WC. Catheter-based dilation of the sinus ostia: initial safety and feasibility analysis in a cadaver model. Am J Rhinol. 2006;20:290–4.

[30] Brodner D, Nachlas N, Mock P, et al. Safety and outcomes following hybrid balloon and balloon-only procedures using a multifunction, multisinus balloon dilation tool. Int Forum Allergy Rhinol. 2013;3(8):652–8.

[31] Batra PS, Ryan MW, Sindwani R, Marple BF. Balloon catheter technology in rhinology: reviewing the evidence. Laryngoscope. 2011;121(1):226–32.

[32] Ramadan HH, Terrell AM. Balloon catheter sinuplasty ad adenoidectomy in children with chronic rhinosinusitis. Ann Oto Rhinol Laryngol. 2010;119(9):578–82.

[33] Ference EH, Schroeder JW, Qureshi H. Current utilization of balloon dilation versus endoscopic techniques in pediatric sinus surgery. Otolaryngol Head Neck Surg. 2014;151(5):852–60.

[34] Krings JG, Kallogjeri D, Wineland A, Nepple KG, Piccirillo JF, Getz AE. Complications of primary and revision functional endoscopic sinus surgery for chronic rhinosinusitis. Laryngoscope. 2014;124:838–45.

[35] Otto KJ, DelGaudio JM. Operative findings in the frontal recess at time of revision surgery. Am J Otolaryngol. 2010;31(3):175–80.

第 27 章 先天性及儿童额窦病变
Congenital and Pediatric Frontal Pathology

Joseph S. Schwartz　Nithin D. Adappa　著

郐　飞　译　郑　铭　校

一、背景

先天性鼻和鼻窦畸形可能是由于胚胎形成过程存在问题或者胎儿在子宫内的发育中断引起。先天性中线鼻肿物（如鼻皮样囊肿、神经胶质瘤及脑膨出）有共同的胚胎发育起源，它们是前神经孔发育异常的结果，前神经孔最终导致了前颅底的发育。额窦位于前神经孔的前方，因此后者的发育异常表现为与额窦密切相关的肿物。

儿童鼻窦炎是小儿耳鼻咽喉科医师常见的一种并发症较少的疾病。尽管少见，鼻窦炎相关并发症的后果可能很严重，因此要求及时诊断和干预。在儿童患者中，由于额窦和颅顶的毗邻关系，额窦炎很容易播散至颅内，因此有较高的风险。

本章的目标是对先天性中线鼻肿物和儿童鼻窦炎的并发症进行全面的总结，特别关注疾病潜在的病理生理学、临床路径和治疗策略。

二、先天性中线鼻肿物

（一）前神经孔的胚胎学概述

要理解先天性中线鼻肿物潜在的病理生理学基础，需要了解前神经孔的正常胚胎发育。中枢神经系统胚胎学前体是外胚层所衍生出的神经管，它在妊娠期第 3 周沿着胚胎背部表面在中线形成。神经管的闭合发生在妊娠的第 4 周，开始于神经管的中部，在神经管的颅侧（前神经孔）和尾侧（后神经孔）出现神经孔，最后闭合。神经管的关闭是伴随神经嵴沿着神经管向间质迁移同步进行的，而间质曾经构成了骨骼结构和前颅底的重要空间，这些空间包括如下。

- 鼻额囟：额骨和鼻骨之间的间隙。

- 盲孔：额骨和筛骨之间的空隙，与前鼻空间延续。

- 鼻背囊：与筛窦相连的鼻中隔和软骨的前体。

- 鼻前间隙：位于鼻骨和鼻背囊之间。

正常情况下，这些空间由于邻近骨的不断生长而消失。这些空间持续存在或者错误的关闭可能导致先天性中线肿物的产生。

在神经嵴迁移和神经管关闭的前界，由于神经嵴细胞相对缺乏以及神经管闭合延迟，前神经孔容易发生胚胎发育缺陷。额骨、鼻骨和筛骨结构在前神经管前方形成，前神经孔的发育缺陷就表现在这些结构的附近[1, 2]。

（二）鼻皮样囊肿

1. 流行病学 先天性中线鼻肿物发病率很低（1：20 000～40 000），这当中超过 60% 的病例为鼻皮样囊肿[3]。此外，鼻皮样囊肿在头颈部和全身表皮样囊肿中的发病率分别占到 12% 和 3%[3-5]。患者当中男性比例稍高也提示存在潜在的遗传基础[6]。虽然绝大多数的鼻皮样囊肿为孤立发病的，但既往有合并一系列颅面部畸形的报道[7]。

2. 病理生理学 在鼻皮样囊肿的发生中有 3 种理论较为流行，即鼻骨前间隙理论、三层板理论及表皮封存理论。在这些理论中，Grunwald 在 20 世纪初提出的鼻骨前间隙理论最为流行[3]，在妊娠第 8 周左右，硬脑膜憩室从颅前窝开始穿过额盲孔，即鼻骨前间隙，最终抵达鼻骨尾端的皮肤（鼻缝点的末端）。随着鼻骨前间隙的逐渐变长，硬膜憩室与覆盖的皮肤分离并向内收缩，从而切断神经外胚层连接。硬脑膜憩室退化变差可能导致中线地带持续存在[6, 8]。如果皮肤硬脑膜连接持续存在，皮肤的成分可能沿着憩室在从鼻尖到颅前窝的任何位置吸收，尽管大多数都局限于浅表鼻部区域。被包埋的皮肤成分（外胚层和中胚层）增殖导致鼻皮样囊肿的形成，即一种由腺体和毛发等附件结构构成的上皮性囊性结构[2, 4]。通常，窦道和囊肿通过位于眉间和鼻小柱之间的中线潜在的皮肤表面相沟通。在颅内扩张的情况下（最近的一项 Meta 分析显示比例高达 20%[9]，尽管这一数据在文献中被忽略），沟通的位置通常位于未切除的额盲孔，并且可能导致硬膜外粘连到大脑镰[9]。

3. 临床表现 鼻皮样囊肿最常在儿童时期确诊，尽管有一些病例表现为迟发性发病。在不到一半的患者中[10]，鼻皮样囊肿的病理学表现是一种中线的皮肤缺损伴随毛发突出[9]。当表现为鼻部肿物时，有一些特征可以用来区分鼻皮样囊肿和脑膨出。鼻皮样囊肿是不可压缩的肿物，透照试验阴性，当孩子哭闹时（Valsalva 动作）或者压迫颈内静脉时（Furstenberg 症）大小不发生变化[11]。大多数的鼻皮样囊肿（60%）发生在鼻背，30% 发生在鼻内，10% 为混合型[12]。在鼻内镜下，鼻皮样囊肿通常表现为沿鼻中隔两侧突出的黏膜下肿物[4]。通常，窦道内会产生一些脂质样分泌物，同时窦道的反复感染也很常见。囊肿与颅内的沟通可能引起颅内感染，从而进一步引起脑膜炎、海绵窦血栓性静脉炎或脑脓肿[11]。如果保持在原位，可能导致鼻部发育扭曲，因此需要立即手术切除[13]。

4. 影像学表现 在先天性中线疾病的临床检查中，影像学检查是一个重要的组成部分，其目的是为了确诊，评估颅内病变以及手术计划的制订。MRI 和高分辨率薄层 CT 是有效的影像学检查手段，可以用来做出诊断和明确鼻皮样囊肿的边界。以前，成像的算法决定了 CT 和 MRI 都是鼻皮样囊肿的检查手段。由于在儿童患者中 CT 检查的辐射性以及 MRI 在诊断颅内病变范围的高灵敏度，越来越多的研究开始将 MRI 作为一线的影像学检查手段[9, 14]。MRI 尤其适用于出现中线鼻肿物的新生儿和婴儿，由于这一年龄阶段鼻额区存在正常的解剖变异，这可能被误认为是病变向颅内延伸的影像学证据。这些正常的变异包括可能被混淆为皮肤窦道的鼻骨之间的间隙，被混淆为颅前窝和鼻腔之间通道的未骨化的筛板，以及被混淆为皮样囊肿的鸡冠脂肪替代，通常这一情况发生在 5 岁左右[6]。脂肪正常分布在鼻骨和额骨鼻突中，这也进一步导致了鼻皮样囊肿在放射学检查中的诊断难度[15]。

然而有文献提示 CT 在鼻皮样囊肿的诊断应用中更为突出，更清晰的骨性结构的细节有助于术前方案的制订，同时可以对模糊的 MRI 图像进行补充。与颅内延伸相符合的 CT 表现包括盲孔增宽（正常情况下宽度可以到 10mm）和裂开的鸡冠（图 27-1）[11]。这些发现也增加了对颅内延伸的怀疑，但仍然不能确诊。这 2 种情况都可在颅内无延伸的情况下表现出来，是由连接鼻皮样囊肿和相邻硬脑膜的纤维组织引起的[16]。与之相反的，盲孔和鸡冠的缺失不太可能出现颅内扩展[8]。对于未成熟的颅前窝[14]和怀疑感染的患者中，造影剂的使用有助于其显像[6]。与 CT 相比，高分辨率 MRI 能够提供更好的软组织结构细节，能够更好地界定颅内外的病变边界（图 27-2）。使用含钆造影剂以后，非强化的鼻皮样囊肿和其他诸如血管瘤以及畸胎瘤在内的强化性病变，以及正常鼻腔黏膜的常规增强相比，鉴别会变得更加容易[4]。在 MRI 中，鼻皮样囊肿有一个额外的影像学特征，即在 MRI 中高信号的 T_1 加权像中有脂肪组织信号影。这一发现可以用来区分鼻皮样囊肿和其他的鼻中线肿物，如鼻部神经胶质瘤，与大脑灰质相比，鼻部神经胶质瘤在 T_1 加权像上呈现典型的低信号[17]。

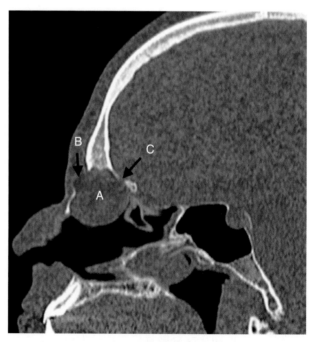

▲ 图 27-1 鼻皮样囊肿的术前 CT

鼻皮样囊肿的术前 CT、骨窗、矢状位扫描。病变（A）和邻近的脑组织以及鼻部软组织密度相近。病变扩展的部分侵蚀了部分的鼻骨（B）和前颅底（C）

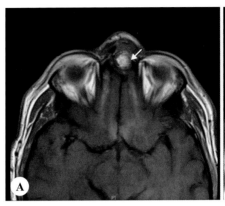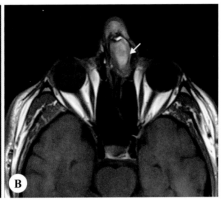

◀ 图 27-2　鼻皮样囊肿术前 MRI

鼻皮样囊肿术前 MRI，T₁ 加权像，鼻皮样囊肿眼眶水平非灌注轴位像。囊内 T₁ 高信号影像（图 A 和图 B 的箭）表明囊内脂肪组织蓄积，这一特征用来区分鼻皮样囊肿和其他中线鼻肿物（如鼻神经胶质瘤）

5. 组织学　从组织学角度来说，鼻皮样囊肿定义为包含中胚层附属结构在内的内衬角化鳞状上皮的囊肿。附属结构（毛囊、腺体）的存在可以从组织学角度区分鼻皮样囊肿和表皮样囊肿，表皮样囊肿是没有毛囊和腺体等结构的。同样，所有 3 个胚层（内胚层、中胚层和外胚层）的存在也将畸胎瘤和表皮样囊肿区分开来，后者缺乏内胚层成分[6]。

6. 手术治疗　鼻皮样囊肿的最终治疗包括完整手术切除囊肿和相关的窦道。在一些患者中如果切除不彻底会出现 100% 的复发[11, 18]。无论是最大程度的减小鼻美容手术中畸变的发生，还是尽可能降低潜在感染的并发症方面，早期的干预都是很有必要的[9]。理想的手术方法应当遵循 Pollock 等提出的 4 个基本原则[19]：①暴露所有中线病变，允许进行内外侧截骨术；②暴露颅底并对颅底进行快速修补，控制脑脊液漏；③重建鼻背；④允许美容接受的瘢痕形成。手术有开放和内镜 2 种路径，前者更常见，病变的范围和位置决定了手术的路径。当存在外瘘口时需要向外的切口，最常用的方法是在穿孔中央做一个垂直切口，这样就可以充分暴露并切除小的窦道。开放的鼻整形术可以切除长的窦道或皮下软组织穿窿内的病变。鼻骨截骨术可以用于纠正鼻骨分离后鼻顶开口畸形或优化窦道的视野暴露[14]。传统意义上的双额开颅处理颅内的鼻皮样囊肿的手术方法由于其术后脑水肿以及大脑回缩继发的嗅觉受损的风险而逐渐被弃用。最近，又有一种新的颅下径路被提出，这条新的手术径路可以更好地暴露颅前窝的手术视野，同时不需回缩大脑，对于面部骨骼的长期生长几乎没有影响[20-22]。关于鼻内镜下切除鼻内或颅内肿物的描述相对较新，一项近期基于证据的综述列出了 5 项研究，在 5 项研究中共计 8 名患者均完成了完整的手术切除[4]。延伸的鼻内手术

入路在处理成人和儿童患者的颅内病变的经验表明，中线鼻肿物也可以通过微创的手术方式达到和传统手术切口一样的效果[23]。在皮肤受累的患者中，内镜结合小范围中线垂直切口可以清除外瘘口和鼻内窦道（图 27-3 和图 27-4）[4]。

（三）鼻部胶质瘤和脑膨出

1. 流行病学　鼻部胶质瘤和先天性脑膨出都是罕见的中线鼻肿物。在既往的英文文献中只报道过 250 例鼻部胶质瘤，男女比例为 3∶2，目前为止没有已知的家族聚集性[24]。与西方国家相比（1∶40 000），东南亚患儿脑膨出的发病率在上升（1∶5000 新生儿），尽管地域分布的解释仍不明确[25]。脑膨出的位置分布在地理上也有所差异，西方国家常见于枕骨，而东南亚国家常见于颅顶 / 鼻骨[26]。

2. 病理生理学　关于鼻部胶质瘤和脑膨出的发病机制已经有所描述，脑膨出理论是最被广泛接受的。这一理论将鼻部胶质瘤和脑膨出的形成归咎于前神经孔未闭合以及硬脑膜憩室未及时回纳。在胚胎发育期，硬脑膜通过额盲孔或鼻额囟向前突出。在脑膨出的情况下，颅内组织通过额盲孔或鼻额囟突入颅外，从而保持与中枢神经系统之间的交流。与此相反的，鼻部胶质瘤是隔离开的脑膨出，其中脑实质由于妊娠期颅穹顶的提前闭合而发生颅外异位[24, 27]。在多达 20% 的患者中，在鼻部胶质瘤和颅内间隙之间仍然存在纤维结构并保持两者之间的交流（图 27-5）[27]。鼻外神经胶质瘤是通过鼻额囟突出形成，鼻内神经胶质瘤是通过额盲孔形成并隔离在鼻前空间内。胶质瘤一词并不准确，因为这意味着一个真的肿瘤。由于胶质瘤没有肿瘤的特征并且常发育成孤立的神经胶质组织块，因此现在更广泛的被称之为鼻神经胶质 / 脑组织异位[2]。

3. 分级　先天性脑膨出的分级是根据内容物和

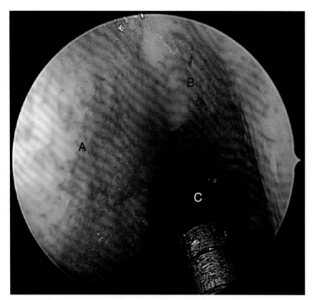

▲ 图 27-3 鼻窦皮样囊肿术前鼻内镜下表现

术前鼻内镜下可见左侧鼻腔鼻皮样囊肿对应区域的鼻中隔上部（A）及鼻穹窿顶部的形态饱满

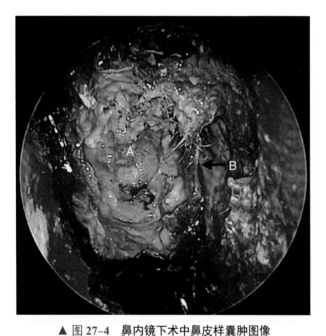

▲ 图 27-4 鼻内镜下术中鼻皮样囊肿图像

术中经左侧鼻腔鼻皮样囊肿鼻内镜下图像，病变的前部已经开放，病变（A）由毛囊和腺体构成。囊肿周边的复层鳞状上皮（B）清晰可见

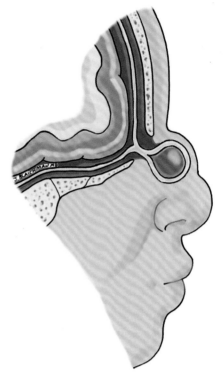

▲ 图 27-5 鼻部神经胶质瘤

插图展示纤维束通过前颅底缺损部位连接鼻部胶质瘤与颅内

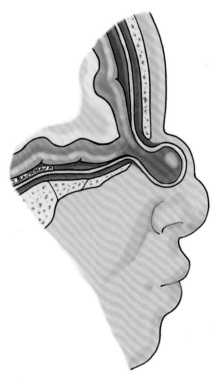

▲ 图 27-6 鼻部脑膨出（红色部分），插图展示充满脑脊液漏的囊对应的脑膨出与相关的颅前窝底缺损

颅底缺陷部位而定，脑膨出是一个概括性的术语，系指由于颅底缺损而导致颅内内容物突出，脑脊膜膨出指脑膜伴随脑脊液的突出；脑膜脑膨出指脑膜、脑实质、脑脊液以及脑室的突出（图 27-6）。最为广泛使用的按照部位分类将脑膨出分为枕部、额 / 鼻部（亦称为额筛部）或基底部脑膨出。在西方国家，枕

部脑膨出占据了发病的大多数（75%），而额部（15%）和基底部（10%）则较为少见。额部脑膨出外露于面中部，根据部位又进一步被分为鼻额部（通过额盲孔和鼻额囟两个位置突出），鼻筛部（通过额盲孔到达鼻前空间）以及鼻眶脑膨出，其中鼻额部亚型最常见（多达 60%）[28]。基底部脑膨出最常见于鼻内，可分为跨筛骨（通过筛板）、蝶筛部（通过蝶筛联合处）、蝶上颌部（通过蝶骨体和蝶骨大翼进入翼腭窝）和蝶眶部（通过眶上裂）等[25]。鼻部胶质瘤可被分为鼻外型（60%）、鼻内型（30%）以及混合型（10%）[2]。

4. 临床表现 鼻部神经胶质瘤出现在颅外时，可表现为眉弓间坚硬、不可压缩、光滑的皮下肿物[28]。由于其表面呈现蓝色并且有毛细血管扩张表现，因此在临床上很容易被误诊为血管瘤或血管畸形[27]。鼻内神经胶质瘤鼻腔内表现为一灰白色息肉样肿物，多起源于中鼻甲腋的鼻腔外侧壁[24]。鼻部神经胶质瘤和脑膨出临床症状不同，前者由于缺乏和颅内腔室的沟通，因此其大小不受增加颅内压动作的影响（Valsalva 动作、咳嗽、哭、Furstenberg 征）[27]。

脑膨出的临床表现取决于颅底缺损的部位，前额部脑膨出的典型表型是鼻额缝突出一面部中央的肿物，沿鼻骨和软骨交界处或内眦区域的鼻部外侧壁生长，可能出现鼻根部增宽[15]。像鼻内神经胶质瘤一样，基底部脑膨出可能类似于鼻息肉，但它们通常起源于中鼻甲内侧。由于新生儿期的鼻呼吸特性，基底部脑膨出或鼻内神经胶质瘤可以表现为上气道阻塞或呼吸窘迫[25]。

5. 影像学 MRI 是鼻部神经胶质瘤和脑膨出初步评估的首选影像学检查方式。就脑膨出而言，MRI 除了可以检查相关的颅内异常以外，还能够确定疝内容物的范围和性质[28]。突出的脑组织和正常脑组织是等信号的，尽管由于神经胶质瘤和周边的脑脊液可能出现 T_2 加权像的高信号表现[2]。疝内容物与颅内组织的连接是诊断的关键[15]。除了缺乏与颅内的连接，鼻部神经胶质瘤的 MR 特征与脑组织是类似的。

高分辨率 CT 对于骨性结构以及颅底缺损的显示补充了上述 MRI 的不足[29]。在婴幼儿患者当中，CT 检查的局限性此前已经有所阐述，在这个年龄阶段中，由于颅底未完全骨化，因此可能导致对于颅底缺陷的错误解读。三维 CT 重建对于手术计划的制订

以及术前家庭咨询很有帮助[30]。

最后，彩超对于鉴别鼻外神经胶质瘤（舒张期血液流速慢）和包括血管瘤在内的血管畸形（舒张期血液流速快）方面有一定的价值，特别是在增生期[15, 31]。

6. 组织学 由于构成鼻部神经胶质瘤和脑膨出的成分主要是神经胶质组织，因此从组织学来区分这两种病变有一定的难度[29]。当存在软脑膜、室管膜或脉络丛等结构时，其组织学特征更符合神经胶质瘤的诊断[27]。如果不存在上述结构，那么诊断应当建立在临床表现和影像学检查的基础上[24, 29]。

7. 外科治疗

(1) 首要手术原则：手术治疗是鼻部神经胶质瘤和脑膨出的主要治疗手段，然而理想的手术时机目前仍未明确，需要紧急手术的情况包括完全的鼻腔阻塞，活动性脑脊液漏，明显的皮肤缺损和（或）溃疡，以及包括颅内扩散在内的感染性并发症[25]。到目前为止，既往的研究中依然缺乏足够的证据量化先天性脑膨出患者发生脑膜炎的长期风险，一个病例数较少的研究表明在没有脑脊液漏的情况下风险很低[32]。这种情况通常发生在枕叶和基底部脑膨出，因为这两种脑膨出通常都有完整的皮肤或表皮层，从而在颅内空间与外部非无菌环境之间形成一个屏障。当面部骨骼受到疾病影响时需要早期干预，推迟手术可能加重面部畸形[25]。在文献中存在一些争论，有作者认为足够大或者位置靠前的基底部脑膨出，如果不及时干预同样可能造成颅面部变形[32]。

剩余的病例应该在幼儿时期及时处理，尽管文献报道中对于确切的年龄依然存在争议，从 3 个月至5 岁[26, 32, 33]。关于延迟的原则包括允许足够的面部生长，尤其是在计划使用鼻内镜手术方案时。这增加了鼻孔和远端的操作空间，使得鼻内镜入路更加可行。同时也保证了儿童更适合耐受术中出血和全身麻醉相关的生理变化[26, 32]。

这些病变的广泛性质决定了我们与神经外科同事的两组治疗方法，这与世界上绝大多数颅底外科中心的耳鼻咽喉科医生与神经外科医生现在的关系一致。与神经科影像专家的密切交流在确定病变性质以及相关颅底缺损等方面至关重要，这样可以为疾病制订最合适的手术计划。鞘内注射荧光素可以提高识别多发性和（或）隐匿性脑脊液漏的可能性，因此可以弥补儿童神经影像学检查的不足之处。无

论是在成人还是儿童中，荧光素剂量使用正确的情况下这项检查是很安全的[34]。

首要的手术目标是创造手术空间，充分暴露手术视野以便完成切除病变，同时需要考虑术后美容的效果，包括任何面部畸形的矫正。切除疝或隔离的脑组织不会增加神经功能损伤的风险，因为它们当中不包含正常功能的脑实质。然而，经蝶骨的脑膨出由于可能含有重要的结构（海马、视神经或者部分 Willis 环），因此应尽量避免或不切除[35]。

(2) 手术路径：鼻部胶质瘤和脑膨出的手术治疗方法与鼻皮样囊肿的手术治疗方法相似，无论是传统外部手术还是鼻内镜的手术方法此前均有所提及，病变的位置以及病理范围最终将决定更合适的手术方法。鼻外神经胶质瘤通常优先使用开放的鼻整形术进行切除，开放手术可以有更好的手术视野，并因瘢痕位置分散而有良好的美容效果。对于特别大的病变或有明显突起边缘的病变可能需要中线垂直或者双侧切口。鼻骨切开术深达鼻骨并延伸至颅前窝底，可以有效地扩大手术视野，尤其是在有纤维束连接瘤体和脑组织时[24]。鼻内神经胶质瘤越来越多的使用单纯鼻内镜入路，包括任何颅内成分，使用和其他颅底病变的扩大鼻内镜治疗的相同原则。这一手术入路的优点是避免瘢痕形成，保留正常的面部结构，但是切除并不完整[29]。先天性脑膨出的手术入路十分类似，前额部鼻外脑膨出通过双侧切除，而鼻内部分病变通过鼻内镜切除。近年来，随着鼻内镜入路在颅内切除和修复与先天性脑膨出相关的颅底缺损方面越来越被接受和推广，这也是我们所观察到的文献当中的一个变化。内镜下重建方法有很多，包括游离皮瓣移植（如阔筋膜）和带蒂血管蒂黏膜瓣（如鼻中隔瓣、下鼻甲瓣)[24, 25, 32, 34, 36]。

（四）儿童额窦炎的颅内并发症

1. 流行病学 鼻窦炎继发的颅内感染非常罕见，大多数与急性额窦炎有关[37-39]。据报道，鼻窦源性并发症的发病率为 3%～17%[40-42]，一个最大的儿科急性鼻窦炎病例报道中，其报告颅内并发症发生率为 3%[43]。11—15 岁的未成年人似乎是感染概率最高的患者群，然而具体的机制仍不明确[38, 40, 44, 45]。部分作者推测，由于额窦内板障静脉的数量达到了高峰，导致血源性的颅内感染[46]。在这部分人口统计学组中，如果患者存在明显的额窦受累，特别是在上部或上外侧发生眶骨膜下脓肿时，急性鼻窦炎并发的颅内和眼眶并发症发生率增加[42]。

2. 病理生理学 起源于鼻窦的颅内感染扩散发生机制有 2 种，即直接扩散或血源性扩散（逆行性血栓性静脉炎）。感染的直接扩散可能通过预先形成的途径播散，如颅底开裂（先天性或创伤性），或现有的孔洞及骨髓炎引起的骨坏死导致额窦后壁骨质的破坏[44]。与其他鼻窦炎相比，感染的直接扩散在颅内感染中更为常见[47]。

额窦炎的颅内血源性扩散是由于丰富的无瓣膜静脉系统（也被称为 Bechet 丛），它将窦腔黏膜血管和颅内静脉系统连接起来。由于有上述血管交通的存在，起源于额窦黏膜静脉的血栓性静脉炎可以逆行至颅内静脉、硬脑膜静脉窦、硬膜下静脉和大脑静脉[44, 47]。

3. 微生物学 鼻窦炎源性鼻内感染的微生物学研究已经较为成熟，对这种并发症的微生物性质的描述有一个整体的认识[47]。厌氧菌、需氧菌及微量需氧菌通常与链球菌、流感嗜血杆菌和厌氧菌分离，是最常见的致病菌[44]。米氏链球菌是一种常见于口腔、口咽部和鼻咽部的微生物，近年来被多篇文章引用为颅内鼻窦源性病变最常见的病原体，引起了广泛的关注[48-50]。在对鼻窦和相关颅内感染过程进行培养的一些研究中，可以看到与恢复的微生物群总体一致[51]。

4. 临床检查与治疗策略 鼻窦炎常常被忽略其作为颅内感染的源头，部分原因是这种并发症比较罕见、非典型的鼻窦炎症状、非特异性的临床表现以及抗生素的前期应用[40]。当出现神经系统相关体征时，往往预示着预后不良[48]。因此，影像学检查是诊断和检查颅内窦源性并发症的重要工具。一些作者主张使用 CT 诊断颅内并发症，与此同时可以获取鼻窦的影像，从而确定潜在的感染来源[40]。由于既往报道中 CT 较低的灵敏度以及术前检查漏诊率较高，也有学者对于 CT 检查持谨慎的态度。术前 CT 检查在多达 50% 的患者中出现了颅内感染的漏诊[42]。因此，如果最初确定为颅内感染，除了评估治疗反应以外，如果依然高度怀疑，建议行连续 CT。和 CT 相比，有研究阐述了 MRI 具有更好的灵敏度，同时对于颅内感染灶的边界显示更为清晰[42, 52, 53]。然而，MRI 也存在不足，例如，儿童需要镇静、额外的检查费用、较多的检查禁忌证等[42]。

窦源性颅内并发症需要包括微生物学家、耳鼻咽喉科医师、神经外科医师以及神经放射科医师在内的多学科专家共同制订治疗策略。近年来，随着鼻内镜下鼻窦手术和颅底手术的出现，手术治疗策略已经有了很大的发展。虽然这种性质的感染性并发症以往仅仅通过神经外科开颅处理，但鼻内镜经鼻入路越来越多的单独或联合神经外科入路处理并发症。在最近的一篇综述中，结合文献出版的时间进行亚组分析后发现，与早先的文献报道相比，近期的研究中使用功能性鼻内镜手术来处理窦源性颅内并发症的比例逐渐增加[39]。

尽管微创手术在儿童窦源性颅内并发症的处理上很有吸引力，但对于鼻内镜下鼻窦手术在本疾病的手术确切作用和相关性上，文献中仍然存在一些争议。在一项单中心关于儿童窦源性脓肿的回顾性队列研究中，Garin 等回顾了他们 2 年中的手术疗效。在这个系列中，根据影像学的结果，额窦再次被认为是颅内感染的解剖学来源。尽管样本量不大（ *n*=17 ），基于脓肿的部位（硬膜下或硬膜外），作者强调了神经外科手术方案和鼻窦手术治疗方案的显著差异。在硬膜下脓肿的患者中，开颅手术比鼻窦手术效果好得多。作为首选外科径路，它的成功率达到了 100%，而其他的手术径路成功率仅仅为 14%。当所有的手术径路都考虑在内时，开颅手术成功率达到 88%，其他的技术成功率仅仅为 25%。在硬膜下脓肿的患者中，即使脓肿范围有限，鼻内镜手术的成功率依然不高。基于上述数据，作者不提倡单独使用鼻内镜手术处理硬膜下脓肿，而建议使用开颅手术作为主要治疗手段。尽管如此，作者也认为功能性内镜鼻窦手术作为硬膜下脓肿的辅助治疗手段有一定的优点，即可以获得细菌样本。就硬膜外脓肿而言，功能性内镜鼻窦手术被认为优于开颅手术，尤其是在采用 Draf Ⅲ 型手术后可以对脓液进行鼻内镜直视下引流的情况。如果上述不可行则可以使用开颅手术。有趣的是，额窦引流或闭塞对手术效果并无影响[54]。

DelGaudio 等的回顾性综述中淡化了功能性内镜鼻窦手术在窦源性颅内并发症手术治疗中的相关性。在一个 23 名多数为儿童患者（中位数年龄为 14 岁）的队列研究中，急性额窦炎再一次成为了颅内感染最重要的诱发因素。对于颅内小脓肿（＜1cm）的患者中，功能性内镜鼻窦手术联合静脉药物治疗作为

首选治疗策略并没有改变后续开颅手术的需要。超过 80% 的患者前期解决了鼻窦病变，但后期由于颅内病变的持续或加重依然经历了开颅手术。作者基于此观察的基本原理涉及血源性颅内并发症中感染的血源性颅内扩散，从而排除了旨在建立鼻窦手术引流的干预措施的任何直接益处。由于严重的炎症和出血等紧急情况采取的功能性内镜鼻窦手术的数据和挑战令人失望，作者认为，在处理鼻窦源性颅内并发症时，功能性内镜鼻窦手术的应用条件有限。作者指出，当窦内炎症直接扩散至颅内空间时，功能性内镜鼻窦手术是具备适应证的。其他符合功能性内镜鼻窦手术适应证的情况还包括神经外科医生充分干预后依然持续或复发性的颅内感染，经过持续的内科治疗后持续存在慢性鼻窦炎源性的颅内感染。对于没有颅底缺损的颅内小脓肿（＜1cm）同时没有神经系统症状，作者推荐采用保守药物治疗（静脉应用抗生素和鼻用减充血剂）作为首选治疗方案，同时配合功能性内镜鼻窦手术并没有更好的治疗效果[55]。这项研究一个明显的不足是没有基于颅内感染的性质和位置的其他治疗亚组进行对比。硬膜下脓肿是这一队列中最常见的并发症（43%），在此前的研究中已证实功能性内镜鼻窦手术作用有限[54]。这是否可以作为支持功能性内径鼻窦手术治疗颅内感染的证据尚不清楚。

也有一些作者倾向于使用功能性内镜鼻窦手术联合开颅手术这种激进的处理方法。作者认为这一方法在使用内镜控制感染来源以及获取微生物样本中可以清理颅内感染。在一项历时 5 年由 27 名儿童组成的队列研究中，大多数患儿在初次发病时，外科医师习惯于采用功能性内径鼻窦手术联合开颅手术进行治疗。功能性内径鼻窦手术的适用性较大，从小的鼻道窦口复合体清理联合额窦环钻，到包括对病变鼻窦的完全清理及建立引流通道，这当中，额窦是最常见的部位。有趣的是，经历联合入路手术的患者恢复比单一鼻内镜手术要快，恢复期更短，从这个角度来说，似乎激进的鼻内手术方法效果更好。和联合入路手术相比，无论单独鼻内手术或者开颅手术，后续需要神经外科干预的概率更大。综上所述，本研究强调了神经外科引流是治疗窦源性颅内感染的主要手段，如果再配合鼻内镜手术，可获得更好的疗效。图 27-7 总结了先天性额窦病理的胚胎学和解剖学基础。

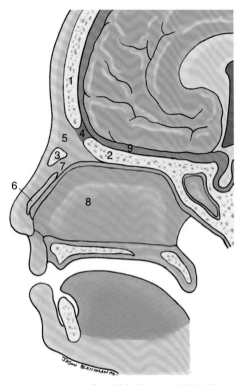

▲ 图 27-7　鼻和前颅底的胚胎解剖学

1. 额骨；2. 筛骨；3. 鼻骨；4. 盲孔；5. 鼻额囟；6. 鼻软骨；7. 鼻前区；8. 鼻背囊；9. 硬脑膜

结论

先天性中线鼻肿物代表了由于前神经孔发育异常导致的一系列罕见病，理解疾病发生的胚胎学基础对于疾病的临床表现和后期干预至关重要。耳鼻咽喉科医生和颅底外科医生在多学科工作中扮演着重要的角色，他们负责疾病的诊断、临床检查以及后续的治疗。在最后的文献中，我们注意到疾病外科治疗的进展，除了重建相关的颅底缺损，内镜手术方法越来越多的应用于切除鼻内和颅底的病变。

在青少年中，急性额窦炎是颅内感染最重要的致病因素。这一并发症所导致的神经系统后遗症和死亡的可能性要求能够早期诊断并使用文献中介绍的治疗方法进行干预。尽管神经外科引流在这种感染性并发症的初始手术治疗中仍然是至关重要的，但在某些情况下，联合鼻内镜入路被证实是可以互补的。尽管如此，后续仍然需要更进一步的研究探讨功能性鼻窦内镜手术的介入时间和适用人群。

参 考 文 献

[1] Krakovitz PR, Koltai PJ. Neonatal nasal obstruction. NeoReviews. 2007;8:e199–205.

[2] Baxter DJ, Shroff M. Congenital midface abnormalities. Neuroimaging Clin N Am. 2011;21(3):563–84. vii-viii

[3] Rohrich RJ, Lowe JB, Schwartz MR. The role of open rhinoplasty in the management of nasal dermoid cysts. Plast Reconstr Surg. 1999;104(5):1459–66; quiz 67; discussion 68

[4] Pinheiro-Neto CD, Snyderman CH, Fernandez-Miranda J, Gardner PA. Endoscopic endonasal surgery for nasal dermoids. Otolaryngol Clin N Am. 2011;44(4):981–7, ix

[5] Denoyelle F, Ducroz V, Roger G, Garabedian EN. Nasal dermoid sinus cysts in children. Laryngoscope. 1997;107(6):795–800.

[6] Zapata S, Kearns DB. Nasal dermoids. Curr Opin Otolaryngol Head Neck Surg. 2006;14(6):406–11.

[7] Wardinsky TD, Pagon RA, Kropp RJ, Hayden PW, Clarren SK. Nasal dermoid sinus cysts: association with intracranial extension and multiple malformations. Cleft Palate Craniofac J. 1991;28(1):87–95.

[8] Paradis J, Koltai PJ. Pediatric teratoma and dermoid cysts. Otolaryngol Clin N Am. 2015;48(1):121–36.

[9] Hanikeri M, Waterhouse N, Kirkpatrick N, Peterson D, Macleod I. The management of midline transcranial nasal dermoid sinus cysts. Br J Plast Surg. 2005;58(8):1043–50.

[10] Sreetharan V, Kangesu L, Sommerlad BC. Atypical congenital dermoids of the face: a 25–year experience. J Plast Reconstr Aesthet Surg. 2007;60(9):1025–9.

[11] Bloom DC, Carvalho DS, Dory C, Brewster DF, Wickersham JK, Kearns DB. Imaging and surgical approach of nasal dermoids. Int J Pediatr Otorhinolaryngol. 2002;62(2):111–22.

[12] Szeremeta W, Parikh TD, Widelitz JS. Congenital nasal malformations. Otolaryngol Clin N Am. 2007;40(1):97–112, vi–vii

[13] Heywood RL, Lyons MJ, Cochrane LA, Hayward R, Hartley BE. Excision of nasal dermoids with intracranial extension – anterior small window craniotomy approach. Int J Pediatr Otorhinolaryngol. 2007;71(8):1193–6.

[14] Herrington H, Adil E, Moritz E, Robson C, Perez-Atayde A, Proctor M, et al. Update on current evaluation and management of pediatric nasal dermoid. Laryngoscope. 2016;126(9):2151–60.

[15] Hedlund G. Congenital frontonasal masses: developmental anatomy, malformations, and MR imaging. Pediatr Radiol. 2006;36(7):647–62; quiz 726–7

[16] Pensler JM, Bauer BS, Naidich TP. Craniofacial dermoids. Plast Reconstr Surg. 1988;82(6):953–8.

[17] Huisman TA, Schneider JF, Kellenberger CJ, Martin-Fiori E, Willi UV, Holzmann D. Developmental nasal midline masses in children: neuroradiological evaluation. Eur Radiol. 2004;14(2):243–9.

[18] Posnick JC, Bortoluzzi P, Armstrong DC, Drake JM. Intracranial nasal dermoid sinus cysts: computed tomographic scan findings and surgical results. Plast Reconstr Surg. 1994;93(4):745–54; discussion 55–6

[19] Pollock RA. Surgical approaches to the nasal dermoid cyst. Ann Plast Surg. 1983;10(6):498–501.

[20] Kellman RM, Goyal P, Rodziewicz GS. The transglabellar subcranial approach for nasal dermoids with intracranial extension. Laryngoscope. 2004;114(8):1368–72.

[21] Goyal P, Kellman RM, Tatum SA 3rd. Transglabellar subcranial approach for the management of nasal masses with intracranial extension in pediatric patients. Arch Facial Plast Surg. 2007;9(5):314–7.

[22] Shlomi B, Chaushu S, Gil Z, Chaushu G, Fliss DM. Effects of the subcranial approach on facial growth and development. Otolaryngol Head Neck Surg. 2007;136(1):27–32.

[23] Khalili S, Palmer JN, Adappa ND. The expanded endonasal approach for the treatment of intracranial skull base disease in the pediatric population. Curr Opin Otolaryngol Head Neck Surg. 2015;23(1):65–70.

[24] Rahbar R, Resto VA, Robson CD, Perez-Atayde AR, Goumnerova LC, McGill TJ, et al. Nasal glioma and encephalocele: diagnosis and management. Laryngoscope. 2003;113(12):2069–77.

[25] Tirumandas M, Sharma A, Gbenimacho I, Shoja MM, Tubbs RS, Oakes WJ, et al. Nasal encephaloceles: a review of etiology, pathophysiology, clinical presentations, diagnosis, treatment, and complications. Childs Nerv Syst. 2013;29(5):739–44.

[26] Singh AK, Upadhyaya DN. Sincipital encephaloceles. J Craniofac Surg. 2009;20(Suppl 2):1851–5.

[27] Ajose-Popoola O, Lin HW, Silvera VM, Teot LA, Madsen JR, Meara JG, et al. Nasal glioma: prenatal diagnosis and multidisciplinary surgical approach. Skull Base Rep. 2011;1(2):83–8.

[28] Lowe LH, Booth TN, Joglar JM, Rollins NK. Midface anomalies in children. Radiographics. 2000;20(4):907–22; quiz 1106–7, 12

[29] Adil E, Robson C, Perez-Atayde A, Heffernan C, Moritz E, Goumnerova L, et al. Congenital nasal neuroglial heterotopia and encephaloceles: an update on current evaluation and management. Laryngoscope. 2016;126(9):2161–7.

[30] Schlosser RJ, Faust RA, Phillips CD, Gross CW. Three-dimensional computed tomography of congenital nasal anomalies. Int J Pediatr Otorhinolaryngol. 2002;65(2):125–31.

[31] Dasgupta NR, Bentz ML. Nasal gliomas: identification and differentiation from hemangiomas. J Craniofac Surg. 2003;14(5):736–8.

[32] Woodworth BA, Schlosser RJ, Faust RA, Bolger WE. Evolutions in the management of congenital intranasal skull base defects. Arch Otolaryngol Head Neck Surg. 2004;130(11):1283–8.

[33] Keshri A, Shah S, Patadia S, Sahu R, Behari S. Transnasal endoscopic repair of pediatric meningoencephalocele. J Pediatr Neurosci. 2016;11(1):42–5. https://doi.org/10.4103/1817–745.181249.

[34] Castelnuovo P, Bignami M, Pistochini A, Battaglia P, Locatelli D, Dallan I. Endoscopic endonasal management of encephaloceles in children: an eight-year experience. Int J Pediatr Otorhinolaryngol. 2009;73(8): 1132–6.

[35] Hoving EW. Nasal encephaloceles. Childs Nerv Syst. 2000;16(10–11):702–6.

[36] Nogueira JF Jr, Stamm AC, Vellutini E, Santos FP. Endoscopic management of congenital meningo-encephalocele with nasal flaps. Int J Pediatr Otorhinolaryngol. 2009;73(1):133–7.

[37] Lang EE, Curran AJ, Patil N, Walsh RM, Rawluk D, Walsh MA. Intracranial complications of acute frontal sinusitis. Clin Otolaryngol Allied Sci. 2001;26(6):452–7.

[38] Oxford LE, McClay J. Complications of acute sinusitis in children. Otolaryngol Head Neck Surg. 2005;133(1):32–7.

[39] Patel NA, Garber D, Hu S, Kamat A. Systematic review and case report: intracranial complications of pediatric sinusitis. Int J Pediatr Otorhinolaryngol. 2016;86:200–12.

[40] Ong YK, Tan HK. Suppurative intracranial complications of sinusitis in children. Int J Pediatr Otorhinolaryngol. 2002;66(1):49.

[41] Reid JR. Complications of pediatric paranasal sinusitis. Pediatr Radiol. 2004;34(12):933–42.

[42] Herrmann BW, Forsen JW Jr. Simultaneous intracranial and orbital complications of acute rhinosinusitis in children. Int J Pediatr Otorhinolaryngol. 2004;68(5):619–25.

[43] Lerner DN, Choi SS, Zalzal GH, Johnson DL. Intracranial complications of sinusitis in childhood. Ann Otol Rhinol Laryngol. 1995;104(4 Pt 1):288–93.

[44] Kombogiorgas D, Seth R, Athwal R, Modha J, Singh J. Suppurative intracranial complications of sinusitis in adolescence. Single institute experience and review of literature. Br J Neurosurg. 2007;21(6):603–9.

[45] Glickstein JS, Chandra RK, Thompson JW. Intracranial complications of pediatric sinusitis. Otolaryngol Head Neck Surg. 2006;134(5):733–6.

[46] Quraishi H, Zevallos JP. Subdural empyema as a complication of sinusitis in the pediatric population. Int J Pediatr Otorhinolaryngol. 2006;70(9):1581–6.

[47] Brook I. Microbiology and antimicrobial treatment of orbital and intracranial complications of sinusitis in children and their management. Int J Pediatr Otorhinolaryngol. 2009;73(9):1183–6.

[48] Patel AP, Masterson L, Deutsch CJ, Scoffings DJ, Fish BM. Management and outcomes in children with sinogenic intracranial abscesses. Int J Pediatr Otorhinolaryngol. 2015;79(6):868–73.

[49] Jones RL, Violaris NS, Chavda SV, Pahor AL. Intracranial complications of sinusitis: the need for aggressive management. J Laryngol Otol. 1995;109(11):1061–2.

[50] Fenton JE, Smyth DA, Viani LG, Walsh MA. Sinogenic brain abscess. Am J Rhinol. 1999;13(4):299–302.

[51] Brook I, Frazier EH. Microbiology of subperiosteal orbital abscess and associated maxillary sinusitis. Laryngoscope. 1996;106(8):1010–3.

[52] Germiller JA, Monin DL, Sparano AM, Tom LW. Intracranial complications of sinusitis in children and adolescents and their outcomes. Arch Otolaryngol Head Neck Surg. 2006;132(9):969–76.

[53] Felsenstein S, Williams B, Shingadia D, Coxon L, Riordan A, Demetriades AK, et al. Clinical and microbiologic features guiding treatment recommendations for brain abscesses in children. Pediatr Infect Dis J. 2013;32(2):129–35.

[54] Garin A, Thierry B, Leboulanger N, Blauwblomme T, Grevent D, Blanot S, et al. Pediatric sinogenic epidural and subdural empyema: the role of endoscopic sinus surgery. Int J Pediatr Otorhinolaryngol. 2015;79(10):1752–60.

[55] DelGaudio JM, Evans SH, Sobol SE, Parikh SL. Intracranial complications of sinusitis: what is the role of endoscopic sinus surgery in the acute setting. Am J Otolaryngol. 2010;31(1):25–8.

第28章 额窦炎医疗管理的最佳策略
Optimal Strategies in Medical Management of Frontal Sinusitis

Kristine A. Smith　Jeremiah A. Alt　Richard R. Orlandi　著

刘承耀　译　胡　蓉　校

一、背景

慢性鼻窦炎（chronic rhinosinusitis，CRS）是鼻腔鼻窦的一种炎症状态[1]。药物治疗是CRS治疗中必不可少的部分，其对于长期的症状控制和预防复发非常重要[2]。药物治疗的主要目标是减少鼻腔鼻窦黏膜炎症[2]。在CRS治疗中，针对额窦的治疗最为复杂，部分原因是抵达其解剖部位具有一定的挑战性。由于额窦位于前上位且额气房复杂多变（额气房可能部分或完全阻塞额隐窝）的影响，局部药物向额隐窝的递送有限[3, 4]。虽然内镜下鼻窦手术（ESS）可以改善额隐窝区的药物分布，但狭窄和复发仍较常见，且常需要长期的药物治疗[2, 5]。

越来越多的证据表明，CRS存在不同的内型和表型，其可对不同治疗的效果产生影响[6, 7]。目前，CRS的主要表型分两种，即伴鼻息肉（CRSwNP）和不伴鼻息肉（CRSsNP）的CRS[1, 4]。尽管两组表型的治疗存在交叉，但在某些部分又存在分歧，且并非所有疗法在这两组之间或组内同样有效[8]。随着CRS的发病机理逐渐明确，针对特定病理过程的药物正在开发中，以期提供更有效的、更满足患者个体化的治疗方法。

目前，有多种药物疗法可用于CRS的治疗，且许多创新疗法正在研究中。了解不同类型的疗法及其机理和作用，对于协助临床医生治疗额窦炎至关重要。本章的目的是回顾可用的药物疗法，明确这些疗法的最新依据及其在额窦炎治疗中的作用。

二、慢性鼻窦炎的药物治疗

CRS药物治疗主要包括盐水冲洗和局部鼻内糖皮质激素的使用[2, 4]。另外，全身疗法如口服皮质类固醇和抗生素，通常用于出现严重症状或疾病急性发作的患者。对于其他疗法（如变态反应疗法）的作用也进行了研究。随着对CRS病理生理学的进一步了解，科学家已开发出了极具创新性的生物治疗方法，目前正在研究中。这部分将回顾这些药物治疗方法。但是，其中的许多方法对额窦炎的具体影响尚未得到评估。下面将讨论它们在额窦炎具体治疗中的作用。表28-1详细列出了可用于CRS的药物疗法。

（一）局部鼻内治疗

1. 盐水冲洗　盐水冲洗是CRS最常见的治疗方式之一，其临床有效性已得到公认[2, 9]。鼻腔冲洗可通过去除黏液和环境刺激物来抑制炎症，同时有助于黏膜纤毛清除[2]。与局部鼻用皮质类固醇合用时，可改善疾病特异性生活质量量表评分，两者表现出协同效益[9, 10]。大容量盐水冲洗（>50ml）也将局部药物（如布地奈德）输送到鼻腔及毗邻部位黏膜。在额隐窝和额窦区域，大容量冲洗具有更好的渗透性[11]。目前，建议将其作为合理药物治疗（AMT）的一部分，即对所有CRS患者均推荐进行大容量盐水冲洗鼻窦[4, 12]。

2. 鼻用皮质类固醇激素　鼻用皮质类固醇激素是治疗CRS的主要方法。它可通过降低血管通透性、减少黏膜下腺内糖蛋白的释放以及降低黏液黏度来减轻鼻黏膜炎症[2, 10]。在CRS患者中的治疗中，鼻内皮质类固醇激素具有最高等级的证据支持[2]。可改善总体症状评分、改善生活质量和缩小CRSwNP患者息肉[10]。皮质类固醇鼻腔喷雾剂是鼻内皮质类固醇激素最常见的使用方式，并且有多种制剂可供选择；不同配方之间效价近似[2]。由于布地奈德的临床有效性已得到证实，且使用大量生理盐水冲洗作为

表 28-1　慢性鼻窦炎的药物治疗			
	推　荐		额窦炎
	CRSwNP	CRSsNP	
局部鼻内治疗			
盐水冲洗	推荐[a]	推荐[a]	为提高额隐窝递送率采用高流量冲洗或滴鼻法
局部鼻内皮质类固醇	推荐[a]	推荐[a]	
局部抗生素	推荐反对	推荐反对	—
局部抗真菌药	推荐反对	推荐反对	—
麦卢卡蜂蜜	不推荐	不推荐	—
表面活性剂	不推荐	不推荐	—
木糖醇	不推荐	不推荐	—
药物洗脱支架	选择性治疗	选择性治疗	可能改善额隐窝通气引流并取得短期效果
全身性治疗			
全身性皮质类固醇	推荐[a]	推荐[a]	可能改善额隐窝通气引流从而提高局部治疗药物的输送
全身性抗生素			
短期抗生素	选择性治疗	推荐[a]	—
长期抗生素	选择性治疗	推荐[a]	—
白三烯受体拮抗剂	选择性治疗	不推荐	—
过敏治疗[b]			
抗组胺	选择性治疗[b]	选择性治疗[b]	—
过敏免疫治疗	选择性治疗[b]	选择性治疗[b]	—
阿司匹林脱敏	选择性治疗[b]	不推荐	—
生物治疗			
抗 IgE 治疗	选择性治疗	不推荐	—
抗白介素 5 治疗	选择性治疗	不推荐	—
抗白介素 4 治疗	选择性治疗	不推荐	—

引自《过敏和鼻科学国际共识声明：鼻 – 鼻窦炎》并做了修改[4]

推荐：常规的 CRS 治疗中推荐的治疗方法

推荐反对：常规的 CRS 治疗中部推荐的治疗方法

选择性治疗：可能应用于个体化病例

不推荐：作为推荐或反对的治疗方法均证据不足

CRSwNP. 慢性鼻窦炎伴鼻息肉，CRSsNP. 慢性鼻窦炎不伴鼻息肉

a. 作为合理药物治疗推荐的一部分

b. 合并过敏的患者可以考虑

载体可使其在鼻窦中的分布得到改善，因此布地奈德的超说明书使用变得越来越普遍[13, 14]。尽管尚未完全评估这种递送方法的安全性，但最近的研究表明其长期使用的风险很低[13]。鼻内滴剂是将皮质类固醇应用于鼻腔的另一种方法；与鼻腔喷雾剂相比，其在额隐窝区处的渗透性更好[11, 15]。由于改善了额隐窝区域的药物渗透性，大剂量冲洗和滴鼻剂在额窦炎的治疗中尤其有效[15]。强烈建议使用局部鼻内皮质类固醇激素作为 CRSwNP 和 CRSsNP 合理药物治疗的一部分。

3. 局部抗生素　局部抗生素使用可为鼻腔鼻窦黏膜提供更高的药物浓度，且不会存在全身用药相关风险[2]。虽然在常规 CRS 的治疗中，几乎没有证据支持局部抗生素的使用[2, 4]，但局部抗生素的使用可能对某些 CRS 患者有效。已有证据表明，在金黄色葡萄球菌培养阳性的 CRSsNP 患者中，使用莫匹罗星（Mupirocin）冲洗可以改善 CRS 症状[2]。包括合并囊性纤维化或免疫缺陷患者在内的难治性 CRS 患者也可从局部抗生素的使用中获益[2]。目前，有证据表明，在治疗 CRS 时不建议"常规"使用局部抗生素。但是，局部抗生素可能在某些难治性 CRS 病例中有效[1, 2, 4]。

4. 局部抗真菌药　鼻窦内的真菌定植十分普遍[16]。真菌定植在 CRS 的病理生理中所起的作用尚不清楚，相关研究仍在进行中[4, 16]。有观点认为某些真菌群会引起炎症，将其清除可能有助于控制 CRS，因此有临床研究通过使用局部抗真菌药（如两性霉素 B）对真菌进行根除。但是，对大多数 CRSsNP 和 CRSwNP 患者来说，这些试验并未显示出任何临床益处[2, 4]。小部分过敏性真菌鼻窦炎患者可能会从中受益，但相关证据有限[4]。目前，不建议在 CRS 的治疗中常规使用局部抗真菌药[1, 2, 4]。

5. 局部替代疗法　目前，已对 CRS 治疗中的几种药物治疗进行了评估，包括麦卢卡蜂蜜、表面活性剂及木糖醇[17]。表面活性剂通过充当黏液溶解剂而降低黏液黏度的双亲性分子。它们可能还能具有抗菌或抗生物膜特性[18]。婴儿洗发水就是一种表面活性剂，有时将其应用于鼻腔冲洗，可能会减少涕倒流症状，但可能会引起局部刺激症状[17]。麦卢卡蜂蜜是具有抗菌特性的天然蜂蜜，尤其是对葡萄球菌和假单胞菌生物膜作用明显[17]。尽管体外研究表明麦卢卡蜂蜜具有抗生物膜特性，但该数据尚未在严格的临床试验中得以重复[17]。木糖醇是一种具有

抗菌特性的糖醇，但关于其在鼻窦冲洗中可以减少细菌负荷并改善 CRS 特异性生活质量的证据有限[17]。关于这些替代疗法相关的潜在临床收益的数据较为有限。但它们可能对某些 CRS 患者有益，需要进一步研究以确定它们在 CRS 治疗中的作用。

6. 鼻内局部给药

(1) 给药方法的影响：鼻内局部药物的给药方法可分为大容量（>50ml）和小容量（<50ml）技术[15]。表 28-2 描述了可用的方法及其相应的鼻窦分布情况，以及为更好的递送到鼻窦所采用的最佳头部位置[11, 15]。小容量技术的药物分布通常局限于鼻腔，很少或根本没有递送至鼻窦[15]。大容量技术可显著改善药物向鼻窦的输送，且容量越大（即 240ml 鼻窦冲洗）越有效[15]。因此，建议使用大容量技术作为最佳给药方式[11]。

表 28-2　常用的局部给药方式

装　置	例　证	用药范围	头位选择
低容量[a]	滴鼻剂	• 鼻腔 • 嗅裂 • 筛顶 • 中鼻道	• 仰卧头后位 • 仰卧头低位 • 鼻部向上位
	鼻喷剂	• 鼻腔 • 中鼻道	
高容量[b]	NeilMed 鼻冲洗 Neti pot 洗鼻壶	• 鼻腔 • 筛窦 • 上颌窦 • 额窦 • 蝶窦	低头向前位

a. <50ml

b. >50ml

(2) 头位的影响：通常认为头位是影响局部鼻窦给药的重要因素[15]。在小容量冲洗给药时，头位对药物在鼻窦内分布的影响最大[11]。在使用这些给药装置时，仰卧头低位 / 仰卧头后位 / 鼻部向上位等体位能使药物达到最大的分布面积，且可能改善嗅裂区和额隐窝的药物分布情况[11]。低头向前位可对包括额窦在内的所有鼻窦产生最佳的给药效果[11, 15]。因此，建议将大容量输送方法与低头向前位结合起来，作为最佳的给药头部位置。当使用小容量技术

时，采取鼻部向上位可改善其给药效率[11, 15]。

(3) 内镜下鼻窦手术的影响：ESS 的目标之一是开放鼻窦，便于局部鼻内给药。ESS 是影响药物在鼻窦分布和渗透的最重要因素[11]。在未经手术的鼻窦中，药物在鼻窦的分布是不连续且有限的。ESS 术后，鼻窦内药物的分布明显改善，额窦尤为显著[11]。ESS 下鼻窦的开放程度也影响药物的分布。例如，与 Draf ⅡA 型相比，Draf Ⅲ 型可以使局部药物更好地渗透到额隐窝区域[15, 19]。通常情况下，随着额隐窝解剖开放程度的增加（即 Draf Ⅰ 型至 Draf Ⅲ 型），局部鼻用药物进入额窦的渗透性也增加[11, 20]。对于将药物输送到额窦作为主要治疗目标之一的患者，临床医生在决定 ESS 中额隐窝开放程度时，应考虑这些因素。

（二）全身疗法

1. 全身性皮质类固醇激素　全身性皮质类固醇激素通常用于 CRS 急性加重和严重的难治性 CRS，且有助于减少 CRSwNP 患者的息肉大小[2]。短期内使用全身性皮质类固醇激素（＜3 周）可减小 CRSwNP 患者的息肉大小、改善疾病特异性生活质量并改善鼻部症状[2]。但是，这些症状改善的持续时间不会超过疗程应用后 3～6 个月[21]；且对于 CRSsNP 患者的潜在益处尚存争议[2]。短疗程反复使用和长疗程使用全身性皮质类固醇激素与不良事件发生风险显著相关[2, 4]。权衡全身性皮质类固醇的风险和收益是 CRS 治疗中的一项持续挑战。现有的最佳证据表明，它们确实可以在短期内改善 CRSwNP 患者的症状严重程度和生存质量[21, 22]。全身性皮质类固醇在 CRSsNP 患者中是否应常规使用仍存在争议，部分原因是为缺乏对这一类人群的相关研究[4]。全身性皮质类固醇激素的使用应根据具体情况具体分析，谨慎权衡风险和收益，并建议患者共同参与治疗的决策。

2. 全身性抗生素　过去，全身性抗生素的使用在 CRS 的药物治疗中占很大比例。由于目前已阐明 CRS 的基本病理生理学特点，即 CRS 主要是一种非感染性炎症疾病，因此在 CRS 的治疗中使用全身性抗生素的情况有所减少[17]。全身性抗生素的使用有两种方式，即短期和长期使用抗生素[2]。短期抗生素通常由根据培养结果选择特异性抗生素或广谱抗生素，持续时间少于 4 周。关于短期抗生素使用与否的证据相互矛盾，但在合并活动性黏膜化脓性炎症改变的 CRS 患者中，倾向于支持使用短期抗生素[2, 4]。

长期抗生素是指长期使用（超过 12 周）具有抗炎特性的抗生素（如大环内酯类抗生素）；现有证据表明其使用仅限于 CRSsNP 患者。长期抗生素的使用与症状评分改善及生存质量评分改善有关，这些评分的改善在完成治疗后可持续 3 个月[2, 4]。与全身应用皮质类固醇激素类似，短期和长期使用抗生素均存在风险，应根据具体情况具体分析，仔细考虑是否使用抗生素。

3. 白三烯抑制剂　白三烯是一类炎症介质，其通过加重血管扩张、黏膜水肿、嗜酸性粒细胞浸润及炎症反应等在 CRS 的病理生理中起重要作用[17]。与 CRSsNP 相比，其在 CRSwNP 的发病过程中可能发挥更重要的作用。白三烯抑制剂（LTA）是一类可阻止白三烯与其各自的受体结合（Montelukast，孟鲁司特），或抑制白三烯的产生（Zileuton，齐留通），从而减少级联炎症反应的药物[2, 4]。它们主要用于严重、无法控制的哮喘患者。在 CRSwNP 患者中使用 LTA 进行治疗有助于改善鼻部症状，某些 CRSwNP 患者可以考虑使用 LTA[2, 4]。

（三）过敏治疗

约 20%～60% 的 CRS 患者患合并变应性鼻炎[17]。过敏是否在 CRS 的发病机制中发挥作用尚不清楚[4]。但是，对一种变应原明显过敏的患者应用进行抗过敏治疗时，其生存质量评分有所改善。因此，在 CRS 患者中，共病过敏的确认和治疗亦是 CRS 治疗的一种选择[4]。

1. 抗组胺治疗　局部和全身性抗组胺药可通过减少组胺的释放来减轻炎症[17]。此类药物可通过降低血管通透性、减少血管舒张和黏液生成改善鼻部症状[2]。并发过敏症状的 CRS 患者推荐使用抗组胺药[2]。而没有合并过敏的 CRS 患者，则不推荐使用。

2. 过敏免疫疗法　目前，免疫疗法已成为治疗过敏性疾病的有益选择。尽管已有过敏阻断剂和抗组胺药可供使用，但对于存在具有持续症状的中重度过敏性鼻炎患者，建议使用过敏免疫疗法。此外，计划使用免疫疗法的患者必须有明确的证据证明其存在特异性免疫球蛋白 E（IgE）介导的临床相关的过敏原反应。皮下免疫疗法（SCIT）和舌下免疫疗法（SLIT）是使患者暴露于剂量递增的相应过敏原，从而下调对于相应过敏原的免疫反应[17]。作为针对并发过敏治疗的一部分，免疫疗法可能对某些患有严重难治性过敏性疾病的 CRS 患者有效[2, 4]。

（四）阿司匹林脱敏

部分 CRSwN 患者患有阿司匹林不耐受（ASA），加重呼吸系统疾病（AERD）。有证据表明，此类患者行 ASA 脱敏可以改善相关的肺部疾病和鼻窦疾病症状、减少息肉复发、降低再次 ESS 手术率[4, 17]。脱敏之前必须进行彻底的肺部评估，因为 FEV_1（1s 内用力呼气量）小于 75% 的患者不应进行脱敏治疗[4]。进行 ASA 脱敏的理想时间是在手术切除鼻息肉后 4~6 周进行，目的是减少术后持续性炎症，最大限度地降低息肉复发率，并改善生活质量[4]。AERD 患者应考虑使用 ASA 脱敏，尤其对药物和手术治疗均无效的患者。

（五）生物疗法

随着对 CRS 病理生理学的逐步了解，各种炎症通路已被认定为生物疗法的可能靶向目标。其中一些炎症通路的发现促进了生物疗法的进展，并在 CRS 的治疗中显示出一定的优势。这些疗法将在随后讨论。值得注意的是，所有这些疗法均旨在针对 CRSwNP 中的炎症通路，但尚未在 CRSsNP 的治疗中进行验证。由于这些疗法极具创新性，只有很少的研究可以对其进行校验，因此尚无证据证明它们在治疗额窦炎方面的作用。

1. 抗免疫球蛋白 E（IgE）治疗　IgE 是导致肥大细胞活化的有效炎症介质，参与 CRS 的病理生理过程[2, 23]。高水平的血清 IgE 还与 CRS 患者的哮喘发作以及哮喘病史相关[23-25]。单克隆抗 IgE 抗体通过结合游离血清 IgE 以及降低肥大细胞、嗜碱性粒细胞和树突状细胞上 IgE 受体的可利用率而发挥作用，这导致一定程度的抗原"不敏感性"[23, 24]。两项有限的随机对照试验研究了奥马珠单抗（一种抗 IgE 抗体治疗药物）在 CRSwNP 患者中的疗效[23, 24, 26]；仅一项试验证明了该药物的临床益处，表现在客观测量（放射影像学和息肉大小）和患者结局（总症状和生存质量评分）两方面有轻度改善[2]。对于特定的 CRSwNP 患者亚组，抗 IgE 疗法仍然是一种前景可观的药物疗法，需要进行更多的研究来确定获益最大的人群。

2. 抗白介素 –5 疗法　超过 80% 的 CRSwNP 与嗜酸性粒细胞增多有关，特别是在阿司匹林过敏和有哮喘病史的患者中[25, 27]。白介素 –5（IL-5）介导嗜酸性粒细胞的生长、募集和激活，因此有研究认为其在 CRSwNP 的病理生理中起重要作用[25]。抗 IL-5 抗体可与游离 IL-5 结合，减弱嗜酸性粒细胞介

导的炎症，可诱导鼻息肉中嗜酸性粒细胞凋亡并减少组织中的嗜酸性粒细胞[2, 28]。两项规模较小的随机对照试验（RCT）研究了抗 IL-5 疗法治疗 CRSwNP 患者的效果，发现其可轻度改善血清嗜酸性粒细胞水平和息肉评分[27, 28]；但患者的症状评分或生存质量评分并无改善。尽管抗 IL-5 疗法可能对 CRSwNP 有所帮助，但在将其推荐为 CRSwNP 的常规治疗方案之前，还需要进一步研究。

3. 抗白介素 –4 疗法　白细胞介素 –4（IL-4）在 2 型辅助性 T 细胞介导的炎症中起重要作用，这与 CRSwNP 的病理生理有关[29]。IL-4 还能增强 CRS 中成纤维细胞的免疫反应[30-32]。Dupilumab 是针对 IL-4 受体（Rα）的 α 亚基的单克隆抗 IL-4 抗体，可抑制 IL-4 和 IL-13 的信号传导[33]。一项 RCT 研究了皮下注射 Dupilumab 对 CRSwNP 患者的影响，入选患者为使用鼻内皮质类固醇激素后仍继续有症状的 CRSwNP 患者[33]。研究结果发现患者的影像学评分和息肉评分有显著改善，同时患者的生活质量也得到了显著改善，这些影响在并发哮喘的患者中更为明显[33]。Dupilumab 似乎是一种很有前景的治疗药物。但仍需要通过大样本长期随访研究来更好地确定其在 CRSwNP 治疗中的作用。

三、适当的药物治疗

以上详细介绍了 CRS 药物治疗的方式。但并非所有的干预措施都适合所有的 CRS 患者。适当的药物治疗（AMT）是 CRS 治疗中的最新概念，旨在替代最大药物治疗（MMT）的概念[4, 12, 34]。MMT 指的是在进行外科手术干预之前穷尽药物治疗方案的治疗理念。而 AMT 则是在不延误内镜鼻窦手术时机的前提下权衡合理的药物治疗[4]。在《过敏和鼻科学国际共识声明：鼻 – 鼻窦炎》以及 Rudmik 等的研究中已对 AMT 进行了描述[4, 12, 34]。他们建议 AMT 应该由大剂量鼻腔冲洗和局部鼻内皮质类固醇激素组成，对于所有 CRS 患者至少持续应用 3~4 周[4]。特定的 CRS 表型（CRSsNP 和 CRSwNP）（译者注：此处原文有误，已修改）应在进行 AMT 的基础上接受其他定向治疗。CRSsNP 患者也应接受短期全身性治疗[12, 34]。CRSwNP 患者应接受短期的全身性皮质类固醇激素治疗（1~3 周）[12, 34]。经过一系列治疗后，如果患者仍有持续症状并有证实炎症存在的客观证据，则可行 ESS[35]。值得注意的是，有关 AMT

的建议并未涉及鼻窦炎的特定部位（如额窦炎）。目前，没有证据表明用于额窦炎的 AMT 应该偏离这些建议[35]。

四、额窦炎药物治疗注意事项

目前，尚无可推荐的针对额窦炎的药物治疗策略[4, 12, 34, 35]。考虑到相关的治疗风险，可以考虑个体化的短疗程（<3 周）口服全身性皮质类固醇激素[2]，可能能够减少额窦炎患者额隐窝的水肿和炎症，从而减轻额隐窝的阻塞程度。该策略还可以通过减少阻塞和促进局部鼻内用药的渗透性来改善药物到达额隐窝的输送。改善额隐窝区域的药物渗透率的给药方法，例如在低头向前位进行大量生理盐水冲洗或鼻部向上位进行鼻滴注，尤其适用于额窦区域病变的治疗[11, 15]。鼻内药物给药也与额隐窝的解剖有一定关系[21]。在以改善额窦给药为目的而行 ESS 的患者中，临床医生可能要考虑对额隐窝区域进行更大范围的开放。药物洗脱支架的初步研究数据表明其前景可观，手术时将其放置于相关部位可能会改善术后短期的预后[36]。如上所述，AMT 仍是 CRS 中额窦炎公认的、具有循证医学基础的药物治疗策略[12, 34]。但是，需要进行进一步的研究以确定上述的具体疗法是否在额窦炎的治疗中起独特作用。

结论

CRS 中的额窦炎较为特殊，其临床治疗仍面临严峻挑战。为获得较好的预后，无论在治疗的初始期还是维持期，药物治疗都是重要的组成部分。大量盐水冲洗和局部鼻内皮质类固醇激素应用是药物治疗的必要组成部分；此外，CRSsNP 和 CRSwNP 尚需其他不同的疗法辅助完成 AMT。其他可用的治疗选择很多，可以考虑通过个体化治疗逐步优化 CRS 治疗。尽管平衡这些治疗的风险和收益可能很困难，但患者在药物治疗联合 ESS 和辅助治疗下，症状明显改善。

参考文献

[1] Fokkens WJ, Lund VJ, Mullol J, Bachert C, Alobid I, Baroody F, et al. EPOS 2012: European position paper on rhinosinusitis and nasal polyps 2012. A summary for otorhinolaryngologists. Rhinology. 2012;50(1):1–12.

[2] Rudmik L, Soler ZM. Medical therapies for adult chronic sinusitis: a systematic review. JAMA. 2015;314(9):926–39.

[3] Lee WT, Kuhn FA, Citardi MJ. 3D computed tomographic analysis of frontal recess anatomy in patients without frontal sinusitis. Otolaryngol Head Neck Surg. 2004;131(3):164–73.

[4] Orlandi RR, Kingdom TT, Hwang PH, Smith TL, Alt JA, Baroody FM, et al. International consensus statement on allergy and rhinology: rhinosinusitis. Int Forum Allergy Rhinol. 2016;6(Suppl 1):S22–209.

[5] DeConde AS, Smith TL. Outcomes after frontal sinus surgery: an evidence-based review. Otolaryngol Clin N Am. 2016;49(4):1019–33.

[6] Kalish L, Snidvongs K, Sivasubramaniam R, Cope D, Harvey RJ. Topical steroids for nasal polyps. Cochrane Database Syst Rev. 2012;12:CD006549.

[7] Snidvongs K, Kalish L, Sacks R, Craig JC, Harvey RJ. Topical steroid for chronic rhinosinusitis without polyps. Cochrane Database Syst Rev. 2011(8):CD009274.

[8] Kerr EA, Hayward RA. Patient-centered performance management: enhancing value for patients and health care systems. JAMA. 2013;310(2):137–8.

[9] Chong LY, Head K, Hopkins C, Philpott C, Glew S, Scadding G, et al. Saline irrigation for chronic rhinosinusitis. Cochrane Database Syst Rev. 2016;4:CD011995.

[10] Chong LY, Head K, Hopkins C, Philpott C, Schilder AG, Burton MJ. Intranasal steroids versus placebo or no intervention for chronic rhinosinusitis. Cochrane Database Syst Rev. 2016;4:CD011996.

[11] Thomas WW 3rd, Harvey RJ, Rudmik L, Hwang PH, Schlosser RJ. Distribution of topical agents to the paranasal sinuses: an evidence-based review with recommendations. Int Forum Allergy Rhinol. 2013;3(9):691–703.

[12] Rudmik L, Soler ZM, Hopkins C, Schlosser RJ, Peters A, White AA, et al. Defining appropriateness criteria for endoscopic sinus surgery during management of uncomplicated adult chronic rhinosinusitis: a RAND/UCLA appropriateness study. Int Forum Allergy Rhinol. 2016;6(6):557–67.

[13] Smith KA, French G, Mechor B, Rudmik L. Safety of long-term high-volume sinonasal budesonide irrigations for chronic rhinosinusitis. Int Forum Allergy Rhinol. 2016;6(3):228–32.

[14] Harvey RJ, Snidvongs K, Kalish LH, Oakley GM, Sacks R. Corticosteroid nasal irrigations are more effective than simple sprays in a randomized double-blinded placebo-controlled trial for chronic rhinosinusitis after sinus surgery. Int Forum Allergy Rhinol. 2018;8(4):461–70.

[15] Smith KA, Rudmik L. Delivery of topical therapies. In: Woodworth BA, Poetker DM, Reh DD, editors. Advances in oto-rhino-laryngology – Rhinosinusitis with nasal polyposis. Basel/New York: Karger; 2016.

[16] Fokkens WJ, Ebbens F, van Drunen CM. Fungus: a role in pathophysiology of chronic rhinosinusitis, disease modifier, a treatment target, or no role at all? Immunol Allergy Clin N Am. 2009;29(4):677–88.

[17] Schwartz JS, Tajudeen BA, Cohen NA. Medical management of chronic rhinosinusitis – an update. Expert Rev Clin Pharmacol. 2016;9(5):695–704.

[18] Lee JT, Chiu AG. Topical anti-infective sinonasal irrigations: update and literature review. Am J Rhinol Allergy. 2014;28(1):29–38.

[19] Barham HP, Ramakrishnan VR, Knisely A, Do TQ, Chan LS, Gunaratne DA, et al. Frontal sinus surgery and sinus distribution of nasal irrigation. Int Forum Allergy Rhinol. 2016;6(3):238–42.

[20] Singhal D, Weitzel EK, Lin E, Feldt B, Kriete B, McMains KC, et al. Effect of head position and surgical dissection on sinus irrigant penetration in cadavers. Laryngoscope. 2010;120(12):2528–31.

[21] Vaidyanathan S, Barnes M, Williamson P, Hopkinson P, Donnan PT,

Lipworth B. Treatment of chronic rhinosinusitis with nasal polyposis with oral steroids followed by topical steroids: a randomized trial. Ann Intern Med. 2011;154(5):293–302.

[22] Head K, Chong LY, Hopkins C, Philpott C, Burton MJ, Schilder AG. Short-course oral steroids alone for chronic rhinosinusitis. Cochrane Database Syst Rev. 2016;4:CD011991.

[23] Hong CJ, Tsang AC, Quinn JG, Bonaparte JP, Stevens A, Kilty SJ. Anti-IgE monoclonal antibody therapy for the treatment of chronic rhinosinusitis: a systematic review. Syst Rev. 2015;4:166.

[24] Chang TW, Shiung YY. Anti-IgE as a mast cell-stabilizing therapeutic agent. J Allergy Clin Immunol. 2006;117(6):1203–12; quiz 13

[25] Para AJ, Clayton E, Peters AT. Management of rhinosinusitis: an evidence based approach. Curr Opin Allergy Clin Immunol. 2016;16(4):383–9.

[26] Pinto JM, Mehta N, DiTineo M, Wang J, Baroody FM, Naclerio RM. A randomized, double-blind, placebo-controlled trial of anti-IgE for chronic rhinosinusitis. Rhinology. 2010;48(3):318–24.

[27] Gevaert P, Lang-Loidolt D, Lackner A, Stammberger H, Staudinger H, Van Zele T, et al. Nasal IL-5 levels determine the response to anti-IL-5 treatment in patients with nasal polyps. J Allergy Clin Immunol. 2006;118(5):1133–41.

[28] Gevaert P, Van Bruaene N, Cattaert T, Van Steen K, Van Zele T, Acke F, et al. Mepolizumab, a humanized anti- IL-5 mAb, as a treatment option for severe nasal polyposis. J Allergy Clin Immunol. 2011;128(5):989–95, e1–8

[29] Gandhi NA, Bennett BL, Graham NM, Pirozzi G, Stahl N, Yancopoulos GD. Targeting key proximal drivers of type 2 inflammation in disease. Nat Rev Drug Discov. 2016;15(1):35–50.

[30] Akdis CA, Bachert C, Cingi C, Dykewicz MS, Hellings PW, Naclerio RM, et al. Endotypes and phenotypes of chronic rhinosinusitis: a PRACTALL document of the European academy of allergy and clinical immunology and the American academy of allergy, asthma & immunology. J Allergy Clin Immunol. 2013;131(6):1479–90.

[31] Bachert C, Zhang N, Holtappels G, De Lobel L, van Cauwenberge P, Liu S, et al. Presence of IL-5 protein and IgE antibodies to staphylococcal enterotoxins in nasal polyps is associated with comorbid asthma. J Allergy Clin Immunol. 2010;126(5):962–8, 8.e1–6

[32] Bachert C, van Steen K, Zhang N, Holtappels G, Cattaert T, Maus B, et al. Specific IgE against Staphylococcus aureus enterotoxins: an independent risk factor for asthma. J Allergy Clin Immunol. 2012;130(2):376–81.e8.

[33] Bachert C, Mannent L, Naclerio RM, Mullol J, Ferguson BJ, Gevaert P, et al. Effect of subcutaneous dupilumab on nasal polyp burden in patients with chronic sinusitis and nasal polyposis: a randomized clinical trial. JAMA. 2016;315(5):469–79.

[34] Rudmik L, Soler ZM, Hopkins C, Schlosser RJ, Peters A, White AA, et al. Defining appropriateness criteria for endoscopic sinus surgery during management of uncomplicated adult chronic rhinosinusitis: a RAND/UCLA appropriateness study. Rhinology. 2016;54(2):117–28.

[35] Sohal M, Tessema B, Brown SM. Medical management of frontal sinusitis. Otolaryngol Clin N Am. 2016;49(4):927–34.

[36] Santarelli GD, Han JK. Evaluation of the PROPEL(R) mini sinus implant for the treatment of frontal sinus disease. Expert Opin Drug Deliv. 2016;13(12):1789–93.

第29章 额窦气压伤和航空性鼻窦炎
Frontal Barotrauma and Aerosinusitis

Adrienne M. Laury　Kevin C. McMains　著
董　怿　译　郑　铭　周　兵　校

一、背景

鼻窦气压伤，也称为航空性鼻窦炎或者气压性鼻窦炎，是被定义为由于鼻窦内与周围环境的气压差导致的鼻窦损伤。这种疾病经常发生于飞行或者潜水的时候，而且也能发生于当环境中的气压出现变化而鼻窦内气压没有变化的任意情况。如果这种压力变化超出了人体代偿机制所能适应的范围，就可能发生鼻窦不适或者物理性黏膜损伤。有些严重的病例，鼻窦气压伤甚至能导致视物模糊、面罩供氧困难、极度疼痛和休克[1, 2]。

鼻窦气压伤是飞行员的一种相对常见的疾病，在减压室模拟的情况下发生率为 1.5%～44%[3]。在一个针对丹麦民航飞行员的回顾性调查中，12% 的飞行员被发现曾患有航空性鼻窦炎，70%～80% 的病例累及额窦[4]。而军队的飞行员，通常会暴露在更大的生理极限下，因此他们患上严重气压伤后遗症的风险更高[5]。这就可以解释为什么航空性鼻窦炎是导致战斗机飞行员住院的排名第四的常见耳鼻咽喉科疾病[6]。此外，参加高空低开（HALO）跳跃的跳伞者和伞兵也是罹患航空性鼻窦炎的高风险人群。

气压性鼻窦炎也是深海潜水员经常罹患的一种疾病。潜水员下潜到 10m 时，其水中压力将是海平面压力的 2 倍，随后，每下潜 10m，将再增加 1 倍的压力。这种相对短距离内的快速压力变化明显增加了潜水者出现鼻窦气压伤的风险。来自德国的研究团队发现有经验的潜水者的气压性鼻窦炎的发病率可以达到 11%[7]。

鼻窦气压伤具有独特的病理生理学机制，以及相应的诊断和治疗策略，都明显不同于急性或者慢性鼻窦炎。

二、病理生理

鼻窦气压伤的机制是人体遵循物理学定律而导致的。典型的是气体通过鼻窦自然口的自然流动达到窦内空气与自然环境中的空气的平衡。一旦下降或者上升，潜水或者飞行，这些压力变化会更快速的发生，导致了更快速的气体交换。然而，如果鼻窦自然口继发于水肿、息肉等被堵塞，这个气体交换就会受阻。此外，根据物理学中的 Boyle 定律，在恒定的温度下，气体的体积与压力是呈反比的（$CT=V/P$）。因此，如果在鼻窦和周围环境之间，存在着一个压力差，窦内气体体积也会与压力成反比关系。于是，由于鼻窦不可变形、压缩的骨壁，这种压力 / 容积的改变会导致严重的黏膜损伤，包括水肿、出血，甚至软组织撕脱。

当飞行的时候，航空性鼻窦炎的严重性和频繁度的差异是与损伤的时间点有关的，尤其是在上升和下降时。当飞机下降时，气压升高，在鼻窦内形成负压差，进而导致黏膜通路 / 鼻窦窦口的塌陷[8]。随后，这种情况会阻止气体进入鼻窦，在鼻窦内产生了更大的负压，导致了一种被称为鼻窦"挤压"的情况。与之相对的，在飞机上升时，鼻窦内的压力相比外界环境升高，面对阻塞的鼻窦自然口，空气会沿着阻力最小的路径逸出，不管是生理上还是非生理上的。此时又被称作"反向挤压"。鼻窦气压伤在飞机下降时发生的概率是上升时的两倍。然而，飞机上升时出现的鼻窦气压伤患者容易合并有更严重的后遗症[5]。例如，"反向挤压"损伤包括眼眶皮下气肿、失明、头颅积气和三叉神经功能障碍，几乎总是继发于鼻窦内滞留气体的非生理性逸出[9]。

鼻窦气压伤容易发生在额窦，也是因为遵循了物理学定律。特别是 Poiseuille 方程，根据这个方程，流量与半径（r）的四次方呈正比，与长度（L）呈反比（$Q = \Delta P\ \pi r4/8\mu l$，$Q$ 代表流速，P 代表压力，μ 代表流体黏滞性）。相比其他鼻窦的自然口，额窦引流通道是更长和更窄的。因此，对于额窦炎，黏膜的轻度水肿就可以产生更严重的堵塞，导致在额窦中更频繁出现鼻窦气压伤。

总之，鼻窦气压伤的病理生理学机制能发生在任意环境中，只要存在有气压差，包括商业航空公司的航班上或者天气相关的气压变化。然而，这种损伤的频率和严重性经常是和外界环境和鼻窦内环境之间的气压变化的速度和程度直接相关的。

三、诊断

（一）病史及体格检查

患者通常会在气压快速变化时出现严重的面部或牙齿疼痛。随着压差的消除，这种症状会得到缓解。疼痛通常局限于额窦或上颌窦，但也可能是眼眶后方疼痛，甚至是弥漫性疼痛[8]。来自于军队飞行员的多个病例报告证实突出的症状是额区痛（97%），然后是前磨牙痛（27%）、鼻出血（13%～58%）[10, 11]。注意症状定位的差异是很重要的，因为如果需要手术，可能会对治疗计划产生重大影响。此外，上升时的气压伤通常会导致鼻出血的症状，因为密闭空气的膨胀更有可能将混合有黏液的血性分泌物从加压的鼻窦中排出[12]。

症状的频率和严重性也可以是不同的，由于任何潜在的可以使患者出现气压性鼻窦炎的鼻窦合并症的存在，诸如，慢性鼻窦炎、过敏性鼻炎、上呼吸道感染等。另外，症状出现的时间点，飞行上升或者下降，应该是被询问和记录下来。因为它可能意味着不同的潜在病因或者合并症。可能使患者产生不同的后遗症。

在 1972 年，Weissman 分类系统提出，它可以将鼻窦气压伤的临床症状和鼻窦内的病理以及影像学发现关联起来（表 29-1）[13]。少于 100mmHg 鼻窦负压通常与 Weissman 类型 Ⅰ 有关，100～250mmHg 是与类型 Ⅱ 有关，>250mmHg 与类型 Ⅲ 有关。从实际情况看，典型的商业航班通常每分钟下降大约 300 英尺（91.44m），同时座舱内增压，这导致压差<200mmHg，因此，Weissman 分类较低（Ⅰ 或者 Ⅱ）。然而，军队的战斗机每分钟内可以下降超过 10 000 英尺（3048m），且没有座舱加压，这就导致明显更大的气压变化，因此总是导致 Weissman 类型 Ⅲ 的损伤。

体格检查所见可能差异很大，通常情况下，多数患者在内镜检查中没有明显的异常发现，没有出血迹象，无黏膜水肿或者黏膜撕脱。这可能是因为损伤和耳鼻咽喉科医生评估之间的间隔时间延长后，一些体征缓解了。或者，体征可能完全局限在鼻窦腔内，因此鼻腔的内镜检查是发现不了的。然而，有些患者可能表现为明显的急性黏膜水肿或者出血，也可能是息肉甚至鼻窦肿瘤，这些可使患者更容易出现气压性鼻窦炎。在那些飞行下降引发的气压伤患者中，鼻窦外病变，诸如息肉或者黏膜水肿并不少见，而在飞行上升的气压伤患者中，鼻窦内肿瘤或者颅底裂缝或脑神经管破裂会有发现[14-16]。另外，相对常见的发现，诸如鼻中隔偏曲、中鼻甲气化、下鼻甲肥大可能使患者更容易罹患气压伤，或者直接的质量效应或者鼻气流的变化所致，尽管这些还没有通过前瞻性的临床研究进行调查[5]。

（二）影像

对于怀疑鼻窦气压伤的患者，计算机断层成像（CT）扫描能提供有用的信息。这需要针对任何窦内病变的评估，而不能通过体格检查或者鼻内镜检查可以观察到的。如果在气压伤后立即进行 CT 检查，有时就可以在受累的鼻窦内看见软组织影，这代表

表 29-1　额窦气压伤的 Weissman 分类系统[13]

	症　状	X 线片	病　理
类型 Ⅰ	短暂的额区不适	正常	最轻的鼻窦黏膜水肿
类型 Ⅱ	额窦痛<24h	额窦黏膜增厚	鼻窦里血性液体
类型 Ⅲ	严重疼痛超过额窦范围（仅挤压）	气液平面或者息肉影	血肿、水肿、黏膜撕脱和血性分泌物

急性黏膜下出血或者息肉样水肿（图 29-1）。此外，在几周以后，再次复查 CT 将会发现软组织影的消退，这就进一步支持了气压性鼻窦炎的诊断（图 29-2）。其他的能暗示鼻窦气压伤的影像学发现包括沿着鼻窦引流通道的黏膜增厚，以及鼻窦内弥漫性黏膜水肿。

由于与受刺激情况相关的黏膜损伤的缓解，影像检查常常可能无明确异常。在这些病例中，仅有的放射学线索可能是狭窄的鼻窦引流通道（理想情况下是与患者存在症状的鼻窦相关）或者最轻的黏膜炎症。另外，一些患者可能没有直接的气压性鼻窦炎的直接证据，但是有改变的鼻腔气流或者潜在堵塞鼻窦的解剖变异，而这些鼻窦正是症状表现的区域。在这些病例中，应考虑确保患者症状和病史与观察到的解剖变异相关。

磁共振成像（MRI）很少用于诊断；然而，如果可以使用，可能的预期发现是鼻窦内未增强的团块信号影，而在 T_1 和 T_2 加权像上都是高信号影[17]。其他与此 MRI 表现一致的病变包括黏液囊肿或者鼻窦内的胆固醇肉芽肿；然而，继发于气压伤的鼻窦出血是非常独特的，因为它可能在 MRI 复查时缩小或者消失。

四、治疗

（一）药物

药物治疗通常是鼻窦气压伤的一线治疗方案。这包括多种选择，诸如局部或者口服减充血剂、鼻喷激素、鼻腔盐水冲洗、口服激素和镇痛药[5, 7]。抗生素的使用一般用于那些由细菌性鼻窦炎引起的病例，抗组胺药用于与变态反应相关的病例[18, 19]。

鼻窦的急性气压伤的药物治疗重点关注鼻腔的减充血[14]。作者常用的一个典型处置方案是 5～7 天的鼻用减充血剂（诸如鼻喷羟甲唑林），5 天的口服激素，口服减充血剂（诸如伪麻黄碱）和根据症状的严重程度酌情使用的止痛药。一项来自德国的研究确认了 40 名有鼻窦气压伤的潜水者，其中有 19 人是通过 6 周的 1 天 2 次鼻腔盐水冲洗和糠酸莫米松鼻喷，以及 5 天的激素成功治愈的[7]。此外，患者应该是被限制再次飞行或者潜水，至少 1 周或者直到气压伤的证据和它的刺激因素已经消失为止[8, 19]。CT 影像和鼻内镜此时可以重复操作，如果气压性鼻窦炎的证据持续存在，应该考虑继续限制活动。由于

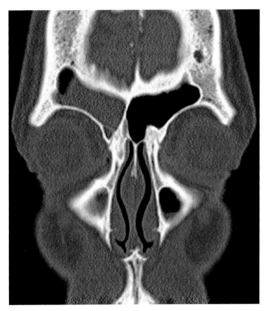

▲ 图 29-1　气压伤后即刻 CT 显示累及鼻窦的软组织影，代表了急性黏膜下出血或者息肉样水肿

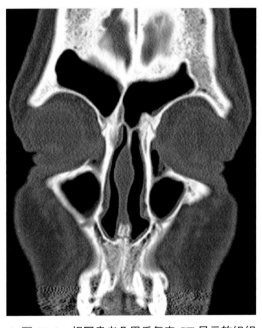

▲ 图 29-2　相同患者几周后复查 CT 显示软组织影消退，进一步支持气压性鼻窦炎的诊断

基线水平的黏膜增厚在无症状的个体中是可以存在的，因此这不应该是作为活动限制的唯一标准[20, 21]。而是应该将整个临床评估进行考量，包括病史、症状及在恢复期间内镜和放射学的变化。对于合并有 Weissman 类型 Ⅲ 损伤的专业潜水员和飞行员，在药物治疗之前模拟潜水的减压舱可能是有用的，有助于预测近期再次受损的可能性[8]。

一旦气压伤已经发生和缓解，患者应该就医咨询，并接受预防性的治疗。这通常包括口服减充血剂在飞行或者潜水开始前1h和鼻喷减充血剂大约在飞行下降前20min。鼻内减充血剂的水下应用已经是被处方给特别行动的潜水员，从而避免了再次浮出水面时出现的气压伤[22]。此外，使用鼻喷激素是一种可考虑的预防性治疗选择，但是这个剂量要求每天都需坚持使用，这对间歇休闲飞行的飞行员或者潜水员来说可能依从性会较差。

（二）手术

手术治疗鼻窦气压伤应该是被考虑在那些对药物治疗无反应的患者，或者尽管有预防性治疗但是仍然存在反复症状的患者。另外，有潜在刺激病因，诸如弥漫性鼻息肉或者鼻窦占位的患者也应该接受手术干预作为一线治疗方案。

对于那些药物治疗失败的患者，首先考虑的应该是理解导致患者症状的解剖区域—它是否是孤立性的堵塞额窦引流通道或整个鼻窦弥漫性的黏膜水肿[5]。这个信息是至关重要的，应该是被用于指导各种手术干预。对于孤立性的鼻窦气压伤，一个只开放受影响鼻窦的直接手术入路通常即能够满足缓解症状的要求。尤其是，对于额窦引流通道上的黏膜水肿，鼻窦球囊成形术已经是被推荐作为一种可能损伤更小的，门诊即可执行的实现窦口开放的治疗选择。然而，目前仅有一例描述这一技术的病例报告，不幸的是，它并没有成功缓解患者的症状[23]。因此，对于治疗额窦气压伤，更多的利用球囊扩张术开放鼻窦口的研究是有必要的。再有，直接的手术干预也可以是针对那些有特殊解剖变异的患者，这些变异导致了窦口鼻道复合体的阻塞，当伴随黏膜水肿的时候。例如，患者合并有中甲气化、鼻中隔偏曲、中甲反张等，在纠正了这些引起刺激的解剖，除了开放有症状的鼻窦外，与之相关的气压伤的症状经常可以获得缓解。

对于有弥漫性黏膜水肿或者双侧，弥漫性鼻窦疼痛的患者，经常需要实行更广泛的手术干预。目前，这些患者的标准化的治疗方案是全组的功能性内镜鼻窦手术（FESS）联合Draf ⅡA型手术[21, 24, 25]。在飞行员队列的研究中，这种干预策略是被多次显示可以导致92%～100%症状的缓解，重新回到飞行岗位[24, 25]。此外，在专业的潜水员中，外科干预促进明显的SNOT-20评分的改善[7]。不幸的是，失败的病例仍然时有发生，通常最典型的是由于额窦自然口的狭窄[25]。额窦支架对于避免这些后遗症的发生可能有一些益处，应该是在最初的外科干预时即被考虑[26]。然而，在罕见的狭窄仍然存在的病例中，Draf Ⅲ型或者改良内镜Lothrop手术应该是被考虑作为一项最后的治疗选择[27]。

术后治疗包括典型的术后鼻窦冲洗和持续几周的门诊换药，对于职业潜水员和飞行员，术后何时回到工作岗位取决于黏膜愈合情况，通常是在6～8周后即可。在减压舱中重复试验是一项合理的选择，以确保患者的症状在返回工作岗位前的模拟环境中得到解决。

结论

鼻窦气压伤具有独特的病理生理学机制，经常发生于潜水员和飞行员。由于狭长的鼻窦引流通道，额窦是最经常受累的。气压性鼻窦炎的诊断是基于额窦，上颌窦或者球后疼痛在明显气压变化后出现的病史。这可以有也可以没有伴随鼻内镜或者CT影像发现黏膜损害的客观证据。治疗应该从药物治疗开始，包括局部和口服的减充血剂，口服激素和可能的止痛药。手术应该是被考虑用于那些反复的气压伤或者有明显鼻窦病变使得患者容易频繁发作的病例。外科手术干预的程度可以是不同的，需基于患者的症状、体格检查和影像学所见，从单侧的Draf ⅡA型到全组的FESS联合Draf Ⅲ型术式。

参考文献

[1] Larsen AS, Buchwald C, Besterhauge S. Sinus barotraumas – late diagnosis and treatment with computer-aided endoscopic surgery. Aviat Space Environ Med. 2003;74(2):180–3.

[2] Lewis ST. Barotrauma in United States Air Force: accidents-incidents. Aerosp Med. 1973;44(9):1059–61.

[3] Dickson ED, King PF. Results of treatment of otitic and sinus barotrauma. J Aviat Med. 1956;27(2):92–9.

[4] Rosenkvist L, Klokker M, Katholm M. Upper respiratory infections and barotrauma in commercial pilots: a retrospective survey. Aviat Space Environ Med. 2008;79(10):960–3.

[5] Weitzel EK, McMains KC, Wormald PJ. Comprehensive surgical management of the aerosinusitis patient. Curr Opin Otolaryngol Head Neck Surg. 2009;17:11–7.

[6] Wang Y, Xu XR. Contrastive analysis on disease spectrum of

otorhinolaryngology in 230 pilots of three generation fighters. J Clin Otorhinolaryngol (China). 2006;20(1):13–5.

[7] Skevas T, Baumann I, Bruckner T, et al. Medical and surgical treatment in divers with chronic rhinosinusitis and paranasal sinus barotrauma. Eur Arch Otorhiniolaryngol. 2012;269:853–60.

[8] Weitzel EK, McMains KC, Rajapaksa S, Wormald PJ. Aerosinusitis: pathophysiology, prophylaxis, and management in passengers and aircrew. Aviat Space Environ Med. 2008;79(1):50–3.

[9] Becker GD, Parell GJ. Barotrauma of the ears and sinuses after scuba diving. Eur Arch Otorhinolaryngol. 2001;258:159–63.

[10] Singletary EM, Reilly JF Jr. Acute frontal sinus barotrauma. Am J Emerg Med. 1990;8:329–31.

[11] Wolf CR. Aerotitis in air travel. Calif Med. 1972;117:10–2.

[12] Fagan P, McKenzie B, Edmonds C. Sinus barotrauma in divers. Ann Otol Rhinol Laryngol. 1976;85(1 Pt 1):61–4.

[13] Weissman B, Green RS, Roberts PT. Frontal sinus barotrauma. Laryngoscope. 1972;82:2160–8.

[14] Stewart TW Jr. Common otolaryngologic problems of flying. Am Fam Physician. 1979;19:113–9.

[15] Tryggvason G, Briem B, Guomundsson O, et al. Sphenoid sinus barotrauma with intracranial air in sella turcica after diving. Acta Radiol. 2006;47:872–4.

[16] Sharma N, DE M, Pracy P. Recurrent facial patesthesis secondary to maxillary antral cyst and dehiscent infraorbital canal: case report. J Laryngol Otol. 2007;121:e6.

[17] Segev Y, Landsberg R, Fliss DM. MR imaging appearance of frontal sinus barotrauma. AJNR Am J Neuroradiol. 2003;24:346–7.

[18] Kraus RN. Treatment of sinus barotrauma. Ann Otol Rhinol Laryngol. 1959;68:80–9.

[19] Smith JP, Furry DE. Aeromedical considerations in the management of paranasal sinus barotrauma. Aerosp Med. 1972;43:1031–3.

[20] Brandt MT. Oral and maxillofacial aspects of diving medicine. Mil Med. 2004;169:137–41.

[21] O'Reilly BJ, Lupa H, Mcrae A. The application of endoscopic sinus surgery to the treatment of recurrent sinus barotrauma. Clin Otolaryngol Allied Sci. 1996;21:528–32.

[22] Mutzbauer TS, Mueller PH, Sigg O, Tetzlaff K, Neubauer B. Underwater application of nasal decongestants: method for special operations. Mil Med. 2000;165(11):849–51.

[23] Andrews JN, Weitzel EK, Eller R, McMains CK. Unsuccessful frontal balloon sinuplasty for recurrent sinus barotrauma. Aviat Space Environ Med. 2010;81(5):514–6.

[24] Bolger WE, Parsons DE, Matson RE. Functional endoscopic sinus surgery in aviators with recurrent sinus barotrauma. Aviat Space Environ Med. 1990;61:148–56.

[25] Parsons DS, Chambers DW, Boyd EM. Long-term follow-up of aviators after functional endoscopic sinus surgery for sinus barotrauma. Aviat Space Environ Med. 1997;69:1029–34.

[26] Rains BM 3rd. Frontal sinus stenting. Otolaryngol Clin N Am. 2001;34:101–10.

[27] Boston AG, McMains KC, Chen PG, Weitzel EK. Management of the refractive aerosinusitis patient: an algorithm used in the US military experience. Unpublished data.

第 30 章　额窦手术技术的选择 ❶
Frontal Sinus Surgery: Selection of Technique

Devyani Lal　Peter H. Hwang　著

张晓晴　译　董怿　周兵　校

一、背景

任何额窦手术的目的都是要有效地解决疾病，同时最大限度地减少并发症的发生和修正性手术。当代额窦手术入路的选择应遵循个性化的原则，决定入路选择的患者因素包括病变位置、病理类型和级别、额窦解剖变异以及患者的偏好。外科医生的技术专长和经验是非常重要的决定因素，应该诚实地进行自我评估。外科医生必须精通技术、解剖学和必要的器械。额窦手术需要细致的术中解剖和术后护理。不恰当的额窦手术不仅可能使疾病得不到治疗，还会造成瘢痕形成和狭窄的并发症，除了需要非常困难的修正性手术外，预后和症状更差[1-5]。通过对额隐窝三维解剖的持续研究和尸体解剖练习，额窦外科医生可以获得处理简单病例的专业知识，并为更复杂的外科手术积累经验[6-8]。最后，现代鼻窦内镜手术不仅在手术室而且在门诊都需要特殊的器械和鼻内镜。额外的设备，如导航系统（影像导航）对于额窦手术是有用的，对于有效地处理复杂的病变和解剖是非常有价值的。

技术和导航系统的进步提高了内镜和额窦手术的安全性，现代内镜具有优越的光学系统和不同的可视化角度。CT 成像现在可以常规进行亚毫米级的切割，提供更多解剖学特征的细节。磁共振成像技术提供了以更复杂的方式研究额窦病理学的能力，从而定义了病理学的类型、位置和范围。现代影像导航系统不仅促进了内镜技术的发展，而且也使外入路手术，如骨成形瓣手术和额窦钻孔变得更加精确和安全。

额窦可以通过鼻内镜和鼻外入路或两者的联合手术治疗。在当代，内镜技术已经取代了大多数外入路额窦手术。然而，外入路技术对于某些特定的适应证仍有价值，在某些情况下，它们确实比现代内镜方法更有效，并发症更低。例如，额窦病变位于外侧或高位时，额窦钻孔术可为鼻内镜手术提供一种有效、安全和高效的补充。因此，现代额窦外科医生必须具备内镜和鼻外入路技术方面的专业知识。

历史上，鼻外额筛窦开放术是改善额窦引流的主要选择。然而，由于窦口的反复狭窄和瘢痕形成，远期疗效不确定。这导致了要牺牲额窦的"消除"功能或外部化额窦的挽救性外入路手术技术的发展。额窦封闭术和颅骨化手术仍然是有价值的技术，但只在罕见的适应证下才有必要。在当代，外入路手术并非只有额窦封闭的形式，也可以采用双冠状入路骨成形瓣手术恢复黏液纤毛功能（"功能性鼻外入路手术"）。在某些情况下，这些外入路手术可能比用于相同目的的内镜技术并发症更低，用时更短[9, 10]。

本章将详细介绍额窦手术的技术选择和范围方面的理论方法。本章将强调解剖学和病理学方面因素的考虑，这些因素决定了使用说明性案例和视频进行选择。在内镜和额部外入路手术中提出的经典病例会在这里被进一步详细描述，以讨论选择手术入路所采用的思维过程。

二、外科理论的演变

技术进步促进了额部外科技术的革新，同时，对鼻窦生理学和疾病病理生理学的理解的持续深入，引导了从封闭鼻窦向恢复鼻窦功能的理论转变[6, 11]。所有炎症性疾病的鼻内镜技术都遵循黏膜保护和功能恢复的基本原则。例如，我们现在了解到黏液囊

---

❶ 本章配有视频，可登录网址 https://link.springer.com/chapter/10.1007/978-3-319-97022-6_30 观看。

肿是由正常的鼻窦黏膜构成的，因此，对于处理黏液囊肿，造袋术不仅更为安全，而且也是一种恢复功能的选择 [7]。现代额窦手术应针对患者采用个性化原则，因此外科医生应采用多种手术策略来应对不同的适应证，例如，复发性急性鼻窦炎、复发性气压伤或复发性鼻息肉。对于顽固和复杂的疾病，可考虑转诊至亚专科外科医生。

三、额窦手术的技术选择：利弊比较

当今文献已经证实，鼻内镜手术与外入路手术有效率一致（甚至可能更高），而且有可能降低发病率。最近的研究还探讨了如何选择正确的鼻内镜手术技术。理论上，额窦手术可以选择从保守到激进的多种手术方式。虽然较简单的手术方式可以最大限度地将并发症的风险降到最低，但可能不足以近期或长期内控制疾病。另外，切除范围更广泛的手术，如 Draf Ⅲ 型术式，需要术者具备更高水平的专业技术储备，并可能延长手术时间、增加并发症的发生概率。主张采用保守的方或积极的方法之间的辩论仍在继续。我们倾向于为特定的患者"量身定制"治疗方法，选择一种长期有效、高效且复发率最少的方法。技术的选择取决于手术适应证（表 30-1）、患者的一般健康状况和患者的选择。谨慎考虑手术中是否处理额窦和处理方式。

额窦技术的适应证、利弊详见表 30-2（现代内镜技术）和表 30-3（外入路技术）。现代额窦手术的内镜技术包括鼻内镜下筛窦开放术和额窦成形术［Draf Ⅰ 型、Draf Ⅱ 型和 Draf Ⅲ 型（EMLP）］。这些技术将在相关章节中进一步详细讨论（第 6 章、第 7 章）。在某些情况下，鼻外入路可以对这些技术进行补充，如额窦环钻手术 [2, 8, 12, 13]。

四、临床适应证及其对手术选择的影响

表 30-1 列出了额窦手术的常见适应证。这些适应证包括对药物治疗无效的额窦慢性和急性炎症性病变及其并发症，其他适应证包括黏液囊肿、肿瘤、骨折、脑脊液漏、复发性气压窦炎等，这些内容都在本书前面章已有讨论，外科手术的技术细节也已有介绍。在本章，我们详细阐述了根据手术适应证选择额窦手术技术的方法。

（一）炎症性额窦疾病

基于炎症性疾病的严重程度、顽固程度和患者

表 30-1　额窦手术的常见适应证

- 慢性炎症性疾病
  - 慢性鼻窦炎［伴或不伴鼻息肉（CRSw/sNP）］
  - 慢性鼻窦炎并发症
  - 非侵袭性真菌球
- 急性炎症性疾病
  - 治疗无效的急性额窦炎
  - 复发性急性额窦炎
  - 急性额窦炎（即将发生）并发症
  - 侵袭性真菌性鼻窦炎
- 额窦黏液囊肿
- 额窦气压鼻窦炎
- 额筛区肿瘤
  - 良性肿瘤：骨瘤、内翻性乳头状瘤等
  - 恶性肿瘤：原发和转移性病变
- 额筛区脑脊液漏和脑膜脑膨出
- 需要手术修复的额窦创伤
- 异物取出
- 其他区域的需经额窦入路的病变
  - 前颅底病变
  - 眶内侧和眶上的病变
- 额窦气囊肿

的解剖学因素，作者的方法使用了分层的、个性化的手术策略（图 30-1）。根据作者既往的经验，绝大多数额窦炎性疾病慢性鼻窦炎（CRS）可以通过 Draf Ⅰ 型或 Draf Ⅱ A 型入路处理，同时此入路适用于大多数 CRS 患者的额窦修正性手术。Draf Ⅱ B 型和 Draf Ⅲ 型入路在本中心也有应用，但如表 30-2 所述，对应的条件更为特殊。鼻外入路手术，如额部环钻技术，可根据实际临床需要使用，以协助鼻内镜手术。在我们的实践中，很少应用骨成形瓣手术或颅骨化手术。最后，在临床中，我们也应用球囊辅助额窦手术以治疗额窦狭窄，或作为一种独立的工具用于急性额窦炎的治疗。此外，气球还可与鼻内镜下额窦开放术联合应用（"混合"技术）以处理炎症性疾病。

1. 急性鼻窦炎　免疫功能不全和插管的患者可能会出现较为严重的症状，而且会因为出现急性鼻窦炎（acute rhinosinusitis，ARS）并发症的风险较高而对手术反应差。牙源性鼻窦炎若没有经过妥善治疗，也可以引起急性或慢性鼻窦炎。在这类患者中，前组筛窦开放术、Draf Ⅰ 型或 Draf Ⅱ A 型手术通常情况下为有效方法（图 30-2）。然而，如果额部黏膜处

表 30-2 现代鼻内镜下额窦手术适应证		
手术方式	**手术描述**	**适应证**
Draf Ⅰ 型	引用非额窦专用器械切除额隐窝的筛窦气房	• CRSsNP 伴轻度累及额隐窝 • 急性额窦炎 • 急性额窦炎复发
Draf Ⅱ 型	完全切除额隐窝内所有前筛气房，扩大额窦口面积	• CRSsNP 和 CRSwNP 的初次手术 • CRSsNP 和 CRSwNP 的修正性手术 • 额窦黏液囊肿 • 急性额窦炎 • 额窦气压伤 • 良性肿瘤 • 急性额窦炎复发
Draf Ⅱ A 型	额窦口成形术的范围仅限于中鼻甲垂直附着处至额窦底	• CRSsNP 和 CRSwNP 的初次手术 • CRSsNP 和 CRSwNP 的修正性手术 • 额窦黏液囊肿 • 急性额窦炎 • 额窦气压伤 • 小的额筛窦骨瘤 • 急性额窦炎复发 • 额窦气囊肿
Draf Ⅱ B 型	自额窦口内侧至中鼻甲附着处去除额窦底，将额窦口成形术延伸至鼻中隔或额窦间隔	• CRSsNP 和 CRSwNP 的修正性手术 • 处理导致持续性额部疾病的偏移中鼻甲 • 处理先前次手术的中鼻甲残端，残端已形成瘢痕或偏移，导致额窦炎或黏液囊肿 • 新骨形成 • 额筛窦骨瘤切除术 • 内翻性乳头状瘤切除术 • 鼻内镜下额窦创伤的修复 • 鼻内镜下额窦后壁脑脊液漏及脑膜脑膨出修补术 • 作为前颅底手术的单侧入前置路 • 作为进入眶内侧和眶上侧的单侧前置入路
Draf Ⅲ 型（改良鼻内镜 Lothrop 手术）	通过去除额窦间隔和相关的额筛气房将双侧额窦转化为一个共同的腔；通过切除额窦底和鼻中隔上部实现双侧的共用引流通道	• 伴广泛瘢痕形成或新骨生成的 CRSsNP 修正性手术 • CRSwNP 合并顽固性疾病亚型的修正性手术 • 鼻内镜下额窦创伤的修复 • 鼻内镜下额窦后壁脑脊液漏及脑膜脑膨出修补术 • 鼻内镜下切除累及额窦的良恶性肿瘤 • 作为前颅底手术的前置入路 • 作为进入眶内侧和眶上侧的前置入路

于炎症状态和脆弱，可能需要通过置入鼻窦支架的方式抑制肉芽组织和瘢痕组织的形成。对于合并严重炎症状态、黏膜剥脱、额隐窝狭窄、骨炎的患者，可能需要采用 Draf Ⅱ B 型联合额窦钻孔和支架植入术（视频 30-1）。

额窦手术的其他适应证还包括复发性急性额窦炎。球囊辅助额窦手术可应用于在门诊患者治疗或危重患者的床旁治疗。应用鼻内镜检查或计算机断层扫描（CT）有助于确诊复发性急性鼻窦炎。

2. 慢性鼻窦炎　最常见的额窦手术指征是有症

表 30-3　鼻外入路额窦手术的当代适应证		
手术方式	手术描述	适应证
额窦微环钻术	应用小套管在额窦前壁进行环钻	• 急性额窦鼻窦炎（严重或合并并发症）以排出脓液 • 额窦冲洗 • 通过微型环钻口注入有色染料，以便于鼻内镜下识别额隐窝引流
额窦环钻术	通过额头或眼睑折痕进行切口，去除额窦前壁骨质	• 联合鼻内镜切除高位额筛气房 • 去除位于额窦外场病变（息肉、肿瘤、黏液囊肿等）。可联合或不联合鼻内镜手术 • 修复额部创伤 • 修补脑脊液漏 • 封闭发育不良的额窦 • 作为处理眶上区病变的手术入路
骨成形瓣手术不联合额窦封闭术	用于治疗额窦疾病，以恢复额窦功能	• 去除位于额窦外场病变（息肉、肿瘤、黏液囊肿等）。可联合或不联合鼻内镜手术 • 修复额部创伤 • 修补脑脊液漏 • 作为处理眶上区病变的手术入路
骨成形瓣手术联合额窦封闭术	用于解决恢复额窦功能不可行的情况	• 不可逆的、复发性的、无法挽救的额窦、隐窝瘢痕 • 小的发育不良的额窦，功能性鼻内镜手术反复失败 • 因不能功能性重建的恶性肿瘤或大面积创伤而额窦前壁
颅骨化手术	切除整个额窦后壁和额窦黏膜，使额叶向前掉入额窦。此方法并不能用于炎症性鼻窦病或黏液囊肿的手术	• 恶性肿瘤需要切除额窦后壁 • 无法重建的大面积粉碎性后板骨折
Riedel 手术	额窦前壁切除伴额窦封闭	• 由于造成严重的面容畸形因而很少进行该手术方式。在大多数情况下，里德尔入路后重建了额窦前壁，并封闭了额窦

状且对适当的药物治疗无效的慢性额窦炎[14]。这包括慢性鼻窦炎合并鼻息肉（CRSwNP）以及不合并鼻息肉的患者（CRSsNP）。在这个广泛的分类中，疾病可能对内科或外科干预相对敏感，或者表现出难治性的病程特点[15-17]。创伤后或医源性额窦炎可能对手术干预相对敏感，也可呈现难治性的特点，主要取决于损伤的位置和程度。难治性鼻窦炎的亚型包括鼻息肉、变应性真菌性鼻窦炎（AFRS）、阿司匹林不耐受相关呼吸系统疾病（AERD）、囊性纤维化（CF）、嗜酸性肉芽肿性多血管炎（EGPA，旧称Churg-Strauss 血管炎）、肉芽肿性多血管炎（GPA）和免疫缺陷。这类患者可能需要多次修正性手术。本研究团队最近发表了按 CRS 亚型分类的鼻窦内镜修正性手术率。在对 424 名 CRS 患者的回顾中[18]，

我们的总体修正性 ESS 率为 4%（CRSwNP 为 3.5%，CRSsNP 为 5.1%）。AFS、AERD 和 EGPA 组的修正性手术率较低，而免疫缺陷和 GPA 患者需要更多的修正性手术。在中位随访时间为 36 个月、28 个月、41 个月、37 个月、44 个月和 26 个月时，各亚型的 ESS 修正率分别为 AERD 2%；AFS 2%；免疫缺陷 14%；GPA 40%；EGPA 0%；其他 CRS 4%。现代对 CRSwNP 亚型认识的进步促进了外科和医学策略的发展，这些策略改善了 AERD、AFS 和 EGPA 患者的预后。在术前准备、手术技术的选择、手术范围的选择以及术后护理等方面，每一种病理都需要特殊的考虑。对于 CRSsNP，Draf I 型手术和 Draf II A 型手术是初次手术最常选择的手术方式（图 30-1 和视频 30-2）。CRSsNP 患者病情轻微，不希望接受

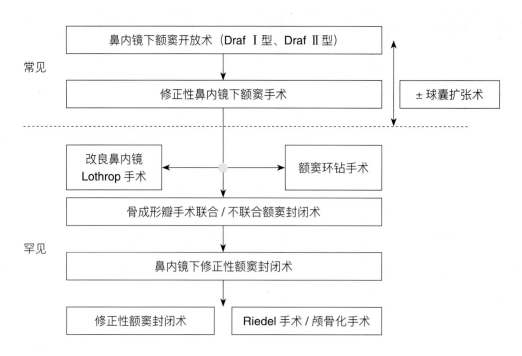

▲ 图 30-1　作者对额窦手术技术的选择和应用的概述

正规额窦开放术，或较差的手术条件（如鼻窦发育不良等），可以通过前组筛窦开放术进行治疗（图 30-2D）。Abuzeid 和 Hwang 等报道，在这些病例中，前组筛窦开放术足以缓解疾病[8]。在额窦修正性手术中，Draf ⅡB 型可能特别适用于特定的适应证，如单侧且无法挽救的中鼻甲残留（视频 30-2）。Draf Ⅲ 型手术通常用于治疗顽固性鼻窦炎。在极少数情况下，Draf Ⅲ 型手术可作为初次手术选择（视频 30-3），如在额隐窝广泛新生骨化的患者（图 30-3）。Draf Ⅲ 型手术也可能适用于严重免疫缺陷、复发性红斑性息肉病或黏液纤毛功能较差的患者；这些患者尽管进行了充分的常规额窦口成形术，但仍继续蓄积骨质碎屑和脓液（图 30-4）。在这些患者中，Draf Ⅲ 型术腔提供了充分的引流空间，改善了鼻腔灌洗和药物输送的通道，并有利于门诊操作。

对于 CRSwNP 患者来说，彻底而细致地切除额窦引流通路中的所有筛窦气房是必要的。我们治疗 CRSwNP 的方法通常是 Draf ⅡA 型手术，但技术的选择仍应遵循基于解剖学和病理学的个性化原则。我们很少对 CRSwNP 患者进行更积极的手术方式，如 Draf ⅡB 型手术或 Draf Ⅲ 型手术，除非在解剖学考虑有此必要。在手术过程中，目标是通过进行前组筛窦开放术，将纸板和颅底的轮廓化，以创造一个宽阔的筛窦引流通道。这一理念可覆盖包括

CRSwNP 各亚型，如 AFS、AERD 或 EGPA。但是，针对解决窦口鼻道复合体的手术可能不足以解决 CRSwNP 亚型中的额窦病变（图 30-5）。更积极的扩大额窦口有助于清除病变的黏液纤毛，创造出术中排出所有过敏性 / 嗜酸性黏蛋白和鼻息肉的通道；这些方法对于改善嗜酸性慢性鼻窦炎患者的预后至关重要[19]。有研究表明，较大的额窦口也有利于通过鼻窦冲洗进行局部给药[20]。鼻内镜鼻窦手术后局部皮质类固醇鼻腔冲洗已被证明在治疗 CRS 患者方面比鼻腔类固醇喷雾剂更有效[14, 21]。扩大额窦口开放术也有助于进行门诊清创和息肉切除术。图 30-5 显示了 1 例变应性真菌性鼻窦炎患者接受双侧 Draf ⅡA 型手术、上颌窦开放术和蝶窦开放术的术前鼻窦 CT 图像。术后 6 个月的检查如视频 30-4 所示，显示出患者对于精细的手术操作和维持药物治疗相结合的方式具有极好反应。囊性纤维化患者也可能形成鼻息肉，但通常合并额窦发育不良或缺失。然而，当疾病出现在气化的额窦时，此类患者可能需要通过额窦更大的额窦引流口以促进额窦引流和盥洗。对于早期复发或弥漫性复发的 CRSwNP 患者，我们仍可考虑采用修正性 Draf ⅡA 型手术。在 CRSwNP 中，若出现单侧瘢痕状的中鼻甲或者当中鼻甲因广泛的息肉变性或漂移时候，我们通常选择 Draf ⅡB 型手术来以切除中鼻甲。若鼻窦 CT 显示了前次手

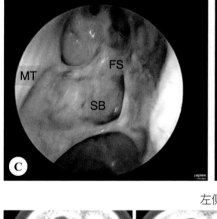

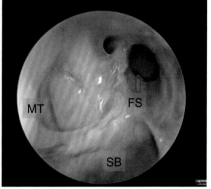

◀ 图 30-2　前组筛窦开放术、Draf Ⅰ 型手术和 Draf Ⅱ 型 A 手术可有效治疗急性和慢性鼻窦炎

A. 一名 76 岁的左牙源性鼻窦炎患者对牙科和药物治疗无效的内镜图像。第 1 张图片显示左中鼻道有脓液。患者接受了左侧 Draf Ⅱ A 型手术。因为左额窦黏膜极度发炎，而且额窦存在骨炎改变和发育不良，我们放置了莫米松洗脱支架（第 2 张图片）。第 3 张图片显示支架已就位。放置硅橡胶支架或较大的支架将是困难的，并导致黏膜剥离。B. 术后 15 个月的鼻窦 CT 冠状位影像显示，伴有持续性骨炎的左额窦软组织完全消失。值得注意的是，术后影像证实了 Draf Ⅱ B 型手术的效果。C. 30° 鼻内镜观察左侧额窦，术腔内侧可见轻微瘢痕，其余愈合良好。D. 一名 60 岁的慢性鼻窦炎患者的 CT，该患者没有鼻息肉，但是对适当的药物治疗反应差。患者双侧额窦发育不良。他接受了前组筛窦和额窦开放术。术后 1 年出现头痛症状。影像学检查显示额窦内软组织影消退，并显示前筛窦开放术的手术疗效。MT. 中鼻甲；FS. 额窦：SB. 颅底

术已经包括了 Draf ⅡB 型手术内容，则本次手术宜采用 Draf Ⅲ 型手术。在某些情况下，内镜检查和影像学检查可显示前次手术后额窦及筛窦不完全开放；这些可能是手术后疾病顽固的原因（图 30-6）。这其中许多患者仍然可以通过修正性 Draf Ⅰ 型或

Draf ⅡA 型手术有效控制病情，但有些患者可能需要 Draf ⅡB 型或 Draf Ⅲ 型手术。

全身性疾病，如 GPA、EGPA、免疫缺陷等，需要风湿科、呼吸科和风湿免疫科等多学科治疗。这些专家对手术的必要性以及术后治疗的意见是

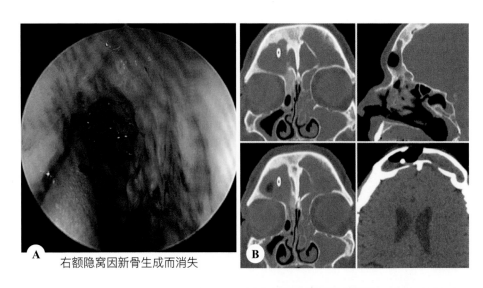

◀ 图 30-3　在额窝广泛骨质增生的患者中，Draf Ⅲ 型手术可能是必要的手术方式。注意内镜图像（A）和 CT 图像（B）显示的右额隐窝内广泛的新骨形成，这是一位 80 岁的女性，表现为前间隔眼眶蜂窝织炎。如 CT 图像所示，进行了额部紧急环钻，并放置了引流管

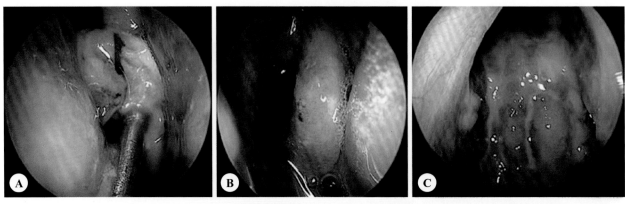

▲ 图 30-4　A 和 B. 对于不能恢复功能且持续蓄积和脓液的"残"额窦，可能需要进行更广泛的手术，如 Draf Ⅲ 型手术。C. 显示尽管脓液在改良 Lothrop 术腔内积聚，但这样的术腔有利于诊室内额窦换药、盥洗及引流

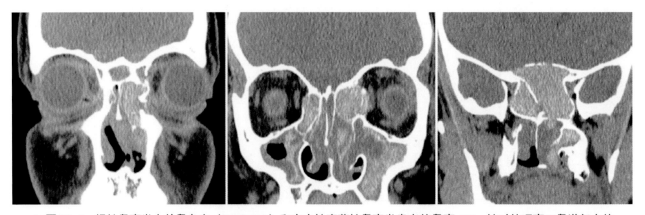

▲ 图 30-5　慢性鼻窦炎合并鼻息肉（CRSwNP）和变应性真菌性鼻窦炎患者的鼻窦 CT，针对处理窦口鼻道复合体的手术可能不足以解决嗜酸性 CRSwNP 亚型的额窦疾病。对于此类患者，我们通常选择 Draf ⅡA 型手术

必不可少的。GPA 患者可能合并广泛的成骨和囊状黏液囊肿。在这些患者中，应避免手术，并密切跟踪患者病情控制情况和有可能发生的并发症（图 30-7）。

3. 黏液囊肿　额窦黏液囊肿由于既往外伤或手术继发于额隐窝的瘢痕所致，有时可在初次损伤数年后发生[22, 23]。在大多数情况下，通过内镜技术解决这些问题相对简单[7, 24-26]。然而，发生于额窦填塞术后的额窦黏液囊肿可能很难处理[27, 28]。在这些情况下，多个和局部的黏液囊肿可能出现在远侧方和上方（图 30-8）。这些可能需要通过更积极的内镜手术或鼻外入路来解决[7, 27]。功能性手术是首选，因为重复的闭塞或颅骨化手术不仅会增加短期并发症的风险，而且还会增加长期并发症的风险，如黏液囊肿复发、额部麻木和神经痛。

（二）肿瘤

大多数良性肿瘤可以通过鼻内镜技术进行治疗。对于位于额窦外侧或颅底的肿瘤可能需要鼻内镜技术，辅以钻孔或单纯的鼻外径路手术。在这些情况下，鼻外径路手术可能更有效率和效果。

1. 骨源性肿瘤　良性的骨纤维肿瘤，如骨瘤，经常对额筛窦区域造成影响。肿瘤可能阻塞额窦引流，从而需要手术治疗[29]。不论骨瘤的大小，如果是非梗阻性的，可以暂予观察，尤其是在它们没有引起症状或美容问题的情况下（图 30-9）。根据骨肿瘤的大小和位置，单纯的鼻内镜手术或外部手术或联合手术可能是最有效且损伤最低的（图 30-9）。

2. 内翻性乳头状瘤　内翻性乳头状瘤是最常见的额窦良性肿瘤，需要进行手术治疗（见第 17 章）。在选择方式时要重点考虑肿瘤的位置、手术视野和手术

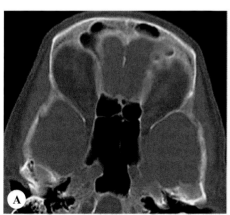

◀ 图 30-6　2 例需要修正性额窦手术的患者，额窦开放术前后的鼻窦 CT。影像学显示筛窦及额窦不完全开放；这些可能是手术顽固的原因。许多此类患者仍然可以通过修正性的 Draf Ⅰ 型或 Draf Ⅱ A 型手术进行有效的治疗

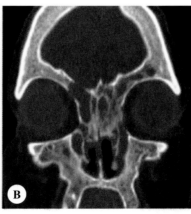
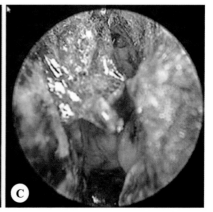

▲ 图 30-7　多发性肉芽肿性多血管炎（GPA；旧称为韦格纳肉芽肿病）患者的 CT 和内镜检查图像，显示广泛的新骨形成和局部黏液囊肿，在此类患者中，应谨慎治疗，避免手术并密切随访

"上－下"进路：额窦环钻术联合双侧 Draf ⅡB 型手术

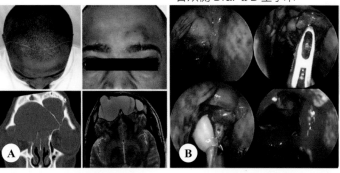

通过钻孔进行解剖

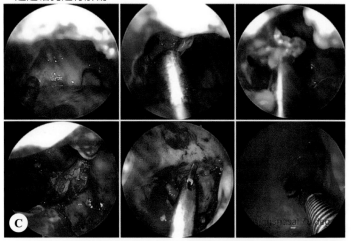

经鼻内径镜（70°）观

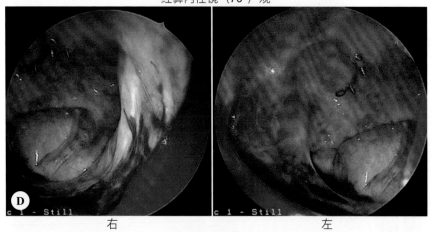

右　　　　　　　　　　左

术后 MRI

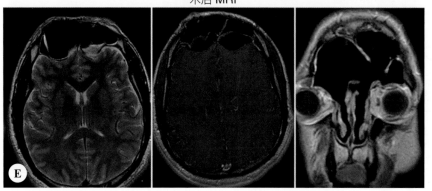

◀ 图 30-8　有额窦充填手术史的患者

A. 可见双冠状切口瘢痕，双侧额窦黏液囊肿继发向外凸出。CT 和 MRI 显示额窦和眶上气房的多发多囊腔的黏液囊肿。颅底和眼眶骨质有广泛的侵蚀，这将使再次额窦充填手术变得困难。随着时间的推移，即使使用 MRI 扫描，也很难区分黏液囊肿和脂肪。B 至 D. 采用"上－下"入路，Draf ⅡB 型手术联合和双侧额部环钻手术，使所有黏液囊肿成形化。D. 显示术后 MRI 显示黏液囊肿完全排空；轴位图像显示受压的左额叶与硬脑膜之间的间隙已被脑脊液填充器械的选择、手术切除的范围和是否需要重建^[30-33]。选择的入路应该提供外科医生足够的空间操作器械，完整暴露肿瘤，实现阴性切除边缘。手术目的是完全切除肿瘤，并在必要时切除肿瘤周边组织。内镜切除时，保留额窦间隔有利于最大限度地减少疾病向对侧额窦的扩散（视频 30-5）。对于非常大的、极外侧的肿瘤或位于额窦高位的肿瘤，可能需要外入路，如额窦环钻术或骨成形瓣手术（图 30-10 和图 30-11）。对于某些内翻性乳头状瘤，单纯的鼻外入路手术技术可能操作用时更短，损伤更小（图 30-11）。

3. 恶性肿瘤　额筛区恶性肿瘤包括原发性鼻窦肿瘤（腺癌、嗅神经母细胞瘤、鳞癌、未分化癌、黑色素瘤等），或转移性疾病（肾癌是最常见的来源）。这些恶性肿瘤可以通过鼻内镜手术或联合鼻外入路手术进行治疗。首要关注的是手术技术获得肿瘤阴性切缘的能力。因此，手术入路取决于肿瘤的位置、组织病理学、软组织或骨质受累情况，以及所需切除的范围和重建的需要^[34, 35]。眼眶和软组织侵犯以及颅内高位和侧位受累可能需要鼻外入路或内镜 – 鼻外联合入路（图 30-12）。虽然内镜切除恶性肿瘤是可行的（图 30-13），但对恶性肿瘤治疗选择的全面讨论超出了本章的范围，具体在第 21 章。

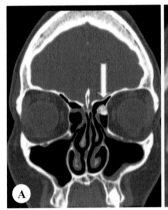
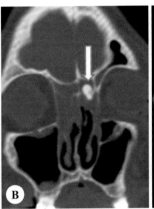
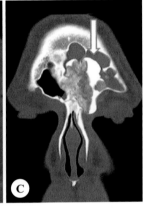

◀ **图 30-9　额筛骨瘤**
A. 可以观察到非梗阻性的小的（和大的）骨瘤，特别是如果它们不会引起症状或美容问题的话。B. 额筛小骨瘤，可通过 Draf ⅡA 型或ⅡB 型手术处理。C. 影响眼眶和颅底的大型骨瘤，鼻内镜联合鼻外入路手术可能是最有效的

术前

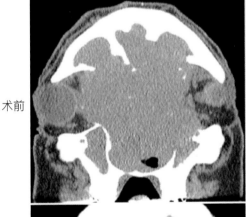
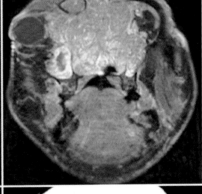

术后

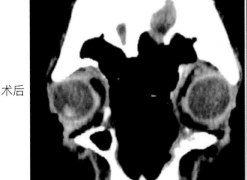
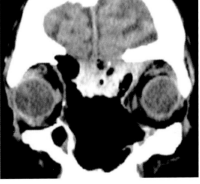

◀ **图 30-10　采用功能性内镜 – 鼻外联合入路（双冠状骨成形瓣），因为这里的肿瘤体积大，位于高位，而且在额窦很外侧。显示手术前后的 CT 影像**

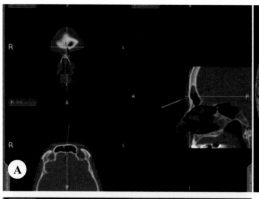
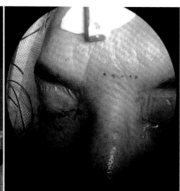

◀ 图 30-11　**A.** 三维 CT 图像显示左额窦肿块为高位和中位。根据位置，对额窦环钻手术与鼻内镜手术进行比较。图像引导探头用于标测进路轨迹，并在左侧额部切口上规划切口。**B.** 仅使用环钻入路切除图 A 所示肿块；术后病理报告为内翻性乳头状瘤

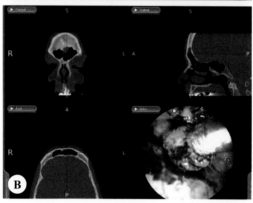

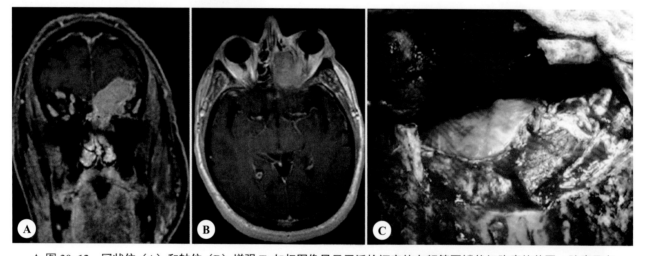

▲ 图 30-12　冠状位（**A**）和轴位（**B**）增强 T_1 加权图像显示了活检证实的左额筛区鳞状细胞癌的范围。肿瘤具有高位侧向颅内延伸，鼻内镜技术不太可能触及肿瘤的侧向范围。此外，还有侵犯眼眶软组织和眶尖的情况，需要眼眶清除术。因此，肿瘤切除和眼眶清除术采用双冠状切口的外入路；硬脑膜缺损的修复采用阔筋膜移植（**C**）

（三）外伤

处理额窦外伤的方法在当代已经得到了改进。绝大多数修复的额部创伤的方法可以通过鼻内镜或联合额窦环钻技术进行处理（图 30-13）[36, 37]。额窦外伤的手术指征包括美容畸形、额隐窝阻塞或脑脊液漏。这些内容在第 15 章中有详细说明。

（四）前颅底手术

额窦手术经常被用来作为颅前窝底或眼眶的入路，以处理颅底病变[34, 38, 39]。鼻内镜下改良的 Lothrop 手术或外入路手术等作为手术入路、切除和重建的方式[35, 40]。额窦手术较罕见的适应证包括额窦气压伤、航空性鼻窦炎和额窦气囊肿[41]。这些在第 29 章有进一步详细说明。

（五）说明

1. 头痛的外科手术　额部头痛的手术必须在彻底评估之后进行。若在疼痛发作期间在鼻窦 CT 检查未

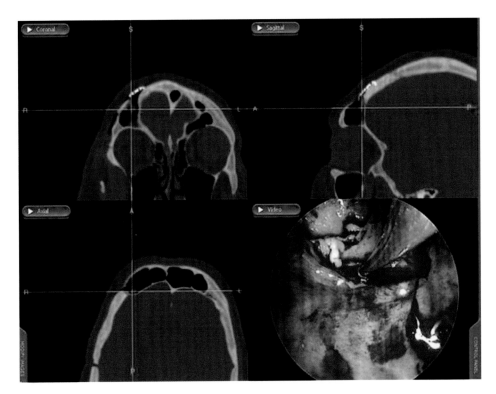

◀ 图 30-13 采用单侧的右侧额叶环钻手术闭合导致皮下肺气肿的额窦顶壁骨折，这是由于前此开颅手术造成额窦顶壁破坏，造成的持续性术后瘘管所致

见明显异常，那么头痛症状不太可能来自炎症性额窦疾病[42]。应该排除肿瘤额部头痛的其他原因，如原发性头痛疾病（偏头痛、紧张性头痛、丛集性头痛等）和肿瘤[42-44]。对这类患者的手术不仅会导致不满意的结果，而且会误导外科医生进行更大范围的修正性手术。鼻科医生应该熟悉额部头痛患者的诊断和治疗（见第 25 章）。

2. 骨成形瓣手术联合或不联合额窦封闭术 在鼻科手术史上，骨成形瓣手术一直与额窦封闭同时应用[10]。然而，骨成形瓣手术也可以不联合后续额窦封闭术；通过保留黏膜并遵循功能性内镜鼻窦手术中采用的原则，额窦的功能状态可以被保留或恢复[45-47]。当代骨成形瓣手术的适应证包括不能通过鼻内镜方法解决的额部病变。骨成形瓣不联合额窦封闭术的适应证包括炎性或肿瘤性病变，这些疾病位置偏高，不能通过内镜或额部钻孔解决。在这种情况下，可以使用骨成形瓣手术保留额部黏膜。如果引流充分（图 30-14），额窦引流通道可不必处理或正式扩大。恢复引流功能的方法理论上同功能性鼻内镜方法相似。骨成形瓣联合额窦封闭术的适应证是有限的；当额窦功能不可恢复时使用该入路。如果 CRS 有广泛的瘢痕形成或新骨生成，导致额隐窝出现不可逆、无法挽救的瘢痕；小的额窦发育不

良，功能途径反复失败；或广泛的额叶创伤不能通过功能性重建或内镜处理，则可能是额窦封闭术的指征。

3. 额窦颅骨化手术 额窦的颅骨化手术包括仔细切除额窦黏膜和额窦后壁，使大脑额叶充填额窦，紧靠额窦的前壁和底壁[48]。在当代，它通常不是炎症性额窦疾病的适应证，但可用于创伤或肿瘤对额窦后壁造成不可挽回的破坏的情况下（图 30-15）。

结论

在当代，额窦手术入路的选择应遵循个性化的原则，所选择的技术应该有效地解决疾病，同时将并发症和术后后遗症的风险降至最低。决定入路选择的因素包括疾病的位置、范围、病理、额窦解剖、外科医生的专业知识和可用选择的器械。根据我们的经验，绝大多数额窦炎性疾病［慢性鼻窦炎（CRS）］可以通过 Draf I 型或 Draf II A 型手术方法解决。大多数需要额窦修正性手术的 CRS 患者也可以选择 Draf I 型或 Draf II A 型手术。在我们的实践中，Draf II B 型和 Draf III 型的应用并不少见，但需要在特定情况下使用。如有必要，可采用额部环钻技术等鼻外入路手术辅助鼻内镜手术。单纯鼻外入路手术，如骨成形瓣手术和颅骨化手术，只在极少数情况下才会应用。

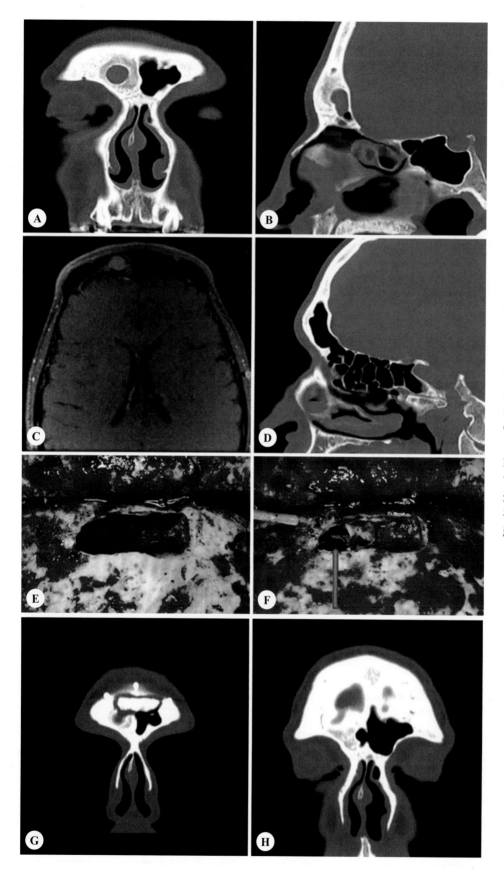

◀ 图 30-14 A. 右额窦发育不良的患者冠状面 CT 显示右侧额窦软组织密度影。B. 增强轴位 MRI T_1 加权序列显示右额窦内有一散在的囊肿或肿物。C. 矢状面 CT 显示右额窦内软组织影、发育不良。右额窦的 CT 显示致密增厚的骨质，需要在鼻内镜下应用磨钻鼻窦。D. 矢状位 CT 显示左侧额窦含气好，有宽阔的额窦引流通道。E. 采用双冠入路的骨成形瓣手术（A 至 H），窦内可见黏液，并从右额窦排出，窦内的黏膜未见明显异常。F. 左侧额窦完全健康，有宽阔的额窦引流通道，可见额窦开口及额隐窝（箭头）。因此，我们选择不进行右侧额隐窝的开放，而是从左侧额窦内将右侧额窦造袋。G 和 H. 随访 3 个月的 CT 影像显示，成骨瓣愈合良好（G），"改良鼻外入路 Lothrop"的融合术腔有足够的空间通过左额窦引流通道引流（H）。1 例 66 岁男性，有肾细胞癌病史，以额部隆起和头痛为主诉

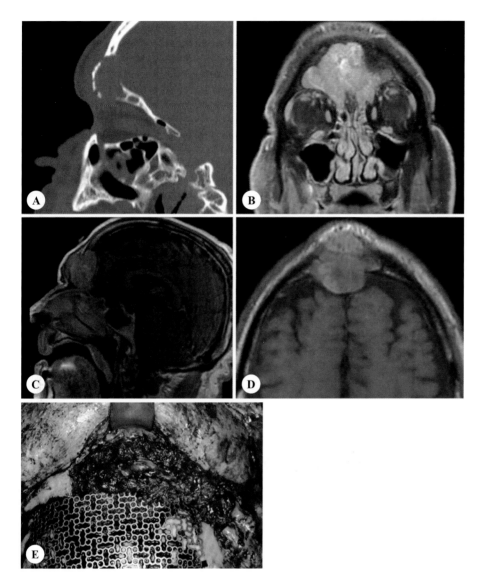

◀ 图 30-15 **A.** 矢状位 **CT** 显示转移性肾细胞癌患者额窦膨胀性肿块侵蚀前壁、后壁和下壁（眼眶）。**B** 至 **D. T₁WI** 增强扫描显示双侧额窦有一个较大的显著强化的肿物，在冠状位（**B**）、矢状位（**C**）和轴位（**D**）层面上向邻近结构延伸，增强肿块向前和向后浸润软组织和硬脑膜。**E.** 患者接受了肿物切除术和颅骨化手术，并使用（钛）网和游离皮瓣进行重建

参考文献

[1] Tomazic PV, Stammberger H, Koele W, Gerstenberger C. Ethmoid roof CSF-leak following frontal sinus balloon sinuplasty. Rhinology. 2010;48(2):247–50.

[2] Valdes CJ, Bogado M, Samaha M. Causes of failure in endoscopic frontal sinus surgery in chronic rhinosinusitis patients. Int Forum Allergy Rhinol. 2014;4(6):502–6.

[3] Graham SM, Nerad JA. Orbital complications in endoscopic sinus surgery using powered instrumentation. Laryngoscope. 2003;113(5):874–8.

[4] Bartley J, Eagleton N, Rosser P, Al-Ali S. Superior oblique muscle palsy after frontal sinus mini-trephine. Am J Otolaryngol Head Neck Med Surg. 2012;33(1):181–3.

[5] Stankiewicz JA, Lal D, Connor M, Welch K. Complications in endoscopic sinus surgery for chronic rhinosinusitis: a 25-year experience. Laryngoscope. 2011;121(12):2684–701.

[6] Weber W, Kratzsch B, Hosemann W, Schaefer SD. Modern concepts of frontal sinus surgery. Laryngoscope. 2001;111(1):137–46.

[7] Courson AM, Stankiewicz JA, Lal D. Contemporary management of frontal sinus mucoceles: a meta-analysis. Laryngoscope. 2014;124(2):378–86.

[8] Abuzeid WM, Mace JC, Costa ML, Rudmik L, Soler ZM, Kim GS, et al. Outcomes of chronic frontal sinusitis treated with ethmoidectomy: a prospective study. Int Forum Allergy Rhinol. 2016;6(6):597–604.

[9] Hahn S, Palmer JN, Purkey MT, Kennedy DW, Chiu AG. Indications for external frontal sinus procedures for inflammatory sinus disease. Am J Rhinol Allergy. 2009;23(3):342–7.

[10] Ramadan HH. History of frontal sinus surgery. Arch Otolaryngol Head Neck Surg. 2000;126(1):98–9.

[11] Draf W, Weber R. Draf microendoscopic sinus procedures Am J Oto 1999.pdf. Am J Otolaryngol. 1993;14(6):394–8.

[12] Becker SS, Han JK, Nguyen TA, Gross CW. Initial surgical treatment for chronic frontal sinusitis: a pilot study. Ann Otol Rhinol Laryngol. 2007;116(4 I):286–9.

[13] Kennedy DW, Josephson JS, Zinreich SJ, Mattox DE, Goldsmith MM. Endoscopic sinus surgery for mucoceles: A viable alternative. Laryngoscope. 1989;99(9):885–95

[14] Orlandi RR, Kingdom TT, Hwang PH, Smith TL, Alt JA, Baroody FM, et al. International consensus statement on allergy and rhinology: rhinosinusitis. Int Forum Allergy Rhinol. 2016;6(November 2015):S22–209.

[15] Han JK. Subclassification of chronic rhinosinusitis. Laryngoscope. 2013;123(SUPPL. 2):15–27.

[16] Akdis CA, Bachert C, Cingi C, Dykewicz MS, Hellings PW, Naclerio RM, et al. Endotypes and phenotypes of chronic rhinosinusitis: a PRACTALL document of the European Academy of Allergy and Clinical Immunology and the American Academy of Allergy, Asthma & Immunology. J Allergy Clin Immunol. 2013 Jun;131(6):1479–90.

[17] López-Chacón M, Mullol J, Pujols L. Clinical and biological markers of difficult-to-treat severe chronic rhinosinusitis. Curr Allergy Asthma Rep. 2015;15(5):19.

[18] Miglani A, Divekar RD, Azar A, Rank MA, Lal D. Revision endoscopic sinus surgery rates by chronic rhinosinusitis subtype. Int Forum Allergy Rhinol. 2018;(0):1–5. https://doi.org/10.1002/alr.22146.

[19] Snidvongs K, Chin D, Sacks R, Earls P, Harvey RJ. Eosinophilic rhinosinusitis is not a disease of ostiomeatal occlusion. Laryngoscope. 2013;123(5): 1070–4.

[20] Snidvongs K, Pratt E, Chin D, Sacks R, Earls P, Harvey RJ. Corticosteroid nasal irrigations after endoscopic sinus surgery in the management of chronic rhinosinusitis. Int Forum Allergy Rhinol. 2012;2(5): 415–21.

[21] Harvey RJ, Snidvongs K, Kalish LH, Oakley GM, Sacks R. Corticosteroid nasal irrigations are more effective than simple sprays in a randomized double-blinded placebo-controlled trial for chronic rhinosinusitis after sinus surgery. Int Forum Allergy Rhinol. 2018;8(4):461–70.

[22] Herndon M, McMains KC, Kountakis SE. Presentation and management of extensive fronto-orbital-ethmoid mucoceles. Am J Otolaryngol Head Neck Med Surg. 2007;28(3):145–7.

[23] Mourouzis C, Evans BT, Shenouda E. Late presentation of a mucocele of the frontal sinus: 50 years postinjury. J Oral Maxillofac Surg. 2008;66(7):1510–3.

[24] Bockmühl U, Kratzsch B, Benda K, Draf W. Surgery for paranasal sinus mucocoeles: efficacy of endonasal microendoscopic management and long-term results of 185 patients. Rhinology. 2006 Mar;44(1):62–7.

[25] Cervantes SS, Lal D. Crista galli mucocele: endoscopic marsupialization via frontoethmoid approach. Int Forum Allergy Rhinol. 2014;4(7):598–602.

[26] Serrano E, Klossek JM, Percodani J, Yardeni E, Dufour X. Surgical management of paranasal sinus mucoceles: a long-term study of 60 cases. Otolaryngol Head Neck Surg. 2004;131(1):133–40.

[27] Wormald PJ, Ananda A, Nair S. Modified endoscopic lothrop as a salvage for the failed osteoplastic flap with obliteration. Laryngoscope. 2003;113(11): 1988–92.

[28] Weber R, Draf W, Keerl R, Kahle G, Schinzel S, Thomann S, et al. Osteoplastic frontal sinus surgery with fat obliteration: technique and long-term results using magnetic resonance imaging in 82 operations. Laryngoscope. 2000;110(June):1037–44.

[29] Ooi EH, Glicksman JT, Vescan AD, Witterick IJ. An alternative management approach to paranasal sinus fibro-osseous lesions. Int Forum Allergy Rhinol. 2011;1(1):55–63.

[30] Lawson W, Patel ZM. The evolution of management for inverted papilloma: an analysis of 200 cases. Otolaryngol Head Neck Surg. 2009;140(3):330–5.

[31] Chiu AG, Jackman AH, Antunes MB, Feldman MD, Palmer JN. Radiographic and histologic analysis of the bone underlying inverted papillomas. Laryngoscope. 2006;116(9):1617–20.

[32] Cannady SB, Batra PS, Sautter NB, Roh H-J, Citardi MJ. New staging system for sinonasal inverted papilloma in the endoscopic era. Laryngoscope. 2007;117(7):1283–7.

[33] Wormald PJ, Ooi E, van Hasselt CA, Nair S. Endoscopic removal of sinonasal inverted papilloma including endoscopic medial maxillectomy. Laryngoscope. 2003;113(5):867–73.

[34] Eloy JA, Vivero RJ, Hoang K, Civantos FJ, Weed DT, Morcos JJ, et al. Comparison of transnasal endoscopic and open craniofacial resection for malignant tumors of the anterior skull base. Laryngoscope. 2009;119(5):834–40.

[35] Har-El G, Casiano RR. Endoscopic management of anterior skull base tumors. Otolaryngol Clin N Am. 2005;38(1):133–44.

[36] Chaaban MR, Conger B, Riley KO, Woodworth BA. Transnasal endoscopic repair of posterior table fractures. Otolaryngol Head Neck Surg. 2012;147(6):1142–7.

[37] Koento T. Current advances in sinus preservation for the management of frontal sinus fractures. Curr Opin Otolaryngol Head Neck Surg. 2012;20(4):274–9.

[38] Lee JM, Ransom E, Lee JYK, Palmer JN, Chiu AG. Endoscopic anterior skull base surgery: intraoperative considerations of the crista galli. Skull Base. 2011;21(2):83–6.

[39] Kabil MS, Shahinian HK. The endoscopic supraorbital approach to tumors of the middle cranial base. Surg Neurol. 2006;66(4):396–401.

[40] Lal D, Cain RBB. Updates in reconstruction of skull base defects. Curr Opin Otolaryngol Head Neck Surg. 2014;22(5):419–28.

[41] Weitzel EK, McMains KC, Wormald PJ. Comprehensive surgical management of the aerosinusitis patient. Curr Opin Otolaryngol Head Neck Surg. 2009;17(1):11–7.

[42] Lal D, Rounds A, Dodick DW. Comprehensive management of patients presenting to the otolaryngologist for sinus pressure, pain, or headache. Laryngoscope. 2015;125(2):303–10.

[43] Patel ZM, Kennedy DW, Setzen M, Poetker DM, Delgaudio JM. "Sinus headache": Rhinogenic headache or migraine? An evidence-based guide to diagnosis and treatment. Int Forum Allergy Rhinol. 2013;3(3):221–30.

[44] Lal D, Rounds AB, Rank MA, Divekar R. Clinical and 22–item Sino-Nasal Outcome Test symptom patterns in primary headache disorder patients presenting to otolaryngologists with "sinus" headaches, pain or pressure. Int Forum Allergy Rhinol. 2015;5(5):408–16.

[45] Rivera T, Rodríguez M, Pulido N, García-Alcántara F, Sanz L. Current indications for the osteoplastic flap. Acta Otorrinolaringol (English Ed). 2016;67(1):33–9.

[46] Ochsner MC, Delgaudio JM. The place of the osteoplastic flap in the endoscopic era: indications and pitfalls. Laryngoscope. 2015;125(4):801–6.

[47] Healy DY, Leopold DA, Gray ST, Holbrook EH. The perforation technique: a modification to the frontal sinus osteoplastic flap. Laryngoscope. 2014;124(6):1314–7.

[48] Donath A, Sindwani R. Frontal sinus cranialization using the pericranial flap: an added layer of protection. Laryngoscope. 2006;116(9):1585–8.

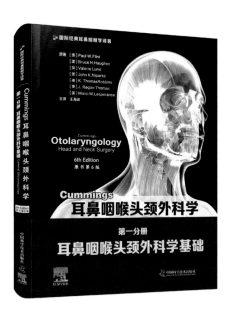

书　名　第一分册　耳鼻咽喉头颈外科学基础
主　译　王海波
开　本　大16开（精装）
定　价　196.00元

本书引进自世界知名的 Elsevier 出版集团，是 *Cummings Otolaryngology-Head and Neck Surgery, 6e* 中文翻译版系列分册之一。本书特别就耳鼻咽喉头颈外科学临床研究的基础内容进行了阐述，包括研究方法、研究过程中存在的偏倚等问题，以及疗效的评价等，用于指导开展相关规范性临床研究。此外，还对免疫功能异常及系统性疾病在耳、鼻、咽喉、头颈和口腔的表现进行了重点介绍，同时提示专科医生应具有整体观，将患者视为一个整体，不可只关注局部，以免引起误诊、漏诊。书中还专门针对临床难以处理的困难气道问题做了说明，介绍了疼痛管理和睡眠障碍等近年来的研究热点。

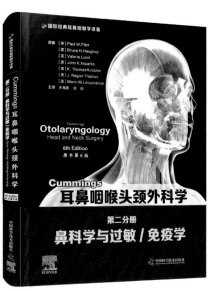

书　名　第二分册　鼻科学与过敏 / 免疫学
主　译　王海波　史　丽
开　本　大16开（精装）
定　价　186.00元

本书引进自世界知名的 Elsevier 出版集团，是 *Cummings Otolaryngology- Head and Neck Surgery, 6e* 中文翻译版系列分册之一。本书集中反映了当今鼻腔、鼻窦和鼻部过敏科学及其相关领域中最主要的成就与进展。在病因、临床表现、治疗等方面进行了详细阐述，并提供了大量文献支持。书中不仅包括上气道过敏和免疫学、嗅觉的病理生理研究，鼻腔 - 鼻窦炎性疾病特征及相关肿瘤的处理，还涵盖了鼻 - 眼和鼻 - 颅底相关疾病的治疗等内容。

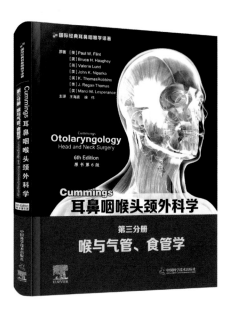

书　名　第三分册　喉与气管、食管学
主　译　王海波　徐　伟
开　本　大16开（精装）
定　价　166.00元

本书引进自世界知名的 Elsevier 出版集团，是 *Cummings Otolaryngology- Head and Neck Surgery, 6e* 中文翻译版系列分册之一。本书详细介绍了纤维喉镜、动态喉镜及喉高速摄影、喉肌电图、嗓音分析软件和评估问卷量表等技术在喉功能评估方法、嗓音障碍的诊断中的应用价值，涵盖了嗓音疾病外科各种最新的手术技术，包括喉显微外科、喉激光和喉框架手术，同时还介绍了喉神经移植手术，对咽喉部功能障碍导致的慢性误吸诊治进行了详细归纳，对气管狭窄的诊断及手术要点进行了重点介绍。此外，还对咽喉食管反流疾病的发病机制、诊断方法及最新进展进行了深入阐述。

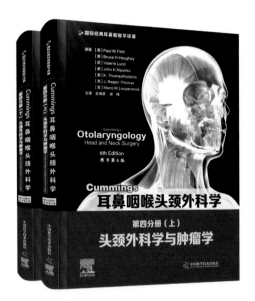

书　名　第四分册　头颈外科学与肿瘤学
主　译　王海波　徐　伟
开　本　大 16 开（精装）
定　价　598.00 元

本书引进自世界知名的 Elsevier 出版集团，是 *Cummings Otolaryngology-Head and Neck Surgery, 6e* 中文翻译版系列分册之一。本书共 53 章，涉及总论、唾液腺、口腔、咽与食管、喉、颈部及甲状腺疾病等七篇，涵盖头颈科学的全部方向。书中内容既有涉及头颈部疾病的生理病理、流行病学、影像学特征及诊疗原则的经典内容，也有在近十年中基于诸多分子生物学、免疫学的研究突破及临床多中心临床试验的最新成果介绍。书中对涉及的重点手术方法均以高清图片及实例展示，重点突出、表述精练、条理清晰。各章均以本章提炼要点开篇，便于读者对核心内容的掌握。书中涉及的数据及结论，均在文后附有相关文献支持，便于读者进一步深入学习。

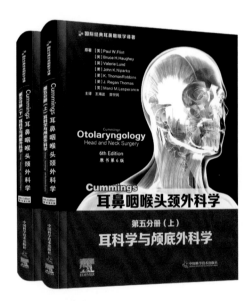

书　名　第五分册　耳科学与颅底外科学
主　译　王海波　樊世民
开　本　大 16 开（精装）
定　价　548.00 元

本书引进自世界知名的 Elsevier 出版集团，是 *Cummings Otolaryngology-Head and Neck Surgery, 6e* 中文翻译版系列分册之一。本书特别就耳鼻咽喉学临床研究的相关内容进行了阐述，包括研究方法、研究过程中存在的偏倚等问题，以及疗效的评价等，用于指导相关规范性临床研究。此外，还对免疫功能异常及系统性疾病在耳、鼻、咽喉、头颈和口腔的表现进行了重点介绍，同时提示专科医生应具有整体观，将患者视为一个整体，不可只关注局部，以免引起误诊、漏诊。书中还针对临床难以处理的困难气道问题做了专门说明，介绍了疼痛管理和睡眠障碍等近年来的研究热点。

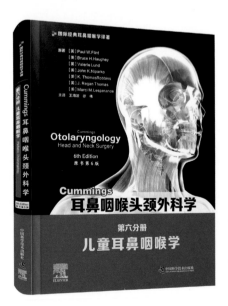

书　名　第六分册　儿童耳鼻咽喉科学
主　译　王海波　徐　伟
开　本　大 16 开（精装）
定　价　286.00 元

本书引进自世界知名的 Elsevier 出版集团，是 *Cummings Otolaryngology-Head and Neck Surgery, 6e* 中文翻译版系列分册之一。本书针对儿童耳鼻咽喉科患者，在充分采集临床证据，吸收临床研究最新成果的基础上，汇聚国际最新研究进展，编写而成。本书先概述了小儿耳鼻咽喉的解剖特点及一般问题，并在麻醉、睡眠呼吸暂停、睡眠疾病等方面做出阐释，然后根据临床实用的原则，分颜面、耳聋、感染炎症和喉、气管、食管等多个方面进行了具体介绍，从临床角度对发生于耳鼻咽喉的儿童疾病进行了深入剖析和规范解释，均采用相关专业共识或指南推荐的治疗手段。